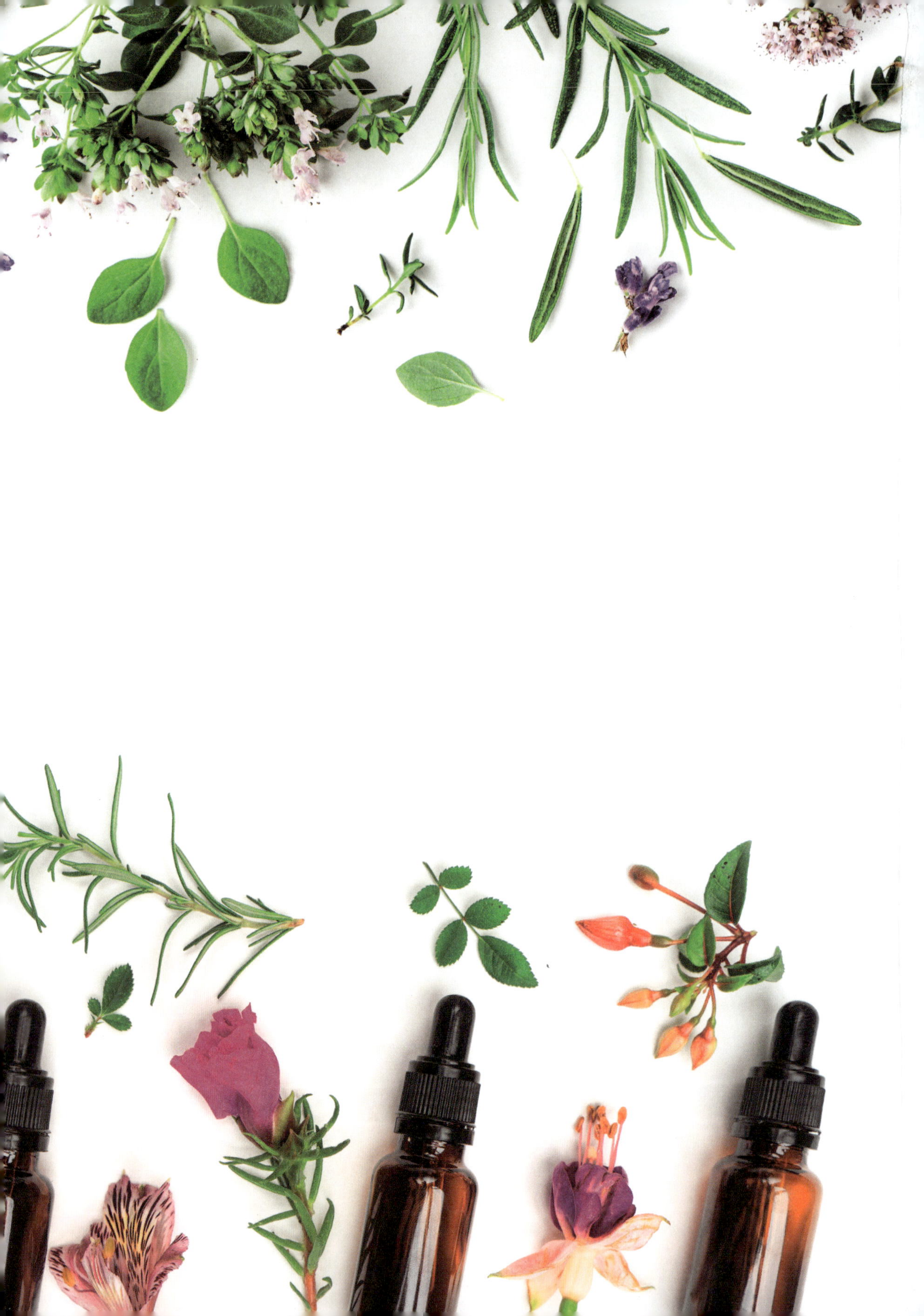

Maria L. Schasteen

Duft MEDIZIN
Das Praxisbuch

Krankheiten von A bis Z mit ätherischen Ölen behandeln

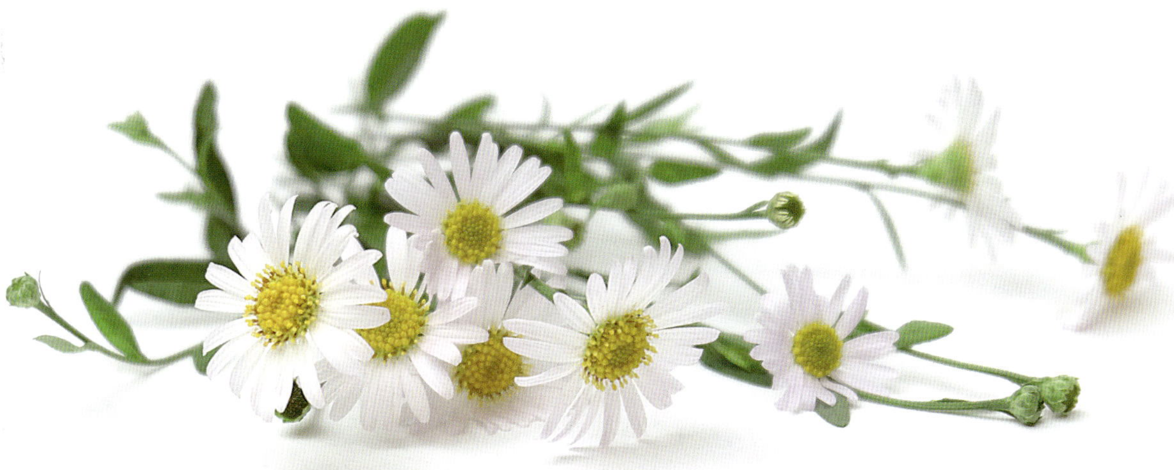

crotona

Es ist natürlich selbstverständlich, dass bei ernsthaften Erkrankungen ärztliche Hilfe unumgänglich ist. In einem solchen Fall kann eine Selbstbehandlung sogar lebensgefährlich werden.
Was hier gesagt und geraten wird, soll also keinesfalls den Arzt oder Heilpraktiker ersetzen, sondern es will vielmehr das Allgemeinwissen und den Wert natürlicher Heilkräfte erweitern, damit man sich bei Bedarf mit einfachen, natürlichen Mitteln selbst helfen kann.
Die Autorin und der Verlag können jedoch keine Haftung für Folgen aus dem richtigen oder unrichtigen Gebrauch der hier dargestellten Methoden und Rezepte übernehmen.

Das Einnehmen von nicht als *Nahrungsergänzung* gekennzeichneten ätherischen Ölen ist in der EU verboten.

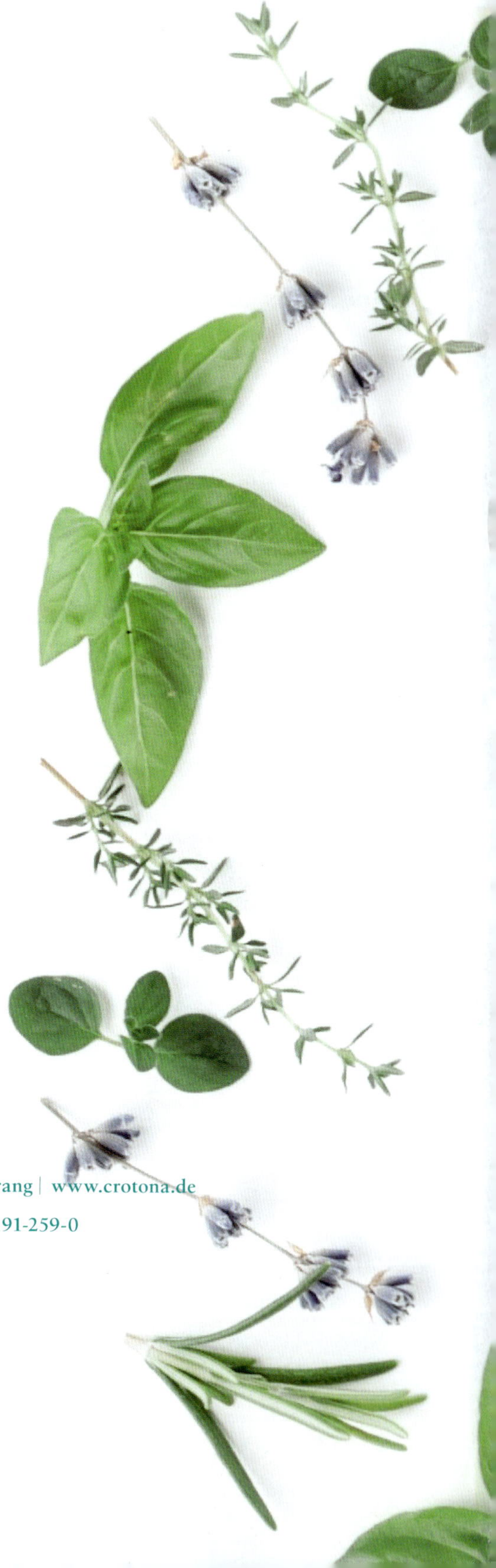

Originalausgabe | 2. Auflage 2024

© der Fotos: shutterstock.com | Druck: Finidr | ISBN: 978-3-86191-259-0

Inhalt

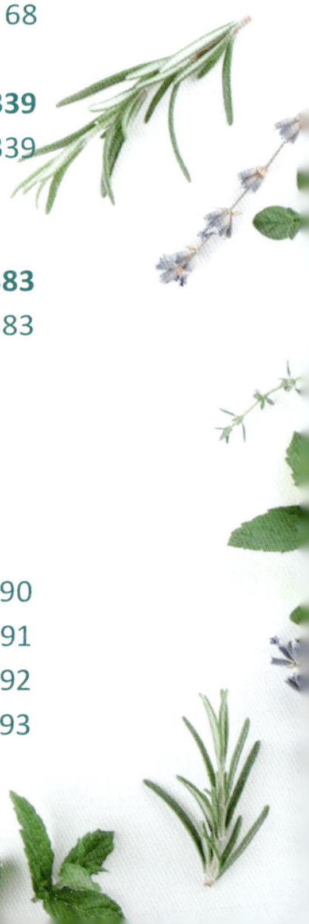

Vorwort

Wieder einmal leben wir in einer Zeit des Umbruchs. Dies bedingt die Herausforderung, zwischen dem Bewahrenswerten und dem, was überflüssig geworden ist, zu unterscheiden. Diese Zeit lädt uns ein, in den aktiven Prozess einzutauchen, uns unserer Werte wieder bewusst zu werden, persönlich wie auch gesellschaftlich. Wir sind aufgerufen, uns unserer kindlichen Neugier zu besinnen, die frei von einengenden Strukturen, Mustern und Programmen fähig ist, Dinge nebeneinanderzustellen, ohne sie zu bewerten.

In dieser Zeit ist das *Duftmedizin Praxisbuch* von Maria Schasteen eine Schatztruhe für gelebte Selbstfürsorge, Selbstverantwortung und Selbstliebe. Es ist ein Angebot für Menschen mit ganz unterschiedlichen Lebenskonzepten und mentalen Sichtweisen. Die aus dem Herzen gelebte Eigenverantwortung beinhaltet nach meinem Verständnis auch das Wohlergehen meiner Umgebung und enthält für mich den Schlüssel, mit dem es gelingen kann, die Vision einer friedvollen Welt zu leben.

Maria Schasteen verbindet den Leser mit der Intelligenz und Mannigfaltigkeit der Natur. Diese wieder bewusst als ein Lebensgeschenk zu erfahren, macht das Buch geeignet, rein monetär ausgerichtete Systeme zu hinterfragen und bietet eine breite Basis für gesunde Lebensführung an.

Maria Schasteen schenkt uns ihr umfassendes Wissen als Ergebnis ihres lebenslangen Forschens auf diesem Fachgebiet. Somit ist im übertragenen Sinne dieses Buch selbst zum Duftöl geworden. Über den Prozess des Sammelns, Aufbereitens und »Destillierens« enthält es die Essenz und Weisheit eines der Duftmedizin gewidmeten Lebens.

Ich wünsche diesem umfassenden Werk von Herzen eine große Leserschaft. Ich verstehe es als das Anknüpfen an ein tiefes Wissen unseres kulturellen Erbes, das der modernen Medizin mit all ihren Errungenschaften und Einbahnstraßen an die Seite gestellt sei. Verantwortungsvoll genutzt, steht es nicht in Konkurrenz zu bestehenden medizinischen Strukturen, sondern lädt ein, das Verbindende und Ergänzende zu leben.

Dr. Robert Brodhun
Facharzt für Allgemeinmedizin/Chirotherapie/Kurarzt
Bad Gottleuba-Berggießhübel, im Dezember 2022

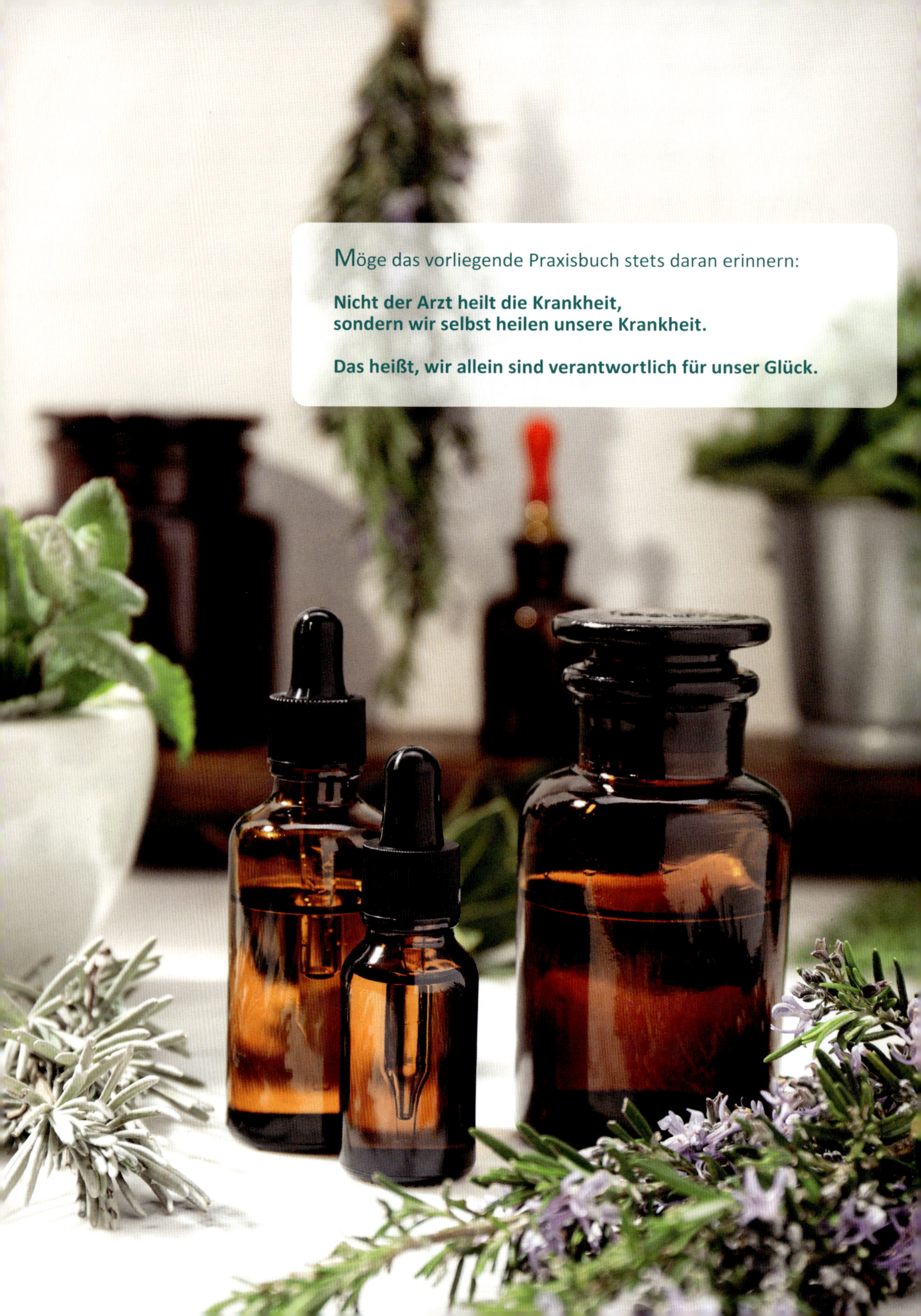

Möge das vorliegende Praxisbuch stets daran erinnern:

Nicht der Arzt heilt die Krankheit,
sondern wir selbst heilen unsere Krankheit.

Das heißt, wir allein sind verantwortlich für unser Glück.

TEIL I
Ätherische Öle und ihre therapeutische Anwendung

Warum werden wir krank – und ist das Leben vorherbestimmt?

Manche Kinder kommen bereits krank auf die Welt. Andere sterben bei einem Autounfall. Besonders mitfühlende Menschen sehen sich oft unverhofft mit Krebs konfrontiert. Wieder andere achten nicht auf die Bedürfnisse ihres Körpers, betreiben Raubbau und schwächen ihren Körper, bis eine Krankheit ausbricht. Und manche Menschen wollen keine Selbstverantwortung für ihre Gesundheit übernehmen, sondern vertrauen sogenannten »Experten«.

Auf die Frage – *Ist das Leben vorherbestimmt?* – gibt es eine einzige Antwort: Alles, was uns widerfährt, ist selbstbestimmt – manches davon haben wir in dieses Leben mitgebracht aus uralten Tagen, die längst im Nebel der Vergessenheit versunken sind. Wir sind die Schöpfer unserer Umstände.

»Obwohl die Idee der Vorbestimmung oder des Schicksals heute in vielen westlichen Kreisen tabu ist, ist sie eine Tatsache des spirituellen Lebens. Vielleicht kommen Einwände auf, weil die Menschen darüber im Unklaren sind, was das wirklich bedeutet.

Das Schicksal steuert die Bedingungen bei der Geburt. Vieles, was der Einzelne danach tut, ist Ausübung des freien Willens.
Der freie Wille kann die Bedingungen des Schicksals überwinden.
Aber zuerst muss man seine schöpferischen Talente entwickeln, durch die man dann sein spirituelles und materielles Leben neu gestalten kann.«

– Harold Klemp,
Kind in der Wildnis

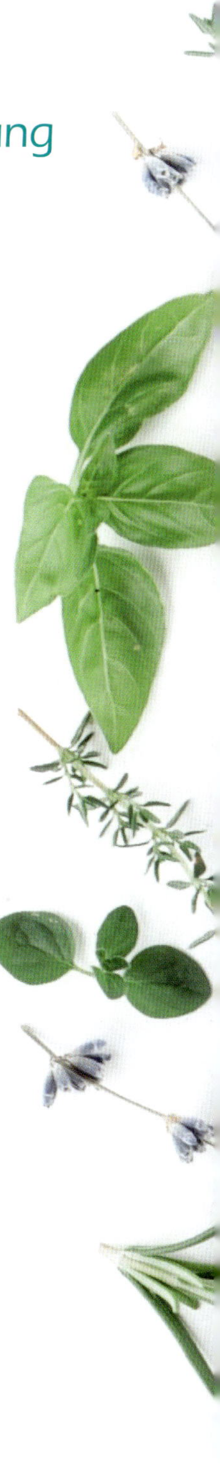

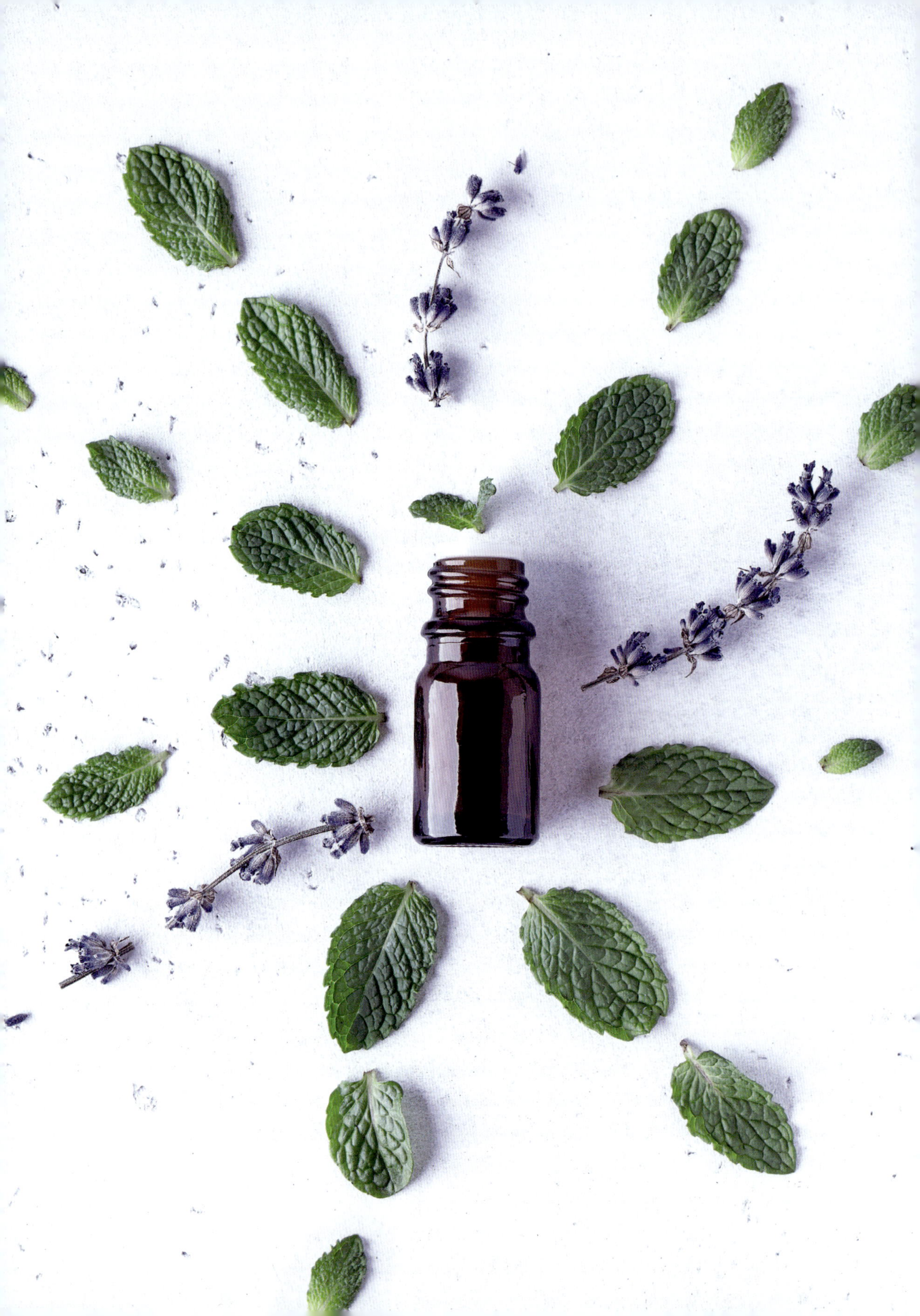

Nicht der Arzt heilt die Krankheit, der Patient selbst ist der Arzt!

Ätherische Öle: Die Urmedizin der Menschheit

Unsichtbar und unbemerkt hat die gütige Vorsehung die »Medizin« für all unsere Krankheiten in die Schöpfung gelegt. Die Antwort zu unseren Problemen ist für uns in greifbarer Nähe.

Die Quelle aller Heilung

Seit Urzeiten sucht der Mensch Heilung in der Natur. Er geht in den Wald hinaus und läuft über bunte Wiesen, um den Duft der Bäume und Pflanzen tief einzuatmen. Der Sauerstoff füllt die Lungen, schwere Gedanken und Stress scheinen in der Natur rasch zu verfliegen. Man fühlt sich frei, und neue Lebenskraft und Lebensfreude erfüllen das Herz – ganz ohne Zutun. Das Geheimnis dieser Transformation liegt in den heilsamen Wirkstoffen der Pflanzen – den ätherischen Ölen, die durch die Adern der Pflanzen fließen. Wissenschaftler haben bestätigt, dass ein zweistündiger Aufenthalt im Wald tatsächlich die Immunfunktion verbessert und eine 30 Tage andauernde Verbesserung der natürlichen Killerzellen, die Viren, Bakterien, Krebs usw. abwehren, bewirkt. Eine andere Studie beobachtete eine Verringerung der Prävalenz von Depressionen und Bluthochdruck nach Naturbesuchen von mehr als dreißig Minuten pro Woche.[1] Das Waldbaden in den ätherischen Düften der Natur wird in China und Japan als natürliche Therapieform von Ärzten etwa bei Diabetes verschrieben, um den Blutzuckerspiegel und die Insulinresistenz natürlich zu senken. Der Blutdruck wird normalisiert, die Stoffwechselfunktion gesteigert und das Abnehmen erleichtert.

Die Quelle aller Heilung liegt in der Natur. Die Natur ist ein großer »Aroma-Diffuser«, der Sauerstoff und reine, hochwirksame Pflanzendüfte in die Atmosphäre verströmt, um Menschen zu schützen, zu nähren, zu erfreuen und wenn nötig zu heilen. Wenn wir nicht in den Wald gehen können, holen wir uns die Natur nach Hause mit den lieblich duftenden ätherischen Ölen in Fläschchen. Einen Tropfen Palo Santo-Öl auf die Pulsstellen der Handgelenke gerieben, fördert ein Gefühl von Erdung und Ruhe. Die Schwingung dieses Öls bringt uns in die Gegenwart und lässt uns mit Himmel und Erde eins werden.

Ätherisches Palo Santo-Öl – »das heilige Holz« – das erdet
Einen Tropfen Palo Santo-Öl auf die Pulsstellen der Handgelenke gerieben, unterstützt ein Gefühl von Erdung und Ruhe. Die Schwingung dieses Öls bringt uns in die Gegenwart und lässt uns mit Himmel und Erde eins werden.

Was sind ätherische Öle?

Ätherische Öle sind die flüchtigen, feinstofflichen (ätherischen) Moleküle der Pflanzen, die durch Dampfdestillation aus Blüten, Blättern, Zweigen, Wurzeln, Samen und Früchten gewonnen werden. Ihre natürlichen chemischen Zusammensetzungen bestimmen jedoch nicht nur ihren einzigartigen Duft, sondern auch ihre besondere Wirkung. Je nach chemischem Aufbau werden ätherische Öle unter anderem in mehr oder weniger antivirale, antiparasitäre, pilzhemmende, immunmodulierende, hormonregulierende oder verdauungsfördernde Substanzen gegliedert. Trotz dieser Kategorisierung ist und bleibt das ätherische Öl einer Pflanze in seiner Gesamtheit ein Kunstwerk und deckt viele Bereiche ab, denn es vereint Hunderte, oft Tausende Inhaltsstoffe in sich. Diese chemischen Naturverbindungen sind so komplex, dass bisher noch kein einziges Öl vollständig auf alle Inhaltsstoffe hin analysiert werden konnte. Alle diese Wirkstoffe spielen zusammen, um die gewünschte Wirkung genau dort einzusetzen, wo sie im Körper gerade gebraucht wird.

Ätherische Öle, auch essenzielle Öle genannt, sind für die lebenswichtigen Prozesse sowohl der Pflanzen als auch der Tiere und Menschen unerlässlich. Deshalb werden sie als essenzielle Öle, d. h. lebenswichtige Öle bezeichnet. Und weil ätherische Öle dem Blut des Menschen so ähnlich sind – sie sind aus denselben natürlichen chemischen Elementen aufgebaut – nimmt der Körper sie bereitwillig auf.

Wie wirken ätherische Öle?

Schwingungsmedizin: Wie im Großen, so im Kleinen: Ein Atom spiegelt das Sonnensystem wider. Es hat einen Kern aus Protonen und Neutronen im Zentrum (wie die Sonne) und Elektronen, die in verschiedenen Abständen um den Kern kreisen (wie Planeten). Das Schauspiel des Lebens folgt einem festgesetzten Plan. »Die molekularen und zellulären Aktivitäten in unserem Körper mögen chemisch sein, aber die Kontrolle über diese Chemie liegt letztlich in der geistigen Natur unseres Lebensstils«, sagt Dr. David Stewart. Als Geistwesen entscheiden wir selbst, wie wir denken und fühlen. Gedanken, Gefühle und Handlungen erbringen Ergebnisse, die sich in unserer Lebenssituation widerspiegeln.

Die Atome ätherischer Öle folgen ebenso ihrem beseelten göttlichen Plan. Ihre heilenden, harmonischen Schwingungen werden durch Resonanz auf uns übertragen, um Ordnung in Körper und Geist zu bringen. Jedes ätherische Öl hat seine eigene spezifische Schwingung, von 52–320 MHz und höher. Rosenöl ist eines der Öle mit der höchsten Schwingung.

»Ätherische Öle leiten ihre Informationen an die Zellen weiter und kommunizieren mit der zellulären DNA, um Gleichgewicht, Wohlbefinden und Heilung zu bewirken. Sie funktionieren nicht mechanisch, sondern durch Schwingungen von Elektrizität, Magnetismus, Licht und Ton. Man könnte sagen, dass Hormone, Vitamine, Enzyme, Zytokine und andere Moleküle zu unseren Zellen singen, um ihre Informationen zu übermitteln.« Dr. David Stewart nennt dieses Geheimnis des Lebens »Gottes Liebe, die sich in Molekülen manifestiert«.[2] Ätherische Öle von therapeutischer Qualität sind mit dieser Lebenskraft durchdrungen. Synthetische Öle sind es nicht.

»Der Grund dafür, dass Öle heilen können und Medikamente nicht, liegt darin, dass unser Körper so geschaffen wurde, dass er ätherische Ölmoleküle aufnehmen und nutzbringend verwerten kann, während synthetische Medikamentenmoleküle fremdartig sind und unser Körper nicht dafür geschaffen wurde, sie zu akzeptieren, zu verstoffwechseln oder nutzbringend zu verwenden. Das Paradigma der konventionellen medizinischen Praxis des 20. Jahrhunderts war fast vollständig chemisch. Doch Lebensprozesse werden nicht ausschließlich von den Gesetzen der Chemie bestimmt. Hierin lag der Trugschluss der veralteten Medizin«, sagt Dr. Stewart in seinem Buch *The Chemistry of Essential Oils Made Simple – Die Chemie der ätherischen Öle einfach erklärt.*

Bioverfügbarkeit: Ätherische Öle enthalten nur die leichtesten und kleinsten pflanzlichen Moleküle, die durch die Haut, über die Blut-Hirn-Schranke und die Zellmembranen eindringen können, um auf zellulärer Ebene Heilung zu bewirken. Sie haben ein Molekulargewicht von weniger als 300 amu (oder u, eine atomare Masseneinheit = unified atomic mass unit), und es braucht etwa 20 Minuten, bis ein ätherisches Öl – auf die Fußsohlen aufgetragen – durch den ganzen Körper bis in die Haarspitzen wandert. Das heißt, dass das ätherische Öl für den Körper sofort bioverfügbar ist.

Homöostase: Der Duft eines ätherischen Öls geht augenblicklich in das Erinnerungszentrum des Gehirns und in jede Zelle unseres Körpers und beginnt dort Ruhe und Ordnung zu schaffen, indem es die disharmonischen Schwingungen an seine hohen Schwingungsfrequenzen angleicht. Das heißt, ein aufgewühltes Gemüt beruhigt sich rasch und in stressvolle Gedanken kehren Friede und Freude zurück. Nicht umsonst heißt es, dass ätherische Öle glücklich machen – allein schon durch ihren Duft.

Zellschutz: Ätherische Öle schützen die Zellen, unter anderem, indem sie für die freien Radikale geniale Elektronenspender sind, die der Oxidation und ihren Schäden kraftvoll entgegenwirken. Das heißt, sie verlangsamen den oxidativen Verfall (Alterung) und wirken oxidativem Stress (Krankheit) entgegen.

Hormonregulation: Ätherische Öle regulieren die Hormone, gleichen Stimmungsschwankungen, Verdauungsstörungen und Unfruchtbarkeit aus, regulieren Drüsen- und Fortpflanzungssysteme, den Kreislauf, das Atmungs- und Nervensystem und bringen ein fehlgeleitetes Hormonsystem (Diabetes, Fettleibigkeit und vieles mehr) wieder ins Gleichgewicht.

Enzymproduktion: Bestimmte ätherische Öle haben auch eine enzymaktivierende Wirkung. Enzyme sind nicht nur für die Verdauung wichtig, sondern Wachstum, Energiegewinnung und die Aufrechterhaltung der Körperfunktionen sind ebenso von Enzymen abhängig. Das heißt, Enzyme sind essenziell; denn ohne sie könnten wir nicht einmal atmen.

Das sind nur einige der vielen Aufgaben, die ätherische Öle in der Pflanze selbst, aber auch für den Menschen ausführen. Man beachte: Unerwünschte Wechselwirkungen zwischen Medikamenten sind häufig, und eine der Hauptursachen für Krankheit und Tod. Unerwünschte Wechselwirkungen zwischen ätherischen Ölen sind praktisch unbekannt und das Mischen von Ölen stellt keine Bedrohung für das menschliche Wohlergehen dar, sondern das Gegenteil trifft zu. Öle potenzieren sich gegenseitig.

»Alle chemischen Bestandteile in einem ätherischen Öl wirken in Einklang miteinander, um das Überleben eines Organismus zu sichern und den Körper, der durch viele äußere Einflüsse geschwächt und kompromittiert sein kann, wieder in die Balance zurückzubringen.«
(Duftmedizin – Ätherische Öle und ihre therapeutische Anwendung)

»Heilen« ätherische Öle?

Nur der Mensch kann sich heilen. Wir könnten einem Kranken die beste Naturmedizin der Welt reichen. Wenn er nicht das Verständnis und den Willen hat, diese Medizin anzunehmen, sie ablehnt oder »nicht daran glaubt«, kann sie ihm auch nicht helfen. Er hat den freien Willen, etwas anzunehmen oder abzulehnen, sich für Gesundheit oder (oft unbewusst) für Krankheit zu entscheiden. Es liegt in der Verantwortung eines jeden Menschen selbst.

Mit dem Wissen, dass unsere Heilmittel ausschließlich aus der Natur kommen und mit den einfachen Anleitungen in diesem Buch, um die ätherischen Öle gezielt einzusetzen, wird der Patient zu

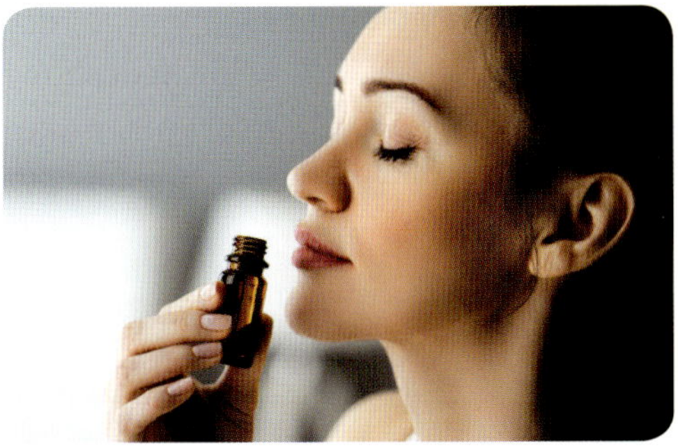

seinem eigenen Arzt. Er wird unabhängig und frei und lernt, dass Gesundheit einem Naturgesetz folgt. Dieses Naturgesetz ist – wie alles in der Natur – einfach.

1. Alles beginnt im Kopf. Gedanken (Bewusstsein und Unterbewusstsein) sind der Beginn einer Bewegungskette, die unser Leben in die eine oder andere Richtung lenkt.
2. Zum Gedanken gesellt sich sogleich ein Gefühl – Macht oder Ohnmacht.
3. Gedanken und Gefühle bestimmen unsere Handlung.

Das Gesetz der Manifestation lautet also:
Gedanken + Gefühle + Handlungen
= Ergebnis

Das Gesetz der Manifestation

Der Mensch hilft sich selbst von innen nach außen, denn er ist ein Geistwesen, das nicht von äußeren Umständen, sondern ausschließlich von seinen eigenen Entscheidungen gelenkt und geleitet wird. Diese Wahrheit müssen die meisten Menschen erst lernen, denn sie lassen sich immer noch vom Strudel der Geschehnisse mitreißen und kommen gar nicht auf die Idee, dass das Leben auch anders sein könnte. Dass wir nicht in Armut und Stress leben müssen, sondern in einem Universum der Fülle zu Hause sind, wo wir nur zugreifen müssen. Aber zuerst müssen wir unsere schöpferischen Talente entwickeln und uns die Frage stellen: »Wie will ich mein Leben neu gestalten?« Ätherische Öle erinnern mit ihrem Duft stets daran, nach dem Höchsten zu streben.

Gedanken, Gefühle und Handlungen bestimmen unsere Realität. Und diese unterliegen einzig und allein unserer Entscheidung. Fehlt einer dieser Eckpfeiler, etwa das Gefühl oder gar die Handlung, werden wir vergebens auf ein schnelles Ergebnis warten. Wer auf sein Leben blickt und nur Ärger, Angst, Sorgen und Verzweiflung sieht, sollte seine Entscheidungen überdenken – sich trennen von dem Negativen und das Gute im Leben annehmen. »Das Leben ist schön«, das gilt für denjenigen, der sich dafür entscheidet!

Dieses *Duftmedizin* Praxisbuch gibt wertvolle Tipps und Rezepte an die Hand, um die Gesundheit in Eigenverantwortung zu pflegen und im Notfall eine einfache und rasche Hilfe bei Lebensproblemen zu finden. Denn ätherische Öle besitzen eine heilsame Kraft.

Wie »heilen« ätherische Öle?

Hauptbestandteile eines ätherischen Öls sind die natürlich vorkommenden chemischen Wirkstoffe Phenole, Monoterpene und Sesquiterpene.

- **Phenole** zeichnen sich durch ihre schmerzlindernden Eigenschaften aus, die, so die Wissenschaftler, dieselbe Wirkkraft wie Cortison[3] haben und unter anderem in folgenden Ölen enthalten sind: Wintergrün (97%), Anis (90%), Birke (90%), Gewürznelke (77%), Basilikum (76%), Fenchel (72%), Oregano (70%), Thymian (50%).

- **Monoterpene** finden sich in jedem ätherischen Öl und machen zwischen 1% und 95% des Öls aus. Monoterpene sind flüchtig, haben aber in der Regel einen milden Geruch. Dazu gehören unter anderem: Grapefruit (93%), Orange (90%), Zitrone (80%), Weihrauch (76%), Zypresse (76%), Muskatnuss (68%).

- **Sesquiterpene** kommen in den meisten ätherischen Ölen vor und können von geruchlos bis stark duftend reichen. Dazu gehören: Zedernholz (95%), Patschuli (85%), Sandelholz (83%), Ingwer (77%), Myrrhe (65%), Vetiver (59%), Deutsche Kamille (54%).

Und so heilen die »PMS«-Öle:

- **Phenole** reinigen die Rezeptorstellen.
- **Sesquiterpene** löschen fehlerhafte Informationen im Zellgedächtnis.
- **Monoterpene** stellen die korrekten zellulären Informationen wieder her.

Durch diese PMS-Prozesse können negative Zustände körperlicher, emotionaler oder mentaler Art direkt an der Wurzel beseitigt und einer dauerhaften Heilung zugeführt werden – manchmal augenblicklich.

Um den vollen Nutzen von diesem **PMS**-Heilungsprozess zu erhalten, kann man entweder eine spezielle Ölmischung verwenden oder mindestens drei Einzelöle nacheinander auftragen (Layering), ein Öl aus jeder Gruppe. Ein therapeutisch wirksames **PMS**-Verhältnis liegt in der Größenordnung von 10–50% Phenole/Ketone/Alkohole, 10–60% Monoterpene und 3–20% Sesquiterpene.

Teebaum, Majoran und Ysop sind bereits ausgewogene PMS-Öle.

Warum sind therapeutische Öle so effektiv?

Ätherische Öle sind so effektiv in ihrer Wirkung, weil sie in allen drei Bereichen des menschlichen Seins arbeiten:

1. **Im Gehirn** (Bewusstsein und Unterbewusstsein): Die Duftmoleküle bewirken im limbischen System, dem Erinnerungszentrum des Gehirns, Reaktionen, die auf Homöostase abzielen. Aufgewühlte Emotionen glätten sich, Schmerzen lassen nach, die Durchblutung wird angeregt, Hormone werden abgerufen und vieles mehr.
2. **In jeder Zelle:** Ätherische Öle beeinflussen jede einzelne Zelle und wirken direkt am Genom, um unvorteilhafte Ideen, die der Mensch als Geistwesen auf das Genom überträgt, zu korrigieren. »*Das einzige Reparaturprogramm der Zellen ist das Abziehen der Energie von Unerwünschtem und das Besetzen des Genoms mit glücklich machenden Ideen*«[4] – und genau das bewerkstelligen ätherische Öle, indem sie Trauer und Last in Freude und Leichtigkeit transformieren können.

   Und sind die Zellen durch unrichtige Fremdinformationen (etwa durch Gebote und Verbote, veraltete Glaubenssätze oder durch zellschädigende Fremdbeeinflussung) beeinträchtigt, kommen ätherische Öle den Zellen zur Hilfe, um die Ordnung wiederherzustellen.
3. **Im Energiefeld (Aura):** Düfte berühren auch den feinstofflichen Körper und lösen dort festsitzende Blockaden, die dem menschlichen Auge unsichtbar sind, aber trotzdem wie ein Schatten die Lebensenergie verdunkeln.

Die Wirkweise ätherischer Öle in allen drei Bereichen des menschlichen Seins bringt oft augenblicklichen Erfolg! Während Therapien nur mit dem Bewusstsein oder Unterbewusstsein, andere nur an den Zellen arbeiten und wieder andere sich ausschließlich mit der Aura befassen, hüten ätherische Öle mit ihrer Dreifachwirkung das Geheimnis einer schnellen und gründlichen Transformation, indem sie den ganzen Menschen auf allen drei Seinsebenen gleichzeitig abholen. Daher kann eine begleitende Therapie mit ätherischen Ölen auch jede Heilarbeit und jede andere Heilmethode wirksam unterstützen.

Gegen den Fluss des Lebens ankämpfen?

Krankheit – die »Sünde gegen die Natur« – wie Hippokrates sie bezeichnet. Ist es die Nichtbeachtung einfacher Naturgesetze, die unsere Wohlstandsgesellschaft aus den Augen verloren hat? Wir sorgen uns oft nicht um reines Trinkwasser, obwohl der Körper zu 75% aus Wasser besteht. Wir atmen ständig Gifte ein, Abgase auf der Straße und chemische Schadstoffe zu Hause. Wir essen, was immer wir schnell und einfach im Supermarktregal vorfinden, ohne nachzuforschen, wo die Nahrung herkommt – ob sie etwa genverändert ist und vom Körper nicht als Nährstoff erkannt wird und folglich im Mülldepot (im Körperfett) landet. Wir werden immer dicker, unbeweglicher, schmerzgebeugter.

All diese oft unbewussten Gewohnheiten sind Handlungen gegen unsere Natur. Natur ist einfach. Sie bietet die Nahrung, die unseren Körper mit Vitaminen, Mineralien, Spurenelementen und Enzymen versorgt. Gegen die Natur sind unsere wunderbar schmeckenden, süßen, synthetischen, vorgefertigten, konservierten Nahrungsmittel, die wir aus Bequemlichkeit und weil unser Gaumen mit allerlei Giften danach süchtig gemacht wurde, bevorzugen.

Mit der Natur zu leben, hält uns gesund, denn die Heilung wurde in die Natur gelegt. Die meisten – wenn nicht alle – Krankheiten lassen sich mit gesunder Ernährung in den Griff bekommen. »Fast jede Krankheit ist ein akuter Elektronenmangel. Ätherische Öle sind geniale Elektronenspender.«[5] Daher wird in diesem Buch immer wieder auf gesunde Ernährung und Nahrungsergänzungen hingewiesen, denn sie sind die lebenswichtigen Bausteine der Zellen. Jede Zelle ist für ihr Überleben von diesen Bausteinen abhängig.

»Wer nicht jeden Tag etwas für seine Gesundheit aufbringt, muss eines Tages sehr viel Zeit für die Krankheit opfern.«
– Sebastian Kneipp

Wie lässt sich die Wirkung eines ätherischen Öls steigern?

Ätherische Öle sind hochkonzentrierte Natursubstanzen. Will man die therapeutische Wirksamkeit noch zusätzlich steigern, tropft man das Öl in die Handfläche und aktiviert es mit dem Zeigefinger der anderen Hand im Uhrzeigersinn. Dadurch wird eine Rechtsdrehung der Ölmoleküle bewirkt, so wie auch alle unsere Proteine, einschließlich der DNA, sich im Uhrzeigersinn drehen. »Auf diese Weise können die Moleküle des Öls auf mikroskopischer Ebene synchron und harmonisch in unseren Körper eindringen und so ihr Heilungspotenzial erhöhen«, ist Dr. David Stewart überzeugt.

Die Erste-Hilfe-Technik gegen Schmerzen

Bei akuten Schmerzzuständen kann die folgende Behandlungsmethode dadurch gesteigert werden, dass die Zellen mit den Wirkstoffen der ätherischen Öle geradezu **»überflutet«** werden. Man tropft in den ersten zehn Minuten jede Minute einen Tropfen des ätherischen Öls auf die betroffene Stelle. Danach wird alle zehn Minuten erneut ein Tropfen aufgetragen und einmassiert. Danach reibt man jede Stunde einen Tropfen auf, bis der Schmerz abgeklungen ist. Meist ist der Schmerz nach den ersten drei bis vier Anwendungen bereits versiegt. Andere Menschen brauchen bis zur Schmerzfreiheit etwas länger. Diese Erste-Hilfe-Technik ist höchst wirksam.

Was tun, wenn man das »richtige« Öl nicht zur Hand hat?

Man verwendet einfach das ätherische Öl, das zur Verfügung steht, und bittet das Öl, das zu tun, was man erreichen möchte. Das Geistwesen, das wir sind, spricht zur Geistseele des ätherischen Öls und beide verstehen sich durch die Schwingungsintention (Quantenheilung). »Denn alles, was existiert, entspringt ein und derselben Ur-Energie.«[6]

Das *Duftmedizin* Praxisbuch fasst die folgenden Inhalte übersichtlich zusammen:

- **TEIL I: Ätherische Öle und ihre therapeutische Anwendung**

Im ersten Teil werden ätherische Öle und ihre vielfachen Anwendungen im Detail beschrieben. Schnelle Rezepte und einfache Anwendungstipps machen das Arbeiten mit ätherischen Ölen leicht, effizient und lohnend.

- **TEIL II: Das Krankheitsregister – Gesundheitsprobleme von A bis Z**

Ein Nachschlageregister hält die einfachen Lösungen für viele herkömmlichen Gesundheitsprobleme unserer Zeit übersichtlich bereit. Es bietet zu jedem Problem ein leicht anwendbares Gesundheitsprotokoll an. Aromatherapeutische Anwendungen sowie die wichtigsten Nahrungsergänzungen der Orthomolekulartherapie, die für gute Gesundheit und die Regeneration der Körperzellen von essenzieller, d. h. lebenswichtiger Bedeutung sind, zeigen den Weg zu optimaler Gesundheit und führen selbst aus den schwersten Krankheitskrisen heraus.

Dabei wird das Hauptaugenmerk auf die oft noch unbekannten und unbeachteten Naturprodukte, die heilsamen Pflanzen mit ihren duftenden Eigenschaften – den ätherischen Ölen – gelegt, die so lange verleugnet, verboten und verraten waren. Denn die Natur stellt sie in ihrem überschwänglichen Reichtum jedem freizügig zur Verfügung, der diese Geschenke haben will.

- **TEIL III: Das Ätherische-Öle-Register von A bis Z**

Dieser Abschnitt bietet einen raschen Überblick über die ätherischen Öle, die in diesem Buch Erwähnung finden, komplett geordnet nach Pflanzenfamilie, dem wissenschaftlichen Namen (der auf jedem Fläschchen stehen muss, wenn es ein echtes Öl sein will), der Art der Herstellung, der Duftnote, Wirkweisen und Einsatzgebiete. Es ist ein handliches Nachschlageregister, um sich den Nutzen der Anwendung eines bestimmten Öls dankbaren Herzens in Erinnerung zu rufen.

- **TEIL IV: Richtlinien zur sicheren Anwendung ätherischer Öle**

Eine wichtige Lektüre für all diejenigen, die gerade erst mit ätherischen Ölen zu arbeiten beginnen. Tabellen bieten einen Schnellüberblick zur raschen Anwendung ätherischer Öle.

So möchte dieses Buch ein übersichtliches Praxishandbuch bieten, das jeder, der ätherische Öle und natürliche Gesundheit liebt, gerne zur Hand nimmt. Vergessen wir nicht: Die Apotheke der Natur ist für uns da, selbst wenn die Apotheke um die Ecke geschlossen hat. Die große Hausapotheke der Natur war immer da und wird immer für uns da sein.

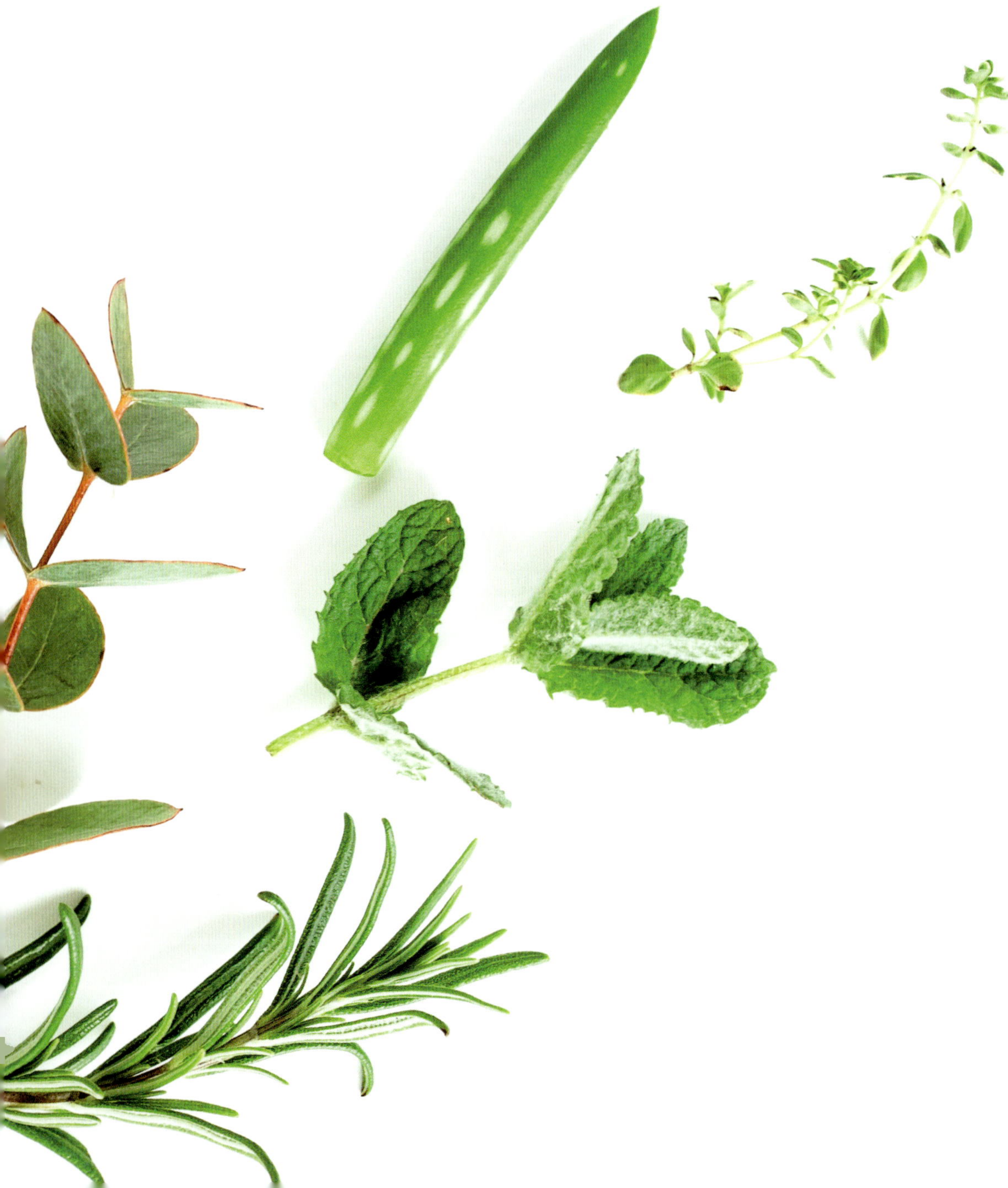

Die Erste-Hilfe-Hausapotheke

Die folgende Übersicht bietet eine Auswahl an möglichen ätherischen Ölen, die man je nach Bedarf in seiner Notfallapotheke einplanen sollte. Man wählt **ein oder zwei ätherische Öle** aus der Liste der angezeigten Öle aus. Der Grund, warum für ein Gesundheitsthema mehrere Öle angezeigt werden, liegt darin, dass jeder Mensch einzigartig ist, seine eigenen Vorlieben hat und daher aus der Liste nach Interesse, Neigung oder Intuition wählen kann.

Herz, Kreislauf	Nerven, Gehirn	Haut, Haar, Stoffwechsel	Immunsystem, Abwehrkraft
Basilikum Gewürznelke Immortelle Lavendel Majoran Muskatnuss Rosmarin Thymian Ylang Ylang Zypresse	Balsamtanne Fichte Melisse Pfefferminze Sandelholz Wacholder Weihrauch Zedernholz Zitrone Zypresse	Grapefruit Immortelle Lavendel Mandarine Myrrhe Orange Teebaum Weihrauch Zedernholz Zistrose	Gewürznelke Mandarine Orange Oregano Thymian Rosmarin Weihrauch Zimt Zitrone Zitronengras
Muskeln, Knochen	**Verdauung, Entgiftung**	**Hormone, Drüsen**	**Lunge, Atemwege**
Basilikum Fichte Gewürznelke Immortelle Majoran Pfefferminze Rosmarin Wintergrün Zitronengras Zypresse	Anis, Estragon Fenchel Gewürznelke Ingwer, Kümmel Orange Pfefferminze Rosmarin Wacholder Zitrone Zitronengras	Fenchel Geranie *Jasmin absolue* Koriander Lavendel Muskatellersalbei Myrte Pfefferminze Salbei, Weihrauch Ylang Ylang	Eukalyptus Fichte Gewürznelke Kiefer Oregano Pfefferminze Rosmarin Salbei Teebaum Thymian

Emotionale Balance	Balsamtanne, Bergamotte, Fichte, Geranie, Lavendel, Mandarine, Orange, Patschuli, Weihrauch, Zitrone

Welche ätherischen Öle sind hochwertig, wirksam und gesund?

Um ätherische Öle höchster Qualität zu finden, bedarf es einer gründlichen Untersuchung der verschiedenen Anbieter am Markt, ihrer Firmenphilosophie und deren Zulieferer (denn die meisten Firmen betreiben keine eigenen Farmen und kennen den Destillationsprozess und die Güte ihrer Öle nicht aus erster Hand. Sie vertrauen dem Versprechen eines Wiederverkäufers). Hier bewahrheitet sich das Sprichwort: »Vertrauen ist gut, Kontrolle ist besser.«

Wirklich 100% rein?

Jasmin ist eines der am häufigsten verfälschten ätherischen Öle, denn es werden drei Millionen Jasminblüten benötigt, um nicht einmal einen halben Liter Öl zu produzieren. Echtes Jasminöl ist daher sehr teuer, während synthetisches Jasminöl pro Halbliter etwa 5€ kostet. Wer seinen Ölproduzenten nicht kennt und ihm nicht hundertprozentig vertrauen kann, der wird niemals wissen, welches Jasminöl er bekommt.

⚠ Jasminöl ist ein Absolue – es wird nicht dampfdestilliert, sondern mittels einer Extraktionsmethode hergestellt. Daher ist dieses Öl auch nicht zum Verzehr geeignet.

Das Etikett sagt: 100% rein! Dazu muss man wissen, dass ein Händler von Amts wegen »100% rein« auf sein Etikett schreiben darf, wenn mindestens 5% des angeführten Öls tatsächlich im Fläschchen stecken. Das heißt, bei »100% rein« weiß man nie, was man kauft. Es könnte tatsächlich ein reines Öl im Fläschchen sein oder auch nicht. »Die Verfälschung, Veränderung oder das Strecken von ätherischen Ölen mit synthetischen Verbindungen vergiftet die Öle und verringert oder zerstört ihre therapeutischen Fähigkeiten.«[7]

- **Lavendelbetrug:**

»Französische Exportdaten zeigen, dass jährlich 250 Tonnen sogenannter feiner Lavendel exportiert werden. Die Statistiken der Lavendelzüchter zeigen, dass weniger als 20 Tonnen tatsächlich destilliert werden. Ironischerweise ist der eklatante Betrug für diejenigen offensichtlich, die die Gaschromatogramme lesen können, die angeblich zum Nachweis der Reinheit aufgezeichnet wurden.«[8] Es wird also 100-mal mehr Lavendel exportiert als erzeugt wird. Wie ist das möglich?

Lavandula angustifolia (das echte Lavendelöl) und Lavandin, *Lavandula x hybrida* (ein Lavendelhybrid), beinhalten den chemischen Bestandteil Linalool. Jedoch lässt sich Lavandin weitaus leichter anbauen und liefert zudem fünf- bis sechsmal mehr Öl. Noch billiger ist natürlich synthetisches Linalool. Durch die Zugabe von synthetischem Linalool zu Lavandin wird der Linaloolgehalt auf den normalen Prozentsatz von *Lavandula angustifolia* angehoben und als »Lavendelöl« verkauft. Was der nichtsahnende Kunde nicht weiß, ist die Tatsache, dass Lavendelöl, das in irgendeiner Form verändert wurde, seine natürliche Heilkraft verloren hat, das heißt wirkungslos und oft sogar gesundheitsschädigend ist.

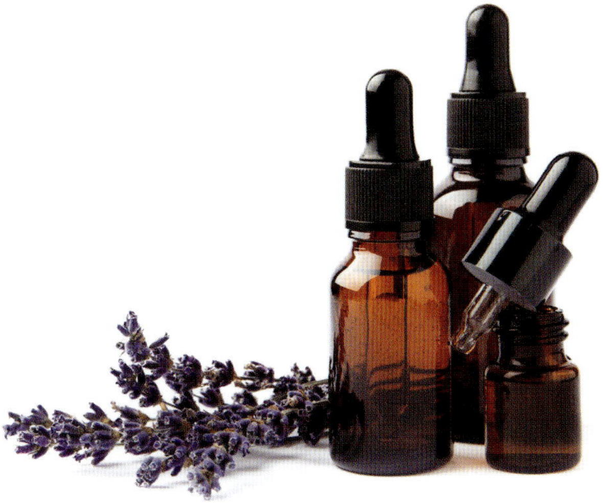

⚠ Lavandin enthält 5–11% Kampfer, ein Inhaltsstoff, der in Wunden Verbrennungen verursachen kann. Reines Lavendelöl (Lavandula angustifolia) hingegen enthält 0% Kampfer. Man kauft daher immer ein Öl mit der am Fläschchen ausgewiesenen Bezeichnung *Lavandula angustifolia* für reines Lavendelöl zur Wundbehandlung.

Lavendel (***Lavandula angustifolia***) aus der Minzefamilie (***Lamiaceae***) wird von den Blüten dampfdestilliert. Es ist in der Aromatherapie als Universalöl bekannt, denn es deckt eine breite Palette von Anwendungsmöglichkeiten ab.

Wirkung: Antiseptisch, pilzhemmend, schmerzstillend, antitumoral, krampflösend, entzündungshemmend, cholesterinsenkend, gefäßerweiternd (hoher Blutdruck), hautregenerierend (Akne, Verbrennung), entspannend (Nerven), beruhigend, Stress und Anspannungen reduzierend, schlaffördernd (Schlafstörung).

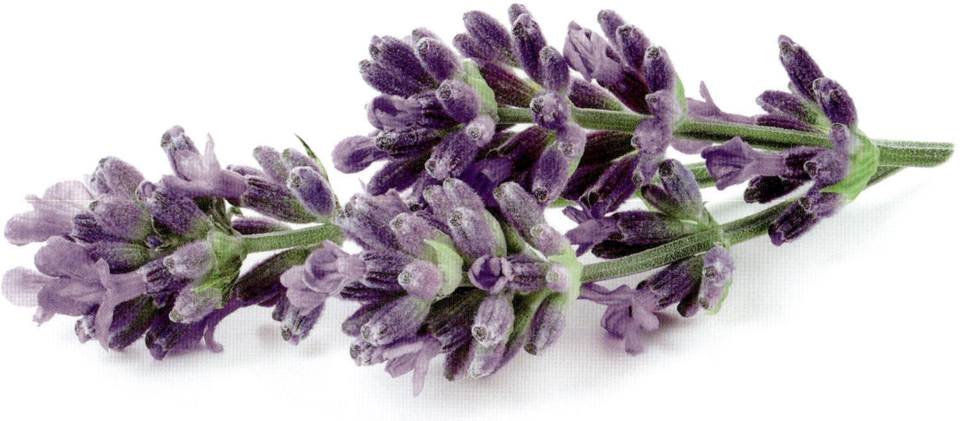

Weihrauchbetrug: *Boswellia carteri* ist ein anderes, häufig verfälschtes Öl. Die Herstellung von Weihrauchöl ist sehr aufwendig und teuer. Im Altertum hatte es den Gegenwert von Gold, daher war es als das »flüssige Gold« bekannt. Heute wird das kostbare Weihrauchöl zu 90–95% mit einem geruchlosen, farblosen Lösungsmittel verdünnt und als »reines Weihrauchöl« verkauft.

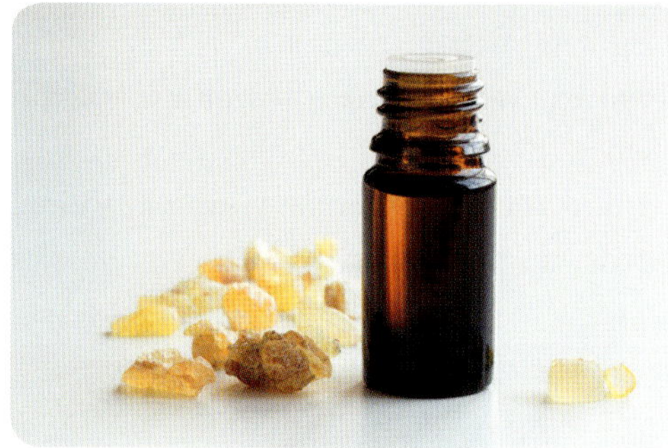

Weihrauch (*Boswellia carteri*) stammt aus der Familie der Weihrauchgewächse (Burseraceae) und wird vom Harz dampfdestilliert. Weihrauch wird auch »Olibanum« oder »Öl vom Libanon« genannt. Über Jahrtausende als das heilige Salböl bekannt, enthält es Sesquiterpene, das sind chemische Inhaltsstoffe, die das limbische System anregen und ausgleichend auf die Gefühle wirken.

Wirkung: Antitumoral, immunstimulierend, muskelentspannend, entzündungshemmend (Bronchitis, Mandelentzündung, Allergien), schleimlösend, antibakteriell (Diphterie), hormonunterstützend (Schilddrüse), geistig anhebend, das Herz erwärmend, stressreduzierend, antidepressiv (Trauer, Verzweiflung)

Heiliger Weihrauch (*Boswellia sacra*) aus der Weihrauchfamilie wird ebenfalls vom Harz dampfdestilliert und unterscheidet sich von anderen Weihraucharten durch seine chemische Zusammensetzung, die ihm einen milden Duft verleiht. Der biblische Weihrauch aus der Weihnachtsgeschichte soll *B. sacra* gewesen sein.

Wirkung: Antitumoral, antidepressiv, muskelentspannend, entzündungshemmend, zellregenerierend (Haut, Falten, Regeneration der Organzellen, Gelenke und des Nervensystems, Alzheimer, Demenz), hormonunterstützend, immunstimulierend (Autoimmunerkrankungen), antiinfektiös (Atmung).

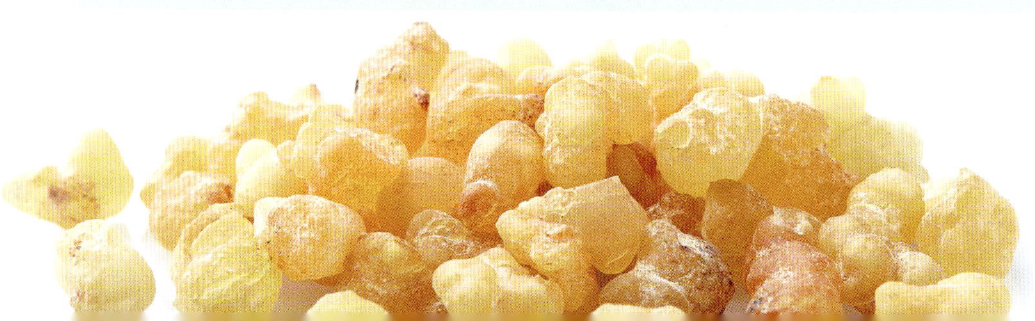

Als Orientierungshilfe ist hier ein *kostenloses Einführungsmodul* zur sicheren Bewertung von Firmen, die ätherische Öle anbieten, bereitgestellt: *www.mariaschasteen.com/zur-aromatherapie-meisterklasse/*

Firmenphilosophie: Wie lautet die Firmenphilosophie einer Öle-Firma? Steht Qualität an oberster Stelle – oder ist es der Profit?

Herstellungsprozess: Pflanzt, erntet und destilliert die Firma selbst, oder verlässt sie sich auf Zulieferer? Die meisten Firmen kaufen Öle vom Großhändler ein, ohne jemals die Felder, den Destillationsprozess oder die Laboruntersuchungen, falls sie gemacht wurden, live miterlebt zu haben.

Qualitätskriterien: Man kann heute auf dem Weltmarkt ein Öl in verschiedenen Güteklassen kaufen. Die Qualitätsabstufung geht von höchster Qualität zu höherer, mittelmäßiger Qualität, bis zur billigsten, synthetischen Variante. Bei der Auswahl des Öls wird oft auf Profitabilität geachtet, nicht auf Qualität.

Destillationsverfahren: Falls eine Firma das eine oder andere Öl selbst destilliert, ist die Qualität der produzierten Öle und damit seine natürlichen chemischen Bestandteile konstant in jeder Charge gegeben, oder ändern sich Geruch und Zusammensetzung eines Öls häufig auffällig? Dabei darf bei hochwirksamen ätherischen Ölen nicht auf den Apothekenstandard zurückgegriffen werden, der alle Öle im Labor verändert, um sie gleichzuschalten, sogar mithilfe von synthetischen Zusatzstoffen!

Billige Duftöle in Geschäften sind entweder 100% synthetisch oder mit chemischen Lösungsmitteln gestreckt und verfälscht. Sie haben für die Heilarbeit keinen Wert und können sogar der Gesundheit abträglich sein! Daher verwendet man in der eigenen Hausapotheke nur ätherische Öle bester Qualität. Denn nur qualitativ hochstehende Öle ergeben den gewünschten Erfolg.

Die Beschaffung eines therapeutischen Öls ist daher weitgehend eine Frage des Vertrauens in den Produzenten und Anbieter. Die therapeutischen Eigenschaften eines Öls lassen sich für uns nur durch die eigene Anwendung selbst beurteilen. Wirken sie oder wirken sie nicht?

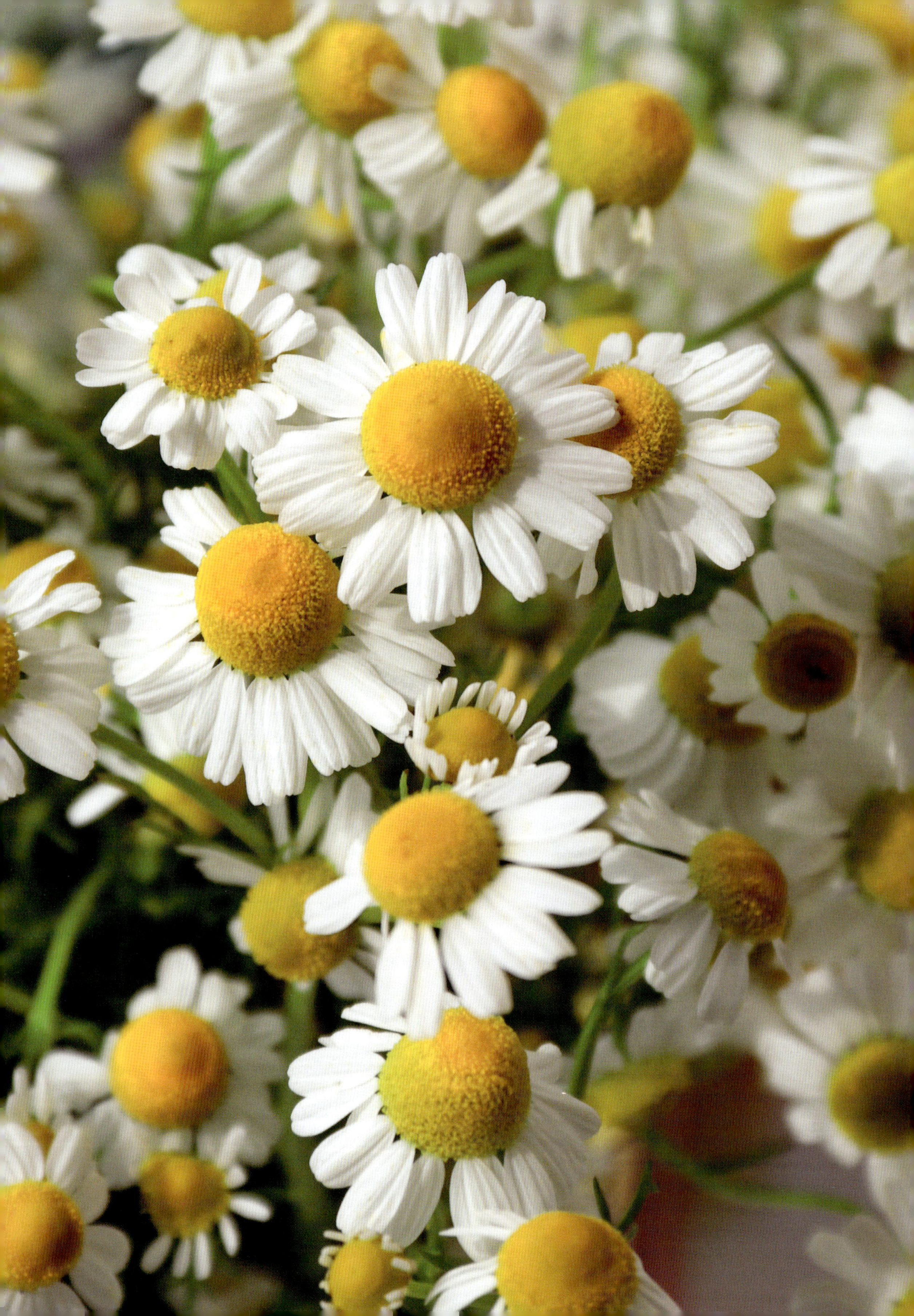

Ätherische Öle für jeden Tag

Qualität: Man verwendet ausschließlich ätherische Öle höchster Qualität. Viele Duftöle sind oft von minderwertiger Destillationsqualität, verfälscht, mit chemischen Substanzen gestreckt oder im Labor gar 100% synthetisch hergestellt. Solche Öle sind gesundheitsschädigend, wenn sie eingeatmet oder auf die Haut aufgetragen werden.

Verträglichkeit: Jeder Mensch ist einzigartig. Die einen brauchen eine stärkere Verdünnung, während andere dieselben Öle pur auftragen. Es ist wie beim Essen: Der eine genießt die milde Würze, ein anderer liebt es scharf. Bei der Anwendung an Kindern werden die hochkonzentrierten ätherischen Öle grundsätzlich stark verdünnt.

Nach der Anwendung von Zitrusölen ist direktes Sonnenlicht zu meiden. Und manche Öle sind für bestimmte Menschen nicht empfehlenswert, weil sie eine Wechselwirkung mit Medikamenten haben können (etwa der natürliche Blutverdünner Gewürznelke und zusätzliche medizinische Blutverdünner). Daher ist das Lesen der ***Richtlinien für die sichere Anwendung ätherischer Öle*** in Teil IV eine Pflichtlektüre, bevor man die erste Bekanntschaft und neue Erfahrungen mit ätherischen Ölen macht.

Wirkung: Jeder Mensch ist individuell. Das ätherische Öl arbeitet daher auch mit jedem Menschen individuell und liefert einzigartige Resultate. Manche Anwender brauchen mehr von einem Öl für die beste Wirkung, während andere schon mit einem einzigen Tropfen die erwünschte Wirkung erzielen. Und wieder andere brauchen nur an das Öl zu denken, um die Wirkung in ihr Leben zu holen. Die Haut des Menschen bestimmt den Duft und dieser ist ebenfalls individuell. Das heißt, je nach der Hautbeschaffenheit und den individuellen Eigenschaften kann dasselbe ätherische Öl von Mensch zu Mensch unterschiedlich duften.

Auch ist nicht jedes ätherische Öl, z. B. das duftende Jasminöl, zum Verzehr geeignet. Man kennt den Duft und Geschmack der natürlichen Jasminblüten vom chinesischen Jasmintee und könnte meinen, dass das Jasminöl ebenso essbar sein muss. Doch Jasminöl wird nicht durch Dampfdestillation gewonnen, sondern mittels Lösungsmittel (unter anderem Hexan) extrahiert. Daher wird Jasminöl (*Jasmin absolue*) nicht innerlich eingenommen! Ob ein Öl zum Verzehr geeignet ist, muss immer am Etikett vermerkt sein.

Auswahl und Aufbewahrung: Ätherische Öle zum täglichen Gebrauch sollten übersichtlich und griffbereit zur Hand sein, etwa in einem Täschchen, das sich auch zum Mitnehmen für unterwegs gut eignet. Gewürzöle, die in der Küche zur Anwendung kommen, sind in einem kleinen Ständer gut aufgehoben. Und Öle für die Hausapotheke werden stets an einem designierten, sicheren Ort aufbewahrt, sodass man bei dringendem Bedarf nicht erst suchen muss.

Grundausstattung ätherischer Öle

Als Grundausstattung empfehlen sich die folgenden Öle und Ölmischungen:

Einzelöle	Ölmischungen
• Lavendel, Immortelle und/oder Zistrose für die Haut/Wunden • Pfefferminze für Gehirn, Schmerz • Zitrone für die Verdauung • Weihrauch für das Gemüt • Copaiba bei Entzündungen • Sandelholz für DNA- und Gewebereparatur	• Antimikrobielle Ölmischung für den Rundumschutz • Atmungsöl für die Lungen • Das Verdauungsöl • Das Anti-Schmerzöl • Das Kreislauföl (Herz)

IMMORTELLE (*Helichrysum italicum*) aus der Familie der Korbblütler (*Asteraceae*) wird von den Blüten dampfdestilliert.

Wirkung: Gewebsregenerierend (Haut, Wundheilung, Narben), nervenregenerierend und stimulierend (Nervenfeuerung, Taubheitsgefühl, Hörverlust), durchblutungsfördernd, gerinnungshemmend (starke Blutungen), Venen und Arterien reinigend (Venenentzündung, Krampfadern), anästhetisch, den Cholesterinspiegel ausgleichend, die Leberzellen anregend, pilzhemmend, schleimlösend, krampflösend, hautregenerierend (Ekzeme, Schuppenflechte), negative Gefühle (Wut) entlassend und die Vergebung fördernd.

ZISTROSE (*Cistus ladanifer*), auch als Felsrose bekannt, stammt aus der Familie der Cistacae und wird von den Zweigen dampfdestilliert. Sie ist in der Aromatherapie wegen ihrer oft augenblicklichen Zellregeneration als »therapeutische Naht« bekannt.

Wirkung: Zellregenerierend, wundheilend, stark blutstillend, antiviral, antibakteriell, entzündungshemmend, das sympathische Nervensystem unterstützend (Beruhigung), immunstimulierend, gemütsaufhellend.

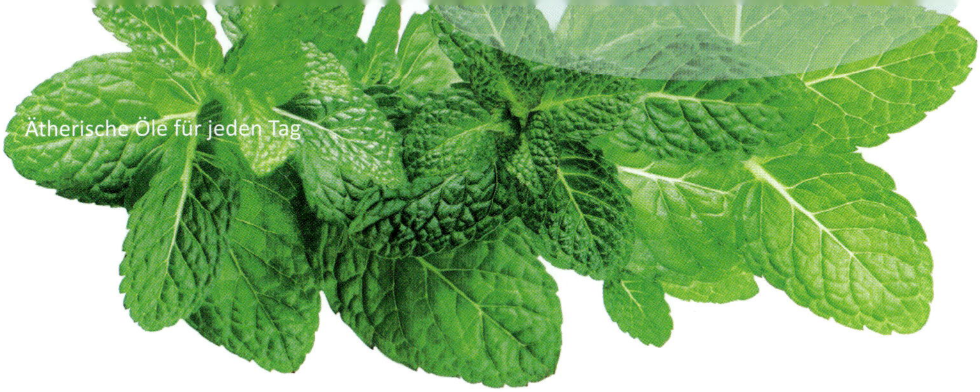

PFEFFERMINZE (*Mentha piperita*) aus der Familie der Lamiaceae ist eines der ältesten und am meisten geschätzten Kräuter für die Verdauung.

Wirkung: Entzündungshemmend (Arthritis, Rheumatismus), antitumoral, antiparasitär, antibakteriell, antiviral, schmerzlindernd (unter anderem Kopf- und Rückenschmerzen), verdauungsfördernd (Durchfall, Übelkeit), fiebersenkend (Grippe, Wallungen), schleimlösend, die Gehirnaktivität steigernd (Konzentration), die Atmung stärkend (Asthma, Bronchitis), die Leber fördernd, geschmack- und geruchsfördernd, appetitzügelnd (Gewichtsabnahme), fiebersenkend, pilzhemmend (z. B. Candida), Übelkeit und Erbrechen entgegenwirkend.

ZITRONE (*Citrus limon*) aus der Familie der *Rutaceae* ist ein kalt gepresstes Öl aus den Schalen von Bio-Zitronen (kein ätherisches Öl). Aus 3000 Bio-Zitronen gewinnt man 1 Liter Zitronenöl. Laut einer japanischen Universität unterstützt das Vernebeln von Zitronenöl beim Lernen eine 54% bessere Gedächtnisleistung (weniger Fehlerquoten).

Nach Dr. Jean Valnet kann das Vernebeln von Zitronenöl »Meningokokken-Bakterien in 15 Minuten, Typhus-Bakterien in einer Stunde, *Staphylococcus aureus* in zwei Stunden und Pneumokokken-Bakterien in drei Stunden abtöten. Selbst eine 0,2-%ige Lösung von Zitronenöl kann Diphterie-Bakterien in 20 Minuten abtöten und Tuberkulose-Bakterien inaktivieren.«

⚠ Photosensitiv, d. h. dieses Öl wird 24–48 Stunden vor direkter UV-Bestrahlung nicht aufgetragen. Es könnte Flecken auf der Haut verursachen.

Wirkung: Antiinfektiös, antibakteriell, antiseptisch, antiviral (z. B. Herpes), antiparasitär, desinfizierend, das Immunsystem stärkend, durchblutungsfördernd (Mikrozirkulation, Sehkraft, Krampfadern), die Leukozytenbildung unterstützend, verdauungsfördernd, Cellulite auflösend (Fettleibigkeit), die Lymphtätigkeit anregend, die Gedächtnisleistung steigernd (Lernfähigkeit), das Wohlbefinden anregend und belebend.

COPAIBA (*Copaifera reticulata*) aus der Familie der Hülsenfrüchte (*Fabaceae*) wird vom Copalharz dampfdestilliert. Das Öl hat wegen des hohen Anteils an Beta-Karyophyllen ein lieblich sanftes, holziges Aroma, das entspannend wirkt.

Wirkung: Stark entzündungshemmend, antiseptisch, immunstimulierend, nervenunterstützend, wundheilend (Blutungen, Hauterkrankungen), schmerzstillend (auch Muskelschmerzen), antibakteriell, antiseptisch, das Kreislauf- und Lymphsystem stimulierend, die Lunge regenerierend (Atemwegserkrankungen), die Niere unterstützend, hautpflegend, angstlösend, entspannend.

Öle und Ölmischungen: Der Griff zum richtigen Fläschchen

Vorgefertigte Ölmischungen sind praktisch und sehr beliebt, denn sie enthalten die geballte Kraft verschiedener ätherischer Öle bereits in einem einzigen handlichen Fläschchen. Man muss im Notfall nicht erst verschiedene Einzelöle zusammensuchen. Für eine Anwendung werden jeweils ein bis zwei Tropfen einer Ölmischung genommen. Experten, die viele Einzelöle zu Hause haben, werden wohl mit Mischungen experimentieren wollen. Aber es gibt sie auch schon fertig zu kaufen für all jene, die ein bestimmtes Ölfläschchen schnell zur Hand haben wollen. Und sie sind preisgünstiger, weil man nicht all die vielen ätherischen Einzelöle kaufen muss, die oft in einer einzigen Mischung benötigt werden, und wovon man vielleicht nur ein paar Tropfen für eine Rezeptur braucht.

Von den antimikrobiellen Ölen bis zu den Verdauungsölen werden im Folgenden die Einzelöle sowie Ölmischungen vorgestellt:

Antimikrobielle Öle

Geranie	Melisse	Thymian
Gewürznelke	Melaleuca (Teebaum)	Zimt
Manuka	Oregano	Zitronengras

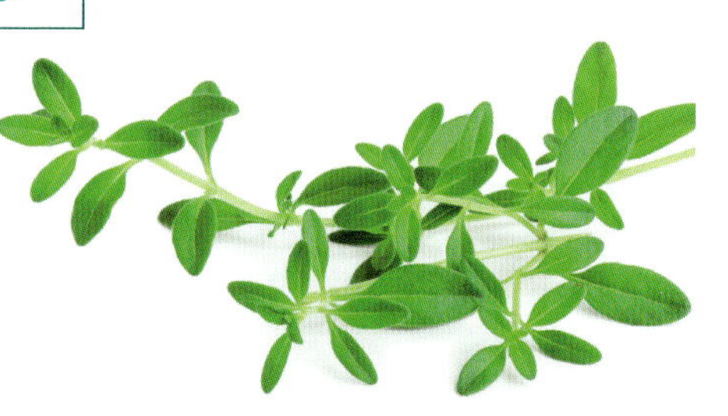

Antimikrobielle Ölmischung

- 2 Tropfen Eukalyptus
- 2 Tropfen Gewürznelke
- 2 Tropfen Rosmarin
- 2 Tropfen Zimtrinde
- 2 Tropfen Zitrone
- 1 Esslöffel reines Pflanzenöl

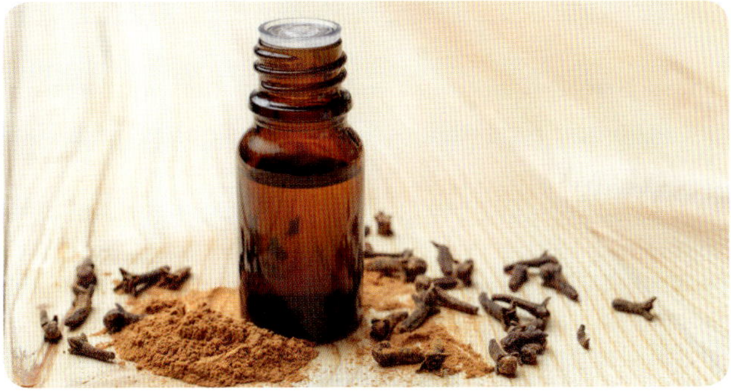

GEWÜRZNELKE (*Syzygium aromaticum*) aus der Familie der Myrtengewächse (*Myrtaceae*) wird von Knospenstängeln dampfdestilliert. Die Gewürznelke hat die höchste bekannte antioxidative Kraft laut dem ORAC-Test (ORAC = Oxygen Radical Absorption Capacity), einem Test, der von Forschern der Tufts University, USA, entwickelt wurde, um die Fähigkeit einer Substanz zu messen, vor freien Radikalen zu schützen.

⚠ Starke Verdünnung ist angeraten!

Wirkung: Höchster Freier-Radikal-Fänger, antimikrobiell, antitumoral, antifungal, antiviral, antibakteriell, anästhetisch, gerinnungshemmend, entzündungshemmend (Arthritis, Rheumatismus, Hepatitis), magenschützend, antioxidativ, antiparasitär (z. B. Darmparasiten), krampflösend, schmerzlindernd (z. B. Zahnschmerzen), hautregenerierend (Akne, Geschwüre), verjüngend und mehr.

Antibakterielle Öle

Basilikum	Geranie	Majoran
Bergbohnenkraut	Koriander	Narde
Dill	Ledum	Sandelholz

Antibakterielle Ölmischung

- 2 Tropfen Zitrone
- 2 Tropfen Oregano
- 2 Tropfen Bergbohnenkraut
- 1 Esslöffel reines Pflanzenöl

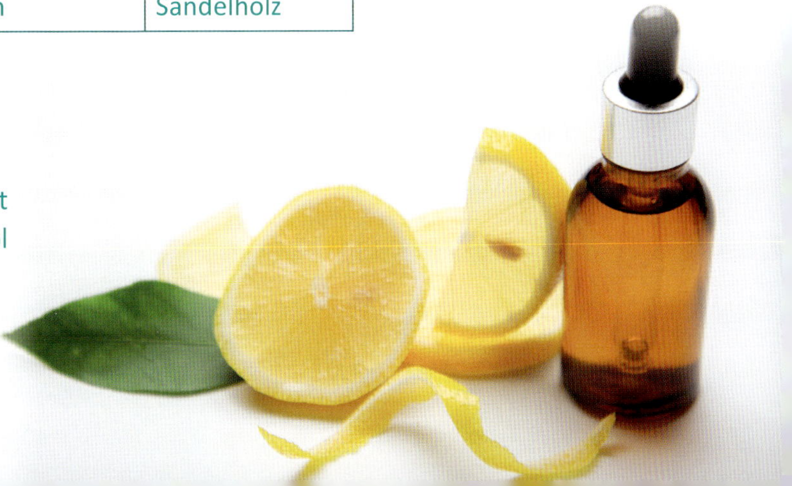

OREGANO (*Origanum vulgare*) aus der Minzefamilie (*Lamiaceae*) wird von Blättern und Blüten dampfdestilliert. Es ist eines der stärksten antimikrobiellen ätherischen Öle und tötet nachweislich zu 99% das *Streptococcus-pneumoniae*-Bakterium ab, das für Lungenentzündungen, Racheninfektionen, Meningitis (Hirnhautentzündung), Sinusitis und Mittelohrentzündungen verantwortlich ist.

⚠ Oregano ist ein starkes Öl und kann die Schleimhäute reizen. Starke Verdünnung ist angeraten.

Wirkung: Kraftvoll antiviral (Arthritis, Rheumatismus), antibakteriell, entzündungshemmend (Lungen- und Rachenentzündung, Hirnhautentzündung, Nasennebenhöhlenentzündung, Mittelohrentzündung, Atemwegserkrankungen), immunstimulierend, pilzhemmend, antiparasitär und mehr.

Antiparasitäre Öle

Anis	Gewürznelke	Rainfarn
Basilikum	Ingwer	Thymian
Fenchel	Muskatnuss	Wacholder
Geranie	Pfefferminze	Zitronengras

Antiparasitäre Ölmischung

- **3 Tropfen Ingwer**
- **3 Tropfen Fenchel**
- **3 Tropfen Basilikum**
- **3 Tropfen Thymian**
- **1 Esslöffel reines Pflanzenöl**

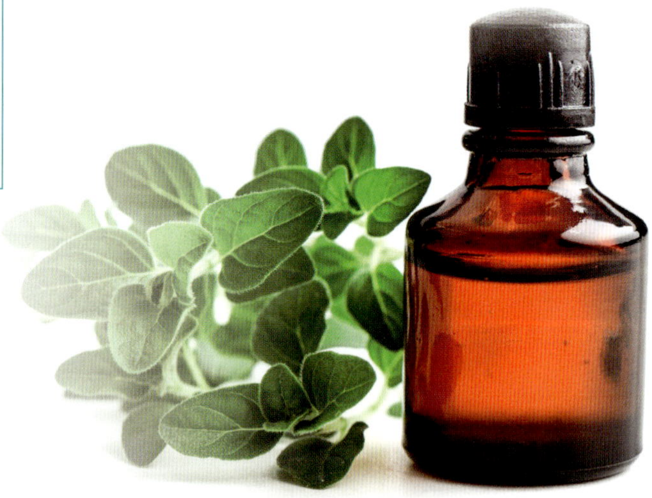

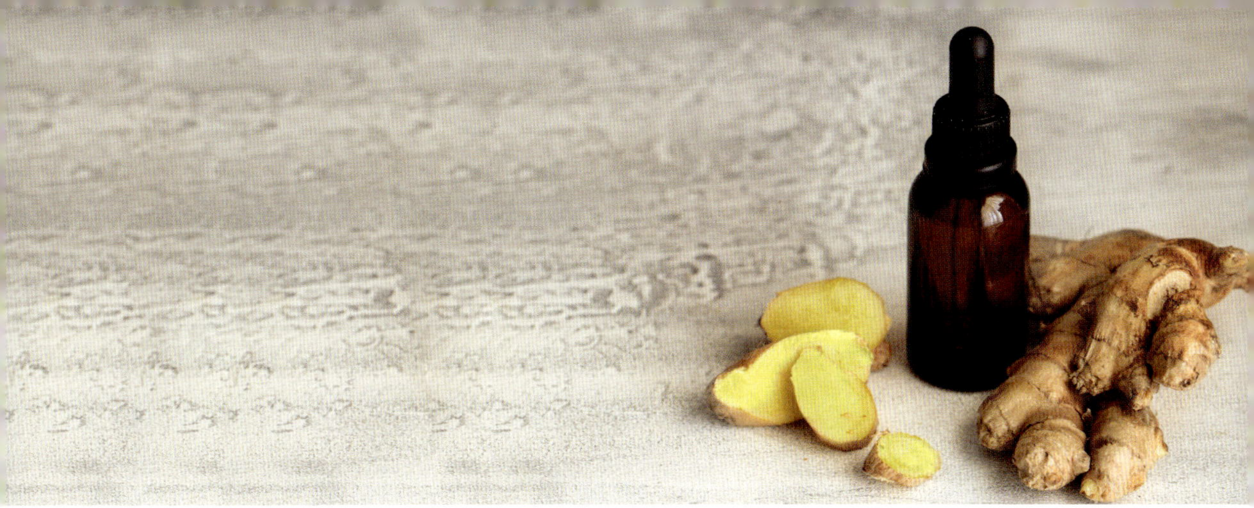

INGWER (*Zingiber officinale*) aus der Ingwerfamilie (*Zingiberaceae*) wird von den Wurzeln dampfdestilliert. Das Öl wird gern bei Reisekrankheit verwendet, sowie bei Verstauchungen, Muskelschmerzen, Appetitlosigkeit und Infektionskrankheiten.

⚠ Ingwer hat gerinnungshemmende Eigenschaften (Medikamenten-Wechselwirkung)

Wirkung: Entzündungshemmend (Arthritis, Rheumatismus), gerinnungshemmend, anti-infektiös (Atemwegsinfektionen, Fieber, Grippe, Erkältungen, Husten, Nasennebenhöhlenentzündung, Halsschmerzen), verdauungsfördernd (Magenschmerzen, Durchfall, Blähungen, Koliken, Verstopfung, Übelkeit), schleimlösend und mehr.

Pilzhemmende Öle

Cassiazimt	Lavendel	Wacholder
Eucalyptus globulus	Narde	Ravensara
Eucalyptus citriodora	Muskatellersalbei	Rosmarin
Gewürznelke	Myrrhe	Salbei
Immortelle	Oregano	Zistrose
Ingwer	Pfefferminze	Zitrone
Kiefer	Teebaum	Zitronengras
Kümmel	Thymian	Antimikrobielle Mischung

Pilzhemmende Ölmischung bei Pilzerkrankung der Kopfhaut

- **5 Tropfen Gewürznelke**
- **5 Tropfen Teebaum**
- **2 Esslöffel reines Pflanzenöl**

WACHOLDER (*Juniperus communis*) aus der Familie der Zypressengewächse (*Cupressaceae*) wird dampfdestilliert aus Blüten, Blättern und Stängeln. Wacholderöl findet unter anderem Anwendung bei Angstzuständen, Harnwegs- und Blaseninfektionen sowie Haut- und Leberproblemen.

Wirkung: Antiseptisch, entgiftend, harntreibend, die Nervenregeneration, Nierendurchblutung und Verdauung fördernd und mehr.

Beruhigende Öle

Balsamtanne	Koriander	Palo Santo
Basilikum	Majoran	Rosengeranie
Bergamotte	Mandarine	Sandelholz
Kamille	Melisse	Weihrauch

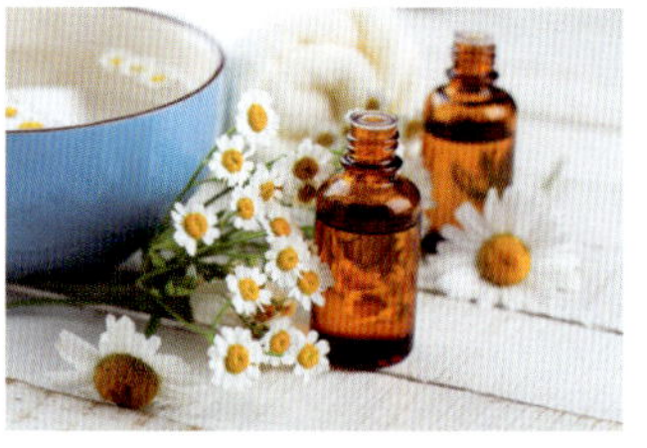

Beruhigende Ölmischung

- **4 Tropfen Balsamtanne**
- **4 Tropfen Limette**
- **4 Tropfen Weihrauch**
- **1 Esslöffel reines Pflanzenöl**

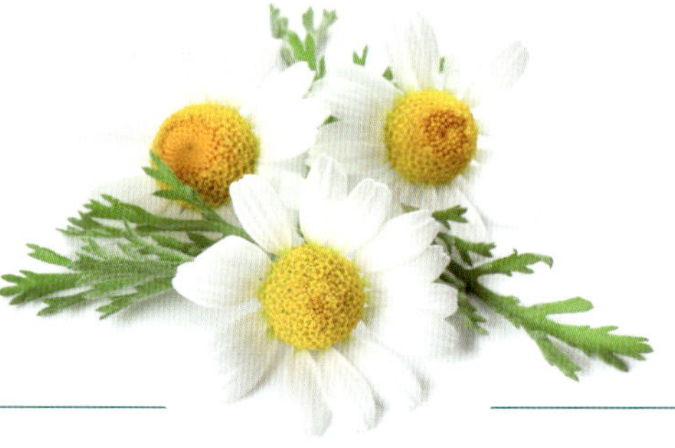

RÖMISCHE KAMILLE (*Chamaemelum nobile*) aus der Familie der Korbblütler (*Asteraceae*) wird von den Blüten dampfdestilliert. Sie hat beruhigende und hautfreundliche Eigenschaften.

Wirkung: Entspannend (Schlaflosigkeit), krampflösend (Muskelverspannung), entzündungshemmend, hautregenerierend (Ekzeme, Akne, Dermatitis, Kratzer, Schnittwunden, Hautpflege), leberreinigend, antiparasitär, anästhetisch, nervenregenerierend (Ruhelosigkeit, Angstzustände, ADHS, Depressionen, Schlaflosigkeit) und mehr.

Entwässernde Öle

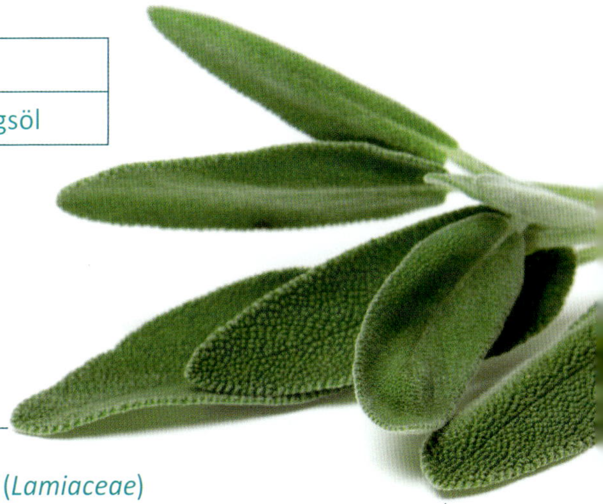

Fenchel	Salbei	Leberöl
Ledum	Zitronengras	Verdauungsöl

Entwässernde Ölmischung

- **4 Tropfen Salbei**
- **4 Tropfen Kiefer**
- **4 Tropfen Pfefferminze**
- **1 Esslöffel reines Pflanzenöl**

SALBEI (*Salvia officinalis*) aus der Minzefamilie (*Lamiaceae*) wird aus Blüten und Blättern dampfdestilliert.

⚠ Epileptiker sollten dieses Öl meiden.

Wirkung: Entwässernd, die Blase wärmend, schleimlösend, antitumoral, hormonregulierend (stimuliert die eigene Östrogenproduktion, gleicht Östrogen-, Progesteron- sowie Testosterondefizite aus, PMS, Menopause), hautpflegend (Ekzem, Akne, Schuppen), die Lungen unterstützend (Asthma, Bronchitis, Husten), verdauungsfördernd, pilzhemmend, antiviral, Kreislauf, Leber und Gallenblase stimulierend, tonisierend, nervenregenerierend, Depressionen und geistige Erschöpfung lindernd und mehr.

Entzündungshemmende Öle

Balsamtanne	Kamille	Schwarzer Pfeffer
Basilikum	Koriander	Thymian
Copaiba	Melisse	Wacholder
Elemi	Oregano	Weihrauch
Eucalyptus polybractea	Pfefferminze	Wintergrün
Goldrute	Rosmarin	Ysop

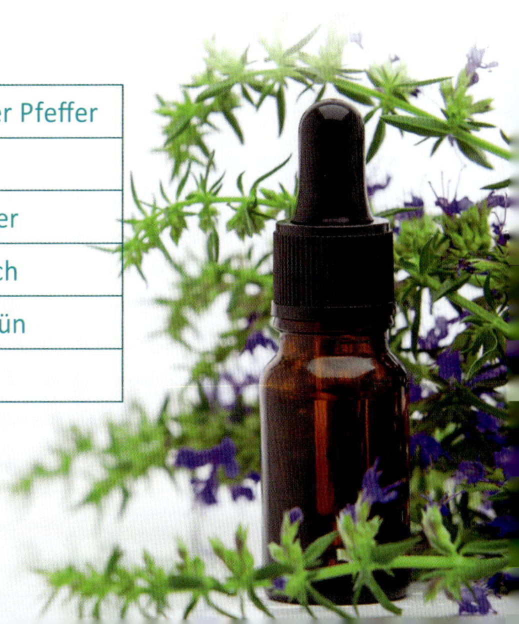

Entzündungshemmende Ölmischung
- **4 Tropfen Copaiba**
- **4 Tropfen Schwarzer Pfeffer**
- **4 Tropfen Wacholder**
- **1 Esslöffel reines Pflanzenöl**

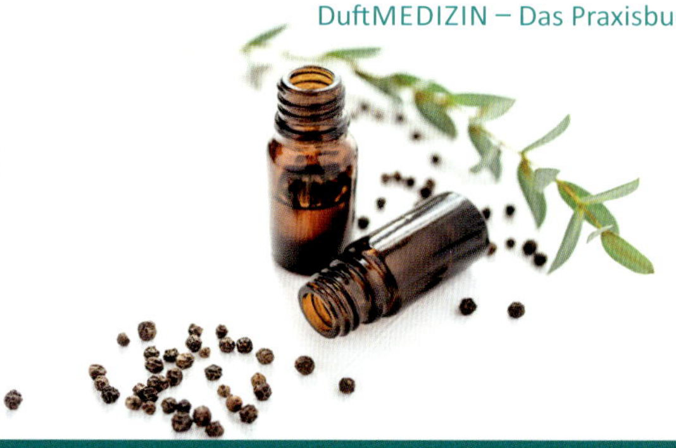

SCHWARZER PFEFFER (*Piper nigrum*), das älteste Gewürz der Welt, duftet frisch und würzig.

Wirkung: Hormonstimulierend, energetisierend, wärmend, antiviral, durchblutungsfördernd, die zelluläre Sauerstoffzufuhr steigernd, entzündungshemmend (rheumatische Arthritis), Muskelschmerz lindernd, verdauungsfördernd und mehr.

Gefäßerweiternde Öle

Immortelle	Majoran	Wintergrün
Geranie	Muskatnuss	Ylang Ylang
Gewürznelke	Myrte	Zistrose
Grapefruit	Orange	Zitrusöle
Goldrute	Pfefferminze	Zypresse

Gefäßerweiternde Ölmischung
- **4 Tropfen Zypresse**
- **4 Tropfen Gewürznelke**
- **4 Tropfen Pfefferminze**
- **1 Esslöffel reines Pflanzenöl**

ZYPRESSE (*Cupressus sempervirens*) aus der *Cupressaceae*-Familie wird dampfdestilliert aus Zweigen und Ästen. Als Wächter der Bäume ist sie fest in der Erde verankert und erhebt ihr Haupt in den Himmel. So wird die Zypresse mit Tod und Trauer in Verbindung gebracht. Das Öl schenkt Sicherheit und Erdung.

Wirkung: Blutzirkulation und Lymphfluss fördernd, kreislaufstärkend, Blutkapillare stärkend, anti-infektiös, antibakteriell, antimikrobiell, krampflösend, schleimlösend, antiseptisch, entzündungshemmend (Arthritis), Blutzuckerspiegel ausgleichend (Diabetes), erfrischend, beruhigend, erdend und mehr.

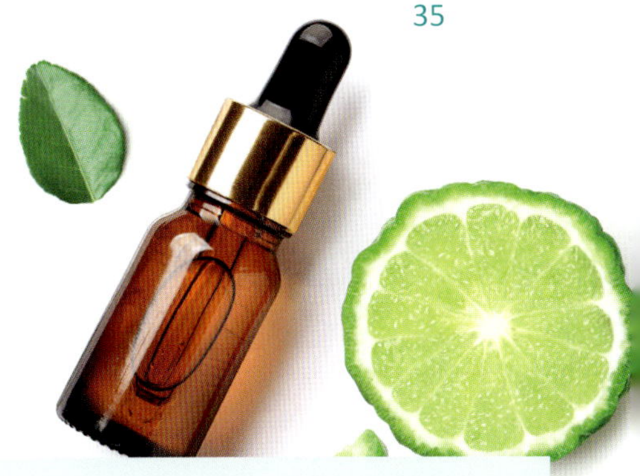

Hormonähnliche Öle

Für die Frau	Für den Mann
Bergamotte	Fenchel
Fenchel	Kiefer
Lavendel	Melisse
Majoran	Muskatellersalbei
Melisse	Myrrhe
Muskatellersalbei	Pfefferminze
Myrrhe	Salbei
Salbei	
Ylang Ylang	

Hormonähnliche Ölmischung für SIE

- **5 Tropfen Bergamotte**
- **5 Tropfen Geranie**
- **1 Esslöffel reines Pflanzenöl**

MUSKATELLERSALBEI (*Salvia sclarea*) aus der Minzefamilie (*Lamiaceae*) wird dampfdestilliert von der blühenden Pflanze. Muskatellersalbei ist ein beliebtes hormonregulierendes Öl für die Frau und ebenfalls für den Mann.

Wirkung: Hormonausgleichend, östrogenähnlich (Menstruationskrämpfe, PMS), gerinnungshemmend, antioxidativ, antidiabetisch, cholesterinsenkend, pilzhemmend, krampflösend, entspannend (Schlaflosigkeit), durchblutungsfördernd (Kreislaufprobleme).

KIEFER (*Pinus sylvestris*) aus der Familie der *Pinaceae* wird dampfdestilliert von den Nadeln. Das Öl wird bei Atembeschwerden (Asthma) und bei Infektionen (Lungenentzündung, Bronchitis, Nebenhöhlenentzündung) sowie bei rheumatischer Arthritis und Diabetes angewendet.

Wirkung: Hormonähnlich, antidiabetisch, cortisonähnlich, Blutdruck ausgleichend, anti-infektiös, pilzhemmend, antiseptisch und mehr.

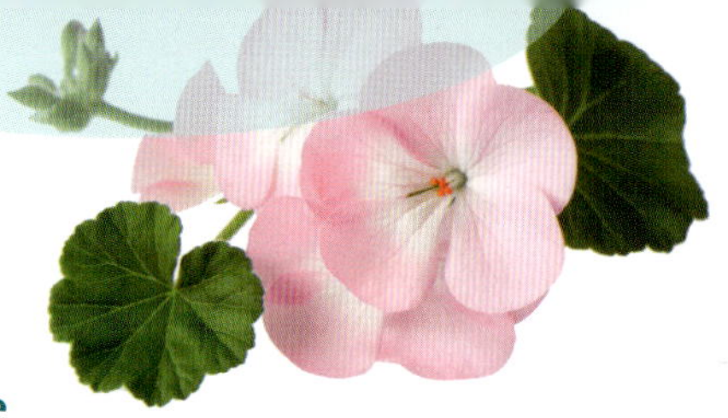

Immunstärkende Öle

Geranie	Teebaum
Lavendel	Weißtanne
Oregano	Zitrone
Palo Santo	Zitronengras

Immunstärkende Ölmischung

- **5 Tropfen Zitrone**
- **5 Tropfen Geranie**
- **1 Esslöffel reines Pflanzenöl**

GERANIE (*Pelargonium graveolens*): Mit ihrem frischen, rosenartigen Duft wird die Geranie gern zur Entspannung bei traumatischen Erfahrungen, Angstzuständen, Depressionen und psychischen Belastungen herangezogen.

Wirkung: Entzündungshemmend, krampflösend, schmerzlindernd, Nerven regenerierend, blutstillend, wundheilend, Gewebe (Narbengewebe) regenerierend, antiseptisch, hormonregulierend und mehr.

Krampflösende Öle

Basilikum	Melisse	Wacholder
Gewürznelke	Patschuli	Zistrose
Lavendel	Rose	Zypresse

Krampflösende Ölmischung

- **5 Tropfen Zypresse**
- **5 Tropfen Gewürznelke**
- **1 Esslöffel reines Pflanzenöl**

BASILIKUM (*Ocimum basilicum*) ist ein kräftiges balsamisches Öl mit würzigen Duftnoten, das als »das königliche Öl« bekannt ist.

Wirkung: Krampflösend, beruhigend, antiseptisch, schleimlösend, immununterstützend, das Gedächtnis anregend, nervenstärkend, stresslindernd, beruhigend (Ängste), geistige Erschöpfung lindernd, Mut fördernd, verdauungsfördernd und mehr.

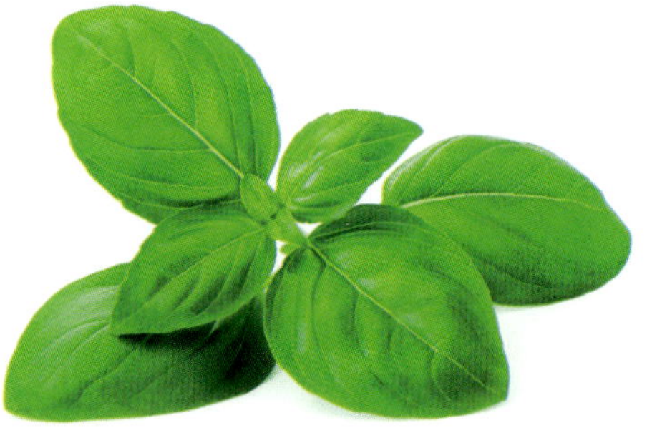

Leberöle

Blaue Schafgarbe	Kaffernlimette	Karotten-, Selleriesamen
Geranie	Kamille	Ledum
Immortelle	Kardamom	Mandarine

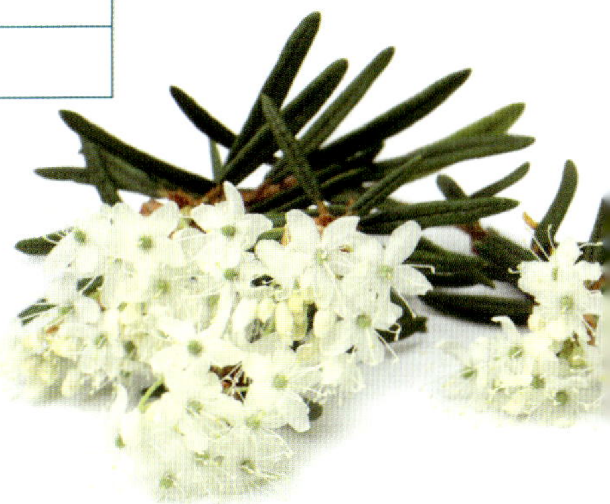

Leber-Ölmischung

- **3 Tropfen Kamille**
- **3 Tropfen Ledum**
- **3 Tropfen Karottensamen**
- **3 Tropfen Selleriesamen**
- **1 Esslöffel reines Pflanzenöl**

LEDUM (*Ledum groenlandicum*) ist »das« Leberöl. Es ist ein sehr stark duftendes Kraut, das in der Volksmedizin jahrhundertelang als Tee und allgemeines Tonikum, bei Nierenerkrankungen und als Gegenmittel zu Skorbut Anwendung fand.

Wirkung: Entzündungshemmend, antibakteriell, antitumoral, harntreibend, leberschützend, entgiftend, den Gallenfluss anregend (Leberfunktionsstörung, Hepatitis, Zirrhose, Fettleber), bei Fettleibigkeit und mehr.

Kreislauföle

Basilikum	Grapefruit, Orange	Muskatnuss
Geranie	Immortelle	Pfefferminze
Gewürznelke	Majoran	Selleriesamen
Zypresse		

Kreislauf-Ölmischung

- **3 Tropfen Goldrute**
- **3 Tropfen Zypresse**
- **3 Tropfen Majoran**
- **3 Tropfen Ylang Ylang**
- **1 Esslöffel reines Pflanzenöl**

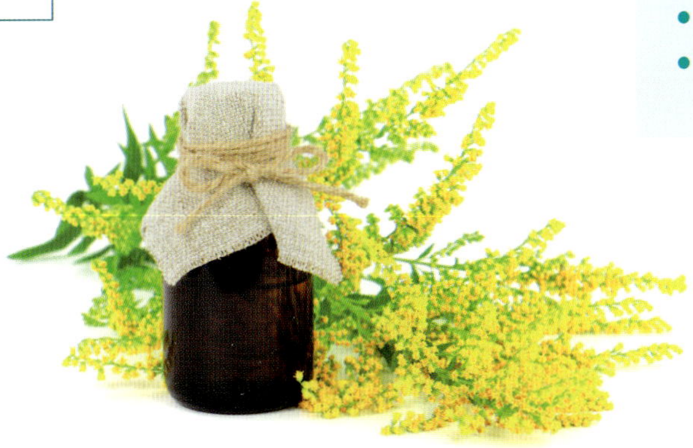

SELLERIESAMEN (*Apium graveolens*) wurden über die Jahrhunderte für die Behandlung von Arthritis und Muskelkrämpfen verwendet. Mit seinen antibakteriellen und harntreibenden Eigenschaften schafft dieses Öl Bakterien und Mineralstoffe aus dem Körper, die Nieren- und Blasensteine verursachen.

⚠ Nicht in der Schwangerschaft verwenden.

Wirkung: Antibakteriell, harntreibend, krampflösend, blutreinigend, die Nerven tonisierend, stärkend, entzündungshemmend (Arthritis, Rheumatismus) und mehr.

Atmungsöle

Eukalyptus	Pfefferminze	Zistrose
Zitrusöle	Zypresse	Antimikrobielle Öle

Ölmischung für die Atmung

- **4 Tropfen Eukalyptus**
- **4 Tropfen Zypresse**
- **4 Tropfen Pfefferminze**
- **1 Esslöffel reines Pflanzenöl**

EUKALYPTUS (*Eukalyptus radiata*) ist eine von über 600 in Australien beheimateten Eukalyptusbaumarten, deren Blätter bei den Ureinwohnern als Allheilmittel galten. Das ätherische Öl hat einen frischen, zitronigen Duft, der besonders bei Erkrankungen der Atemwege beliebt ist.

Wirkung: Antiviral, antibakteriell, antiseptisch, anregend, konzentrationsfördernd, wundheilend, entzündungshemmend (Erkältungen, Entzündungen, Lungen- und Atemwegsbeschwerden) und mehr.

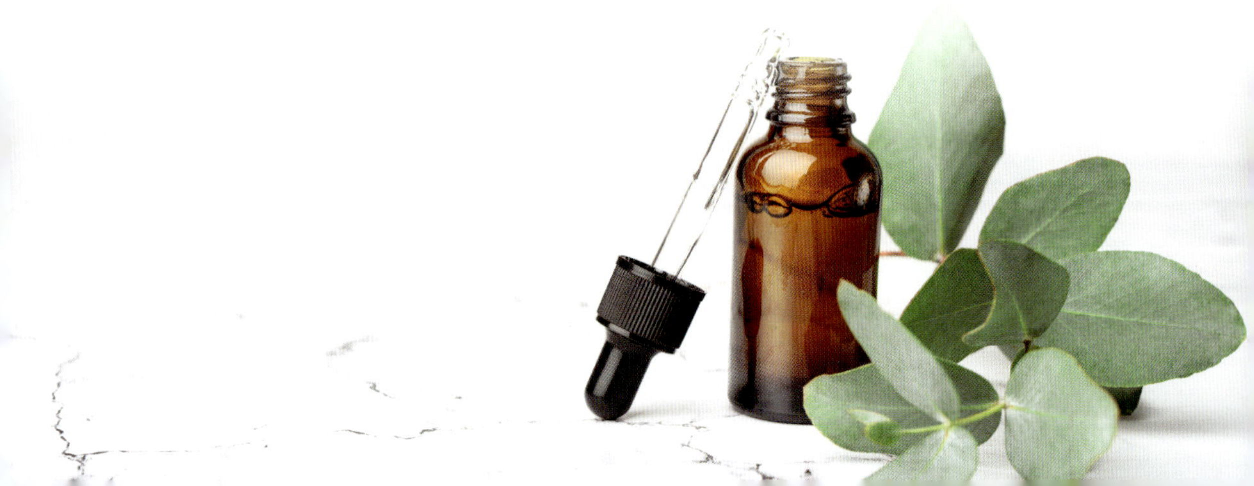

Nervenstärkende Öle

Balsamtanne	Rose	Wacholder
Lavendel	Salbei	Zedernholz
Pfefferminze	Thymian	Zitrusöle

Nervenstärkende Ölmischung

- **5 Tropfen Zedernholz**
- **5 Tropfen Zitrone**
- **1 Esslöffel reines Pflanzenöl**

ZEDERNHOLZ (*Cedrus atlanticus*): Die Zeder kann bis zu 30 Meter in den Himmel wachsen und 2000 Jahre alt werden. Ihr warmer, maskuliner Duft ist stärkend und harmonisierend und findet häufig in Parfüms Anwendung. Der Duft vermittelt Stärke und Erdung.

Wirkung: Antiseptisch, das Immunsystem unterstützend, schleimlösend, krampflösend, harntreibend, angstlösend, die Nerven beruhigend, stärkend und mehr.

Schleimlösende Öle

Dill	Majoran	Thymian
Eukalyptus	Myrte	Weihrauch
Lavendel	Pfefferminze	Zitrone
Ledum	Rosmarin	Zypresse

Schleimlösende Ölmischung

- **4 Tropfen Majoran**
- **4 Tropfen Ledum**
- **4 Tropfen Lavendel**
- **1 Esslöffel reines Pflanzenöl**

ROSMARIN (*Rosmarinus officinalis*), der »Tau des Meeres«, aus der Familie der Lippenblütler (*Lamiaceae*) liebt feuchte Böden und ist ein beliebtes Küchenkraut. Das ätherische Öl duftet würzig belebend und hat eine stärkende, antriebssteigernde, Herz und Leber tonisierende Wirkung.

Wirkung: Antibakteriell, antiviral, antirheumatisch, durchblutungsfördernd, kreislaufanregend, entzündungshemmend, leberstärkend, verdauungsfördernd, wundheilend und mehr.

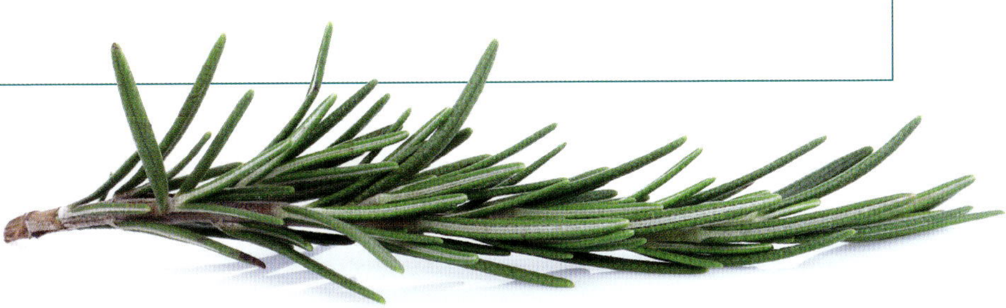

Schmerzlindernde Öle

Basilikum	Majoran	Wacholder
Bergbohnenkraut	Myrte	Weißtanne
Gewürznelke	Pfefferminze	Wintergrün

Schmerzlindernde Ölmischung

- **4 Tropfen Gewürznelke**
- **4 Tropfen Basilikum**
- **4 Tropfen Majoran**
- **1 Esslöffel reines Pflanzenöl**

Cortison ähnliche Ölmischung

- **4 Tropfen Wintergrün**
- **4 Tropfen Kiefer**
- **4 Tropfen Pfefferminze**
- **1 Esslöffel reines Pflanzenöl**

WINTERGRÜN (*Gaultheria procumbens*), ein Heidekraut, ist »das« Schmerzöl, das bei Muskel-, Sehnen- und Knochenschmerzen, bei Rheuma und allen Arten von Schmerzen Anwendung findet. Es wird auch »das natürliche Cortison« oder »das natürliche Aspirin« genannt und ist ein Lieblingsöl von Sportlern.

Wirkung: Antiseptisch, entzündungshemmend, schmerzlindernd, gefäßerweiternd, muskelentspannend, harntreibend, nerventonisierend (Nervenschmerzen, Neuralgien) und mehr.

⚠ Bei der Einnahme von Aspirin (Kopfschmerzen) oder Warfarin (Herz-Kreislauf) wird kein Wintergrünöl eingenommen (Medikamenten-Wechselwirkung).

⚠ Obwohl dieses Heidekrautöl in vielen Ländern erfolgreich zu Heilzwecken genutzt wird, hat die Europäische Union im Dezember 2022 den Gebrauch von Wintergrün verboten. Als Ersatz stehen Tanne und Weihrauch, die beide ebenfalls als »natürliches Cortison« bekannt sind, zur Verfügung.

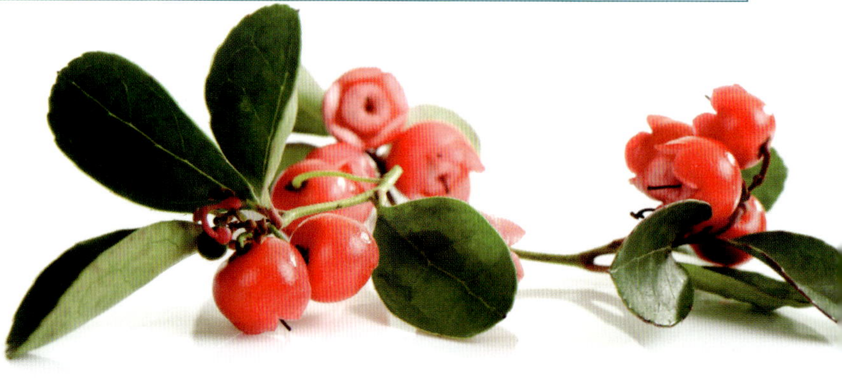

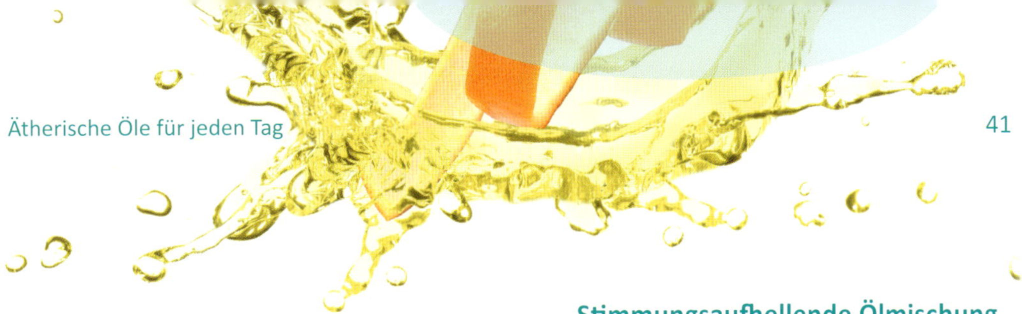

Stimmungsaufhellende Öle

Grapefruit	Mandarine	Patschuli
Limette	Orange	Zitrone

Stimmungsaufhellende Ölmischung

- **3 Tropfen Zitrone**
- **3 Tropfen Limette**
- **3 Tropfen Orange**
- **3 Tropfen Mandarine**
- **1 Esslöffel reines Pflanzenöl**

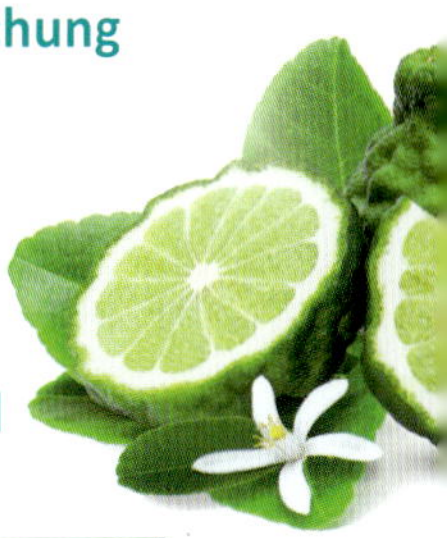

MANDARINE (*Citrus reticulata*) aus der Familie der Rautengewächse (*Rutaceae*) ist das Lieblingsöl der Kinder. Es weckt Freude, Sicherheit und Geborgenheit und lässt mit seinem süßen Duft die Lebensfreude steigen.

Wirkung: Stimmungsaufhellend, entspannend, beruhigend, antiseptisch, blutreinigend, antidepressiv, schlaffördernd, die Nerven beruhigend, das Gemüt aufheiternd und mehr.

Verdauungsöle

Anis	Ingwer	Oregano
Fenchel	Kümmel	Pfefferminze
Gewürznelke	Muskatnuss	Zitrone

FENCHEL (*Foeniculum vulgare*) aus der Familie der Doldenblütler ist mit seinem milden, süßlich-würzigen Duft ein Nerventonikum.

Wirkung: Antibakteriell, beruhigend, entkrampfend, antiseptisch, kreislaufanregend, die Atmung anregend, verdauungsfördernd, stimmungsaufhellend, die Nerven stärkend, magenstärkend, schleimlösend und mehr.

Verdauungsöl

- **3 Tropfen Anis**
- **3 Tropfen Rosmarin**
- **1 Tropfen Estragon**
- **1 Tropfen Fenchel**
- **1 Tropfen Rainfarn**
- **1 Esslöffel reines Pflanzenöl**

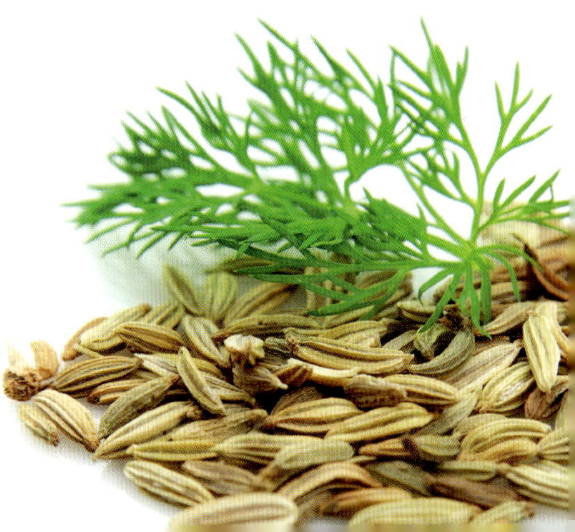

Die Kunst der uralten Duftmischerzunft

Wir unterscheiden dickflüssige und dünnflüssige Öle.

- **Große Moleküle ergeben dickere Öle (zähflüssiger) mit milden Düften, die langsam verstoffwechselt werden und länger im und am Körper verbleiben.**
- **Kleine Moleküle ergeben dünne Öle (weniger zähflüssig) mit starken Düften, die schnell verstoffwechselt werden und kürzer im und am Körper verbleiben.**

Eine professionelle Ölrezeptur enthält beides, dünnflüssigere und dickflüssigere ätherische Öle. In der Wissenschaft und Kunst der Herstellung von Mischungen werden Öle, die aus großen, schweren Molekülen bestehen, als »**Basisnoten**«, und Öle, die aus leichten, kleinen Molekülen bestehen, als »**Kopfnoten**« bezeichnet. Die dazwischenliegenden Noten nennt man »**mittlere Noten**« oder »**Herznoten**«.

Öle, die aus größeren Molekülen bestehen (wie Myrrhe und Sandelholz), werden manchmal als Fixiermittel oder **Fixieröle** bezeichnet, weil sie in Verbindung mit leichteren, flüchtigeren Ölen die Haltbarkeit von Düften oder therapeutischen Mitteln verlängern. Eine gute Mischung enthält ätherische Öle mit unterschiedlichen Molekulargrößen, von kleineren bis zu größeren, das heißt, von dünnflüssigeren bis zu dickflüssigeren Ölen, die von Basisnoten über mittlere Noten zu Kopfnoten reichen.

Mischungen können für bestimmte Zwecke manchmal wirksamer sein als ein einzeln verwendetes Öl, da sie in der Regel eine größere Vielfalt an Molekülformen, -gewichten, -arten und -größen enthalten. Ätherische Öle wirken harmonisch miteinander und verstärken die erwünschte Wirkung.

Ätherische Öle versus fette Öle

Fette Öle wie Kokos-, Oliven-, Jojoba- oder Mandelöl werden mit ätherischen Ölen gemischt, um Massageöle zu schaffen. Sie mildern das schnelle Eindringen ätherischer Öle ab. Immer, wenn die Haut eine Rötung aufweist, heißt das, dass das ätherische Öl zu schnell und ungehindert in den Körper eindringen konnte. Um die Reizung zu beruhigen, nimmt man eine gute Menge reines Pflanzenöl, um »den Brand zu löschen«. Gewöhnlich klingt die Rötung dadurch sehr schnell ab.

Sollte versehentlich ein ätherisches Öl in die Augen oder auf andere empfindliche Körperstellen gelangen, wird das Brennen immer mit reinem Pflanzenöl (nicht mit Wasser!) gelöscht. Daher sollte auch immer bei der Anwendung ätherischer Öle ein reines Pflanzenöl (notfalls das Küchenöl) griffbereit sein.

Massageölmischungen mit reinem Pflanzenöl sind in ihrer Wirkung mild. Sie verzögern die Absorption des ätherischen Öls in die Haut. Dadurch wird die Wirkungsdauer der ätherischen Öle verlängert. Und sie verhindern ein Brennen oder eine Rötung der Haut.

Ölmischungen aus Meisterhand

Um professionelle, hochwirksame Ölmischungen zu entwickeln, die im Labor getestet und aus Meisterhand in ihren natürlichen chemischen Verbindungen zusammengestellt sind, bedarf es langjähriger Ausbildung und Erfahrung. Bei hochwirksamen ätherischen Ölen wird nicht nur auf Ober-, Mittel- und Untertöne geachtet, damit das Endprodukt angenehm duftet. Es ist die wissenschaftlich fundierte Zusammensetzung der heilsamen Komponenten in einem ausgewogenen Verhältnis, das das Geheimnis einer wirksamen Mischung ausmacht. Die Herstellung einer therapeutischen Ölmischung ist ein Kunstwerk. Um diese Mischungen lange haltbar zu erhalten, werden sie meist ohne verdünnendes Pflanzenöl hergestellt und erst in der Anwendung nach Bedarf verdünnt.

Tiefgreifendes Aromatherapiewissen ist für den Hausgebrauch wohl weder vorhanden noch nötig. Man mischt je einen Tropfen einiger Öle in einem dunklen Glasfläschchen und lässt die Nase entscheiden. Ist der Duft zu scharf, wird mehr von einem milden Öl hinzugefügt. Fehlen der Schwung und die spritzige Note, helfen oft Zitrusöle. Und manchmal verfeinert ein floraler Duft die Kreation zur Perfektion. Für einen Schnellkurs im Mischen ätherischer Öle bietet der Praxis Ratgeber *Depressionen – Hilfe zur Selbsthilfe mit Duftmedizin* einen guten Einstieg.[9]

Genügen eine Handvoll ätherischer Öle für all die Probleme?

Schon eine kleine Handvoll ätherischer Öle deckt die große Bandbreite unserer Zivilisationskrankheiten ab. Das Pfefferminzöl erfrischt etwa bei Müdigkeit, macht die Gedanken und den Kopf klar und hilft, Gelerntes besser und schneller zu speichern. Es leistet für den Verdauungstrakt unschätzbare Hilfe, regt aber gleichzeitig auch den Appetit an. Und zudem ist es mit seiner entzündungshemmenden Wirkung das beste natürliche Anti-Schmerzmittel. Wie ist die Vielzahl der Wirkungen eines einzigen ätherischen Öls möglich?

Ätherische Öle sind die universelle Lebensenergie der Pflanzen, die sie vor Witterungsschäden schützt, geschädigtes Blattwerk (Wunden) heilt, mit ihrem Duft Bienen anlockt und Schädlinge abwehrt, die Pflanze mit Nährstoffen versorgt und vieles mehr. Die Pfefferminze etwa hat neben ihrer entzündungshemmenden und schmerzlindernden Wirkung antibakterielle, antivirale, pilzhemmende, antiparasitäre und schleimlösende Eigenschaften. Andere Pflanzen, wie zum Beispiel Lavendel, können je nach Bedarf entweder beruhigen oder aufmuntern und werden daher **Adaptogene** genannt.

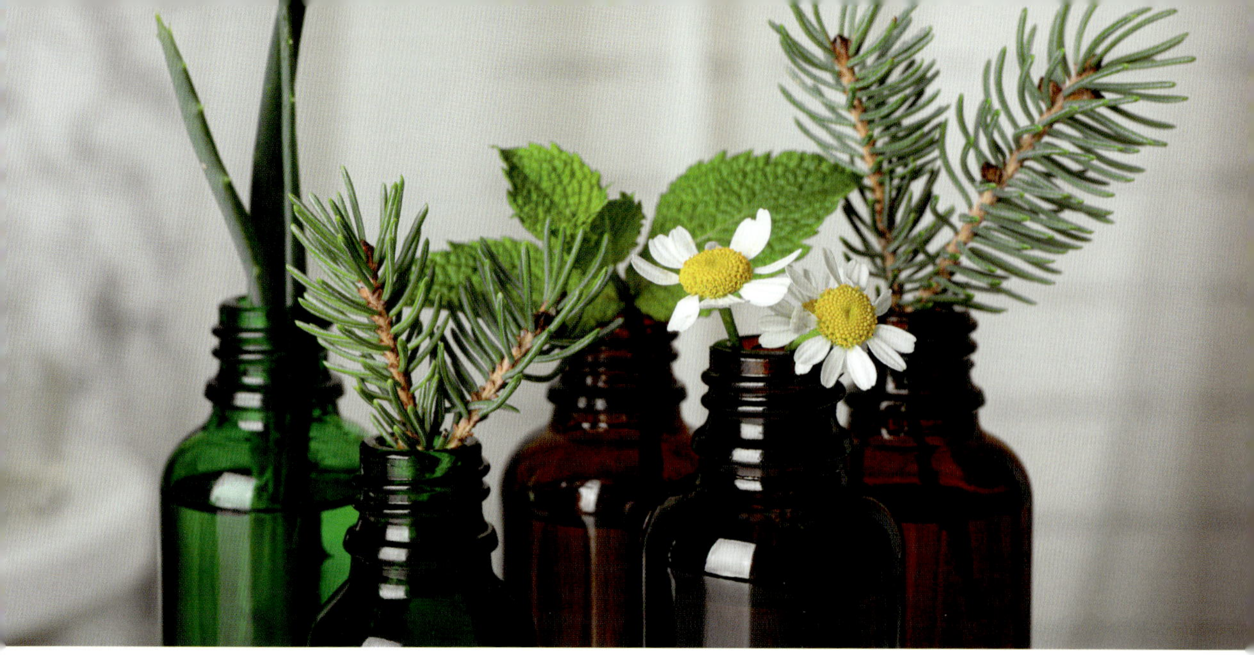

Sie wirken genau so, wie der Anwender es gerade braucht.

Es ist also möglich, mit wenigen ätherischen Ölen viel zu erreichen. Denn ätherische Öle sind *die Duftmedizin der Natur*, die seit Anbeginn der Zeit von einer gütigen Vorsehung in die Natur gelegt wurde, um dem Leben auf diesem Planeten das Überleben zu sichern.

Weniger ist mehr …

Ätherische Öle sind hochkonzentrierte Substanzen aus der Natur. Obwohl wir diese duftenden Tropfen Öle nennen, sind sie nicht fettend und ziehen sofort in die Haut ein. Weil sie die Hautbarriere blitzschnell überwinden und hochwirksame chemische Bestandteile direkt in den Körper bringen, werden ätherische Öle vor der Anwendung mit reinem Pflanzenöl (z. B. Speiseöl aus der Küche) verdünnt. Sollte sich eine Reaktion (Rötung, Jucken) zeigen, wird reines Pflanzenöl reichlich auf die gerötete Stelle aufgetragen, um eine Hautreizung rasch zu lösen. Der wichtigste Tipp für die Anwendung ätherischer Öle ist also, immer nur wenig ätherisches Öl (beginnend mit ein bis zwei Tropfen) zu verwenden und stets ein reines Pflanzenöl zur Hand zu haben. Das Pflanzenöl wird immer dann verwendet, falls das für die äußerliche Anwendung empfohlene ätherische Öl zu stark wirkt, d. h. zu schnell in die Haut einzieht. Das Pflanzenöl verhindert das schnelle Eindringen der Wirkstoffe in den Körper und verlangsamt und mildert dadurch die Wirkung der ätherischen Öle. Das kann für jeden Menschen verschieden sein.

Man verwendet ein ätherisches Öl mit Bedacht, so wie man auch ein medizinisches Mittel verantwortungsvoll verwenden würde. Bei Zimmertemperatur und trocken aufbewahrt, zum Beispiel im Erste-Hilfe-Schrank, ist es sicher vor unbefugtem Zugriff, etwa durch kleine Kinder.

Aromatherapie im Alltag

Wenden wir uns nun der praktischen Anwendung zu. Im Folgenden erfahren Sie, welche Möglichkeiten es gibt, im Alltag die Aromatherapie anzuwenden. Was die ätherischen Öle anbetrifft, gibt es drei Anwendungsmethoden: **aromatisch, äußerlich** und **innerlich**.

Diese Anwendungsarten sind mit folgenden Symbolen speziell gekennzeichnet:

☼ 💧 ♣

☼ **Aromatische Anwendung:**
Das Einatmen eines ätherischen Öls ist immer der erste Anwendungsschritt, denn der Duft informiert den Körper.

💧 **Äußerliche Anwendung:**
Ein bis zwei Tropfen eines ätherischen Öls oder einer Ölmischung, bei Bedarf mit reinem Pflanzenöl verdünnt, auf die betroffene Körperstelle auftragen und einreiben. (Siehe die nachfolgenden Richtlinien zur Verdünnung.)

Manchmal kann zusätzlich eine warme oder kühle Kompresse aufgelegt werden, was bei den einzelnen Rezepten für Krankheiten von A bis Z im Teil II eigens vermerkt ist.

Je ein bis zwei Tropfen eines Öls werden auf die entsprechenden Fuß- und/oder Handreflexzonen einmassiert.

Die Verdünnung richtet sich immer nach der Empfindlichkeit eines Anwenders. Da jeder Mensch individuell reagiert, ist besondere Aufmerksamkeit geboten. Sollte ein Öl eine Rötung verursachen, einfach die Stelle mit reichlich reinem Pflanzenöl benetzen, um den Hautreiz rasch abzumildern.

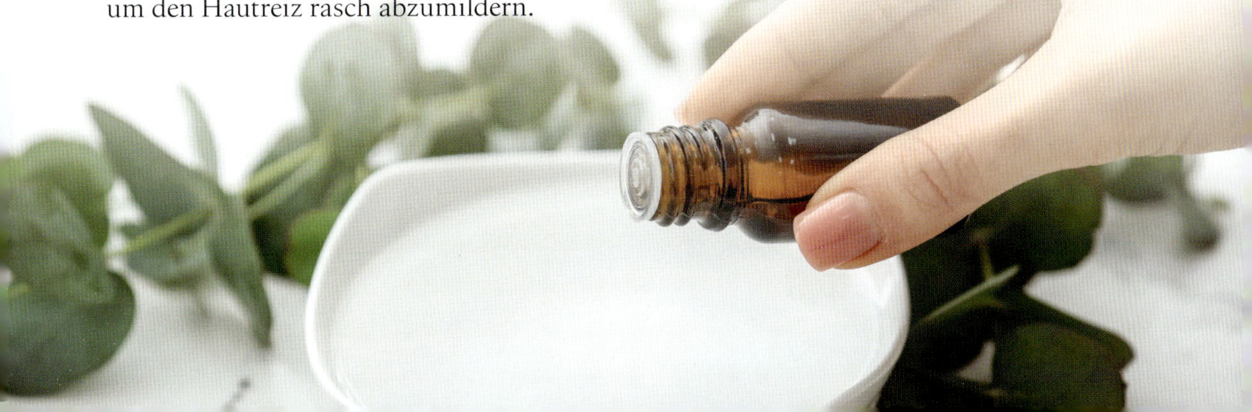

Richtlinien zur Verdünnung ätherischer Öle (ÄÖ) für Babys, Kinder und empfindliche Personen			
Milliliter		Esslöffel	
0,5%	3 Tropfen ÄÖ per 30 ml Pflanzenöl	0,5%	1 ½ Tropfen ÄÖ per Esslöffel Pflanzenöl
1%	6 Tropfen ÄÖ per 30 ml Pflanzenöl	1%	3 Tropfen ÄÖ per Esslöffel Pflanzenöl

Weniger empfindliche Personen verwenden eine Verdünnung von 3% bis zu 50% oder tragen ein mildes Öl pur auf. Fußsohlen sind oft unempfindlich und dort werden Öle meist unverdünnt aufgetragen. Mehr dazu in den *Richtlinien für die sichere Anwendung ätherischer Öle* in Teil IV.

♣ Innerliche Anwendung:

Die dritte Anwendungsart ist das Einnehmen eines ätherischen Öls als Nahrungsergänzung. Man nimmt einen Tropfen Öl in einem Glas Wasser oder Tee zu sich oder rührt das ätherische Öl in Speisen ein. Als Emulgator dienen Speiseöl, Sahne, Honig, Salz und andere.

⚠ Man verwendet ausschließlich ätherische Öle, die am Etikett als Nahrungsergänzung gekennzeichnet und zum Verzehr zugelassen sind!

Ätherische Öle können auch in Absprache mit dem Gesundheitsexperten als Kapseln oder als Zäpfchen oder als Einlauf verwendet werden. Die jeweilige Anwendungsart wird bei den Rezepten für einzelne Gesundheitsprobleme eigens vermerkt.

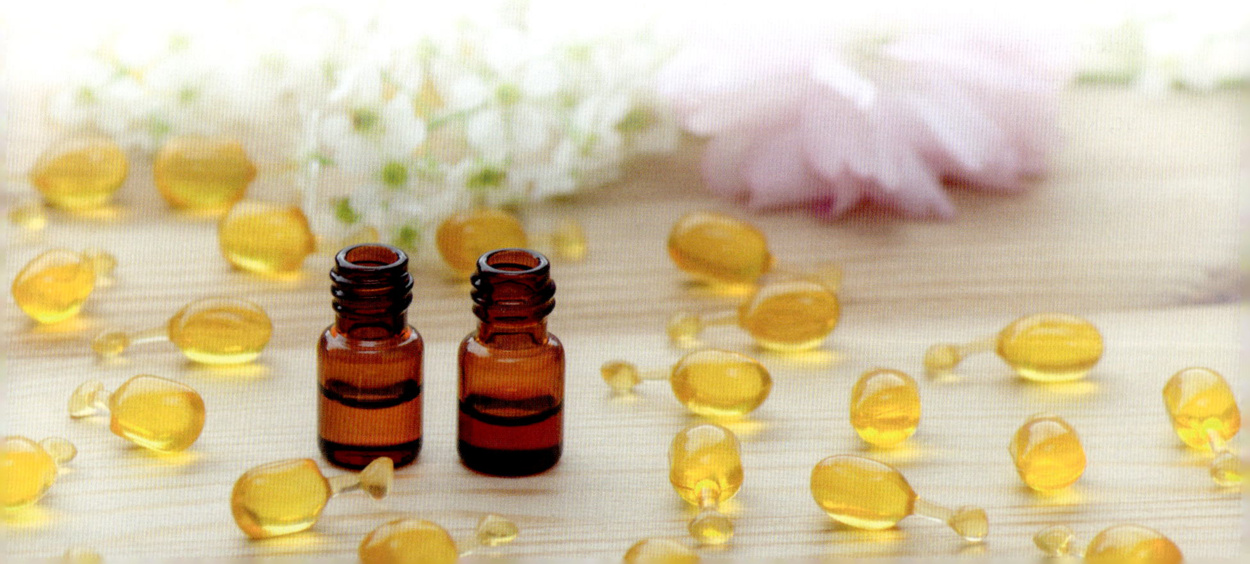

Die Inhalation ätherischer Öle

Das Einatmen aus dem Fläschchen:
Wenn es schnell gehen muss, nimmt man einen Atemzug direkt aus dem Fläschchen. Das Ölfläschchen sollte immer bei Raumtemperatur, lichtgeschützt und stehend aufbewahrt werden. Wurde es versehentlich im heißen Auto vergessen, lässt man es vor dem Öffnen auf Raumtemperatur abkühlen.

Das Einatmen aus den Handflächen:
Einen Tropfen eines duftenden Öls in die Handfläche geben, verreiben und über die Nase halten. Das schenkt tiefe Atemzüge der Entspannung und Erfrischung. Dabei ist zu beachten, dass das ätherische Öl nicht in die Augen kommt.

Das Einatmen mittels eines Naseninhalators:
In den Naseninhalatorstift wird ein (mitgeliefertes) Baumwollstück, benetzt mit etwa 20 Tropfen eines ätherischen Öls, gesteckt und gut verschlossen. Bei Bedarf öffnet man den Stift und nimmt einen tiefen Atemzug daraus. Ein Inhalator ist auch ideal für Schulkinder, da er handlich ist, keine Tropfgefahr besteht und keine Dosierung nötig ist.

- Ätherische Öle zur Erleichterung der Atmung sind unter anderem Eukalyptus, Pfefferminze und Teebaum.
- Für Klarheit und Gedächtnisleistung eignen sich unter anderem Pfefferminze, Zitrone und Rosmarin.
- Als Begleiter gegen Reisekrankheit bieten sich unter anderem Ingwer und Pfefferminze an.
- In der Grippezeit wird gerne ein Inhalator mit Zimt und Nelke, Rosmarin, Eukalyptus und Zitrone verwendet.

Dampfinhalation:
Um die Nasennebenhöhlen zu klären, bewährt sich die althergebrachte Dampfinhalation. Man hält seine Nase über eine dampfende Schüssel mit Wasser und atmungsaktiven ätherischen Öle wie Eukalyptus, Teebaum oder Pfefferminze und bedeckt den Kopf mit einem Handtuch, um den wohltuenden, duftenden Dampf einzufangen.

⚠ Pfefferminze ist für kleine Kinder zum Einatmen viel zu stark und sollte vermieden werden. Stattdessen sind Lavendel, Kamille, Orange und Vanille milde Kinderöle.

Der Aroma-Diffuser:
Die beliebteste Art, eine angenehme Raumatmosphäre zu schaffen, ist der Einsatz eines Aroma-Diffusers. Es gibt Modelle, die ausschließlich mit ätherischem Öl arbeiten und andere, die Was-

ser und ätherische Öle vernebeln. Der Ultraschall-Kaltluft-Diffuser vernebelt mikrofeine Ölpartikel in die Luft, die nach dem Abschalten des Geräts noch für einige Zeit in der Luft suspendiert bleiben. Ätherische Öle gehen selbst in die kleinsten Ritzen und Spalten, in Vorhänge und Polstermöbel sowie Teppiche, und sie reinigen die Luft von Keimen aller Art (Bakterien, Viren, Schimmelpilze, unangenehme Gerüche, und mehr).

Die Geruchsbakterien, etwa von Zigaretten- oder Küchengeruch, werden nicht einfach überdeckt, wie bei herkömmlichen synthetischen (gesundheitsschädigenden) Duftsprays, sondern die ätherischen Öle heften sich an die Geruchsbakterien sowie an Krankheitskeime aller Art und machen sie unschädlich. Sie heften sich sogar an Schwermetalle in der Atemluft und filtern diese aus.

Aroma-Diffuser-Rezepte:

Aufatmen
- **3 Tropfen Eukalyptus**
- **3 Tropfen Pfefferminze**
- **3 Tropfen Zitrone**

Energie tanken
- **4 Tropfen Zitrone**
- **3 Tropfen Rosmarin**
- **2 Tropfen Pfefferminze**

Einschlafen
- **3 Tropfen Lavendel**
- **3 Tropfen Mandarine**
- **3 Tropfen Weihrauch**

Lernen
- **5 Tropfen Zitrone**
- **5 Tropfen Pfefferminze**

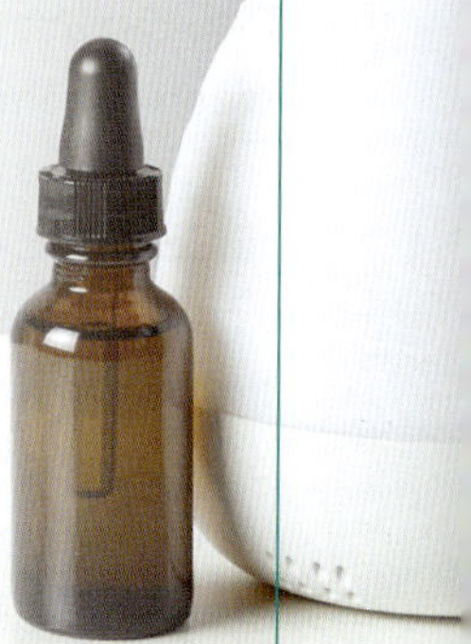

Duftende Raumatmosphäre nach Wunsch mit dem Diffuser
- Frische Pfefferminzkühle an heißen Sommertagen
- Aromatische Zitrusdüfte gegen unangenehme Küchengerüche
- Rosen-, Geranien- oder Ylang-Ylang-Duft für ein romantisches Ambiente
- Weihrauch und Sandelholz für Meditation und stille Stunden

Anwendungsdauer: Man beginnt damit, das ätherische Öl 15–30 Minuten zu vernebeln, die Laufzeit des Gerätes lässt sich bis zu ein bis zwei Stunden steigern, wenn man sich daran gewöhnt hat. In der Grippezeit kann der Diffuser auch länger laufen. Manche Modelle haben eine Zeitschaltung eingebaut. Wenn nicht integriert, kann diese auch nachträglich zugeschaltet werden.

Verträglichkeit: Kinder und Tiere sind empfindlicher. Daher sollte stets darauf geachtet werden, dass im Raum mit Kindern und Tieren mit Bedacht vernebelt wird, der Raum gut belüftet ist, und die Türe offensteht, damit ein Tier, dem es zu viel wird, ausweichen kann.

Standort: Der Aroma-Diffuser sollte auf einer ebenen Fläche und nicht auf einem Handtuch stehen, was gegebenenfalls das Gebläse am unteren Teil des Gerätes blockieren könnte. Er sollte auch höher stehen, damit sich die ätherischen Ölpartikel in der Raumluft verteilen und schädliche Substanzen ausgefiltert werden können. So atmen wir eine duftende, ozonreiche, mit negativen Ionen angereicherte und von Schadstoffen gereinigte Luft ein.

Ölmenge: Die Anzahl der Tropfen eines ätherischen Öls hängt von der Art und Größe des Aroma-Diffusers ab. Hierzu folgt man der Gebrauchsanleitung des jeweiligen Gerätes.

⚠ Es dürfen nur destillierte ätherische Öle verwendet werden (keine fetten Öle), um den Diffuser nicht zu verstopfen.

Ölmischung: Wenn eine Ölmischung im Diffuser verwendet wird, sollte diese nicht mit einer weiteren Mischung zusammen vernebelt werden. Ölmischungen sind fein aufeinander abgestimmte chemische Verbindungen, die für eine bestimmte Wirkung zusammengestellt wurden. Mischt man zwei, entsteht eine andere Wirkung als beabsichtigt. Man kann aber eine Mischung mit einem Einzelöl kombinieren (z. B. das Atmungsöl mit Zitrone).

Diffuser-Arten: Ein Aroma-Diffuser, der ausschließlich mit ätherischen Ölen arbeitet, wird auch gern zur Schimmelbekämpfung herangezogen. Er ist kräftiger in der Wirkung. Daneben gibt es auch die hausüblichen Aroma-Diffuser, die mit Wasser und ätherischen Ölen arbeiten. Ein Auto-Diffuser hat entweder einen Filzeinsatz, auf den ein ätherisches Öl getropft wird, dann wird der Duft über die Lüftungsschlitze verbreitet, oder man verwendet im Auto einen kleinen Diffuser mit USB-Stromkabel. Man kann den Raum auch mit Holzstäbchen, die in Öl getaucht wurden, mittels Potpourris aus getrockneten Blüten und Kräutern oder Zedernchips beduften. Die altmodischen Lavendelbeutel aus Großmutters Kleiderschrank werden wieder modern.

Ölqualität: Wie immer wieder betont, verwendet man ausschließlich hochwirksame ätherische Öle für Gesundheit und Wohlbefinden.

⚠ Jedes synthetische Öl ist gesundheitsschädigend!

TIPP: Bei der Auswahl eines Öllieferanten sollte darauf geachtet werden, dass kein Ölbrunnen, der mit einer Kerze betrieben wird, im Sortiment der Firma enthalten ist. Denn das ist ein untrügliches Zeichen dafür, dass der Händler entweder keine Kenntnis von ätherischen Ölen besitzt oder sie nicht wertschätzt. Ätherische Öle werden schonend bei niedrigen Temperaturen, oftmals über einen langen Zeitraum hinweg, kunstvoll destilliert.

Eine Kerze hingegen würde das Heilöl verbrennen, sodass vielleicht ein vager Duft im Raum verbliebe, aber die heilsamen Wirkstoffe zerstört und verpufft wären. Dadurch wird das Öl für therapeutische Zwecke unbrauchbar gemacht.

⚠ Verbrannte Öle können krebserregend wirken.

Reinigung eines Aroma-Diffusers:
Nach Gebrauch sollte der Aroma-Diffuser wie folgt gereinigt werden:

- Das Gerät abschalten und den Stecker vom Stromnetz ziehen.
- Das Innere des Diffusers mit einem feuchten Tuch reinigen.
- Das Ultraschall-Plättchen kann mit einem Wattestäbchen und Alkohol gereinigt werden.
- Vorsichtig ausspülen und mit einem weichen Tuch trocknen.

So gepflegt, wird der Aroma-Diffuser für lange Zeit gute Dienste leisten.

Die Einnahme ätherischer Öle

Alles was duftet und gut schmeckt, hat seinen Duft und seine Würze von ätherischen Ölen.[10]

Daher werden ätherische Öle gern in der Küche verwendet. Zitrusöle etwa verleihen nicht nur Kuchen und Desserts eine besondere Note, sondern erfreuen den Gaumen auch bei Fisch und in Salatmarinaden sowie in Getränken. Die herkömmlichen Küchenkräuter – Basilikum, Majoran, Thymian, Salbei – sind mit ätherischen Ölen das ganze Jahr hindurch frisch zur Hand. Das Würzen mit ätherischen Ölen ist zudem sehr preiswert, denn es wird für das gesamte Gericht oft nur ein einziger Tropfen benötigt! Nicht vergessen: Da ein ätherisches Öl nicht wasserlöslich ist, wird ein Emulgator wie Speiseöl, Sahne, Joghurt, Butter, Eigelb, Honig, Sirup oder Salz benötigt.

Aromamassagen und Einreibungen

Man wählt ein bestimmtes ätherisches Öl oder eine Ölmischung zur Unterstützung des jeweiligen Zustands oder zur Entspannungs- und Wellness-Massage aus. Ölmischungen können in der Vorratsflasche mit Massageöl verdünnt werden, wenn sie in absehbarer Zeit verbraucht werden. Natürlich haben fette Öle wie Massageöle eine Ablaufzeit – wie das Salatöl in der Küche. Dieses Haltbarkeitsdatum verlängert sich durch die Verwendung von reinen ätherischen Ölen, die als natürliche Konservierung dienen. Trotzdem sind sie nicht unbegrenzt haltbar, während reine (unverdünnte), dampfdestillierte ätherische Öle nahezu unbegrenzt haltbar sind.

Zitrusöle sind nach dem Öffnen des Fläschchens etwa ein Jahr lang haltbar, bevor sie ranzig werden; denn Zitrusöle sind kalt gepresste Öle, sie werden nicht dampfdestilliert. Dampfdestillierte ätherische Öle werden zwar Öle genannt, sind aber keine fetten Öle. Sie hinterlassen keinen Fettfleck am Papier.

Massageanwendung mit ätherischen Ölen

Es gibt vier Arten, wie ätherische Öle auf die Haut aufgebracht werden:

1. Das Auftragen eines ätherischen Öls auf die zu behandelnde Stelle, das mit einem nachträglich aufgetragenen Massageöl in die Haut eingearbeitet und sozusagen »versiegelt« wird.
2. Die Verwendung einer Ölmischung in Pflanzenöl, dem herkömmlichen »Massageöl«.

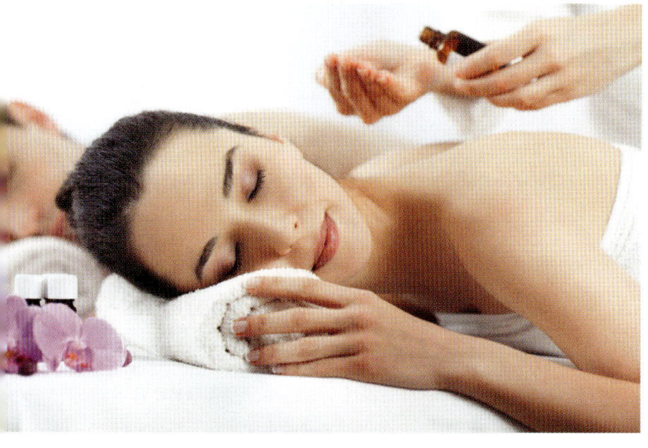

3. Das Layering oder das Auftragen einzelner ätherischer Öle nacheinander, nach Bedarf verdünnt oder unverdünnt. Dabei wartet man kurz zwischen der Anwendung der einzelnen Öle, damit das jeweilige ätherische Öl in die Haut einziehen und seine Wirkung entfalten kann.
4. Das ätherische Öl wird unverdünnt aufgetragen. Ein reines Pflanzenöl (Trägeröl) wird bei Bedarf verwendet.

Die beliebtesten Ein-Tropfen-Anwendungen

Zum Aufwachen: 1 Tropfen Pfefferminzöl in Nacken, auf Stirn oder Schläfen reiben.

Für guten Atem: 1 Tropfen Minze auf die Zahnbürste tropfen oder im Mundwasser verwenden.

Für Fokus: 1 Tropfen Rosmarin auf die Pulsstellen am Handgelenk reiben.

Für Mut: 1 Tropfen Bergamotte in den Nacken reiben.

Für Lebensfreude: 1 Tropfen Geranie oder Ylang Ylang als Parfüm tragen.

Für das Immunsystem: 1 Tropfen Zimt oder Nelke in einem Glas Wasser trinken.

Zur Verdauung: 1 Tropfen Fenchel auf die Magengegend reiben.

Für guten Schlaf: 1 Tropfen Lavendel oder Baldrian auf die große Zehe reiben.

Grundrezept Massageöl

- **100 ml reines Pflanzenöl**
- **15–20 Tropfen ätherisches Öl**

Davon verwendet man für eine lokale Anwendung zwei bis drei Tropfen, die sorgfältig in die Haut einmassiert werden. Das ideale neutrale Massageöl besteht aus Pflanzenölen wie Sesamöl, Traubenkernöl, Mandelöl, Weizenkeimöl, Sonnenblumenöl und/oder Olivenöl.

⚠ Einige Massageöle wie Olivenöl, Mandel- oder Weizenkeimöl können Flecken auf dem Leintuch oder der Kleidung hinterlassen.

Massageöl (Tagesbedarf):

- 30 ml Massageöl
- 5–6 Tropfen ätherisches Öl
- 1 Glasflasche mit Schraubverschluss oder 1 Massageölspender.

Reicht für eine Ganzkörperanwendung.

Massageöl bei Rücken- und Gelenkschmerzen (Vorratsflasche):

- 250 ml Massageöl
- 15 Tropfen Wintergrün
- 15 Tropfen Pfefferminze
- 10 Tropfen Thymian
- 10 Tropfen Oregano
- 10 Tropfen Vetiver

Pro Anwendung drei bis fünf Tropfen des Massageöls auf Rücken oder schmerzende Gelenke auftragen und einmassieren.

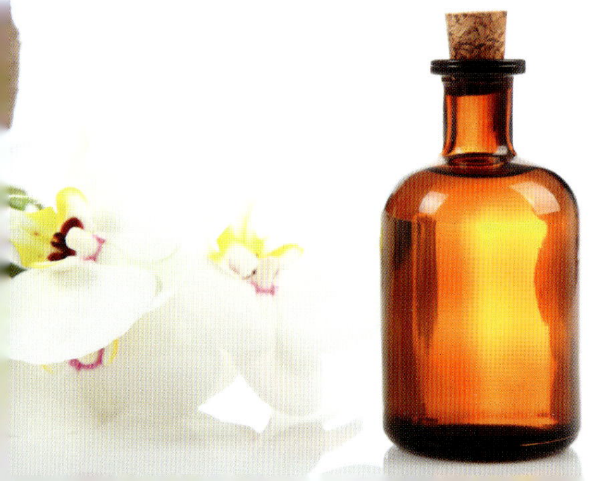

Die Bauch- und Beckenmassage

Diese Selbstmassage ist nicht nur bei Verstopfung eine Wohltat. Sie unterstützt zudem die Darmreinigung, Entgiftung und Gewichtsabnahme. Sie wirkt entspannend auf die Bauchmuskulatur, lindert Blähungen, regt die Peristaltik an, fördert die Durchblutung, verhilft zu einem geregelten Stuhlgang (ohne Abführmittel) und beugt Hämorrhoidenbildung vor bzw. lindert das Problem.

Diese Bauchmassage wird sanft und ohne Druck in Streich- und kreisenden Bewegungen ausgeführt. Die ätherischen Öle werden mit Massageöl nach Bedarf verdünnt. Danach trinkt man ein Glas warmes Wasser mit einem Tropfen Zitronenöl.

- **Ätherische Öle gegen Verstopfung, Blähungen:** Fenchel, Ingwer, Lavendel, Pfefferminze, Verdauungsöl
- **Ätherische Öle gegen Hämorrhoiden:** Immortelle, Lavendel, Myrrhe, Zistrose, Zypresse
- **Ätherische Öle zur Stressbewältigung:** Lavendel, Majoran, Mandarine, Weihrauch, Zitrone
- **Ätherische Öle für sie:** Fenchel, Jasmin, Majoran, Muskatellersalbei, Salbei
- **Ätherische Öle für ihn:** Fenchel, Muskatellersalbei, Pfefferminze, Salbei, Schafgarbe

Aromawickel und Kompressen

Der Umschlag: Eine Ölmischung wird bei Nervenschmerzen, Muskelschmerzen, Verstauchungen oder Knochenschmerzen auf die Schmerzstelle aufgetragen und darüber ein Baumwollverband angelegt. Die Ölmischung lässt man etwa drei Stunden lang einwirken. Der Umschlag wird so oft wie nötig erneuert.

Die Kompresse: Ätherische Öle werden mit Kokosöl oder einem anderen Massageöl und warmem oder kaltem Wasser gemischt. Ein Tuch wird darin befeuchtet, gut ausgedrückt, auf die Stelle aufgelegt, mit einem trockenen Tuch abgedeckt und etwa 20 Minuten lang dort belassen. Danach wird der Prozess so oft wie nötig wiederholt. Warme Packungen lassen ätherische Öle tiefer in die Haut eindringen. Achtung: Bei neurologischen Problemen verwendet man immer kalte Packungen!

Jede Anwendung muss angenehm sein, nicht zu heiß und nicht zu kalt!

⚠ Achtung! Diese Regel gilt:

- Kalte Kompressen bei akuten Entzündungen
- Warme Kompressen bei chronischen Entzündungen
- Kühle Kompressen bei stumpfen Verletzungen, Verstauchung, Zerrung, Quetschung.

⚠ Es werden ausschließlich KALTE Kompressen bei neurologischen Leiden angewendet!

Der Brustwickel: Bei Atemwegserkrankungen, Erkältung ohne Fieber und Husten ist ein feuchtwarmer Brustwickel hilfreich. Warmes Wasser wird mit ätherischen Ölen versetzt und gut gemischt, ein Tuch ins Wasser eingetaucht, gut ausgewrungen auf die Brust gelegt und eventuell mit Plastik und einem Handtuch abgedeckt, um die Wärme zu konservieren. Bei Bedarf eine Wärmeflasche auflegen. Wenn der Brustwickel kühl wird, den Wickel entfernen, die Brust warm halten und ruhen.

Der Bauchwickel, Leberwickel: Bei Blähungen, Verdauungsbeschwerden und in Stresssituationen geht man wie beim Brustwickel vor und legt das feuchtwarme Tuch auf den Bauch. Auch der Leberwickel zur Anregung des Stoffwechsels und zur Entgiftung ist empfehlenswert. Unterstützende ätherische Öle sind Verdauungsöle, die einerseits beruhigen und andererseits anregend auf die Verdauung wirken wie etwa Anis, Fenchel und Pfefferminze. Zu den Leberölen gehören Gewürznelke, Immortelle, Ledum, Kamille, Pfefferminze und andere.

Der Fußwickel: Fußwickel kommen nicht nur bei Erkältungskrankheiten zum Einsatz, sondern auch zur Beruhigung bei Stress, Angstzuständen, Unruhe und

Nervosität. Hier sind besonders beruhigende ätherische Öle wie Lavendel, Weihrauch oder Geranie empfehlenswert.

Der Fuß- und Gelenkwickel: Bei akuten Verstauchungen oder zur Beruhigung strapazierter Füße ist ein Wickel mit Olivenöl und Lavendel, Immortelle und Copaiba wohltuend und hilfreich.

Der Wadenwickel: Kühlende feuchte Wadenwickel bringen Linderung bei geschwollenen Beinen und Krampfadern. Folgende ätherische Öle sind empfehlenswert: Basilikum, Immortelle, Pfefferminze, Zitrone, Zypresse.

⚠ Bei Fieber wird der Wadenwickel nur dann gelegt, wenn Hitze besteht (niemals bei Schüttelfrost). Das Pfefferminzöl ist ein bewährtes fiebersenkendes Öl.

Der Aromawickel: Der Aromawickel ist besonders beliebt bei Personen, die gern ihre Figur straffen wollen. Basierend auf dem Thermoeffekt (Kalt-Warm-Effekt, ähnlich der Kneippkur) entwickelt das Aromaöl (z. B. Eukalyptus, Pfefferminze, Rosmarin) auf der Haut ein starkes Wärmegefühl, gefolgt von innerlicher Kälteempfindung. Da der Körper bestrebt ist, jederzeit eine gleichmäßige Körpertemperatur von etwa 37 Grad Celsius aufrechtzuerhalten, muss er bei Temperaturschwankungen zusätzliche Energie verbrauchen. Um dieses thermische Gleichgewicht zu wahren, wird ein Großteil des täglichen Kalorienbedarfs nur dafür verwendet.

Beliebte Öle für den Aromawickel:

- **Grapefruitöl für die Fettverbrennung**
- **Zitrone für die Anregung der Mikrozirkulation und des Immunsystems**
- **Zypresse bei Flüssigkeitsstau und Schwellungen**
- **Rosmarin zur Durchblutung**
- **Copaiba gegen Entzündungen im Körper**
- **Ledum zur Aktivierung der Lymphe und der Leberreinigung**

Für die zu behandelnden Körperpartien (Hüften, Bauch, Schenkel, Oberarme) werden etwa Zitrone, Grapefruit, Zypresse und andere Öle in Massageöl gemischt. Die zu behandelnden Körperstellen werden mit dieser Mischung eingerieben, ein feuchtwarmer Wickel straff angelegt und mit Plastikfolie abgedeckt. Man arbeitet (bei gesunden Menschen) stets von den Beinen zum Herzen hin. Nun kann man sich entweder bewegen oder auf einer Ruheliege relaxen. Der Wickel wird nach etwa einer Stunde entfernt.

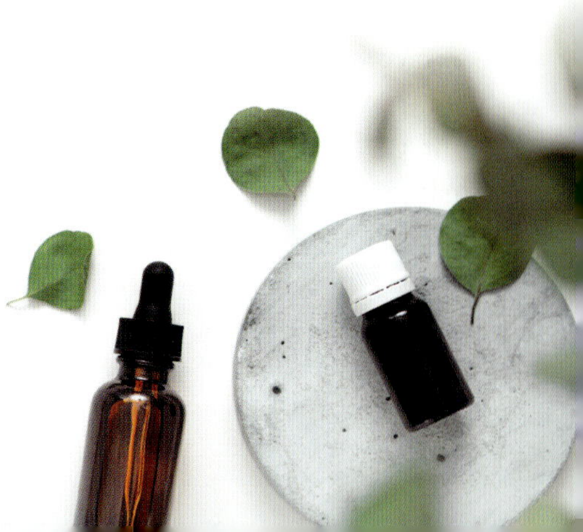

⚠ Es empfiehlt sich, langsam an diesen Entschlackungsprozess heranzugehen, um nicht unangenehme Entgiftungserscheinungen wie unkontrollierten Schwindel oder Kopfschmerzen zu provozieren. Auch sollte vor der Behandlung ein Hauttest gemacht werden, um sicherzustellen, dass die verwendeten Öle gut vertragen werden.

Akupunktur und Akupressur

Durch Akupunktur und Akupressur mit ätherischen Ölen kann ein professioneller Akupunkteur seine Arbeit nennenswert verbessern. Man gibt vor der Anwendung ein paar Tropfen eines Öls oder einer Ölmischung in die Handfläche oder in einen sterilen Behälter und taucht die Nadel in das Öl. Bei der Akupressur mit ätherischen Ölen werden zwei bis drei Tropfen Öl mit dem Finger auf dem Akupressurpunkt verteilt und wie gewohnt behandelt (nicht zu lange pressen). So können die Akupressurpunkte, Meridianverläufe sowie Fußreflexzonen behandelt werden. Danach wird das Öl in die Haut einmassiert.

Hydrotherapie mit ätherischen Ölen

Waschungen, Fußbäder, Sitzbäder oder ein Vollbad mit ätherischen Ölen dienen sowohl der Entgiftung als auch der Entspannung und energetischen Revitalisierung. Es wird ein Emulgator für die ätherischen Öle benötigt, denn Öl und Wasser mischen sich nicht. Als Emulgatoren haben sich Salz, Sahne, eine neutrale Seifenlösung, Honig, Sirup oder Öl (Dispersionsölbad) bewährt.

Stärkendes Bad
- 5 Tropfen Rosmarin
- 5 Tropfen Zitrone
- 3 Esslöffel Sahne

Schmerzlinderndes Bad
- 3 Tropfen Wintergrün
- 3 Tropfen Balsamtanne
- 3 Tropfen Immortelle
- 1 Tropfen Pfefferminze
- 1 Tropfen Oregano
- 3 Teelöffel Salz

Stoffwechselanregendes Öl
- 3 Tropfen Fenchel
- 3 Tropfen Geranie
- 3 Tropfen Rosmarin
- 1 Teelöffel Honig oder Sahne

Schlafförderndes Bad
- 2 Tropfen Baldrian
- 2 Tropfen Lavendel
- 2 Tropfen Majoran
- 2 Tropfen Mandarine
- 1 Teelöffel Honig oder Sahne

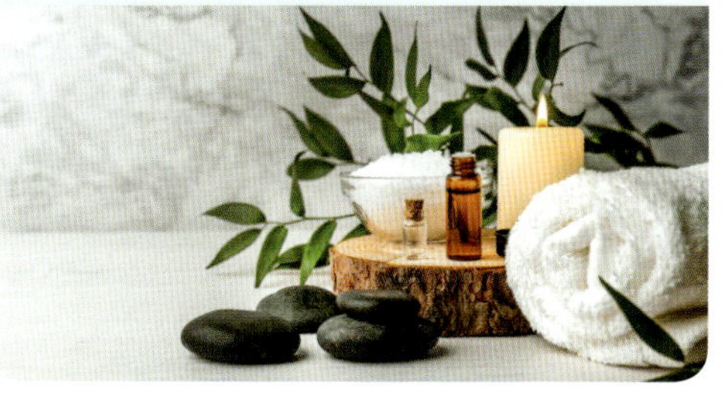

Basenbäder

- 1–2 Tassen Basenpulver, Bittersalz (Epsomsalz) oder Kaiser Natron™ (Natron ohne Aluminium!)
- 7–12 Tropfen einer ätherischen Ölmischung (z. B. Grapefruit, Orange, Wacholder, Zypresse)

Öle und Pulver mischen und ins Badewasser geben. Die Badetemperatur bei Basenbädern sollte 38 Grad Celsius nicht überschreiten. Die Badedauer beträgt etwa 40 Minuten. Nach dem Bad wird die Haut mit dem Handtuch oder einer Bürste gut abgerieben, um die ausgeschiedenen Giftstoffe gründlich zu entfernen. Bei Bedarf sind diese Basenbäder zur Entgiftung alle zwei bis drei Tage angeraten.

Duschen mit ätherischen Ölen

- **¼ Tasse Badesalz**
- **5–10 Tropfen ätherisches Öl**

Es gibt Duschköpfe, die man mit einer Salzmischung befüllen kann. Sollte kein solcher Duschkopf zur Verfügung stehen, werden ein paar Tropfen der Mischung einfach auf den Boden der Dusche getropft. Der aufsteigende Wasserdampf schenkt ein duftendes Duscherlebnis.

Sauna und Infrarotkabine

Das Schwitzen ist ein wichtiger Mechanismus des Körpers, um Gifte auszuscheiden. Sauna, Dampfbad oder Infrarotkabine öffnen die Poren und befreien die Atemwege. Sie sind noch wirkungsvoller, wenn ätherische Öle verwendet werden. Normalerweise genügen für eine Heimsauna etwa drei Tropfen. Bei intensiven Ölen wie Oregano, Pfefferminze, Thymian oder Wacholder genügen schon ein bis zwei Tropfen, bei Großsaunen nimmt man natürlich entsprechend mehr. Wenn Kinder mit von der Partie sind, wird eine sehr niedrige Konzentration gewählt. Grundsätzlich gilt: Es soll gut duften und angenehm zum Einatmen sein.

Saunaöle nach Bedarf und Belieben:

- **Zur Erfrischung: Zitrusöle, Pfefferminze, Teebaum**
- **Für die Atemwege: Eukalyptus, Atmungsöl**
- **Zur Entspannung: Lavendel, Melisse, Neroli, Ylang Ylang**
- **Zur Beruhigung: Balsamtanne, Fichte, Kiefer**
- **Zur Anhebung: Weihrauch, Zypresse**
- **Zur Anregung: Rosmarin, Wacholder**

⚠ Der Saunaaufguss wird vor dem Saunagang vorbereitet. Ätherische Ölfläschchen nimmt man niemals direkt in die Sauna mit, denn in der heißen Umgebung würden beim Öffnen die wirksamen Heilstoffe verpuffen.

TIPP: Damit Ihre ätherischen Öle lange halten, bewahren Sie diese in dunklen Glasfläschchen auf, halten diese stets fest verschlossen, lagern sie dunkel und schützen sie vor Sonnenlicht und stellen sie bei Raumtemperatur aufrecht hin.

Aromatherapie mit Kapseln und Zäpfchen

Nach Absprache mit dem Gesundheitsexperten befüllt man eine Kapsel mit etwa drei bis vier Tropfen eines ätherischen Öls, füllt mit reinem Pflanzenöl (Speiseöl) auf und nimmt sie mit Wasser ein. Nach 10–14 Tagen pausieren.

⚠ Nur als Nahrungsergänzung zugelassene ätherische Öle dürfen in Kapseln verwendet werden! Die Zulassung der zum Verzehr genehmigten Öle variiert von Land zu Land. Während im Orient und in Nordamerika etwa Weihrauchöl als sicher zur inneren Einnahme bescheinigt ist (weil es bereits Tausende Jahre so verwendet wird), erwartet Europa erst noch die Zulassung.

Für eine verdauungsfördernde Kapsel 4 Tropfen Verdauungsöl (Anis, Fenchel, Pfefferminze) mit reinem Pflanzenöl (Speiseöl) auffüllen. Eine Kapsel ein- oder zweimal täglich mit Wasser einnehmen und spätestens nach 14 Tagen oder nach Absprache die Einnahme absetzen.

Aromatherapie mit Zäpfchen

Zäpfchen (Suppositorien) werden verabreicht, wenn man den Magen-Darm-Trakt umgehen will. Im Enddarm oder in der Scheide bewirkt die Körpertemperatur das Schmelzen des Zäpfchens und die Wirkstoffe werden über die Schleimhäute rasch aufgenommen.

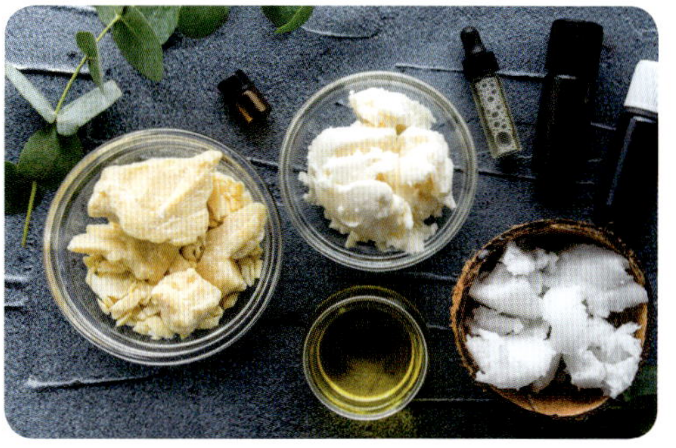

Grundrezept für Zäpfchen (für 12 Zäpfchen):
25 mg Kakaobutter, Kokosöl oder Sheabutter im Wasserbad schmelzen, etwas abkühlen lassen, 10–12 Tropfen ätherische Öle nach Bedarf untermischen, in Zäpfchenformen abfüllen oder nach dem Abkühlen selbst formen. Für den späteren Gebrauch im Kühlschrank lagern.

Vaginalzäpfchen gegen Candida:
25 mg Kokosöl mit 5 Tropfen Gewürznelke und 5 Tropfen Thymian mischen.

Für Hämorrhoidenzäpfchen
(Für 6 Zäpfchen): 12 mg Kakaobutter mit 4 Tropfen Teebaum (*Melaleuca alternifolia*) und 3 Tropfen Niaouli (*Melaleuca viridiflora*) mischen.

Der Einlauf

Mittels einer Klistierspritze (Apotheke) werden Wasser und ätherische Öle, emulgiert in ein wenig Kochsalz, in den Darm gebracht.

Rektale Retention – das Einbehalten
Über den Enddarm eingeführt, wird das Zäpfchen oder der Einlauf über Nacht einbehalten. Die Wirkstoffe des ätherischen Öls werden direkt und effektiv in den Körper aufgenommen. Besonders die Harnwege und Fortpflanzungsorgane profitieren davon.

- **Nach Anweisung des Arztes mischt man etwa 10–15 Tropfen ätherisches Öl mit 1 Esslöffel Trägeröl.**
- **Mittels eines sterilen Klistiers wird die Ölmischung in den Enddarm eingebracht.**
- **Für die beste Wirkung wird die Ölmischung so lange wie möglich (vorzugsweise über Nacht) einbehalten.**

Vaginale Retention – Tampon, Einlage, Zäpfchen
Eine der besten Wirkweisen ätherischer Öle für systemische Gesundheitsprobleme (Candida, Entzündung) ist die Anwendung von Tampon, Einlage oder Zäpfchen für eine längere Zeit (etwa über Nacht).

- **Man mischt nach Absprache mit dem Arzt und nach Verträglichkeit 15–20 Tropfen ätherisches Öl mit 2 Esslöffeln Massageöl.**
- **Für eine innerliche Infektion wird ein Tampon in der Ölmischung getränkt und für etwa 8 Stunden einbehalten.**
- **Für eine äußerliche Infektion wird das Ölgemisch auf eine Einlage aufgetragen und angelegt.**

⚠ Es werden ausschließlich Tampons und Einlagen aus Bio-Baumwolle verwendet! Ätherische Öle haben die Eigenschaft, Giftstoffe aus dem Körper sowie aus Gegenständen herauszuziehen. Bei der Baumwollverarbeitung wird mit gefährlichen Giften gearbeitet. Vor diesen Giftstoffen gilt es sich zu schützen.

Salben, Cremes, Balsam, Lotionen und Gels

Grundrezept Salben
- **50 ml Kokosöl**
- **50 ml Sonnenblumenöl**
- **20 g geriebenes Bienenwachs**
- **20 Tropfen ätherisches Öl nach Wahl**
- **Dunkle Gläser mit Schraubverschluss**

Die fetten Öle und das Bienenwachs im Wasserbad schmelzen lassen, vom Herd nehmen und unter ständigem Rühren erkalten lassen. Zuletzt die ätherischen Öle unterrühren, in Gläser abfüllen und die Gläser erst nach komplettem Erkalten schließen. Bis zu 3 Monate oder länger haltbar. Ätherische Öle verlängern die übliche Ablauffrist.

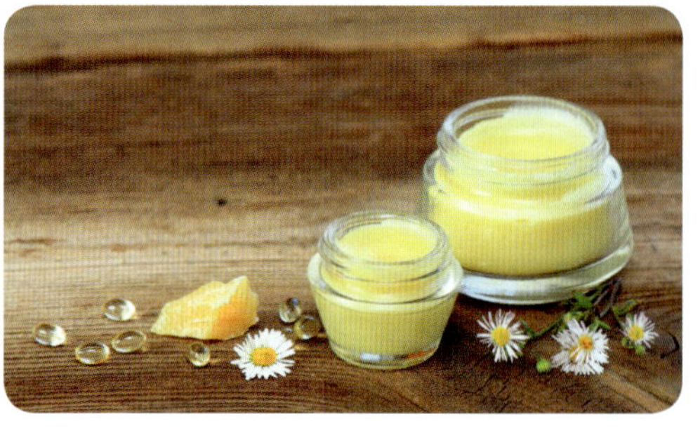

Grundrezept Körperbutter

- **1 Tasse Bio-Sheabutter**
- **1 Tasse Massageöl (Pflanzenöle)**
- **20–30 Tropfen ätherische Öle nach Wahl**
- **1 Glasbehälter mit Schraubverschluss**

Über einem Wasserbad die Sheabutter unter Rühren verflüssigen und danach abkühlen lassen. Dann alle Zutaten mischen und im Kühlschrank etwa 15 Minuten kühl stellen. Danach mit einem Stabmixer zu einer cremigen Konsistenz rühren, in einen Behälter aus Glas füllen und innerhalb eines Monats aufbrauchen.

⚠ Bio-Naturpflegeprodukte verwenden keine chemischen Konservierungsmittel und werden daher, wie alle Lebensmittel, zeitnah verbraucht.

Grundrezept Lippenbalsam

- 1 Esslöffel Bienenwachs
- 3 Esslöffel Bio-Kokosöl
- 2 gehäufte Teelöffel Bio-Sheabutter
- 5 Tropfen Vitamin-E-Öl
- 5 Tropfen Lavendelöl

Bienenwachs, Kokosöl und Sheabutter über dem Wasserbad verflüssigen und etwas abkühlen lassen. Vitamin E und ätherisches Öl beifügen, gut mischen und vorsichtig aber zügig in die Lippenstiftformen oder Salbendöschen füllen.

Roll-On-Grundrezept

- **10–15 Tropfen ätherisches Öl nach Wahl**
- **10 ml dunkles Roll-On-Fläschchen**
- **Mit Trägeröl auffüllen**

Balsam-Roll-On-Rezept für die Hautregeneration

- **10 Tropfen Copaiba**
- **10 Tropfen Myrrhe**
- **Bio-Kokosöl (zum Auffüllen des Fläschchens)**
- **Dunkles 15-ml-Fläschchen mit Roll-On-Aufsatz**

Zutaten ins Fläschchen füllen, Roll-On-Aufsatz aufsetzen, vorsichtig schwenken, um alles gut zu vermischen. Bei Bedarf auf die Haut auftragen.

Natürlich können Aroma-Roll-Ons für vielerlei Anwendungsgebiete selbst hergestellt werden, zum Beispiel:

- Bei Erkältungen: Eukalyptus, Salbei, Thymian auf die Brust reiben
- Gegen Schmerzen: Wintergrün, Pfefferminze auf die schmerzende Stelle
- Zur Narbenbehandlung: Lavendel, Immortelle, Zistrose auf die Narbe
- Gegen Gelsen: Zitronella, Lavendel, Eukalyptus, Rosmarin
- Zur Abkühlung: Pfefferminze auf die Stirn reiben
- Für müde Beine und Füße: Wacholder, Zitronengras und Zypresse

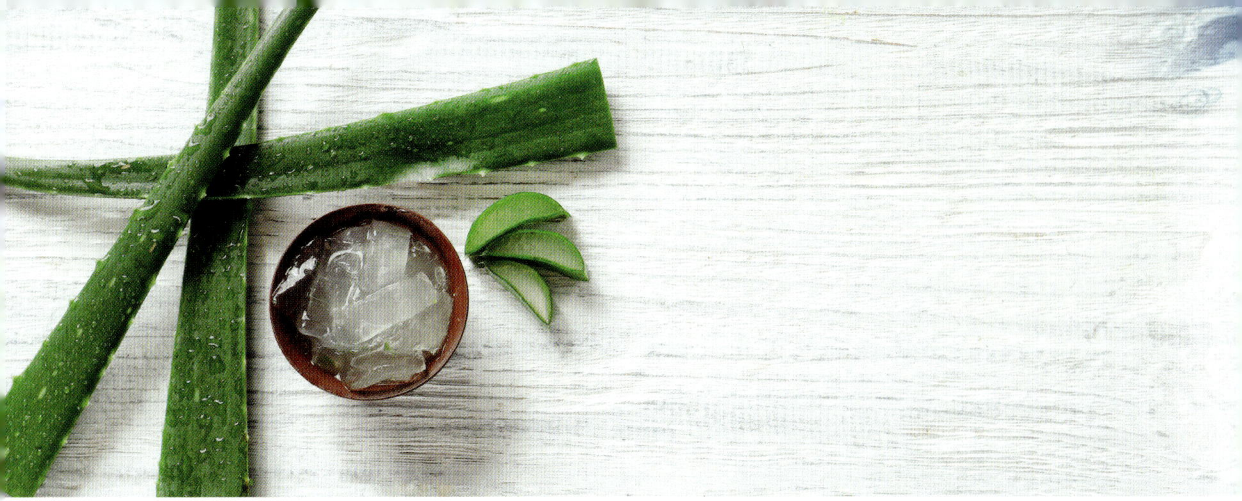

Grundrezept Körperlotion

- 15 Tropfen ätherisches Öl nach Wahl
- 1 Teelöffel Vitamin E (optional)
- 1 Teelöffel Aloe-Vera-Gel
- 60 ml Massageöl

Man stellt eine Körperlotion für seine individuellen Bedürfnisse her: z. B. Muskatellersalbei zur Hormonregulation, Rosengeranie für einen sinnlichen Duft, Lavendel für guten Schlaf etc.

Grundrezept erfrischendes Gel

- 15 Tropfen ätherisches Öl
- 3 Teelöffel Aloe-Vera-Gel
- Bio-Kokosöl (zum Auffüllen der Flasche)
- 100-ml-Glasflasche mit Spenderaufsatz

Mit der antimikrobiellen Ölmischung wird dieses Gel zum Desinfektionsmittel. Mit Lavendel oder Kamille kühlt es einen Sonnenbrand.

Natürliche Mundspülungen und Zahnpflegeprodukte

Mundhygiene ist eine der wichtigsten Gesundheitspraktiken, die oft aus Unwissenheit vernachlässigt wird. Zahnbürste und Zahnpasta allein erreichen die zehn Milliarden Bakterien im Mund nicht, die hier eine ideale warmfeuchte Umgebung zur Vermehrung vorfinden. Im Teil II unter »Zähne« sind detaillierte Angaben zur Zahngesundheit, Kariesprophylaxe und Heilung, oftmals ganz ohne zu bohren, zu finden.

Wohltuende und erfrischende aromatische Sprays

Ein selbst gemachtes Spray zur Abkühlung an heißen Sommertagen, zur Raumdesinfektion und -beduftung, als beruhigende Einschlafhilfe auf das Kopfpolster gesprüht oder zur Insektenabwehr ist sehr beliebt.

Insektenspray
40 ml Alkohol (geruchsneutral, aus der Apotheke, oder Wodka)

- **15 Tropfen ätherische Öle nach Wahl (Zitronella, Eukalyptus, Pfefferminze, Teebaum)**
- **60 ml destilliertes oder abgekochtes Wasser**
- **100-ml-Glasflasche mit Sprühaufsatz**

Zutaten in die Glasflasche füllen, verschließen, vor Gebrauch gut schütteln. Haltbar ca. 6 Wochen.

»Ein intelligenter Mensch muss es verstehen, so zu leben, dass die Gesundheit möglichst erhalten bleibt, und sich durch eigene Kenntnisse zu helfen, sobald sie bedroht ist.«

– Hippokrates

Beliebte Hilfsmittel – das Handwerkzeug des Aromatherapeuten

Die Arbeit mit ätherischen Ölen in der Aromapraxis beinhaltet neben dem Ölekoffer mit hochwirksamen ätherischen Ölen auch Massageöle, Wärme- und Eispacks, Wickelmaterial, polierte Massagesteine (für die Hot-Stone-Massage), sowie Hand-, Fuß-Reflexzonen-Charts (siehe Anhang) und Referenzmaterial für eine gezielte Anwendung.

Die Luft

Der angenehme Duft, der im Behandlungsraum einem Aroma-Diffuser entströmt, sorgt für ein entspannendes Ambiente. Das tiefe, rhythmische Einatmen selbst ist bereits eine eigene Therapieform, die die Heilströme fließen lässt.

Das Wasser

Oft steht eine Wasserkaraffe – vielleicht mit Heilsteinen für eine zusätzliche Energetisierung des Wassers – oder ein Wasserbrunnen bereit, denn Massagen regen die Entgiftung an und Wasser schwemmt die Gifte aus dem Körper. Daher heißt es nach der Massage immer: Viel Wasser trinken. Ein Wasserfilter, der neben chemischen Schadstoffen und Pestiziden und Herbiziden aus der Landwirtschaft auch Medikamentenrückstände, die von Krankenhäusern und jedem Menschen, der Medikamente einnimmt, über das Abwasser ins Grundwasser fließen, ist heute ein Muss![11]

Die beliebtesten Entgiftungskuren

Jeder Therapeut empfiehlt eine Reinigungskur, um die oft jahrelang angesammelten Giftstoffe aus dem Körper zu bringen. Ein schmutziges Kleidungsstück ist nicht attraktiv, so wie auch ein giftbeladener Körper nicht gesund sein kann. Auf der anderen Seite kann bereits eine einfache Entgiftungskur Menschen von ihren Schmerzen und Leiden befreien. Doch jeder Mensch ist individuell, kennt seine Vorlieben und Schwächen und muss seinen eigenen Weg der Entgiftung finden und gehen.

Jede Entgiftungskur wirkt umso wirkungsvoller durch die Verwendung ätherischer Öle, die antiviral, antibakteriell und antiparasitär wirken und jede Zelle reinigen können. Die einen ätherischen Öle sind Chelatoren, die Gifte an sich binden und ausleiten. Andere lösen Fettpölsterchen auf, um die darin gespeicherten Gifte zu entlassen. Wieder andere machen Viren und krank machende Keime unschädlich und unterstützen die hilfreichen, guten Bakterien. Damit entlasten sie das Immunsystem. Besonders die Leber und Nieren, die die größte Last der Entgiftung tragen, profitieren von der Mithilfe ätherischer Öle.

Meist werden Reinigungskuren über einen gewissen Zeitraum angewandt. Aber auch schon eine Woche oder einen Tag pro Woche zu fasten, würde den Körper entlasten und ihm mehr Zeit für die Reinigung geben.

Ätherische Öle für nachhaltige Reinigung

Ätherische Öle gehen aufgrund ihrer öllöslichen Substanz mit Leichtigkeit durch die Zellmembranen und sind sofort bioverfügbar. Sie regen die Sekretion und Produktion von natürlichen Enzymen an, verbessern die Peristaltik, zersetzen unverdaute Nahrung, heften sich an Giftstoffe im ganzen Körper und neutralisieren sie, lösen alte Ablagerungen aus dem Fettgewebe und reinigen Blut und Lymphe. Sie liefern Sauerstoff zu den Zellen, um das Mikrobenwachstum zu hemmen, und ihre einzigartigen antimikrobiellen, pilzhemmenden und antiparasitären Eigenschaften sind wissenschaftlich belegt. Da ein Reinigungsprogramm auf viele verschiedene Bereiche des Körpers abzielen sollte (Magen, Darm, Bauchspeicheldrüse, Leber), sind ätherische Öle besonders dazu prädestiniert (und dazu in die Natur gelegt worden), um die Arbeit an innerer Verschmutzung, Ablagerungen und die Ausleitung von Schwermetallen, Parasiten, Pilzen und Hefen abzudecken. Für welches Entgiftungsprogramm man sich auch immer entscheiden mag, die Hinzunahme von ätherischen Ölen wird die Effektivität der Reinigung auf der Zellebene unterstützen und beschleunigen.

Beispiele für eine nachhaltige Reinigung:

Die Entgiftung mit Wasser: Jedes Ernährungs- und Entgiftungsprogramm hat Wasser als zentrales Reinigungsmittel im Programm. Damit ist natürlich reines (gefiltertes, basisches, energetisiertes) Trinkwasser gemeint. Ein großes Glas Wasser mit zwei Tropfen Zitronenöl bis 14 Uhr getrunken, löst Giftstoffe im Körper auf. Wasser mit einem Tropfen Pfefferminze ab 14 Uhr getrunken, transportiert die Giftstoffe ab.

Wasser heilt! Kaltes Wasser über die Handgelenke (Pulsstellen) laufen lassen, das Wassertreten, Wechselbäder nach Kneipp, Basenbäder, Dispersionsbäder und: die Wassertherapie: Man füllt einen Eimer mit eiskaltem Wasser, setzt sich darauf und spült mit einem Waschlappen gründlich. Nichts eliminiert Krankheitskeime aus dem Körper schneller und effektiver!

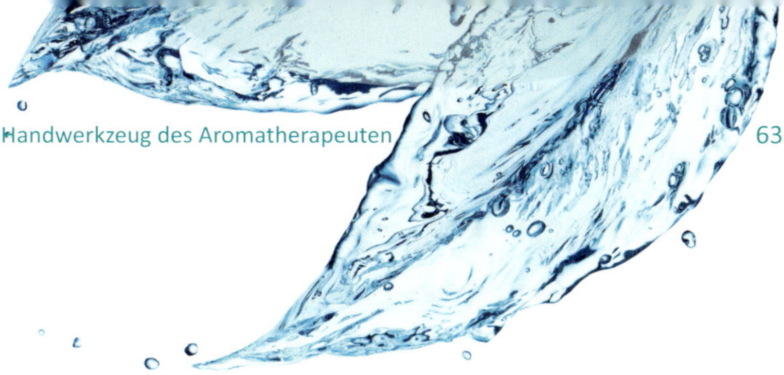

Die Orthomolekularmedizin

Diese Therapie ist die vom Chemie- und Friedensnobelpreisträger Dr. Linus Pauling postulierte Lehre zur »Erhaltung guter Gesundheit und Behandlung von Krankheiten durch die Veränderung der Konzentrationen von Substanzen im menschlichen Körper, die normalerweise im Körper vorhanden und für die Gesundheit erforderlich sind.« (Quelle: Brockhaus Enzyklopädie, Ausgabe 2002) Nachdem unsere Gesellschaft gravierende Mängelzustände im Vitamin- und Mineralhaushalt aufweist – eine Tatsache, die ursächlich mit unseren Zivilisationskrankheiten in Zusammenhang steht – ist es wichtig, diese Aspekte der Gesundheit in diesem Buch mitzuberücksichtigen.

Das Dispersionsbad – das Original Ölbad nach Werner Junge: Dieses therapeutische Ölbad verwendet eine Spezialvorrichtung, den Dispersions-Apparat, der die ätherische Ölmischung beim Wasserdurchlauf in kleinste Mikropartikel zerstäubt. Dadurch erfährt das Öl eine 2500-fache Oberflächenvergrößerung. Das heißt, das ätherische Öl wird von jeder Hautzelle des Körpers 2500-mal intensiver erlebt und ist im Blut nachweisbar. Das Dispersionsbad ist zur Entgiftung höchst wertvoll.[12]

Die Ultraschall-Massagetechnik: Ein auf Ultraschall basierendes Massagegerät für besondere Tiefenwirkung heilsamer Substanzen, wie z. B. der ätherischen Öle, ist ein wunderbares Werkzeug für die Heimmassage.[13]

Eine Infrarotkabine als wertvolles Entgiftungswerkzeug: Wärme zur Entspannung, Schwitzen zur Entgiftung, Stärkung des Immunsystems und zur Schmerzlinderung mittels einer Infrarotkabine ist beliebt. Es ist die ideale Aromatherapie, Farbtherapie und Wärmetherapie in einem, mit einer therapeutischen Wirkung besonders bei Muskel- und Gelenkschmerzen.

»Der ist ein Arzt, der das Unsichtbare weiß, das keinen Namen hat,
das keine Materie hat,
und hat doch seine Wirkung.«
– Paracelsus

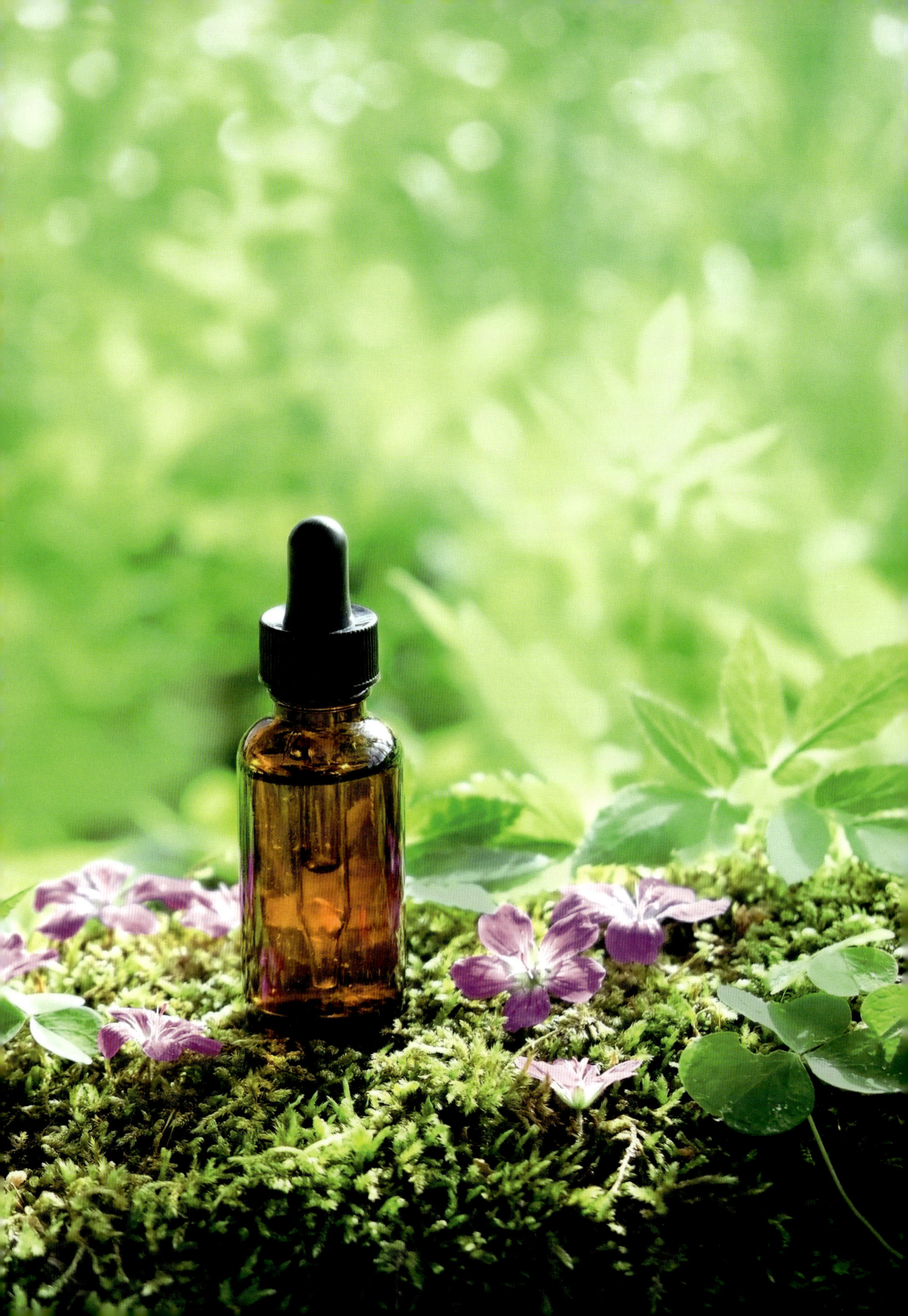

TEIL II
Das Krankheitsregister: Gesundheitsprobleme von A bis Z

Dieser Abschnitt ist ein Nachschlageregister für Gesundheitsprobleme und Beschwerden von A bis Z und hält Ätherische-Öle-Lösungen bereit. **Denn mit den ätherischen Ölen hat die Natur das Heilmittel in unsere Nahrung gelegt.**

Gesundheit auf den Punkt gebracht

Deshalb beginnen wir das Kapitel über die Gesundheitsprobleme mit einem Ausblick auf völlige Gesundheit und Jugendlichkeit bis ins hohe Alter – ganz abgesehen davon, welche Krankheiten uns derzeit vielleicht plagen mögen. »Für jede Krankheit ist ein Kraut gewachsen.«

»Gott hat niemals eine Krankheit entstehen lassen, für die er nicht auch eine Medizin geschaffen hat.«
– Paracelsus

So regeneriert und repariert sich die Zelle

Es gibt ein einfaches 9-Punkte Programm, das genau beschreibt, was die Zelle zum Überleben braucht. Gibt man der Zelle die lebenswichtigen Nährstoffe, kann sie sich selbst heilen. Das ist keine Theorie, sondern gelebte Praxis und von Tausenden Menschen bestätigt. Hier ist ein Auszug aus dem **Zellregenerations-Programm**:[14]

Eine genaue Anleitung zur Anwendung ätherischer Öle bei emotionalen Belastungen ist im Buch *Duftmedizin der Liebe – 33 „Seelenöle» auf dem Weg zum Glück* beschrieben.

Drei allgemein gültige Voraussetzungen für Gesundheit sind: Urluft, Urwasser und Urnahrung. Um in einer toxischen Welt zu überleben, brauchen wir für die gesunde Atemluft einen Aroma-Diffuser, für Trinkwasser einen Wasserfilter, der auch Medikamentenrückstände ausfiltert, und eine GMO-freie Nahrung in Bioqualität, möglichst zu Hause selbst gezogen und angebaut.

Die einfachen Grundregeln für Gesundheit lauten:

1. Entsäuerung, Entgiftung, innere Reinigung
2. Remineralisierung der ausgelaugten Körperreserven
3. Genügend basische Ernährung mit viel Obst und Gemüse und Nahrungsergänzungen

Jeder Mensch ist einzigartig!

Was des einen Heilung, kann des anderen Gift sein. Deshalb hört man auf seinen eigenen Körper und zieht auf seinem Weg zu maximaler Gesundheit möglichst einen Gesundheitsexperten zu Rate. Und keine Sorge, wir müssen nicht alle Veganer werden noch uns mit Nahrung quälen, die uns nicht schmeckt. Es genügt schon, seinen Teller mit 80% basischer Nahrung und nur 20% mit Fleisch und Nudeln zu füllen. (Fleisch, Nudeln etc. übersäuern den Körper pausenlos.) Die Menge macht das Gift. So geben wir dem Körper Zeit, sich selbst von Übersäuerung zu reinigen und die gesunden Körperfunktionen wiederherzustellen.

Vergessen wir nicht: Der Mensch ist ein Ganzes. Wie im Universum, so zeigt sich auch in unserem Körper eine Einheit, die nach göttlicher Ordnung abläuft. Es genügt nicht, ein Öl auf die »Wunde« zu reiben und den Schrei des Körpers nach Mineralien, Vitaminen und Enzymen zu ignorieren. Die Orthomolekularmedizin gibt Einblick in die Bedürfnisse der Zellen.

Sechs Regeln für eine sichere Anwendung ätherischer Öle

Unter ärztlicher Aufsicht: Alle Gesundheitstipps und Anwendungen von ätherischen Ölen in diesem Abschnitt dienen ausschließlich zur Information. Bei körperlichen Beschwerden ist immer der Rat einer Gesundheitseinrichtung einzuholen. Im Falle von Krankheiten sowie in der Schwangerschaft ist **vor** der Anwendung ätherischer Öle eine ärztliche Zustimmung geboten.

Forschungsergebnisse: Die folgenden Informationen stützen sich auf das experimentelle Wissen und die Lehrmeinung der klinischen Aromatherapie sowie auf fundierte wissenschaftliche Studien[15] und Forschungsergebnisse aus Tausenden Seiten von Büchern, Vorträgen, Symposien und Erfahrungsberichten. Die Autorin ist ausschließlich Forscherin auf dem Gebiet der Aromatherapie und natürlicher Gesundheit in Eigenverantwortung und hat keinen ärztlichen Hintergrund. Daher ist jeder von uns aufgerufen, selbst zu forschen und seine Gesundheit in die eigene Hand zu nehmen.

Eigenverantwortung: Die Anwendungen der im Folgenden vorgeschlagenen Rezepte setzen einen guten Menschenverstand und Experimentierfreude voraus. Die Tropfenanzahl in den vorliegenden Rezepten entspricht sehr milden Anwendungsmöglichkeiten. Sie können nicht allgemeingültig sein, denn manche Menschen werden mehr Öl brauchen, um die besten Erfolge zu erzielen, andere reagieren bereits auf wenige Tropfen. Jeder Mensch ist einzigartig und weiß selbst am besten, was ihm guttut. So beginnt man mit ein bis zwei Tropfen, um seinen Körper und dessen Bedürfnisse kennenzulernen. Die Anwendung sollte immer angenehm sein. Falls das nicht zutrifft, die Anwendung sofort absetzen und viel Pflanzenöl verwenden.

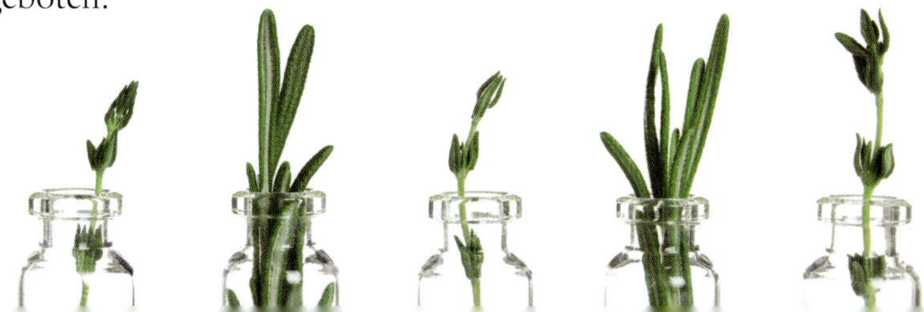

Zur Erinnerung: Vor der Anwendung ätherischer Öle werden die Öle mit reinem Pflanzenöl je nach Verträglichkeit verdünnt, denn sie sind hochkonzentriert. (Für kleine Kinder und empfindliche Personen mischt man das ätherische Öl stark mit reinem Pflanzenöl! Siehe die *Richtlinien zur sicheren Anwendung ätherischer Öle* im Teil IV.)

Der Verträglichkeitstest: Man trägt eine Ölmischung am inneren Unterarm auf. Bei Rötung wird sofort reichlich reines Pflanzenöl auf die irritierte Stelle gegeben. Die starke Verdünnung lässt die Rötung schnell zurückgehen. Bei einem späteren erneuten Versuch verdünnt man das jeweilige ätherische Öl von vornherein stärker. Gegen reine destillierte Öle kann man keine Allergien entwickeln (wie fälschlich behauptet), denn sie enthalten keine Allergene. Sollte sich dennoch ein Ausschlag einstellen, bringt das ätherische Öl petrochemische Giftstoffe aus dem Körper an die Oberfläche, um diese Gifte ein für alle Mal auszuscheiden. Das ist zwar für den Betroffenen unangenehm, aber wünschenswert.

Die Anwendung: Im Folgenden ist eine Auswahl von ätherischen Ölen für jedes angeführte Problem aufgeführt. Man wählt ein oder zwei Öle aus der Liste aus und arbeitet damit. Es ist **nicht** nötig, alle angezeigten Öle zur Hand zu haben! Die Liste der verschiedenen Öle erleichtert es dem Anwender nur, diejenigen Öle auszuwählen, die er bereits vorrätig hat oder die er je nach Vorliebe besorgen will.

☼ **Aromatisch:** Das ätherische Öl wird eingeatmet, entweder aus dem Fläschchen oder mittels eines Aroma-Diffusers. Jedes Öl kann auch vor oder nach einer äußerlichen Anwendung tief eingeatmet werden.

💧 **Äußerlich:** Die Öle werden auf die betroffene Stelle aufgetragen, sowie auf die Hand- und/oder Fußreflexzonen einmassiert. Offene Wunden werden nicht mit fettem Pflanzenöl behandelt (Keimbildung).

♣ **Innerlich:** Ein als Nahrungsergänzung gekennzeichnetes Öl kann eingenommen werden, z. B. 1 Tropfen Öl in 1 Teelöffel Honig oder 2–4 Tropfen ätherisches Öl, aufgefüllt mit reinem Pflanzenöl, in einer Kapsel.

⊙ **Zäpfchen, Einlauf, Tampon**

Mit dem nun folgenden Krankheitsregister und dem Wissen um die Naturheilstoffe ist unsere Gesundheit, Verantwortung und Freiheit in unserer eigenen Hand! Nur wenn wir die Ursachen von Gesundheit verstehen, verstehen wir auch die Krankheiten, die von Mangelzuständen verursacht sind.

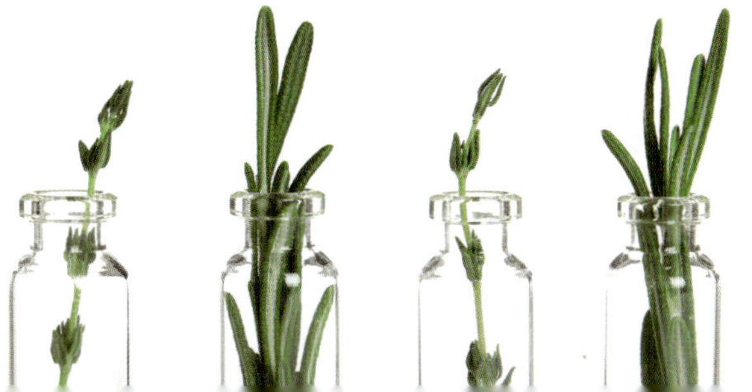

Hinweis und Buchempfehlung:
Im englischen Originalbuch *Essential Oils Integrative Medical Guide* findet man unzählige Therapeutenrezepte zu Krankheiten. Einige davon wurden diesem Buch in freier Übersetzung beigefügt.

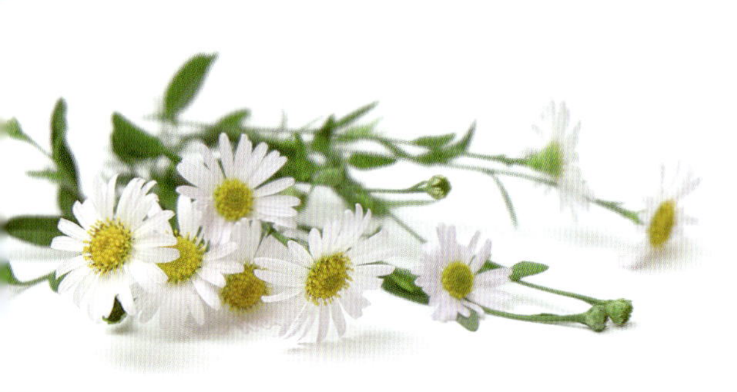

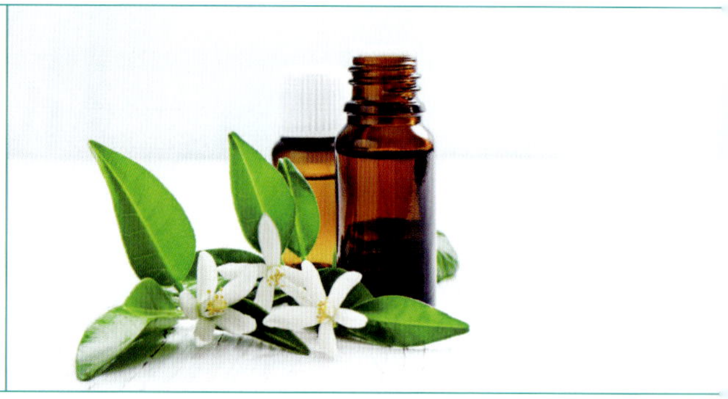

Beschwerden und Krankheiten von A bis Z

Krankheiten befallen uns nicht aus heiterem Himmel, sondern entwickeln sich aus täglichen Sünden wider die Natur.
– Hippokrates

Ablagerungen

Immortelle (Helichrysum), Gewürznelke, Orange, Thymian, Weihrauch

♣ ⊙ Bei Ablagerungen in Venen und Arterien: Zäpfchen oder Kapseln verwenden. (Anleitung für Zäpfchen oder Kapseln siehe Teil I.)

Mögliche Ursachen: Kalk- und Fettablagerungen in den Blutgefäßen führen zu einer Verengung und Entzündung (Ablagerungen in der Halsschlagader – Schlaganfall, Ablagerungen im Gehirn – Alzheimer und Demenz, Ablagerungen im Gelenk – Harnsäurekristalle und Gicht, Ablagerungen im Innenohr – Schwindel)

Orthomolekulartherapie: Reinigung durch Entgiftung (siehe »Entgiftung, Entsäuerung, innere Reinigung«)

Ein hochwirksames Vitamin- und Mineralstoffpräparat einschließlich Phosphor, Magnesium, Omega-3-Fettsäuren, Kokosöl, CoQ10, Kurkuma

Aromatherapie: Abhängig von der Ursache der Ablagerungen siehe Schlaganfall, Alzheimer, Demenz, Gicht oder Schwindel

Abnehmen, Adipositas (Fettleibigkeit)

Bergamotte, Fenchel, Gewürznelke, Grapefruit, Ingwer, *Jasmin absolue*, Koriander, Kümmel, Ledum, Limette, Muskatnuss, Ocotea, Schwarzer Pfeffer, Pfefferminze, Rosmarin, Selleriesamen, Thymian, Zimtrinde, Zitrone, Zypresse

☼ Man inhaliert Pfefferminzöl bei Heißhungerattacken.
♣ Morgens bis 14 Uhr ein großes Glas Wasser mit 2 Tropfen Zitronenöl trinken (löst Gifte), ab 14 Uhr Wasser mit 1 Tropfen Pfefferminzöl trinken (schwemmt Gifte aus dem Körper).

💧☼ *Jasmin absolue* (Fettleibigkeit)
💧☼ Öle zum Loslassen auf emotionaler Ebene: Ylang Ylang, Geranie, Blauer Rainfarn, Sandelholz

Appetitzügler:
Grapefruitöl und Pfefferminze zügeln den Appetit.
Grapefruit schwemmt ausgehungerte Fettzellen aus dem Körper.

Mögliche Ursachen:
- Übersäuerung: Mit den Fetteinlagerungen macht sich der Körper einen Schutzmantel gegen die übermäßigen Säuren, die aus den unten genannten Faktoren auf den Körper einstürzen. Es ist daher geradezu gefährlich abnehmen zu wollen, bevor der Körper nicht entsäuert ist.
- Ein Übermaß an Insulinproduktion durch häufige Nahrungszufuhr. (Weniger häufig essen, z.B. Keto Diät mit intermittierendem Fasten, bewirkt Fettverbrennung.)
- Wenn man mit Depressionen oder chronischen Schmerzen zu kämpfen hat oder eine Diät gemacht hat und nicht abnehmen kann, liegt das oft an einer Candida-Überpopulation im Körper. (Siehe »Candida«)
- Mögliche psychische Ursachen: Innere Leere, Verlangen nach Liebe

Die folgenden Faktoren tragen alle zur Übersäuerung bei:
- Überernährung, hoher Zuckerkonsum
- Umweltgifte in Luft, Wasser, Nahrung, Kleidung
- Hormondysbalance
- Bewegungsmangel (sitzende Tätigkeit)
- Depressionen, Medikamente
- Stoffwechselstörungen
- Schlafmangel, Stress
- Vererbung

Mögliche Auswirkungen: Herz-Kreislauf-Erkrankungen, Diabetes, Metabolisches Syndrom, Fettleber, Depressionen, u.a.

Orthomolekulartherapie:
- Reinigung (siehe »Entgiftung, Entsäuerung, innere Reinigung«)
- Ein hochwirksames Vitamin- und Mineralstoffpräparat
- Essenzielle Aminosäuren – die Eiweiß-Bausteine der Zellen: Sie bauen Knochen, Muskeln und Gewebe auf und werden zur Synthese von Hormonen, Enzymen und Neurotransmittern verwendet. Sie sind »lebensnotwendig«.
- Alpha-Liponsäure, Bromelain, Colostrum, Papain, Vitamin C, Vitamin D_3 + K + Magnesium (regulierend, entgiftend und den Fettstoffwechsel fördernd), Chrom, Zunderschwamm (Faserstoffe), 5-Hydroxytryptophan (5-HTP)
- Curcumin in Kurkuma (verursacht Zelltod von Fettzellen, steigert die Thermogenese)
- Gesunde Ernährung mit Obst und Gemüse, intermittierendes Fasten, Bewegung (z.B. Spazierengehen)

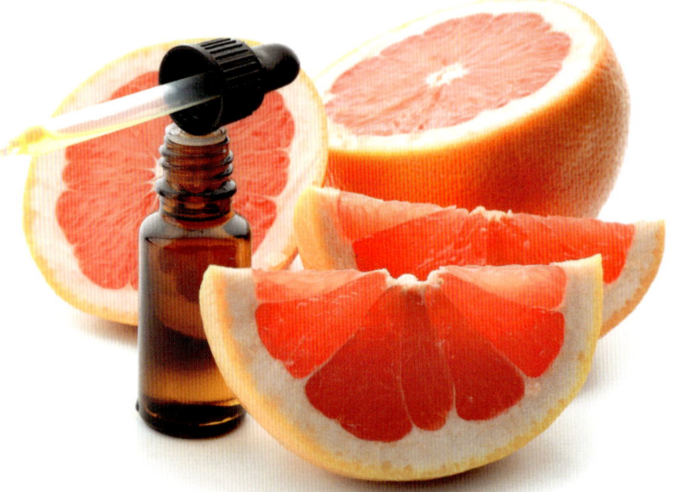

Aromatherapie: Das Entschlackungsöl Grapefruit
Grapefruit hat viele Vorteile: Es hellt das Gemüt auf, baut Stress ab, lindert Angst und Traurigkeit und hat zudem einzigartige Fettlöser-Qualitäten. Ein Massageöl mit dem ätherischen Grapefruitöl wirkt kühlend, reinigend und abschwellend und steigert den Fettstoffwechsel, um Fettzellen rascher abzubauen. Und weil es beim Abnehmen in den meisten Fällen angeraten ist viel Wasser zu trinken, hilft 1 Tropfen Grapefruitöl im Wasserglas, aus einer notwendigen Pflicht ein wahres Geschmackserlebnis zu machen.

Übergewicht – **wenn alles, was man isst, zu Fett wird.**
Das kann mehrere Gründe haben.

Hormonungleichgewicht: Übergewicht ist ein Symptom für überschüssiges Östrogen im Körper. Fett produziert aktiv Östrogen. Dazu kommen östrogene Schwermetalle, Substanzen, die wie Östrogene im Körper wirken und falsche Signale senden. Sie produzieren Fett. Es sind also nicht nur die Kalorien, die Menschen zu sich nehmen, die dick machen. Es könnten auch verschiedene Toxine, Schwermetalle und vor allem Metallöstrogene dahinterstecken. Es kann also sein, dass man eine Diät nach der anderen ohne Erfolg probiert. Was immer man isst, wird zu Fett.
Einige **Toxine** sind fettlöslich und gehen ins Fett über, sogar ins Gehirn. Schwermetalle sind im Fett sicher aufgehoben und fungieren als schnell replizierende Zellen (wie Krebszellen, die wuchern). Wenn sich die Zelle bei der Mitose teilt, sind die Chromosomen Toxinen ausgesetzt und das Zellgut ist dadurch wahrscheinlich bereits geschädigt. Das ist der Grund, warum unsere Kinder heute die höchsten Krebsraten in der Menschheitsgeschichte aufweisen.
Um Gewichtsprobleme und andere oft unerklärliche Probleme in den Griff zu bekommen, ist eine Entgiftung östrogener Substanzen aus dem Körper eine Voraussetzung. Wir müssen den Stoffwechsel wiederherstellen, toxische Belastungen entfernen und durch Schwitzen und andere Maßnahmen entgiften. Siehe unbedingt auch »Entgiftung, Entsäuerung, innere Reinigung«!

Essgewohnheiten: Außerdem wird Fettverbrennung durch eine Reduktion der Kohlenhydrate und weniger häufiges Essen in Gang gesetzt. Denn wenn man zu viele Kohlenhydrate zu sich nimmt, wird Insulin ausgeschüttet und wandelt die Kohlenhydrate in Fett um. Ist zu viel Insulin vorhanden, kann man kein Fett abbauen. Auswirkungen von zu viel Insulin im Körper machen sich bemerkbar durch Bauchfett, hohen Blutdruck, hohen Cholesterinspiegel, Müdigkeit (besonders nach dem Essen), Verschlechterung der kognitiven Funktionen (Gedächtnisverlust, Fokus, Konzentration), Reizbarkeit (schlechte Laune, Depression), Heißhunger auf Kohlenhydrate und ständiges Hungergefühl (vor allem zwischen den Mahlzeiten).[16]

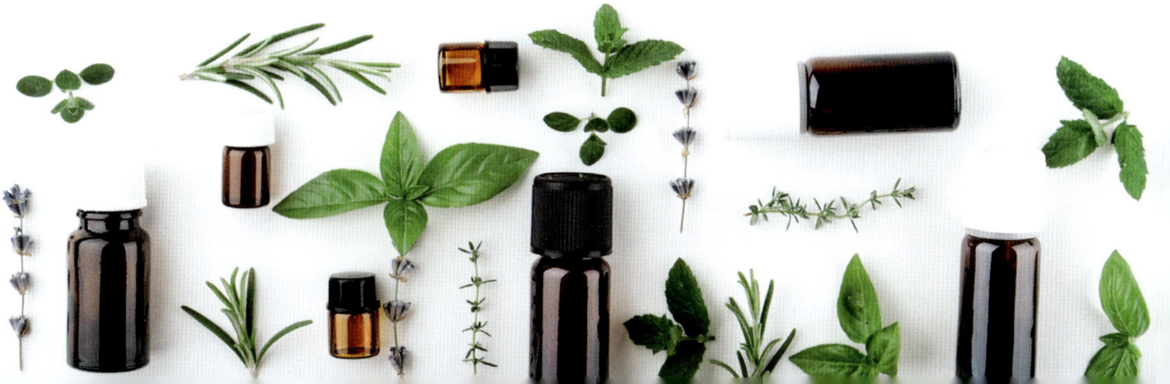

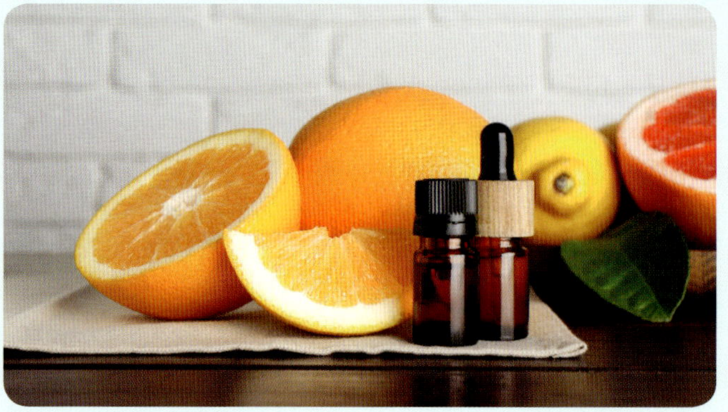

Duftende Abnehmkur mit Zitrusfrüchten

- 1 Tropfen Grapefruit
- 1 Tropfen Orange
- 1 Tropfen Zitrone

Viele Anwendungen:

- Die Atemluft: Die dreifache Menge der Ölmischung (9 Tropfen) oder nach Gebrauchsanleitung mit Wasser im Aroma-Diffuser vernebeln. Das ist ein angenehm duftender Abnehmimpuls!
- Der Abnehmtee: In eine große Tasse die obige Ölmischung, in Sahne oder Honig emulgiert, auch gerne mehrmals täglich in kleinen Schlucken genießen. Natürlich können ätherische Öle auch in Kaltgetränken, vorzüglich in reinem Wasser, zu sich genommen werden.
- Das Massageritual: Für eine Massageölmischung gegen Cellulite die zehnfache ätherische Ölmenge mit etwa 250 ml Massageöl (Kokos-, Oliven-, Jojobaöl) in eine Pumpflasche aus Glas füllen, gut vermischen und täglich morgens und abends die gewünschten Stellen damit kräftig einmassieren. Man kann die Haut dabei auch nach Lust und Laune kneten (das schmerzt, hilft aber die Fettpölsterchen aufzubrechen, um Fettablagerungen und Toxine auszuscheiden) oder man nimmt eine Massagebürste zu Hilfe.
- Das abendliche Basenbad: Je 3 Tropfen der oben angeführten Öle in 1–2 Tassen Himalayasalz, Basenpulver oder Natron (ohne Aluminium!) einrühren und unter dem fließenden Wasser dem Bad zusetzen. Auch ein Fußbad hilft zu entgiften. Ein Detoxbad macht durstig, daher Wasser trinken nicht vergessen.
- Der Saunaaufguss: Ein Gefäß mit kaltem Wasser und die vorbereitete Mischung bereithalten, um mit diesem duftenden Saunaaufguss den Körper zu entschlacken. Wenn schon in der Hitze entgiften, dann mit duftenden Sommererinnerungen an Sonne, Meer und Orangenhaine.
- Die Fußmassage: Zweimal täglich ist auch die Einreibung der Fußsohlen mit der genannten Ölmischung eine Wohltat. Die Öle wandern binnen 20 Minuten von den Fußsohlen bis in die Haarspitzen und beglücken jede Zelle unseres Körpers.

Abszesse

Siehe auch Hautgeschwüre

Bergamotte, Copaiba, Elemi, Immortelle, Kamille, Lavendel, Myrrhe, Pfefferminze, Teebaum (*Melaleuca alternifolia*), Thymian, Weihrauch, Antimikrobielle Ölmischung

- Verdünnt öfter auf die betroffene Stelle auftragen und bei Bedarf eine warme Kompresse auflegen.
- Bei einem Abszess am Zahnfleisch benetzt man ein Verbandsmull oder eine Zellstoffrolle mit 3 Tropfen Öl und legt das Material über den Abszess, um Gifte herauszuziehen und Entzündung und Schmerz zu mildern.

ADHS, ADS

Aufmerksamkeitsdefizit-/Hyperaktivitätsstörung (ADHS), Aufmerksamkeitsdefizit-Syndrom (ADS)

Basilikum, Copaiba, Immortelle, Römische Kamille, Lavendel, Melisse, Grüne Minze, Weihrauch, Zedernholz, Zitrusöle (Grapefruit, Mandarine, Orange, Zitrone), Zypresse

Beruhigende ADHS-Mischung

- **3 Tropfen Copaiba**
- **3 Tropfen Römische Kamille**

- Im Aroma-Diffuser vernebeln, direkt einatmen.
- Verdünnt auf die Fußsohlen auftragen und einmassieren.

Copaiba beruhigt das vegetative Nervensystem und mildert ADHS, wenn es gemeinsam mit Römischer **Kamille** verwendet wird. **Melisse** verbessert nachweislich das Verhalten von hyperaktiven Kindern! **Lavendel** mit **Basilikum**, auf den Scheitel, die Fußsohlen und/oder Wirbelsäule gerieben, sowie im Aroma-Diffuser vernebelt und tief eingeatmet, unterstützen bei ADHS.

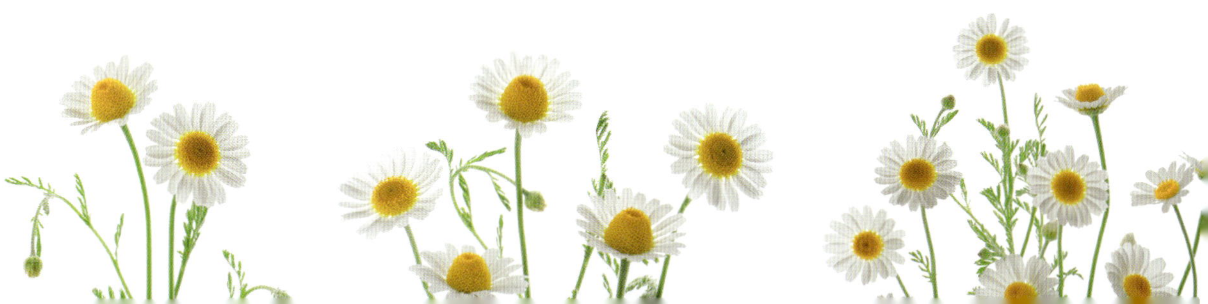

AIDS/HIV

Balsamtanne, Fichte, Kümmel, Lavendel, Rainfarn, Thymian, Weihrauch, Zitrone, Zistrose, Antimikrobielle Ölmischung

💧 Täglich 4–6 Tropfen auf die Fußsohlen auftragen.
♣ Als Nahrungsergänzung laut Anleitung (Teil I) in einer Kapsel einnehmen.

Ätherische Öle wie Lavendel, Thymian, Zistrose und Zitrone bauen das Immunsystem auf. Eine Studie aus dem Jahr 1994 unter der Leitung von Dr. Radwan Farang an der Universität Kairo konnte nachweisen, dass Kreuzkümmelöl eine 88–92%ige Hemmwirkung gegenüber HIV, einer Vorstufe des AIDS-Virus, hat.

Akne

Deutsche Kamille, *Eucalyptus radiata*, Geranie, Lavendel, Majoran, Neroli, Orange, Rosmarin, Salbei, Sandelholz, Teebaum, Thymian, Vetiver, Zedernholz, Zitrone, Zitronengras

💧 Unverdünnt oder verdünnt 3–5 Tropfen mit einem Wattestäbchen sanft auf die Problemstellen auftragen. Für das beste Ergebnis die Öle täglich variieren.

Mögliche Ursachen:

- Übersäuerung: Pickel sind Ventile der Haut, um Säuren aus dem Körper zu schaffen
- Entmineralisierung
- Lebensstil (Fehl- und Mangelernährung)

Orthomolekulartherapie: Entsäuerung (siehe »Entgiftung, Entsäuerung, innere Reinigung«)
Remineralisierung: Ein hochwirksames Vitamin- und Mineralstoffpräparat einschließlich Silicium: Innerlich 1–3 Esslöffel Silicium-Gel zur Entgiftung des Darms und zur Entschlackung des Bindegewebes zu sich nehmen. Äußerlich unverdünnt auf die betroffene Stelle auftragen, 10 Minuten einwirken lassen und danach mit lauwarmem Wasser abwaschen.

Zink, Selen, Chrom, Magnesium, kolloidales Silber (einmal täglich 1 Teelöffel oder zweimal täglich ½ Teelöffel mit einem Glas Wasser einnehmen, Plastik- oder Holzlöffel verwenden!), Vitamin A, B_6, E und C, D, OPC, Betakarotin, Gamma-Linolensäure, Alpha-Liponsäure, Omega-3-Fettsäuren, Bromelain, Colostrum, Curcumin, Grapefruitkernextrakt, Papain, Propolis, Stevia

Aromatherapie:

- Das regelmäßige Waschen mit einer pH-neutralen Gesichtslotion ist angeraten. Ätherische Öle sind ebenfalls pH-neutral.
- Zur Reinigung der befallenen Hautstellen empfiehlt sich das Abtupfen der einzelnen Mitesser mit 1 Tropfen Teebaumöl auf einem Wattestäbchen. Die Haut um die Pickel herum sollte nicht benetzt werden, um vor Austrocknung zu schützen.
- Und wie immer ist eine antioxidantienreiche Ernährung mit Obst und Gemüse für den Erfolg entscheidend.

Klärendes Gesichtsdampfbad bei Akne

- 3 Tropfen Deutsche Kamille (oder Gewürznelke, *Eucalyptus polypractea* oder Grüne Minze)
- 1 Liter heißes Wasser

Das Gesicht über den Dampf halten, mit einem Handtuch über dem Kopf den Dampf einfangen. Dieses Dampfbad reinigt und beruhigt die entzündete Haut und sorgt für Klärung.

Hautfreundliches Aloe-Vera-Gesichtswasser

- 5 Tropfen Kamillenöl
- 150 ml Aloe-Vera-Saft
- 150 ml destilliertes (oder abgekochtes) Wasser

Zutaten gut mischen, in eine dunkle Glasflasche mit Sprühaufsatz füllen und das Gesicht damit mehrmals am Tag besprühen. Wird es im Kühlschrank aufbewahrt, hat das Gesichtswasser zusätzlich eine kühlende Wirkung, was besonders im Sommer erwünscht ist. Möglichst bald aufbrauchen.

Albträume

Geranie, Lavendel, Mandarine, Orange, Rose, Ylang Ylang, Zitrone

Vor dem Schlafengehen die Fußsohlen mit ein paar Tropfen eines der ätherischen Öle einmassieren.

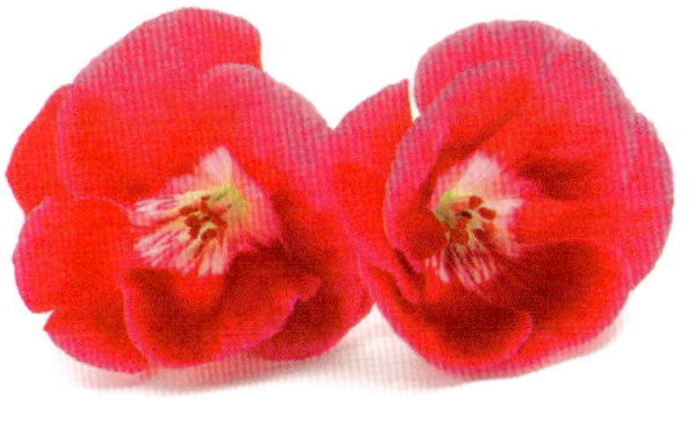

Alkoholismus —> Drogenprobleme, Sucht

Alopezie —> Haarausfall

Alterung, vorzeitige

- **Enzym anregende ätherische Öle: Anis, Estragon, Fenchel, Ingwer, Pfefferminze, Wacholder, Zitronengras, Verdauungsöl**
- **Wachstumshormon anregendes Öl: Muskatnuss**
- **Melatonin anregende Öle: Muskatnuss, Sandelholz**
- **Östrogen unterstützende Öle: Anis, Blauer Eukalyptus, Fenchel, Koriander, Muskatellersalbei, Myrte, Niaouli *(Melaleuca quinquenervia)*, Salbei**
- **Testosteron ausgleichende Öle: Blaufichte, Fenchel, Geranie, Kiefer, Muskatellersalbei, Niaouli, Rosmarin, Salbei, Schafgarbe, Ylang Ylang**

Mögliche Ursachen für vorzeitige Alterung:

- Degenerativer Prozess aufgrund von Übersäuerung: Neutralisierte, nicht ausgeleitete Säuren entmineralisieren und verschlacken den Körper, verätzen Drüsen und Organe etc. – Entsäuerung = Verjüngung!
- Verkürzung der Telomere (Chromosomenenden)
- Mutation und Zerstörung der DNA (Methylierung, Demethylierung)
- Glykation (Schädliche Verzuckerung der Körperzellen)
- Epigenetische Veränderungen
- Abnutzungserscheinungen
- Umweltgifte in Luft, Wasser, Nahrung, Kleidung
- Medikamentenmissbrauch

Orthomolekulartherapie:

- Entsäuerung (siehe »Entgiftung, Entsäuerung, innere Reinigung«)
- Ein hochwirksames Vitamin- und Mineralstoffpräparat
- Aktivierung des »Unsterblichkeits-Enzyms« Telomerase (Nobelpreis für Medizin 2009) durch Astragalus, Colostrum
- Schutz und Reparatur der äußeren Faktoren der DNA-Mutation durch Antioxidantien, Alpha-Liponsäure, Bromelain, Aroniabeeren/Chinesische Wolfsbeeren (Gojibeeren), Astragalus, Colostrum, Curcumin, Propolis, Papain, Vitamin C
- Aufbrechen der Glykation durch Alpha-Liponsäure, Astragalus
- Demethylierung epigenetischer Schäden und Remethylierung durch Alpha-Liponsäure, Colostrum, Vitamin C, Triphala

- Zusätzliche Nährstoffe: Pantothensäure, Vitamin B_5, Vitamin A, Cholin, Calcium, Chrom, Zink, Magnesium

Aromatherapie:
Ätherische Öle arbeiten alle gezielt an den oben genannten Kriterien:
- Aktivierung des »Unsterblichkeits-Enzyms« Telomerase (z.B. Basilikum, Gewürznelke und Rosmarin)
- Schutz und Reparatur der äußeren Faktoren der DNA-Mutation
- Aufbrechen der Glykation
- Demethylierung epigenetischer Schäden und Remethylierung mit ätherischen Ölen

Enzyme – die Bausteine des Lebens! Sie regulieren die Energieleistung der Zelle und hängen von den Nährstoffen im Blut (Vitamine, Mineralien) ab, um alle chemischen Reaktionen im Körper zu bewerkstelligen. Das Immunsystem hängt wiederum von den Enzymen ab. Wir haben etwa 3.000 verschiedene Enzyme im Körper, und zirka zweihundert verschiedene Krankheiten gehen auf das Konto von Enzymmangel. Menschen mit zystischer Fibrose haben einen Mangel an Trypsin und Lipase Enzymen. Zu den gängigsten Enzymen zählen Papain, Trypsin, Pankreatin und Amylase. Mit dem Älterwerden nimmt die Enzymproduktion ab.

Enzym-anregende ätherische Öle: Anis, Estragon, Fenchel, Ingwer, Pfefferminze, Wacholder, Zitronengras, Verdauungsöl

Die Hormonbalance: Human Growth Hormon (HGH), das menschliche Wachstumshormon, ist maßgeblich an den Zellreparaturen beteiligt und verlängert die Jugendlichkeit und schenkt im Alter Energie und verbesserte Lebensqualität. Ein Mangel an HGH öffnet Tür und Tor für Muskeldegeneration (Muskeln verfetten). Die Knochendichte, das Kollagen der Haut (dünne Haut, Falten) sowie die Gedächtnisleistung nehmen ab und Probleme mit der Gelenkigkeit (Steifheit und Schmerzen) nehmen zu.

Ein Wachstumshormon-anregendes ätherisches Öl ist die Muskatnuss.

DHEA (Dehydroepiandrosteron), ein Hormon der Nebennierenrinde, wird das »Mutterhormon« genannt, denn es ist die Vorstufe zu Östrogen, Testosteron, Progesteron und Kortikosteron. Niedrige DHEA Werte haben Energieverlust, ein schnelleres Altern und einen Anstieg an degenerativen Krankheiten zur Folge. Wenn DHEA Werte zu therapeutischen Werten angehoben werden, zeigt eine Studie 48% weniger Herz-Kreislauf-Erkrankungen. Andere Studien haben einen signifikanten Rückgang von Krebs, Fettleibigkeit, Depressionen, Bluthochdruck, Diabetes, Arthritis, Senilität und Alzheimer festgestellt. DHEA unterstützt die Gehirnleistung und das Immunsystem.

Melatonin wird von der Zirbeldrüse produziert und verhilft zu einer guten Nachtruhe und einem erholsamen Schlaf.

Melatonin anregende ätherische Öle: Baldrian, Kamille, Lavendel, Muskatellersalbei, Muskatnuss, Sandelholz, Thymian, Ylang Ylang

Östrogen hält den Körper der Frau jünger und kann zudem Herzinfarkt, Knochenschwund (Osteoporose, Knochenbrüche) oder Hitzewallungen verhüten. Die Rede ist hier von natürlichem Östrogen, nicht der synthetischen Variante, die nachweislich zu Krebs führen kann!

Östrogen unterstützende ätherische Öle: Anis, Blauer Eukalyptus, Fenchel, Koriander, Muskatellersalbei, Myrte, Niaouli (*Melaleuca quinquenervia*), Salbei

Testosteron: Ein Mangel an Testosteron, einem männlichen Hormon, steht mit Impotenz, Herzmuskelschwäche, dünner Haut, Energieverlust, schlechter Heilung und Muskel- und Knochenschwund im Alter in ursächlichem Zusammenhang.

Testosteron unterstützende ätherische Öle: Blaufichte, Fenchel, Geranie, Kiefer, Muskatellersalbei, Myrte, Niaouli, Rosmarin, Salbei, Schafgarbe, Ylang Ylang

Melaleuca quinquenervia, dampfdestilliert aus Blättern und Zweigen des Niaouli Baumes, regt die Ausschüttung des Testosteronhormons an.

Adrenalin und Thyroxin lassen im Alter zwar nicht nach, aber durch die Übersäuerung und Umweltgifte ist die Schilddrüse oft gestört und verursacht vorzeitiges Altern, Müdigkeit, trockene Haut, kalte Hände und Füße. Symptome von verminderter Schilddrüsenfunktion zeigen sich in Müdigkeit, niedrigem Blutdruck, Gewichtsverlust und die Unfähigkeit, mit Stress umzugehen.

Schilddrüsen aktivierende ätherische Öle: Geranie, Gewürznelke, Kamille, Ledum, Grüne Minze, Muskatnuss, Myrte, Myrrhe, Pfefferminze, Salbei, Zitronengras.

Das ätherische Öl der Myrte, auf die Schilddrüse aufgetragen, trägt zur Verbesserung der Schilddrüsenfunktion bei.

Den Alterungsprozess rückgängig machen ...

Mit einer ausgewogenen Ernährung und der Zufuhr von lebenswichtigen Naturstoffen sowie gelegentlicher Reinigung und Entsäuerung kann sogar der Alterungsprozess rückgängig gemacht werden. Dazu braucht es eine Handvoll natürlicher Substanzen aus der Natur, wie etwa ätherische Öle wie Basilikum, Gewürznelke und Rosmarin zur Aktivierung des »Unsterblichkeitsenzyms« Telomerase.

Altersflecken, Sonnenflecken

Siehe auch Haut

Immortelle, Lavendel, Melisse, Myrrhe, Teebaum, Zitrone

Schöne Hände ohne Altersflecken

- 5 Tropfen Zitrone
- 2 Esslöffel Massageöl (Kokos-, Jojoba- oder Mandelöl)

Diese Ölmischung morgens und abends auf den Handrücken auftragen, gut einreiben und einziehen lassen. (Zitrone ist photosensitiv. Daher ist Zitrone nicht bei direktem Sonnenlicht oder UV-Bestrahlung geeignet. *Siehe die Anleitung zur sicheren Anwendung ätherischer Öle in Teil IV.*)

Zuckerpeeling für alternde Haut

- 1 Esslöffel Kokosöl
- ½ Teelöffel Bio-Rohhonig
- 2 Esslöffel brauner Bio-Zucker
- 4–5 Tropfen Lavendel- oder Melissenöl

Alle Zutaten mit einem Holzlöffel in einer Schale verrühren, auf die betroffenen Hautstellen auftragen und mit kreisenden Bewegungen sanft bearbeiten. Danach das Peeling noch eine Weile einwirken lassen, bevor man es vorsichtig abwäscht. Zum Abschluss die Haut mit einer natürlichen feuchtigkeitsspendenden Pflegecreme verwöhnen. (Siehe Grundrezepte in Teil I.)

- Zucker ist ein natürlicher Feuchtigkeitsspender sowie eine natürliche Quelle für Glykolsäure für die trockene, sonnengeschädigte oder alternde Haut. Er enthält Alphahydroxysäure (AHA), die das Zellwachstum anregt und die Haut frisch und verjüngt aussehen lässt.
- Kokosöl spendet der Haut reichlich Feuchtigkeit und wirkt antimikrobiell und pilzhemmend.
- Bio-Rohhonig hat eine stark entzündungshemmende Wirkung und lässt die Haut zart und geschmeidig erscheinen.

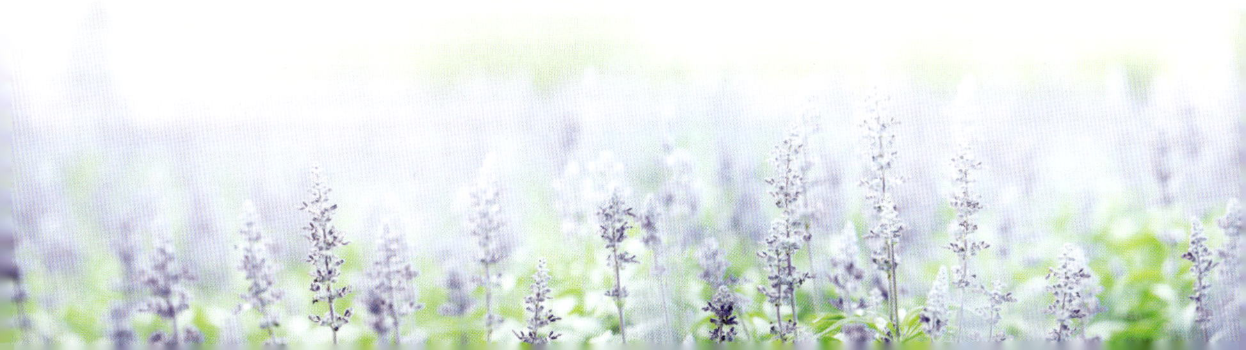

Allergien

Eukalyptus, Fichte, Immortelle, Lavendel, Ledum, Kamille, Pfefferminze, Salbei, Sandelholz, Teebaum, Weihrauch

☼ Im Aroma-Diffuser vernebeln, direkt inhalieren.
♣ Als Nahrungsergänzung in einer Kapsel einnehmen. (Siehe Teil I für eine Anleitung.)
💧 1 Tropfen ätherisches Öl, z. B. Pfefferminze, in den Nacken reiben. Mit Zeige- und Mittelfinger (die Heilergeste, die Energiefinger) die Thymusdrüse klopfen.

Mögliche Ursachen:

- Darmprobleme (Darmsanierung)
- Übersäuerung (Ernährung, Stress, Umweltgifte)
- Entzündungsprozesse
- Geschwächtes Immunsystem
- Nahrungsmittelallergien – Vererbung
- Mögliche psychische Ursachen: Aggression, Überempfindlichkeit, Abwehr

Orthomolekulartherapie: Entsäuerung (siehe »Entgiftung, Entsäuerung, innere Reinigung«)
Remineralisierung: Ein hochwirksames Vitamin- und Mineralstoffpräparat, Zunderschwamm (Darmsanierung, Ausleitung von Giften), Colostrum, Astragalus, Curcumin, Propolis, Vitamin C (entgiftend, entsäuernd, entzündungshemmend, immunmodulierend, antioxidativ, natürlicher Histaminblocker), D_3 + K + Magnesium, Omega-3-Fettsäuren, Quercetin.

Aromatherapie: Der Einsatz eines Aroma-Diffusers als Luftreiniger ist die einfachste und erfreulichste Art, um Probleme mit Pollen und Hausstaubbelastung sowie Viren, Bakterien und Schimmelpilzen zu reduzieren. Zum eigenen Schutz vor Allergenen, auch unterwegs, gibt man einige Tropfen Lavendelöl in die Handfläche, verreibt und atmet tief ein.

Eine »allergische« Reaktion auf ein ätherisches Öl bedeutet, dass das Öl Gifte aus dem Körper zieht, die sich über die Jahre angesammelt haben. Ein Entgiftungsprogramm erleichtert die Arbeit der ätherischen Öle. Reine, dampfdestillierte ätherische Öle enthalten keine Allergene.

Alzheimer, Demenz

Basilikum, Ingwer, Schwarzer Pfeffer, Pfefferminze, Rosmarin *CT 1,8 cineol*, Sandelholz, Thymian, Vetiver, Weihrauch, Zedernholz, Zitrone

Ölmischung für bessere Gedächtnisleistung

- 5 Tropfen Basilikum
- 10 Tropfen Rosmarin *CT cineol*
- 2 Tropfen Pfefferminze
- 4 Tropfen Immortelle

Quelle: *Essential Oils Integrative Medical Guide*

Stark verdünnt 1–3 Tropfen auf Schläfen, Stirn, hinter die Ohren (Mastoiden) und in den Nacken (Hirnstamm) sowie auf die Fußsohlen reiben.

Im Aroma-Diffuser vernebeln und direkt einatmen.

Mögliche Ursachen:

- Ablagerungen in den Gehirnzellen
- Freie Radikale
- Übersäuerung (—> Entsäuerung)
- Umweltgifte (—> Entgiftung von Quecksilber, Amalgam, Aluminium u.a.
- Durchblutungsstörungen im Gehirn

Orthomolekulartherapie:

- Ein hochwirksames Vitamin- und Mineralstoffpräparat
- Die Gehirnzellen entgiften: Alpha-Liponsäure, Silicium (Aluminiumentgiftung)
- Ablagerungen lösen (Vaskuläre Demenz): Granatapfel, Bromelain, Kurkuma
- Durchblutung fördern: Bromelain, Curcumin, Vitamin C
- Zerstörte Gehirnzellen reparieren: Omega-3-Fettsäuren (1000 mg täglich)
- Gestörte Nervenübertragung reparieren: Alpha-Liponsäure, Ginkgo
- Neurotransmitter anregen: Alpha-Liponsäure, Kurkuma, Vitamin C
- Stress senken: Bromelain, Kurkuma, Vitamin C
- Gehirnzellen regenerieren durch optimalen Schlaf
- Neuronen vor freien Radikalen schützen: Antioxidantien, Alpha-Liponsäure, Kurkuma, Vitamin C, Astaxanthin, Zink

Aromatherapie: Ätherische Öle unterstützen die Gehirn- und Nervenfunktionen.

- 2 Tropfen Weihrauchöl zweimal täglich auf den Daumen (Kuppe) tropfen und mit dem Daumen gegen das Gaumendach drücken.
- 2 Tropfen Rosmarinöl zweimal täglich auf die Kopfhaut auftragen und gut einreiben oder das Öl auf eine Haarbürste tropfen und täglich 100 Bürstenstriche machen.

Ätherische Öle reich an Sesquiterpenen können die Blut-Hirn-Schranke passieren.

Amyotrophe Lateralsklerose (ALS)

Gewürznelke, Immortelle, Oregano, Rosmarin, Salbei, Wacholder, Weihrauch, Ylang Ylang

ALS-Mischung

- 1 Tropfen Rosmarin
- 1 Tropfen Immortelle
- 1 Tropfen Ylang Ylang
- 1 Tropfen Gewürznelke

- Inhalieren, vernebeln
- Verdünnen, 1–3 Tropfen auf die Reflexpunkte des Gehirns, auf Stirn, Schläfen und Mastoiden (hinter den Ohren) auftragen, dabei direkten Druck ausüben.
- Auch 6–10 Tropfen verdünntes Öl auf Schädelbasis, Nacken und Wirbelsäule einmassieren.
- Einige Tropfen Öl auf eine Handbürste geben und fest entlang der Wirbelsäule bürsten. (Immer eine natürliche Borstenbürste verwenden, da ätherische Öle Plastikborsten angreifen können.)
- Rückenmassage dreimal monatlich, aber eine kalte (statt warme) Kompresse verwenden.

⚠ Nie heiße Kompressen bei neurologischen Problemen verwenden. Es ist wichtig, die Gewebetemperatur herabzusetzen. Kalte Packungen wirken auch schmerz- und entzündungshemmend.

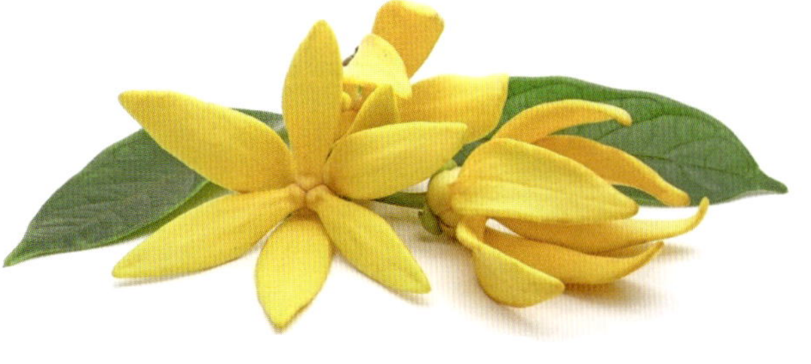

Analfissur

Siehe auch Hämorrhoiden

Immortelle, Lavendel, Myrrhe, Pfefferminze, Teebaum, Weihrauch, Zistrose, Zypresse

Verdünnen, 3–5 Tropfen auf die Stelle reiben.

Linderndes Sitzbad

- ½ Tasse Bittersalz, Meersalz oder Natron
- 1 Esslöffel Kokosöl
- 10 Tropfen Lavendel, Teebaum oder Weihrauch

In das Kokosöl mischt man ein ätherisches Öl oder eine Mischung aus mehreren Ölen, fügt es dem Salz zu, verrührt dies sorgfältig und fügt diese Salzmischung dem einlaufenden, angenehm warmen Wasser für das Sitzbad zu. Die Badedauer sollte mindestens 20 Minuten betragen.

Anämie, Blutarmut

Lavendel, Lorbeer, Kamille, Schwarzer Pfeffer, Thymian, Zitrone

Mögliche Ursachen:

- Blutverlust (Unfall, starke Regelblutung, blutende Wunde)
- Autoimmunreaktion gegen rote Blutkörperchen
- Konsumierende Erkrankungen (Auszehrung, Gewichtsverlust)
- Innere Erkrankungen
- Vererbung
- Mögliche psychische Ursachen: Mangelnde Antriebslust

Orthomolekulartherapie: Ein hochwirksames Vitamin- und Mineralstoffpräparat einschließlich Eisen, Vitamin B_6 und B_{12} (für gesunde Blutzellen), D_3 + K, E und C, Folsäure, Omega-3-Fettsäuren, Kupfer (zur Vorbeugung), Magnesium, Kolloidales Germanium (einmal täglich 1 Teelöffel oder zweimal täglich ½ Teelöffel mit einem Glas Wasser zu den Mahlzeiten einnehmen, Plastik- oder Holzlöffel verwenden, kein Metall!), Probiotika, Bierhefe.

Aromatherapie: Nahrung reich an Eisen: Grünes Gemüse inkl. Spinat, Kelp, Bohnen, rote Rüben, Kürbiskerne, Rindfleisch, Mandeln, Nüsse. Ätherische Öle im Essen (Aromaküche) bringen Nährstoffe schneller und direkter in den Körper.

Aneurysma

Immortelle, Rainfarn, Sandelholz, Weihrauch, Zypresse

Ölmischung zur Stärkung der Blutgefäße

- 5 Tropfen Zypresse
- 2 Tropfen Immortelle
- 3 Tropfen Weihrauch

Verdünnt mehrmals täglich auf Schläfen, Herz und Fußreflexzonen (Herz) auftragen und einmassieren.

Mehrmals täglich jeweils 15 Minuten vernebeln.

Als Nahrungsergänzung 2 Kapseln täglich einnehmen. (Siehe Teil I für die Anleitung zur Herstellung von Kapseln.)

Angina pectoris

Immortelle, Ingwer, Goldrute, Majoran, Melisse, Mandarine, Orange, Ylang Ylang, Zypresse

Unverdünnt 1–3 Tropfen wiederholt auf das Herz massieren; auch auf linke Brust, Schulter und Nacken reiben.

2 oder 3 empfohlene Öle auf die Reflexzonenpunkte des Herzens auf Fuß, Hand und Arm massieren.

Bei einem akuten Angina-Pectoris-Anfall ist sofortige ärztliche Hilfe einzuholen.

Mögliche Ursachen:

- Ungenügender Sauerstofftransport zum Herzmuskel
- Verengung der Herzkranzgefäße (Atherosklerose) durch cholesterinhaltige Ablagerungen
- Hypoglykämie
- Krämpfe einer Herzkranzarterie

Orthomolekulartherapie: Ein hochwirksames Vitamin- und Mineralstoffpräparat einschließlich Omega-3-Fettsäuren, Antioxidantien, CoQ10, Magnesium (500 mg vor dem Schlafengehen), Kalium, Weißdorn, Vitamin B_6, Folsäure, B_{12}, Vitamin C und E, Vitamin K, Beta-Glucane (Zunderschwamm = Faserstoffe), eine mediterrane Ernährung.

Aromatherapie:

- Alle ätherischen Öle sind reiche Sauerstofflieferanten!
- Das ätherische **Immortellenöl** löst Ablagerungen.
- Krampflösende ätherische Öle sind **Goldrute, Majoran, Ylang Ylang, Zypresse**.

Ängste, Angstzustände

Siehe auch Panikattacken

Baldrian, Balsamtanne, Bergamotte, Geranie, Kamille, Lavendel, Majoran, Melisse, Muskatellersalbei, Palo Santo, Wacholder, Weihrauch, Zypresse

☼ Mit dem Aroma-Diffuser vernebeln und direkt einatmen.
♣ Als Nahrungsergänzung zu sich nehmen.

Beruhigender, angstlösender Badezusatz

- 2 Tropfen Baldrian
- 2 Tropfen Melisse
- 2 Tropfen Wacholder

In ein Glas mit Schraubverschluss 1 Tasse Salz und die ätherischen Öle füllen, gut schütteln und dem Badewasser zusetzen.

Mögliche Ursachen:

- Störung regulativer Botenstoffe im Gehirn
- Emotionale Überbelastung (Stress) – ätherische Öle regen das limbische System im Gehirn, wo die Erinnerungen (Ängste) gespeichert sind, an und sorgen für Homöostase.
- Biochemische Störungen, z. B. überschüssige Milchsäurekonzentration in Blut oder Muskeln durch Suchtmittel (Alkohol, Kaffee, Zucker), Mangel an B-Vitaminen, Calcium und Magnesium
- Mögliche psychische Ursachen: Ungelöste Lebensaufgaben

Orthomolekulartherapie: Ein hochwirksames Vitamin- und Mineralstoffpräparat einschließlich B-Vitamine, Vitamin K, Calcium, Magnesium, essenzielle Aminosäuren, Omega-3-Fettsäuren.

Aromatherapie: Techniken zur Beruhigung und Entspannung (Meditation, Yoga, Atemübungen, etc.) mit ätherischen Ölen verbinden. Vor dem Schlafengehen ätherische Öle für einen entspannten und erholsamen Schlaf einatmen, auf die Fußsohlen reiben oder als Tee trinken.

Palo Santo – das heilige Holz, das Ängste beruhigt
Man reibt einen Tropfen ätherisches Palo Santo-Öl auf die Pulsstellen oder verwendet es in einem Massageöl für eine beruhigende und entspannende Massage. Der Duft transformiert Ängste und Sorgen in ein Gefühl von Ruhe, Geborgenheit und neuem Lebensmut.

Appetitverlust

Bergamotte, Fichte, Ingwer, Grüne Minze, Kardamom, Orange, Muskatnuss, Zimtrinde, Zitronengras, Zitrusöle (Zitrone, Grapefruit, Mandarine, Orange)

☼ Im Aroma-Diffuser vernebeln, direkt inhalieren.
♣ Als Nahrungsergänzung in einer Kapsel einnehmen oder in Speisen als Gewürz genießen, um den Appetit anzuregen.
💧 2–3 Tropfen auf die Magengegend und die Fußsohlen massieren.

Appetitanregende Öle
Ein Hauch **Zimtöl** verleiht einem Gericht oder Getränk eine wärmende Note, die das Gefühl von Stärke und Kraft vermittelt, das Herz erfreut, die Sinne belebt und den Appetit anregt.
Ingwer war als Gewürz und verdauungsförderndes Mittel bereits den Römern bekannt. Zu den magenfreundlichen Ingwergewächsen zählen auch Kardamom und Kurkuma.

Apnoe, Schlafapnoe

Baldrian, Bergamotte, Lavendel, Römische Kamille, Muskatellersalbei, Weihrauch, Ylang Ylang

☼ Im Aroma-Diffuser vernebeln und direkt einatmen, 1 Tropfen auf das Kopfkissen tropfen.
💧 Verdünnt 1–2 Tropfen auf die Fußsohlen massieren.

Mögliche Ursachen:
- Verengung der Atemwege (Atemaussetzer, Sauerstoffmangel im Gehirn)
- Übergewicht
- Niedriger Blutzuckerspiegel

Orthomolekulartherapie: Ein hochwirksames Vitamin- und Mineralstoffpräparat einschließlich B-Vitamine, Magnesium, Melatonin, 5-Hydroxytryptophan (5-HTP), essenzielle Aminosäuren inkl. Tryptophan.

Aromatherapie: Sauerstoffreiche ätherische Öle nachts im Schlafzimmer vernebeln, ein abendliches heißes Wohlfühlbad nehmen, einen beruhigenden Schlaftrunk genießen, die Fußsohlen mit ätherischen Ölen einreiben. Alle diese abendlichen Rituale tragen dazu bei, Melatonin auszuschütten, uns schläfrig zu machen und uns einen erholsamen Schlaf zu schenken.

Arterienblutung

Siehe auch Schlaganfall

Geranie, Gewürznelke, Immortelle, Lavendel, Myrrhe, Zistrose, Zypresse

💧 1–2 Tropfen Zistrose oder Immortelle unverdünnt in die Wunde tropfen; kalte Kompresse bei Bedarf auflegen.

Arterienverkalkung, Arteriosklerose, Thrombose, Nierenversagen

Immortelle, Ingwer, Gewürznelke, Orange, Rosmarin, Thymian, Wacholder, Weihrauch, Wintergrün, Zedernholz, Zistrose, Zitrone

♣ Als Nahrungsergänzung in einer Kapsel zweimal täglich einnehmen.
💧 2–3 Tropfen auf das Herz und die Fußsohlen massieren.

Arterienverkalkung führt zu Bluthochdruck, Niereninsuffizienz, koronarer Herzerkrankung und letztendlich zu Herzinfarkt, Schlaganfall, Lungeninfarkt, Thrombosen und Nierenversagen. Arteriosklerose ist umkehrbar mit Vitamin C und anderen Nährstoffen!

Mögliche Ursachen:

- Übersäuerung
- Vitaminmangelerscheinung (Vorstufe von Skorbut)
- Schädigung der inneren Gefäßwandschicht (Risse an der Innenwand der Blutgefäße, Mikrotraumata)
- Ablagerungen in den Blutgefäßen
- Einlagerung von Blutfetten (Cholesterin), Thromben (Blutgerinnsel), Bindegewebe und Kalk (Gefäßverengung) —> Hirnschlag, Herzinfarkt, Nierenversagen
- Entzündungen (Operation, Verletzung)

Orthomolekulartherapie:

- Entsäuerung (siehe »Entgiftung, Entsäuerung, innere Reinigung«)
- Ein hochwirksames Vitamin- und Mineralstoffpräparat
- Antithrombotisch: Alpha-Liponsäure, Bromelain, Aroniabeeren/Chinesische Wolfsbeeren (Gojibeeren), Curcumin, Papain, Vitamin C
- Cholesterinsenkend: Alpha-Liponsäure, Aroniabeeren/Chinesische Wolfsbeeren (Gojibeeren), Betakarotin, Curcumin, Vitamin C
- Die Blutgefäße reparierend: Bromelain, Aroniabeeren/Chinesische Wolfsbeeren (Gojibeeren), Curcumin, Papain, Vitamin C
- Entzündungshemmend: Alpha-Liponsäure, Bromelain, Aroniabeeren/Chinesische Wolfsbeeren (Gojibeeren), Betakarotin, Curcumin, Papain, Vitamin C, Omega-3 -Fettsäuren, Curcumin/Kurkuma, Silicium
- Hochdosiertes Vitamin C (2000 g per oral), Vitamin-C-Infusionen (bis 7,5 g und mehr), OPC, Betakarotin (15–25 mg täglich), Vitamin B_6, Folsäure, B_{12}, Vitamin E, Vitamin K
- Beta-Glucane (Zunderschwamm = Faserstoffe)
- Bromelain (Enzym der Ananas, reinigt Blutgefäße)
- Papain (Enzym der Papaya, senkt Cholesterin- und Blutfettwerte, normalisiert den Blutdruck, wirkt der Blutzellenverklumpung entgegen
- Aroniabeere (hält das Blut dünnflüssig, schützt vor Verklumpung)
- Granatapfel, Alpha-Liponsäure – ALA (schützt das Gehirn, ist das Universal-Antioxidans)

Ätherische Öle:

- Immortelle löst Hämatome (Blutgerinnsel) auf.
- Gewürznelke ist ein Blutverdünner und wirkt stark entzündungshemmend.
- Orange wirkt blutstillend und ist durchblutungsfördernd.
- Wacholder steigert die Durchblutung der Nieren und fördert die Ausscheidung von Harnsäure und Giftstoffen.
- Zistrose ist ein starkes blutstillendes Mittel.
- Zitronenöl vermehrt weiße und rote Blutzellen.

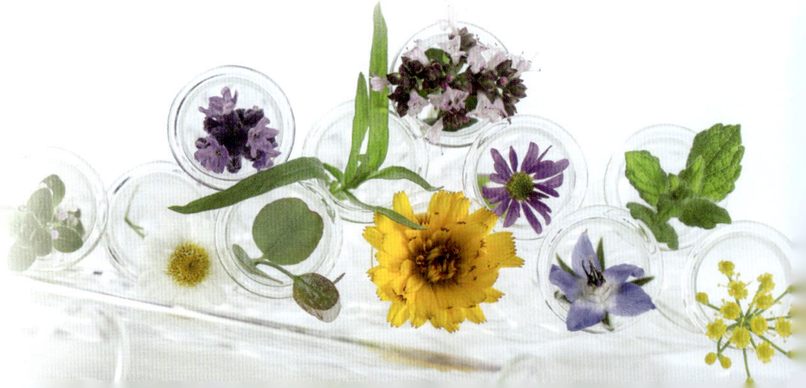

Arthritis

Balsamtanne, Elemi, Eukalyptus, Fichte, Gewürznelke, Immortelle, Ingwer, Deutsche Kamille, Kiefer, Lavendel, Majoran, Muskatnuss, Myrrhe, Oregano, Palo Santo, Pfefferminze, Rosmarin, Thymian, Weihrauch, Wintergrün, Zimt, Schmerzöl

💧 Verdünnt mehrmals täglich einmassieren.
♣ Als Nahrungsergänzung in einer Kapsel 2–3 Tropfen ätherisches Öl, aufgefüllt mit Speiseöl, bis zu dreimal täglich einnehmen.

Arthritis, Arthrose und Osteoporose werden oft als gleichbedeutend angesehen. Dabei hat jede der Erkrankungen eine eigene Entstehungsgeschichte. Doch ätherische Öle werten eine Arthritis nicht, sondern gehen sofort an die Arbeit, ob es nun eine Entzündung im Gelenk zu hemmen, einen Knochen zu stärken oder die Harnsäure zu neutralisieren gilt. Dabei werden oft die gleichen Öle angewendet, weil sie multifunktionell sind.

- **Arthritis** ist eine entzündliche Erkrankung der Gelenke, die insbesondere im Alter auftritt.
- **Arthrose** ist ein Gelenkverschleiß ohne Entzündung.
- **Osteoporose** ist eine Erkrankung der Knochen, die sich langsam in den Körper schleicht (Knochenschwund).
- **Rheumatoide Arthritis** ist eine Entzündung, die durch eine Autoimmunreaktion des Körpers die Gelenke zerstört.
- **Bakterielle Arthritis** ist eine, durch Bakterien verursachte, entzündliche Gelenkerkrankung.
- **Postinfektiöse Arthritis** ist eine nicht bakterielle Entzündung eines oder mehrerer Gelenke in Folge einer bakteriellen Entzündung, die nicht in den Gelenken, sondern irgendwo im Körper auftritt.
- **Polyarthritis** ist Folge einer Übersäuerung des Körpers. Es werden überschüssige Säuren in den Gelenken zwischengelagert und in Salze kristallisiert. Diese Salze scheinen die Entzündungen zu bewirken.
- **Gicht-Arthritis** (*Arthritis urica*) ist eine schmerzhafte, akut auftretende, entzündliche Gelenkserkrankung aufgrund erhöhter Harnsäure als Folge einer Störung im Purinstoffwechsel.

»Wer jede Woche eine Erdnussöl-Abreibung macht,
braucht kaum Arthritis zu befürchten.«
– Edgar Cayce, *Der Schlafende Prophet*

Mögliche Ursachen:

- Übersäuerung (Erhöhte Harnsäurekonzentration in Gelenken und Sehnen verursachen Entzündungen und Schmerzen.)
- Entmineralisierung
- Schädigung der Kollagenmatrix
- Insulinresistenz
- Parasiten, Bakterien, Pilze
- Coxsackie-B-Virus (Diabetes Typ I)
- Mögliche psychische Ursachen: Starrheit, Eigensinn, fehlende Wärme

Orthomolekulartherapie:

- Entsäuerung (Siehe »Entgiftung, Entsäuerung, innere Reinigung«)
- Ein hochwirksames Vitamin- und Mineralstoffpräparat
- Entzündungshemmend, das überreizte Immunsystem regulierend, antioxidativ: Bromelain, Colostrum, Astragalus, Chinesische Wolfsbeeren (Gojibeeren), Curcumin, Propolis, Papain, Vitamin C
- Entgiftend und entsäuernd: Curcumin, Colostrum, Aroniabeeren/Chinesische Wolfsbeeren (Gojibeeren), Propolis, Papain, Vitamin C
- Gelenkknorpel und Gelenkflüssigkeit aufbauend: Colostrum, Vitamin C, Kollagenhydrolysat aus Weidehaltung
- Antibakteriell und antifungal: Colostrum, Propolis, Papain, Vitamin C
- Nahrungsergänzungen: Omega-3-Fettsäuren (Fischöl), Glucosamin/Chondroitin, MSM, Hyaluronsäure, Vitamin D_3 + K + Magnesium, sowie A-, B-, C- und E-Vitamine, Multimineralpräparat (inkl. Bor, Selen, Calcium, Silicium), Schwefel, kolloidales Gold. Faserstoffe (Zunderschwamm), Kurkuma

Aromatherapie: Die Verwendung ätherischer Gewürzöle in der Nahrung oder auf die Schmerzstelle aufgetragen, kann Entzündungen und Schmerzen lindern.

Das Weihrauchöl hat besondere schmerzstillende Eigenschaften:

- Das Weihrauchöl ist so wirksam wie die medizinischen NSAID-Schmerzmittel, aber ohne Nebenwirkungen.
- Es unterstützt das Immunsystem.

- Weihrauchöl hält die Produktion der entzündungsauslösenden Zytokine zurück und verzögert damit das Schmerzempfinden.
- Es reduziert Autoimmuneffekte im Zusammenhang mit Immunglobulin-G-Antikörpern.
- Man reibt 2 Tropfen Weihrauchöl pur auf die schmerzende Stelle und kann bei Bedarf ein Pflanzenöl (z. B. Kokosöl) darüberreiben. Bei starken Schmerzen wird das Öl wiederholt aufgetragen. Lässt der Schmerz nach, reibt man die betroffene Stelle gelegentlich damit ein.

Arthritis-Einreibung bei Schmerzen

- 3 Esslöffel Massageöl
- 2 Tropfen Eukalyptus
- 2 Tropfen Majoran
- 2 Tropfen Copaiba

Gut mischen und auf die Schmerzstelle auftragen.

Arthrose

Arthrose: *»schlechter Knorpel«,* **Arthritis:** *die Entzündung, die durch die Arthrose entsteht,* ***Osteoarthritis:*** *die häufigste Form von Arthritis.*

Balsamtanne, Basilikum, Elemi, Fichte, Gewürznelke, Immortelle, Deutsche Kamille, Majoran, Muskatnuss, Oregano, Pfefferminze, Blauer Rainfarn, Rosmarin, Wintergrün, Zitronengras, Schmerzöl

Verdünnt auf die betroffene Stelle auftragen, bei Bedarf ein- bis zweimal täglich eine kühle Kompresse auflegen.

Als Nahrungsergänzung in einer Kapsel 2–3 Tropfen ätherisches Öl, aufgefüllt mit Speiseöl, bis zu dreimal täglich einnehmen.

Mögliche Ursachen:

- Mangelernährung, Nährstoffmangel
- Übersäuerung und als Folge Abbau von Mineralstoffen
- Übergewicht
- Bewegungsmangel
- Überbelastung (Arbeit, Sport)

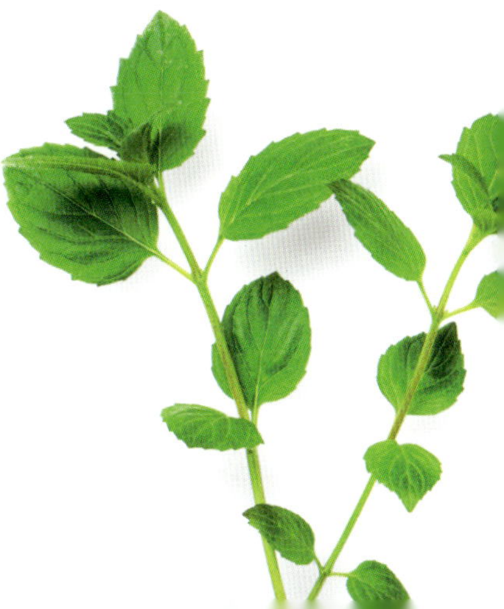

Orthomolekulartherapie: Ein hochwirksames Vitamin- und Mineralstoffpräparat
Schmerzstillend, entzündungshemmend, antioxidativ: Curcumin, Propolis, Vitamin C
Entgiftend, entsäuernd: Curcumin, Colostrum, Aroniabeeren/Chinesische Wolfsbeeren (Gojibeeren), Propolis, Papain, Vitamin C
Gelenkknorpel und die Gelenkflüssigkeit aufbauend: Curcumin, Vitamin C, Kollagenhydrolysat aus Weidehaltung
Nährstoffe: Mineralstoffaufbau, kollagenaufbauende Vitamine und Nährstoffe: Glucosamin und Chondroitin (Nährstoffe für Knorpel, Gelenkflüssigkeit und Kapsel), Antioxidantien (Curcumin, Propolis, Vitamin C). Vitamin B_6, E, C, D_3, K, Magnesium, Zink, Kupfer, Bor, Omega-3-Fischöl.
Leichte funktionelle Gymnastik ist angeraten.

Arthrose ist in den weitaus meisten Fällen eine Nährstoffmangel-Erkrankung!

Aromatherapie:

- Das ätherische Öl der **Muskatnuss** enthält Myristicin (5–12%), einen Phenolester mit entzündungshemmenden Eigenschaften. Seine Wirkung beruht auf der Hemmung entzündungsfördernder Prostaglandine, sowohl bei innerer Einnahme als auch bei äußerlicher Anwendung.
- Auch das **Gewürznelkenöl** hat ähnliche Eigenschaften.
- Der blaue Farbstoff Chamazulen in der **Deutschen Kamille**, der **Blauen Schafgarbe** und dem **Blauen Rainfarn** hat ebenfalls stark entzündungshemmende Eigenschaften.

Wenn das Knie schmerzt – eine duftende Knorpel-Ölmischung

- 9 Tropfen Zitronengras
- 10 Tropfen Majoran
- 12 Tropfen Ingwer

Verdünnt mit Massageöl, 4–6 Tropfen dreimal täglich auf das Knie reiben. Ist das Knie geschwollen, Beine hochlagern und eine Eispackung auflegen.

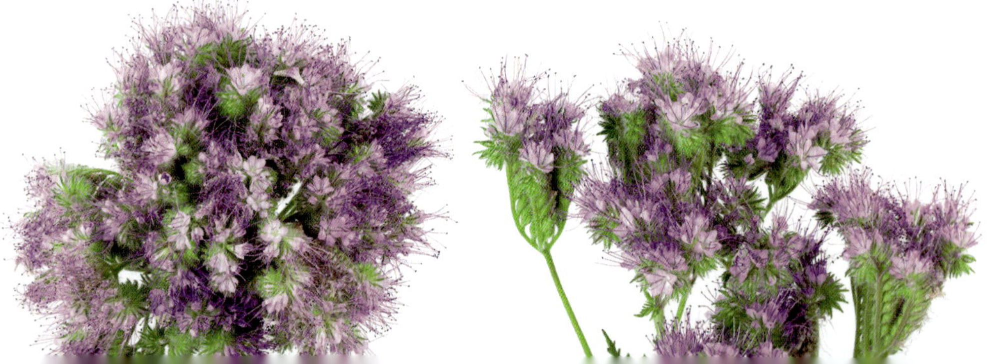

Asthma, Atemwegserkrankungen

***Eucalyptus citriodora*, *Eucalyptus polypractea*, *Eucalyptus radiata*, *Eucalyptus globulus*, Fichte, Gewürznelke, Kamille, Kiefer, Lavendel, Majoran, Pfefferminze, Rosmarin, Tanne (Balsamtanne), Teebaum, Thymian, Wacholder, Weihrauch, Zitrone, Zitronengras**

- Unverdünnt wiederholt 2–4 Tropfen auf die Fußsohlen oder auf Brust und Rücken auftragen.
- Einatmen, aus dem Fläschchen, mittels eines Aroma-Diffusers oder mit Roll-On oder Naseninhalator, oder das Öl auf ein Taschentuch tropfen.
- Als Nahrungsergänzung in einer Kapsel 2–3 Tropfen ätherisches Öl, aufgefüllt mit Speiseöl, bis zu dreimal täglich einnehmen.

Das nicht allergische Asthma resultiert aus Übersäuerung; hier verkrampft die Atemmuskulatur aufgrund der vielen Säuren im Körper, was den Asthmaanfall provoziert.

Ein akuter Asthmaanfall kann ein medizinischer Notfall sein.
Unverzüglich medizinische Hilfe suchen.

Mögliche Ursachen:

- Übersäuerung (Der Körper reagiert oft auf Säuren mit Reizhusten, Nasennebenhöhlen- und Rachenproblemen.)
- Vergiftung (Allergien, Umweltgifte)
- Geschwächtes Immunsystem
- Gesteigerte Entzündungsreaktion
- Nährstoffmangel
- Vererbung
- Mögliche psychische Ursachen: Freiheitsentzug, verdrängte Aggressionen

Orthomolekulartherapie: Entsäuerung (siehe »Entgiftung, Entsäuerung, innere Reinigung«)

Remineralisierung: Ein hochwirksames Vitamin- und Mineralstoffpräparat einschließlich Antioxidantien (Vitamin C), Quercetin, Betakarotin, Omega-3-Fettsäuren, Vitamin B_6 und B_{12}, E, D_3 + K + Magnesium, Grapefruitkernextrakt, Zink, Selen, Silicium, Traubenkernextrakt, kolloidales Silber (einmal täglich 1 Teelöffel oder zweimal täglich ½ Teelöffel mit einem Glas Wasser einnehmen, Plastik- oder Holzlöffel verwenden!)

Aromatherapie:

- **Das ätherische Eukalyptusöl** enthält Eucalyptol, bekannt für seine Fähigkeit, Krämpfe in den Atemwegen zu reduzieren und schleimlösend zu wirken. Mit seinen antioxidativen und entzündungshemmenden Eigenschaften wird das Eukalyptusöl in der Wissenschaft heute als vielversprechendes Instrument zur Asthmakontrolle angesehen.
- **Das Pfefferminzöl** ist ein bewährtes Atmungsöl. Es öffnet die Atemwege und wirkt durch seinen chemischen Wirkstoff L-Menthol entzündungshemmend sowie krampflösend und ist das meist verwendete ätherische Öl zur Linderung von Husten und Atemwegsproblemen.
- **Das Thymianöl** mit seinen stark antiseptischen Eigenschaften reinigt die Lungen und kann alle Arten von Bakterien und Keimen abtöten (selbst bei Antibiotikaresistenz).

Atemwegserkrankungen —> siehe Asthma

Aufstoßen

Anis, Estragon, Fenchel, Ingwer, Patschuli, Pfefferminze, Wacholder, Zitronengras

Einatmen

Verdünnt auf Magen und die Fußreflexzonen (Magen) massieren.

Als Nahrungsergänzung in einer Kapsel 2–3 Tropfen ätherisches Öl, aufgefüllt mit Speiseöl, einnehmen.

Augenleiden, Grauer und Grüner Star

***Eucalyptus radiata*, Fenchel, Geranie, Immortelle, Kamille, Karottensamen, Lavendel, Ledum, Orange, Pfefferminze, Sandelholz, Wacholder, Weihrauch, Zitrone, Zitronengras, Zypresse**

1 Tropfen Gewürznelkenöl auf den Daumen (Kuppe) geben und fest gegen den oberen Gaumen drücken, von Zeit zu Zeit wiederholen.

Als Nahrungsergänzung in einer Kapsel zwei- bis dreimal täglich einnehmen.

In einem großen Bogen über den Augenbrauen und um die Wangen auftragen.

⚠ KEIN ätherisches Öl ins Auge bringen! Notfalls das Auge mit Pflanzenöl (nicht mit Wasser) spülen.

Ölmischung bei Katarakt und Glaukom

- 10 Tropfen Zitrone
- 5 Tropfen Zypresse
- 3 Tropfen *Eucalyptus radiata*
- Stark verdünnt, 2–4 Tropfen in einem weiten Bogen um die Augen und auf die Schläfen reiben. (Kein Öl in die Augen bringen!)
- Auf die Hand- und Fußreflexpunkte der Augen reiben.

Katarakt (Grauer Star)

***Eucalyptus radiata*, Gewürznelke, Lavendel, Wacholder, Sandelholz, Zitrone, Zitronengras, Zypresse**

Mögliche Ursachen:

- Schäden durch freie Radikale (Ätherische Öle sind effektive freie Radikalfänger! Sie liefern dem reaktiven Sauerstoff dringend benötigte Elektronen in überreichem Maße.)
- Mangel an Antioxidantien
- Übersäuerung
- Umweltgifte
- Mögliche psychische Ursachen: Erstarrte Ansichten

Orthomolekulartherapie: Entsäuerung (siehe »Entgiftung, Entsäuerung, innere Reinigung«)
Remineralisierung: Ein hochwirksames Vitamin- und Mineralstoffpräparat einschließlich Antioxidantien (hochdosiertes Vitamin C), Vitamin E + Selen, Vitamin B_2 (Riboflavin), B_6, Folsäure, B_{12}, essenzielle Aminosäuren, Omega-3-Fettsäuren, kolloidales Silber oder kolloidales Germanium (einmal täglich 1 Teelöffel oder zweimal täglich ½ Teelöffel mit einem Glas Wasser einnehmen, Plastik- oder Holzlöffel verwenden, kein Metall!), Kupfer, Zink, Basenpulver, Schwefel (zur Regulierung des Flüssigkeitsdrucks im Auge), Lutein, Acetylcystein.

Aromatherapie:

- Ätherische Öle werden in weitem Bogen rund um die Augen in einer Achterschleife aufgetragen und sanft eingearbeitet.

- Man gibt 1 Tropfen eines ätherischen Öls in die Handflächen, verreibt das Öl in den Händen und wölbt die Handflächen über die geöffneten oder geschlossenen Augen (Palmieren).
- Um die Augen befeuchtet zu halten, sprüht man Blütenwasser (z. B. Lavendel- oder Immortellen-Hydrolat) bei geschlossenen Augen ins Gesicht.
- Gewürznelkenöl, ein starkes Antioxidans, wird in einer Kapsel oder im Getränk eingenommen.
- Viel Wasser zu trinken, hilft ebenfalls dabei, die Augen zu befeuchten.

Glaukom (Grüner Star)

***Eucalyptus radiata*, Gewürznelke, Lavendel, Wacholder, Sandelholz, Zitrone, Zitronengras, Zypresse**

⚠ Medikamente, die die Pupille erweitern, müssen strikt gemieden werden!

Mögliche Ursachen:
- Erhöhter Augeninnendruck (körperliche Bewegung senkt den Augeninnendruck)
- Kompromittierter Kollagenstoffwechsel
- Mögliche psychische Ursachen: Depression, nicht entspannen können

Orthomolekulartherapie: Ein hochwirksames Vitamin- und Mineralstoffpräparat einschließlich Antioxidantien, Omega-3-Fettsäuren (Fischöl), essenzielle Aminosäuren, Wasser, Vitamin C, D_3 + K + Magnesium, Betakarotin, Lutein, Zeaxanthin (die Netzhaut schützend), Astaxanthin (Superantioxidans, Augengefäße schützend), Alpha-Liponsäure (ALA), sowie Chrom und Zink.

Aromatherapie:
- Ätherische Öle werden in weitem Bogen rund um die Augen in einer Achterschleife aufgetragen und sanft eingerieben.
- Man gibt 1 Tropfen eines ätherischen Öls in die Handflächen, verreibt das Öl und wölbt die Handflächen über die geöffneten oder geschlossenen Augen.
- Um die Augen befeuchtet zu halten, sprüht man Blütenwasser (z. B. Lavendel- oder Immortellen-Hydrolat) bei geschlossenen Augen ins Gesicht.
- Viel Wasser zu trinken, hilft die Augen zu befeuchten.

Gewürznelke ist das stärkste bekannte Antioxidans und kann bei innerer Einnahme, so wissenschaftliche Untersuchungen, sowohl Katarakt als auch Glaukom verlangsamen oder sogar verhindern. Weil das Gewürznelkenöl sehr stark ist, werden 2–3 Tropfen, aufgefüllt mit Speiseöl, in einer Kapsel eingenommen.

(Für wissenschaftliche Studien zu allen ätherischen Ölen siehe die US Medizinische Datenbank: www.pubmed.gov.)

Geschwollene Augen: Immortelle, Lavendel, Zypresse

Rund um die Augen auftragen. NICHT ins Auge bringen!
Ein kalter Esslöffel auf die geschlossenen Augenlieder gelegt, lässt geschwollene Augen abschwellen.

Trockene, brennende Augen: Teebaum (*Melaleuca alternifolia*)

Im Luftbefeuchter verwenden. ⚠ Öle nicht auf Plastik tropfen!
Lavendel- oder Immortellen-Hydrolat bei geschlossenen Augen auf das Gesicht sprühen.

Blockierte Tränenkanäle: Lavendel

1 Tropfen Lavendelöl über den Nasenrücken reiben.

Hängende Augenlider: Immortelle, Pfefferminze

2 Tropfen Immortelle und 2 Tropfen Pfefferminze, bei Bedarf verdünnt, auf die Augenbrauen und in weitem Bogen um die Augen reiben, um die Augenlidmuskeln zu stärken.

Die Sehkraft stärken: Eukalyptus, Sandelholz, Wacholder, Weihrauch, Zitronengras, Zypresse

1 Tropfen auf Augenbrauen (nicht in die Augen), große Zehen und Daumen reiben, sowie auf die Thymusdrüse auftragen und sanft einklopfen.
Im Aroma-Diffuser vernebeln.

- **Karottensamenöl** hat eine gefäßerweiternde und stimulierende Wirkung. Es wird in großem Bogen um die Augen gerieben.
- **Zypresse** regt die Durchblutung an.
- **Zitronengras** verbessert die Sehkraft.
- Laut Dr. Mercola unterstützt fast **jedes ätherische Öl** die Augengesundheit, wenn es konsequent zweimal täglich für einige Minuten angewendet wird.

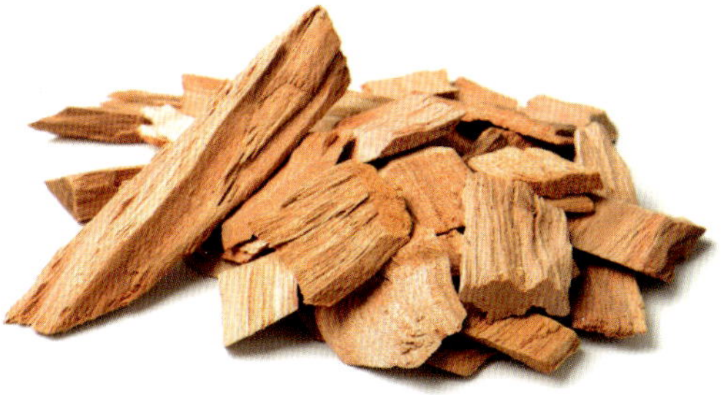

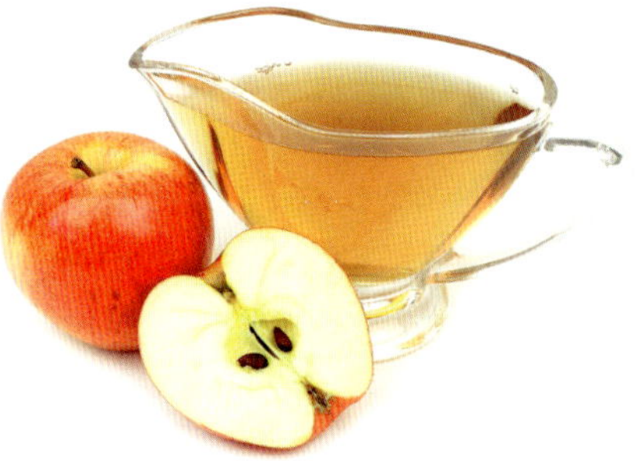

Rezept für Augentropfen

Nach Dr. Stanley Burrough[17]

- 5 Teile destilliertes Wasser
- 2 Teile Honig
- 1 Teil Bio-Apfelessig
- Glasflasche
- Augentropfer

Kühlung ist nicht erforderlich. Man gibt diese Augentropfen mehrmals täglich tropfenweise in jedes Auge. Diese besonderen Augentropfen haben bei Glaukom, Katarakt, Augentrübung, schwarzen Punkten geholfen.

Buchempfehlung: Karin Opitz-Kreher und Caroline Ebert, *Die Top 7 der ätherischen Öle für gesunde und entspannte Augen*

Ausschlag

Siehe auch Hauterkrankungen

Lavendel, Immortelle, Kamille, Zypresse

Verdünnt oder unverdünnt auf die Stelle auftragen.

Autismus

Bergamotte, *Eucalyptus globulus*, Geranie, Melisse, Sandelholz, Vetiver, Weihrauch, Zedernholz

Im Aroma-Diffuser mehrmals täglich jeweils 15 Minuten vernebeln. Auch wiederholt direkt aus dem Fläschchen einatmen.

Als Massage ätherische Öle verdünnt mit reinem Pflanzenöl verwenden.

Mögliche Ursachen:

- Impfschäden (besonders durch die MMR-Impfung – Masern, Mumps und Röteln)
- Impfschäden durch Quecksilber (das Konservierungsmittel für Impfstoffe, Thimerosal, besteht zu 49,6% aus Quecksilber!)
- Genetische Faktoren und Umweltfaktoren (Impfschäden, Pestizide und andere)

Orthomolekulartherapie: Entgiftung (siehe »Entgiftung, Entsäuerung, innere Reinigung«)

Eine allergenfreie und gluten- und caseinfreie Ernährung ist empfehlenswert sowie ein hochwirksames Vitamin- und Mineralstoffpräparat einschließlich der Zufuhr von Omega-3-Fettsäuren (Fischöl), essenziellen Aminosäuren, Vitaminen B_6, B_{12}, C, Folsäure und Magnesium.

Aromatherapie:

- Ätherische Öle stimulieren das limbische System im Gehirn und beeinflussen die Emotionen und Hormontätigkeit. Kinder mit Autismus und ADHS profitieren vom Einsatz ätherischer Öle daher besonders.
- Man vernebelt ätherische Öle und reibt morgens und abends die Fußsohlen des Kindes mit ätherischen Ölen ein. Auch eine Massage von Zeit zu Zeit wirkt transformierend.

⚠ Bei der Anwendung der ätherischen Öle ist darauf zu achten, dass das Kind in guter Verfassung ist. Negative Emotionen beim ursprünglichen Auftragen eines Öls würden später jedes Mal mit dem Duft des Öls (d. h. Negativität) assoziiert.

Autoimmunerkrankung

Bergbohnenkraut, Fichte, Immortelle, Ingwer, Majoran, Muskatnuss, Oregano, Pfefferminze, Rosmarin *CT cineol*, Teebaum, Thymian, Weihrauch, Wintergrün, Zistrose, Zypresse

💧 3–6 Tropfen verdünnt auf die betroffenen Stellen sowie auf die Fußsohlen auftragen und einmassieren.
☼ Im Aroma-Diffuser mehrmals täglich vernebeln.
♣ Als Nahrungsergänzung in einer Kapsel einnehmen.

Mögliche Ursachen:

- Mineral- und Nährstoffmangel
- Mikroben und Toxine
- Unzureichende Wasseraufnahme
- Darmerkrankungen (Durchlässiger Darm, Nahrungsmittelallergien)
- Lebensstil-Faktoren (Stress, traumatischer Auslöser)
- Umweltfaktoren (giftige Chemikalien in Haushalts- und Pflegeprodukten, Gifte in der Nahrung)
- Genetische Faktoren

Orthomolekulartherapie: Entgiftung (siehe »Entgiftung, Entsäuerung, innere Reinigung«)
Ein hochwirksames Vitamin- und Mineralstoffpräparat einschließlich Antioxidantien (hochdosiertes Vitamin C, Obst und Gemüse, Kurkuma), essenzielle Aminosäuren, Omega-3-Fettsäuren, MSM, Vitamin D_3 + K + Magnesium, Vitamin E + Selen, Kupfer (Kupferarmband), Mangan, Zink, kolloidales Silber (einmal täglich 1 Teelöffel oder zweimal täglich ½ Teelöffel mit einem Glas Wasser einnehmen (Plastik- oder Holzlöffel verwenden!), Paprika (Nachtschattengewächse) meiden.

Aromatherapie:
- Antimikrobielle Öle wie Bergbohnenkraut, Oregano, Rosmarin *CT cineol* oder Teebaumöl eignen sich zur Vorbeugung und Behandlung von **Infektionen**.
- Pfefferminze hilft gegen **Schmerzen**.
- Weihrauch verringert **Schwellungen und Entzündungen**, mildert und transformiert die Auswirkungen von Stress, bewirkt den Zelltod ungesunder Zellen und bildet gesunde Zellen. (Kein Medikament kann das bewirken!)
- Zitrusöle binden **Toxine** durch die Bildung von Glutathion.

Azidose —> Übersäuerung

Ballenzehe (*Hallux valgus*)

Ballenzehen-Rezept
- 6 Tropfen *Eucalyptus radiata*
- 3 Tropfen Zitrone
- 2 Tropfen Pfefferminze
- 1 Tropfen Wintergrün

Unverdünnt, oder bei Bedarf verdünnt, wiederholt 2–4 Tropfen auf die Stelle auftragen und einmassieren.

Bänder-, Sehnenreizung

Baldrian, Gewürznelke, Immortelle, Pfefferminze, Vetiver, Wintergrün, Zitronengras, Zypresse, Schmerzöl

Unverdünnt oder verdünnt sanft auf die betroffene Stelle massieren.

Bänderriss

Baldrian, Elemi, Gewürznelke, Immortelle, Majoran, Pfefferminze, Rainfarn, Vetiver, Wintergrün, Zitronengras, Schmerzöl

- Unverdünnt oder verdünnt sanft 3–4 Tropfen eines der genannten Öle auf die betroffene Stelle massieren.

Immortelle in Kombination mit **Zitronengras** lindert Schmerzen und regeneriert das Gewebe nach einem Bänderriss. **Lavendel** und **Zitronengras** oder **Majoran** mit **Zitronengras** unterstützen entzündete Sehnen nachhaltig. **Elemi** oder **Zitronengras** werden bei Problemen mit den Bändern bevorzugt.

Bänderzerrung

Basilikum, Lavendel, Majoran, Zitronengras, Zypresse

Ölmischung bei Verstauchung

- 3 Tropfen Zitronengras
- 3 Tropfen Zypresse
- 3 Tropfen Lavendel
- 3 Tropfen Basilikum
- Unverdünnt oder verdünnt 3–4 Tropfen sanft auf die betroffene Stelle massieren.

Bandscheibenvorfall

Basilikum, *Eucalyptus radiata*, Fichte, Gewürznelke, Immortelle, Melisse, Schwarzer Pfeffer, Pfefferminze, Rosmarin, Thymian, Wintergrün, Zitrone, Zypresse, Schmerzöl

- Zur Schmerzlinderung, verdünnt 3–4 Tropfen auf die betroffene Stelle auftragen, sanft einreiben und eine kalte Kompresse auflegen.
- Eine wöchentliche Rückenmassage mit antiviralen Ölen nehmen.

Mögliche Ursachen:

- Übersäuerung (äußert sich in Krämpfen, Verspannungen und steifem Nacken)
- Calciumraub aus Knochen und Bandscheiben
- Überbelastung

Orthomolekulartherapie: Entsäuerung (siehe »Entgiftung, Entsäuerung, innere Reinigung«)
Remineralisierung: Ein hochwirksames Vitamin- und Mineralstoffpräparat einschließlich kollagenaufbauende Nährstoffe: Vitamin C, OPC, Glucosamin, Chondroitin, Omega-3-Fettsäuren, MSM, antioxidantienreiche Ernährung.

Aromatherapie: Die antivirale Rückenmassage, bekannt als Raindrop-Massage, ist eine Spezialtechnik, um die Wirbelsäule sowohl energetisch als auch physisch mit speziellen ätherischen Ölen zu unterstützen. Einen zertifizierten Practitioner findet man online. Basenbäder mit ätherischen Ölen entgiften und entsäuern.

Basilikum ist ein stark krampflösendes, antivirales und entzündungshemmendes Öl. **Immortelle** bindet Chemikalien und Toxine. **Pfefferminze** ist ein Anti-Schmerzöl und wirkt entzündungshemmend. **Zypresse** stärkt die Wände der Blutgefäße, verbessert die Durchblutung und wirkt entzündungshemmend.

Bauchschmerzen

Physisch: Anis, Basilikum, Estragon, Fenchel, Ingwer, Majoran, Pfefferminze, Wacholder, Zitronengras, Verdauungsöl

Psychisch: Basilikum, Estragon, Geranie, Ingwer, Kamille, Lavendel, Mandarine

Bei psychischen Bauchschmerzen von Kindern

Rezept 1:

- 2 Tropfen Mandarine
- 1 Esslöffel Mandelöl

Im Uhrzeigersinn auf den Bauch reiben.

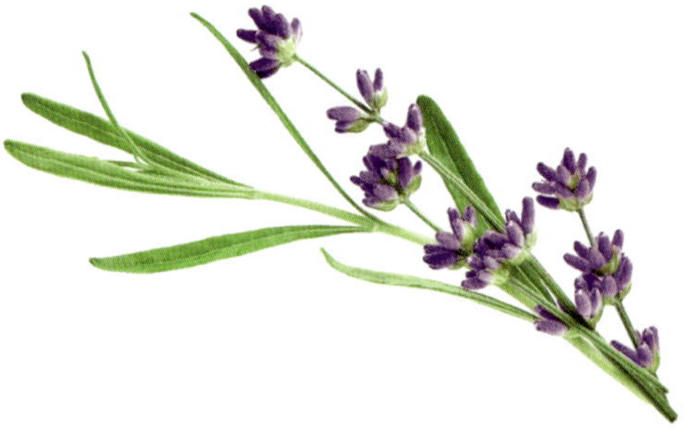

Rezept 2:

- 4 Tropfen Basilikum
- 4 Tropfen Lavendel
- 6 Tropfen Geranie
- 50 ml Massageöl

Das Massageöl leicht anwärmen und 2–4 Tropfen im Uhrzeigersinn auf den Bauch auftragen und einreiben.

Bauchspeicheldrüsenentzündung, Pankreatitis

Dill, Fenchel, Geranie, Gewürznelke, Immortelle, Ingwer, Kamille, Koriander, Majoran, Ocotea, Oregano, Pfefferminze, Rosmarin, Vetiver, Wacholder, Zimt, Zitrone, Zitronengras, Zypresse, Leberöl, Verdauungsöl

♣ Als Nahrungsergänzung dreimal täglich in einer Kapsel einnehmen.
💧 Auf Rücken, Brust, Fußsohlen und über die Bauchspeicheldrüse auftragen.
⦿ Ein Zäpfchen rektal über Nacht, dreimal pro Woche, verwenden und nach 3 Wochen oder nach Anweisung der Naturheilpraxis aussetzen.

Mögliche Ursachen:

- Akut: Eine Blockade in der Bauchspeicheldrüse staut die für den Darm vorgesehenen Verdauungsenzyme und verdaut sich sozusagen selbst.
- Gallensteine (durch überschüssiges Calcium im Blut)
- Chronisch: Eine wiederkehrende Entzündung (70% durch Alkoholkonsum)
- Infektionen

Orthomolekulartherapie: Die effektivste Methode bei akuter Bauchspeicheldrüsenentzündung ist ein totales 4–5-tägiges Heilfasten.
Ein hochwirksames Vitamin- und Mineralstoffpräparat einschließlich Pantothensäure, Vitamin B_5, Vitamin C, A, E, D + K, Cholin, Calcium, Chrom, Zink, Magnesium, Omega-3-Fettsäuren, Faserstoffe (Zunderschwamm), Proteine (Eiweiß) und deren Bausteine, die essenziellen Aminosäuren. (Da unser Körper keinen Eiweißspeicher besitzt, müssen den Zellen regelmäßig Proteine zugeführt werden.)

Ätherische Öle: Zimt stimuliert die Insulinrezeptoren und erhöht die Fähigkeit der Zellen deutlich, Glukose zu verwerten. Das Einnehmen von Zimt in Form eines ätherischen Zimtöls ist die wirksamste Art und Weise, die Vorzüge dieses Gewürzes in konzentrierter Form zu erhalten.

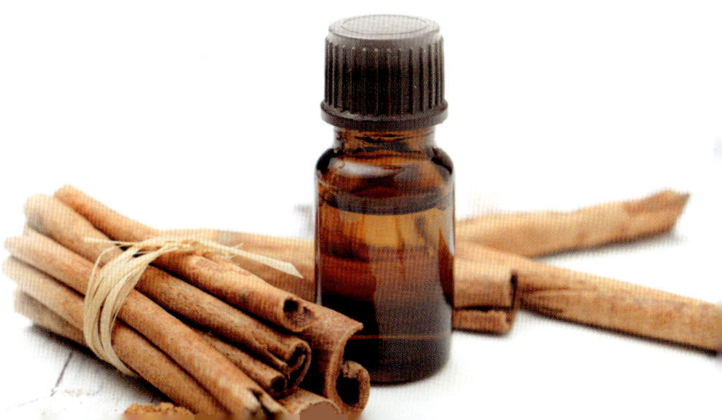

Becken- und Blasenschmerzen

Bergbohnenkraut, *Eucalyptus radiata*, Fichte, Gewürznelke, Kiefer, Lavendel, Majoran, *Melaleuca alternifolia* (Teebaum), Oregano, Pfefferminze, Rosmarin, Thymian, Wacholder, Zimtrinde, Zistrose, Verdauungsöl, Antimikrobielle Ölmischung

- Als Nahrungsergänzung 3 Tropfen eines der genannten Öle in einer Kapsel, aufgefüllt mit Speiseöl, einnehmen.
- Eine warme Kompresse, auf die Blase gelegt, wirkt angenehm.

Beckenschiefstand

Fichte, Blauer Rainfarn, Rosenholz, Weihrauch

- Eines oder mehrere der hier genannten ätherischen Öle in einer Mandelölbasis als Massageöl auf die betroffene Stelle, die Wirbelsäule oder auf die Fußsohlen auftragen und einmassieren.

Beingeschwür

Fichte, Gewürznelke, Kamille, Lavendel, Myrrhe, Patschuli, Rosmarin, Sandelholz, Teebaum, Wacholder, Weihrauch

- Etwa 4 Tropfen Lavendel unverdünnt auf die Wunde geben oder die Öle verdünnt um die betroffene Stelle herum auftragen, sanft einmassieren und bei Bedarf wiederholen. Es werden keine fetten Öle in eine Wunde gebracht, um Keimbildung zu vermeiden.

Besenreiser

Basilikum, Immortelle, Lavendel, Majoran, Pfefferminze, Wintergrün, Zitrusöle (Grapefruit, Mandarine, Orange, Zitrone), Zypresse

- Unverdünnt, wiederholt 2–4 Tropfen auf die Stelle auftragen und in Richtung des Herzens massieren.

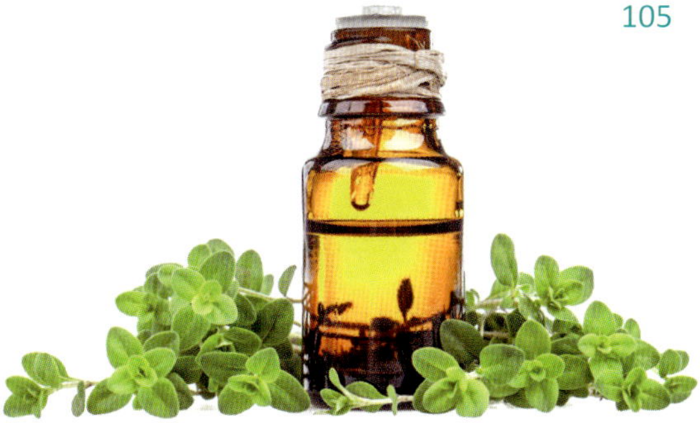

Besenreiser-Mischung

- 3 Tropfen Pfefferminze
- 5 Tropfen Basilikum
- 8 Tropfen Majoran
- 10 Tropfen Zypresse
- 20 Tropfen Massageöl

💧 Die Ölmischung wiederholt auftragen und sanft einmassieren.

Bettnässen —> siehe Blasenschwäche

Bindegewebsschwäche

Basilikum, *Eucalyptus radiata*, Gewürznelke, Immortelle, Pfefferminze, Majoran, Rosmarin, Wintergrün, Zitronengras, Zitrusöle (Grapefruit, Mandarine, Orange, Zitrone), Zypresse

💧 Unverdünnt oder nach Bedarf verdünnt, wiederholt 4–6 Tropfen auf die gewünschte Stelle auftragen und sanft einmassieren. Bei Schwellungen zusätzlich mit einer Bandage umwickeln und Eispackungen oder eine kalte Kompresse auflegen.

Mögliche Ursachen:

- Übersäuerung

Orthomolekulartherapie: Entsäuerung (siehe »Entgiftung, Entsäuerung, innere Reinigung«)

Remineralisierung: Ein hochwirksames Vitamin- und Mineralstoffpräparat einschließlich hochdosiertes Vitamin C, Basenpulver.

Aromatherapie:

- **Fichte** oder **Wintergrün** sind für Bindegewebe und Knochen am besten geeignet.
- **Basilikum** oder **Majoran** unterstützen die Muskeln.
- **Elemi** oder **Zitronengras** werden bei Problemen mit den Bändern eingesetzt.
- **Basilikum, Immortelle** oder **Zitronengras** helfen bei Krämpfen.

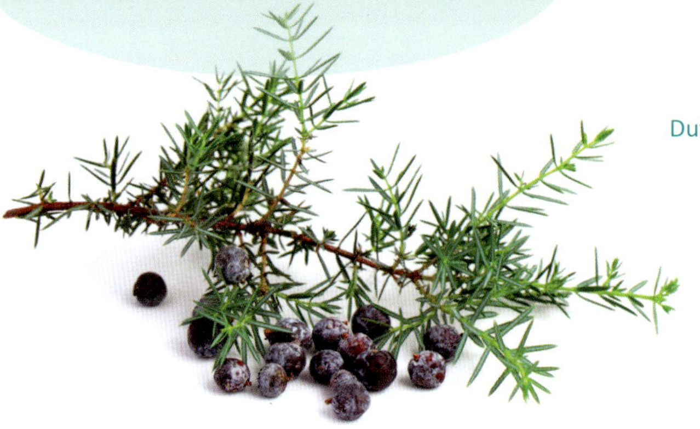

Bindehautentzündung

Siehe auch Augenleiden

Fichte, Lavendel, *Melaleuca alternifolia* (Teebaum), Myrrhe, Sandelholz, Wacholder, Weihrauch, Zistrose

☼ Vernebeln, auch über Nacht beim Schlafen einen Diffuser laufen lassen.
💧 Auf den Nasenrücken und in weitem Bogen um die Augen reiben.

⚠ Nicht in die Augen bringen.

Mögliche Ursachen:

- Viele Faktoren: Fremdkörper im Auge, allergische Reaktionen, Bakterien oder Viren oder Übermüdung der Augen
- Übersäuerung (Säuren »lähmen« die Augenmuskulatur, führen zur Trübung der Augenlinse und zu Sehstörungen, Bindehautentzündungen und Lichtempfindlichkeit.)
- Mögliche psychische Ursachen: Konflikte, etwas nicht ansehen wollen, sauer sein, Überforderung

Orthomolekulartherapie: Entsäuerung (siehe »Entgiftung, Entsäuerung, innere Reinigung«)
Remineralisierung: Ein hochwirksames Vitamin- und Mineralstoffpräparat einschließlich Silicium, kolloidales Silber (einmal täglich 1 Teelöffel oder zweimal täglich ½ Teelöffel mit einem Glas Wasser einnehmen, Plastik- oder Holzlöffel verwenden!), Magnesium, Vitamin D_3 + K, Omega-3-Fettsäuren.

Aromatherapie: Das beruhigende ätherische **Lavendelöl** lindert die Augenentzündung sowie Stress. Es lässt die Augenmuskulatur entspannen.
Lavendel- oder **Immortellenhydrolat** als Gesichtsspray verwendet, wirkt kühlend und lindernd. Ein Wattebausch, getränkt mit Blütenwasser, auf die geschlossenen Augenlider gelegt, ist wohltuend.

Blähungen

Anis, Dill, Estragon, Fenchel, Ledum, Muskatnuss, Pfefferminze, Zitronengras, Verdauungsöl

- ♣ Als Nahrungsergänzung in einer Kapsel oder in Flüssigkeit einnehmen.
- 💧 Verdünnt nach Bedarf 6–10 Tropfen auf den Bauch auftragen, einreiben und eine warme Kompresse auflegen.
- 💧 Die Fußreflexzonen des Magens massieren.

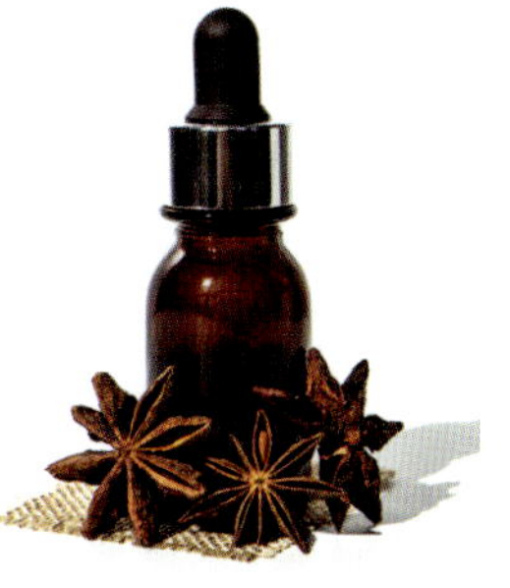

Bademischung bei Blähungen

- 3 Tropfen Anis
- 3 Tropfen Fenchel
- 1 Tropfen Pfefferminze
- 1 Teelöffel Salz, Honig oder Sahne

Ein Vollbad mit dieser Ölmischung löst Verkrampfungen im Darm und lindert Blähungen. Eine zusätzliche Bauchmassage mit Fenchelöl und/oder das Trinken einer warmen Tasse Fencheltee wirken hilfreich. Für den Fencheltee gibt man 1 Tropfen Fenchelöl in etwas Honig (zum Emulgieren) und rührt dies in warmes Wasser ein.

Blasenentzündung, Zystitis

Siehe auch Harnwegsinfektion, wenn nicht nur Harnröhre und Blase, sondern auch Harnleiter oder Nieren betroffen sind.

Basilikum, Bergbohnenkraut, Eukalyptus, Gewürznelke, Lavendel, Majoran, Oregano, Rosmarin, Sandelholz, Teebaum, Wacholder, Zistrose, Zitronengras, Antimikrobielle Ölmischung

- 💧 Für eine Bauchmassage: 3–4 Tropfen verdünnt auf den unteren Bauchbereich auftragen.
- 💧 Für ein Bad: 10 Tropfen in 1 Tasse Badesalz emulgieren und dem Badewasser zufügen.
- ♣ Als Nahrungsergänzung: 1 Tropfen Zitronengras oder 1 Tropfen Antimikrobielle Ölmischung in einem Glas Saft oder Wasser täglich öfter trinken.

Warme Kompresse bei Blasenentzündung
- 2 Tropfen Wacholder
- 2 Tropfen Eukalyptus
- 1 Tropfen Sandelholz
- ½ l warmes Wasser
- Auf den Unterbauch auflegen

Rezept bei Blasenentzündung
- 6–8 Tropfen Lavendel
- Salz, Sahne, Badegel oder Öl zum Emulgieren
- Im Vollbad verwenden. Für ein Sitzbad genügen 3–4 Tropfen Lavendelöl.
- ♣ 1–2 Tropfen Lavendelöl, verdünnt mit reinem Pflanzenöl, zur innerlichen Einnahme verwenden.

Mögliche Ursachen:
- Bakterien (Darm – Harnleiter)
- Nierenentzündung (Niere – Blase)
- Viren, Parasiten, Pilze
- Unterkühlung

Orthomolekulartherapie: Ein hochwirksames Vitamin- und Mineralstoffpräparat, viel Flüssigkeit trinken, Cranberrysaft, Preiselbeeren, Gojibeeren, Omega-3-Fettsäuren, Vitamin C, D_3 + K + Magnesium, Zink, Ginkgo, Propolis, Aloe-Vera-Saft.

Aromatherapie:
- Neben einer Massage und einem Bad kann sich auch ein Umschlag mit ätherischen Ölen, auf den Unterbauch aufgelegt, durch seine Wärme angenehm und schmerzlindernd erweisen.
- Sind die Nieren warm, ist der ganze Körper warm. Einen warmen Schal um die Nieren wickeln.
- Ein warmes abendliches Fußbad mit wärmenden Ölen wie Ingwer, Wintergrün, Oregano oder Gewürznelke sorgt für warme Füße.

Blasenschwäche

Anis, Bergbohnenkraut, Fenchel, Gewürznelke, Ingwer, Oregano, Rosmarin, Salbei, Teebaum, Thymian, Wacholder, Zistrose, Zitronengras, Zypresse, Verdauungsöl

- Verdünnt auf den Unterbauch reiben, bei Bedarf eine warme Kompresse auflegen.
- ♣ 1 Tropfen Salbei in warmes Wasser geben und als Salbeitee trinken. Vor dem Schlafengehen ein wenig davon trinken, um die Blase zu erwärmen. (Dadurch hält die Blase länger dicht für eine ungestörte Bettruhe.) Auch andere Öle in Nahrungsmittelqualität können als Tee getrunken werden.

Bettnässen und Inkontinenz:

- Vor dem Zubettgehen wird Zypresse, verdünnt mit reinem Pflanzenöl, auf den Unterbauch gerieben.

Blasenstau

Ledum, Pfefferminze

- Bei Blasenstau kann es zu eingeschränkten Sinneswahrnehmungen im Kopfbereich kommen.
- Einatmen, vernebeln.
- 1–2 Tropfen in Wasser trinken.
- Auf Stirn, Schläfen und Nacken reiben.

Blasensteine

Fenchel, Geranie, Immortelle, Pfefferminze, Salbei, Wacholder, Wintergrün, Zitronengras

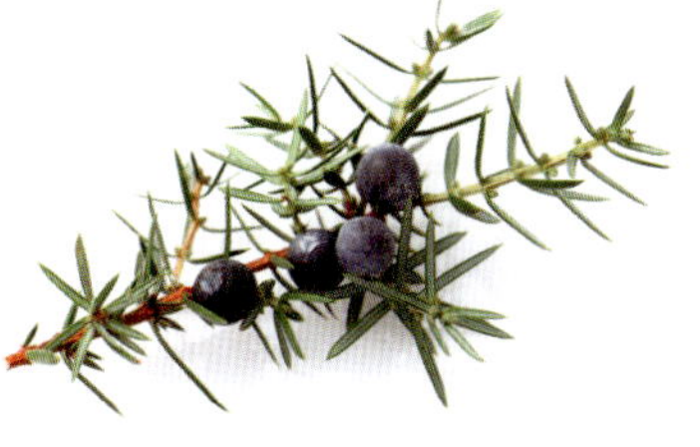

Kompresse bei Blasen/Nierensteinen

- 10 Tropfen *Eucalyptus radiata*
- 10 Tropfen Geranie
- 10 Tropfen Wacholder
- 1 Teelöffel Massageöl
- Eine warme Kompresse mit 6–10 Tropfen der Ölmischung auf die Nierenregion auflegen, bei Bedarf wiederholen.
- 2–3 Tropfen auf die Fußreflexzonen (Niere) massieren.
- Als Nahrungsergänzung in Kapseln oder Flüssigkeit (Pflanzenmilch) einnehmen.

Blasensteine sind Ablagerungen von Säuren.

Mögliche Ursachen:

- Übersäuerung
- Mineralstoffmangel
- Zu wenig Flüssigkeitszufuhr (Wasser)

Orthomolekulartherapie: **Entsäuerung** (siehe »Entgiftung, Entsäuerung, innere Reinigung«)

Remineralisierung: Ein hochwirksames Vitamin- und Mineralstoffpräparat, viel Wasser trinken, ausgewogene Ernährung, Kurkuma, moderate Bewegung.

Aromatherapie: Das **Wacholderöl** hat eine harntreibende und steinauflösende sowie entzündungshemmende Wirkung (Blasensteine, Gallensteine, Nierensteine). Mit 1 Tropfen Wacholderöl in 1 Tasse warmem Wasser hat man einen wirksamen »Wacholdertee«.

Früher wurde Wacholder geräuchert, Tücher über den duftenden Rauch gehalten und diese auf die erkrankten Stellen eines Patienten gelegt. Heute vernebelt man das Wacholderöl im Aroma-Diffuser und trägt einige Tropfen, verdünnt mit reinem Pflanzenöl, auf den Unterbauch auf. Verdünnt kann Wacholderöl auch in einer Kapsel eingenommen werden. Dazu nimmt man 3 Tropfen Wacholderöl, füllt die Kapsel mit Speiseöl auf und nimmt sie mit Flüssigkeit ein. Wacholderöl sollte nicht länger als einige aufeinanderfolgende Tage genommen werden.

Blutarmut —> Anämie

Blutdruck, hoher (Hypertension)

Balsamtanne, Basilikum, Eukalyptus, Gewürznelke, Immortelle, *Jasmin absolue*, Lavendel, Majoran, Muskatellersalbei, Muskatnuss, Ocotea, Pfefferminze, Weihrauch, Ylang Ylang, Zitrusöle (Grapefruit, Mandarine, Orange, Zitrone), Wintergrün, Zypresse

- Starke Verdünnung (1:4) für eine tägliche Ganzkörpermassage. 1:4 heißt, 1 Tropfen ätherisches Öl auf 4 Tropfen reines Pflanzenöl.
- Mit einem Aroma-Diffuser im Raum vernebeln.
- Nach Anleitung (siehe Teil I) als Nahrungsergänzung in einer Kapsel einnehmen.

Zusätzliche Empfehlung:

- Je 1–2 Tropfen Zitrone und Immortelle auf Herz, Karotisarterien (Halsschlagadern) und Fußreflexzonen (Herzpunkt) massieren. Der Blutdruck wird innerhalb von 5–20 Minuten abfallen. Blutdruck beobachten und notfalls die Öle noch einmal auftragen.

Abendliches Bad

- 3 Tropfen Majoran
- 3 Tropfen Ylang Ylang
- Salz oder Sahne als Emulgator

Man nimmt zweimal pro Woche ein Bad.

Massage bei hohem Blutdruck

- 3 Tropfen Geranie
- 3 Tropfen Lavendel
- 3 Tropfen Zitronengras
- 1 El Massageöl

Über das Herz und die Reflexzonen für das Herz am linken Fuß und auf der linken Hand auftragen und einmassieren.

Mögliche Ursachen:

- Verengung der Blutgefäße (Ärger, Stress)
- Übersäuerung durch Ernährung (Zucker, Kohlenhydrate) und Lebensstil (Bewegungsmangel, Rauchen)
- Umwelteinflüsse (Schwermetalle)
- Innere Erkrankungen
- Mögliche psychische Ursachen: Unterdrückte Gefühle

Orthomolekulartherapie: Entsäuerung (siehe »Entgiftung, Entsäuerung, innere Reinigung«), Basenpulver

Remineralisierung: Ein hochwirksames Vitamin- und Mineralstoffpräparat einschließlich Vitamin B_6, Folsäure, B_{12}, Vitamin C (2000–5000 mg), Vitamin E, Vitamin D_3 + K, CoQ10, Folsäure, Betakarotin, Alpha-Liponsäure, Bromelain (Ananas), Aroniabeere, Gojibeere, Astragalus, Curcumin, Carnitin, Weißdorn, Beta-Glucane (Zunderschwamm, Faserstoffe), Omega-3-Fettsäuren, essenzielle Aminosäuren, Calcium, Kalium, Magnesium, Silicium, kolloidales Germanium (einmal täglich 1 Teelöffel oder zweimal täglich ½ Teelöffel zu den Mahlzeiten mit einem Glas Wasser zu den Mahlzeiten einnehmen; Plastik- oder Holzlöffel verwenden, kein Metall!)

Nahrung: Knoblauch, Zwiebeln, Brokkoli, Sellerie, grünes Blattgemüse, Spinat, Fisch, Beeren, Nüsse und Samen, Bananen, Melonen, schwarze Schokolade, kolloidales Silber zur Ausleitung von Schwermetallen

Aromatherapie: Ätherische Öle können den Blutdruck senken:

- Sie erweitern die Arterien,
- bringen Sauerstoff zu den Zellen,
- liefern Antioxidantien, um oxidativen Stress zu senken
- und bauen Stress ab.

⚠ Folgende Öle bei Bluthochdruck **meiden**: Rosmarin, Salbei, Thymian, Ysop.

Bademischung bei hohem Blutdruck

- 3 Tropfen Immortelle
- 3 Tropfen Ylang Ylang
- 1 Esslöffel Massageöl, Sahne oder Badegel

Für ein Vollbad die Ölmischung unter fließendem Wasser in die Wanne einlassen. Eine moderate Wassertemperatur verwenden.
Dieses Rezept kann auch als Massageöl, nach Bedarf verdünnt, auf Pulsstellen und Solarplexus aufgetragen und eingerieben werden.

Blutdruck, niedriger (Hypotonie)

Immortelle, Kamille, Kiefer, Majoran, Pfefferminz, Rosmarin, Salbei, Thymian, Ylang Ylang, Ysop, Zitrusöle (Bergamotte, Mandarine, Zitrone), Zypresse

Duschgel bei niedrigem Blutdruck

- 4 Tropfen Rosmarin
- 2 Tropfen Grapefruit
- 2 Tropfen Zitronengras
- 2 Esslöffel Duschgel

💧 Öle dem bevorzugten (schadstofffreien) Duschgel zufügen und wie gewohnt verwenden.

Massagemischung bei niedrigem Blutdruck

- 1 Tropfen Majoran
- 1 Tropfen Rosmarin oder Thymian

Unverdünnt oder bei Bedarf verdünnt im Uhrzeigersinn auf den Solarplexus reiben. Kann auch zur Anregung auf die Pulsstellen an den Handgelenken oder auf die Fußreflexzonen gerieben werden.

Blutdruck, regulierend

Lavendel, Majoran, Ylang Ylang

☼ Einatmen, vernebeln.

💧 Auf Herz, Stirn, Schläfen und Nacken reiben; gleichzeitig auf Halsschlagader, Puls und Fußreflexzonen (Herz) auftragen.

Bluterguss, Blaue Flecken, Prellung

Zypresse, Immortelle, Geranie, Gewürznelke, Lavendel, Kamille, Schwarzer Pfeffer, Pfefferminze, Wintergrün, Zitronengras, Schmerzöl

Hautpflege bei Bluterguss

- 3 Tropfen Geranie
- 5 Tropfen Immortelle
- 4 Tropfen Lavendel
- 3 Tropfen Zitronengras
- 3 Tropfen Zypresse

Unverdünnt oder verdünnt wiederholt 1–3 Tropfen auf die Stelle auftragen.

Immortelle stoppt Blutungen augenblicklich, reduziert Blutergüsse merklich und beschleunigt die Heilung, wenn es unverdünnt auf die Stelle aufgetragen wird.

Bei Bedarf eine kühle Kompresse auf die Stelle auflegen.

Bei Bluterguss sofort **Immortelle** (auch in 10%iger Verdünnung) auf die Stelle auftragen, um den Schmerz, die Schwellung und die Verfärbung zu lindern. Nach Bedarf wiederholen. Auch können mehrere Tropfen **Pfefferminzöl,** auf die verletzte Stelle aufgetragen, die Schmerzempfindung verringern. Pfefferminze ist das bekannteste Schmerzöl.

Blutgerinnsel

Estragon, Fenchel, Gewürznelke, Immortelle, Lavendel, Mandarine, Ysop, Zimtrinde, Zistrose, Zypresse

Auf die betroffene Stelle oder auf die Fußsohlen auftragen.

Als Nahrungsergänzung 1–3 Tropfen in einer Kapsel oder in Flüssigkeit zu sich nehmen.

Ein Öl mittels Aroma-Diffuser, direkt aus dem Fläschchen oder von den Handflächen, tief einatmen.

Blutreinigung

***Eucalyptus radiata*, Gewürznelke, Immortelle, Kamille, Lavendel, Rosmarin, Wacholder, Weihrauch, Zimtrinde, Zistrose, Zitrone, Zitronengras, Zypresse, Antimikrobielle Ölmischung**

Rezept zur Blutreinigung

- 2 Tropfen Wacholder
- 2 Tropfen Zitronengras
- 2 Tropfen Zypresse

Ätherische Öle tief einatmen. Tiefenatmung reinigt (Atmungstherapie). Das Einatmen ätherischer Öle bringt Sauerstoff ins Blut und macht das Ein- und Ausatmen umso wirkungsvoller.

Verdünnt unter die Arme, auf die Nierengegend und die Fußsohlen mehrmals täglich auftragen und einmassieren. Eine antimikrobielle Rückenmassage nehmen.

Als Nahrungsergänzung in einer Kapsel 1–2 Tropfen, aufgefüllt mit Speiseöl, oder in Flüssigkeit einnehmen.

Übersäuerung des Blutes: Es ist für das Überleben essenziell, dass das Blut einen konstanten pH-Wert aufweist. Übersäuerung führt zu vielen verschiedenen Krankheiten. Mehr dazu unter »Entgiftung, Entsäuerung, innere Reinigung« sowie »Azidose, Übersäuerung«.

Blutschwamm

Immortelle, Zypresse

1 Tropfen Immortelle pur auftragen.

Zypresse mit Massageöl verdünnen und auftragen.

Blutung

Siehe auch Wundheilung

Geranie, Immortelle, Lavendel, Myrrhe, Zistrose, Zypresse

1 Tropfen pur auftragen, bei Bedarf einen Druckverband anlegen.

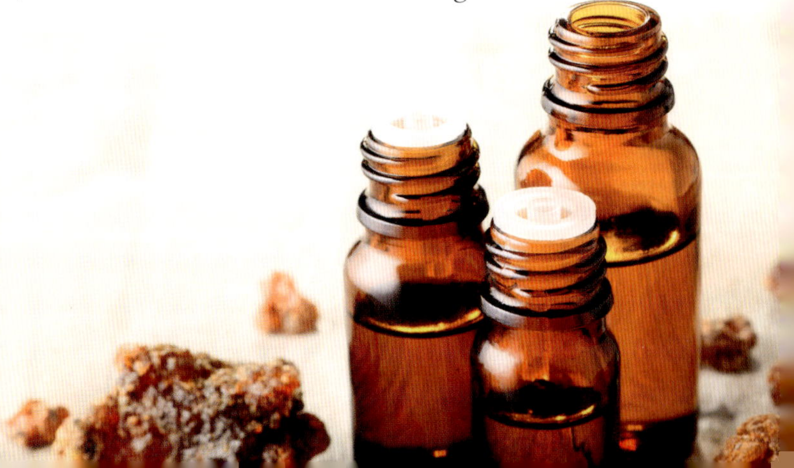

Blutverdünnung

Gewürznelke, Wintergrün

⚠ Achtung bei Einnahme von Aspirin oder anderen Blutverdünnern!

- Vernebeln und/oder direkt einatmen.
- 1–2 Tropfen als Nahrungsergänzung in einer Kapsel oder in Flüssigkeit einnehmen.
- Auf die betroffene Stelle auftragen und einreiben.

Blutvergiftung, Sepsis

Krankheitserreger (Viren, Bakterien, Pilze, darunter auch Schimmelpilze) können in den Blutkreislauf gelangen. Oft geschieht das über eine Wunde, öfter über einen Leaky Gut (undichten Darm). In Deutschland sterben täglich 150 Menschen an Blutvergiftung, das sind 50.000 jährlich, und weltweit sind es 500.000 bis zu 1 Million Todesfälle jährlich, laut Medizin Online, www.krank.de.

Copaiba, Gewürznelke, Lavendel, Manuka, Oregano, Pfefferminze, Teebaum, Zimtrinde

- Bei offenen Wunden 2–3 Tropfen pur auf die Stelle tropfen, ansonsten verdünnt auftragen.
- Als Nahrungsergänzung wiederholt 2–3 Tropfen ätherisches Öl in einer Kapsel, aufgefüllt mit Speiseöl, oder in Flüssigkeit einnehmen.

⚠ Bei Symptomen wie hohem Fieber, Schüttelfrost oder Verwirrtheit, sofort ärztliche Hilfe einholen.

Blutzucker, hoher, Hyperglykämie

Siehe auch Diabetes

Dill, Fenchel, Gewürznelke, Immortelle, Kamille, Koriander, Ledum, Ocotea, Pfefferminze, Rosmarin, Salbei, Wacholder, Zimt, Zypresse, Antimikrobielle Ölmischung, Verdauungsöl, Leberöl

- Als Nahrungsergänzung in einer Kapsel einnehmen.

Blutzucker, niedriger, Hypoglykämie, Unterzuckerung

***Eucalyptus radiata*, Fenchel, Dill, Gewürznelke, Koriander, Rosmarin, Thymian, Zimtrinde, Zitrone, Zypresse, Antimikrobielle Ölmischung**

⚠ Bei Unterzuckerung wird sofort Glukose, z. B. Traubenzucker, zugeführt und sofortige Hilfe eingeholt, um Gefahr abzuwenden.

♣ Als Nahrungsergänzung dreimal täglich in einer Kapsel einnehmen.
♣ Eine Leberreinigung (Nahrungsergänzung) machen.
💧 Auf die Fußreflexzonen der Bauchspeicheldrüse massieren.

Ölmischung bei Unterzucker

- 2 Tropfen Dill
- 2 Tropfen Fenchel
- 2 Tropfen Koriander
- 2 Tropfen Rosmarin
- 2 Tropfen Teebaum

💧 Mehrmals täglich auf die Fußreflexzonen der Pankreas massieren, bei Bedarf eine warme Kompresse auf die Bauchspeicheldrüse legen.

Mögliche Ursachen:

- Grunderkrankung (*Diabetes mellitus*, übermäßige Insulinausschüttung)
- Insulin, Medikamente
- Körperliche Überbelastung (Leistungssport)
- Übersäuerung (Mangelernährung, Stress – erhöhte Cortisolwerte, Aggressivität)
- Alkoholmissbrauch
- Hormonimbalance
- Nahrungsmittelallergien

Orthomolekulartherapie: Entsäuerung (siehe »Entgiftung, Entsäuerung, innere Reinigung«)
Remineralisierung: Ein hochwirksames Vitamin- und Mineralstoffpräparat einschließlich Chrom, Faserstoffe (Zunderschwamm), CoQ10, Resveratrol, Selen, Spirulina (reich an Vitaminen), Stevia, Heilpilze.
Alle 3–4 Stunden etwas essen.

Aromatherapie: Das ätherische **Zimtöl** senkt den Blutzuckerspiegel und unterstützt Menschen mit Diabetes mit seinem wärmenden, vitalisierenden Feuerelement. Es kann im Aroma-Diffuser vernebelt werden, in Bademischungen, Cremes, Massageölen und Kompressen verwendet werden und es ist ein wunderbares Küchenöl zum Würzen.

Borreliose

***Eucalyptus radiata*, Gewürznelke, Immortelle, Melisse, Oregano, Pfefferminze, Rosmarin, Teebaum, Thymian, Wintergrün, Ysop, Zimt, Zitrone, Zypresse, Schmerzöl, Antimikrobielle Ölmischung**

♣ Als Nahrungsergänzung in einer Kapsel dreimal täglich einnehmen.

Borreliosebakterien sind die Ursache vieler verschiedener Infektionskrankheiten!

Mögliche Ursachen: Übertragung durch Zecken, Auftreten der Symptome erst nach 5–30 Tagen, Symptome (Haut, Gelenkbeschwerden, Nerven) werden daher später oft nicht mit dem Zeckenbiss in Verbindung gebracht.

Orthomolekulartherapie: Entsäuerung (siehe »Entgiftung, Entsäuerung, innere Reinigung«) zur Eliminierung der Borreliose-Erreger.
Remineralisierung: Ein hochwirksames Vitamin- und Mineralstoffpräparat einschließlich 1 Teelöffel Kokosöl am Tag als Vorbeugung gegen Zecken.
Silicium (siehe »Entzündung«), Colostrum, Propolis, Vitamin C.

Aromatherapie: Zecken fallen nicht vom Baum. Sie sitzen auf Gräsern und gelangen so auf den Menschen. Übersäuerte Menschen sind für Insektenbefall anfälliger. Als Vorsorge sprüht man eine Mischung aus Wasser und ätherischen Ölen auf die Schuhe, bevor man einen sommerlichen Spaziergang macht.
Bei Beschwerden durch Borreliosevergiftung werden ätherische Öle in einer Kapsel eingenommen. Dazu nimmt man 3–4 Tropfen pro Kapsel und füllt diese mit Speiseöl auf.

Brandwunde, Verbrennung

Balsamtanne, Lavendel, Immortelle

💧 Unverdünnt 1–3 Tropfen mehrmals täglich auf die Stelle auftragen. Das kühlt die Wunde augenblicklich und verringert die Entzündung.
♣ Es ist wichtig, die Verbrennung feucht zu halten und viel Wasser zu trinken.

Bronchitis, Schleimhautentzündung der Bronchien

Siehe auch Asthma

Balsamtanne, *Eucalyptus radiata*, Fichte, Geranie, Gewürznelke, Grüne Minze, Immortelle, Lavendel, Pfefferminze, Rosmarin, Salbei, Teebaum, Thymian, Weihrauch, Wintergrün, Ysop, Zimt, Zitrone, Zypresse, Antimikrobielle Ölmischung, Atmungsöl

Ölmischung bei Bronchitis

- 2 Tropfen Salbei
- 4 Tropfen Myrrhe
- 5 Tropfen Nelke
- 6 Tropfen Ravensara
- 15 Tropfen Weihrauch

Verdünnt 2–6 Tropfen auf Brust, Nacken und Rücken reiben, eine warme Kompresse ein- bis dreimal täglich auflegen.

Eine warme Kompresse auf Hals, Brust und oberen Rückenbereich auflegen.

Die Fußreflexzonen (Lungenpunkte) mit Öl massieren.

Nach Bedarf stündlich gurgeln.

Atmungsöl direkt einatmen, im Raum vernebeln, eine Dampfinhalation nehmen.

Retention: Rektal, 20 Tropfen mit 1 Teelöffel Olivenöl mischen, einbringen und über Nacht im Darm behalten, 2–3 Tage lang wiederholen.

Quelle: *Essential Oils Integrative Medical Guide*

Mögliche Ursachen:

- Geschwächtes Immunsystem
- Übersäuerung, Mineralstoffmangel
- Vorausgegangene Virusinfektion (Influenza)
- Gesteigerte Entzündungsreaktion (Infektionen im Lungenbereich)
- Rauchen

Orthomolekulartherapie: Entsäuerung (siehe »Entgiftung, Entsäuerung, innere Reinigung«)

Remineralisierung: Ein hochwirksames Vitamin- und Mineralstoffpräparat einschließlich hochdosiertes Vitamin C, A, D_3 + K, Acetylcystein, Omega-3-Fettsäuren, Magnesium, Zink, Silicium, kolloidales Silber (einmal täglich 1 Teelöffel oder zweimal täglich ½ Teelöffel mit einem Glas Wasser einnehmen, Plastik- oder Holzlöffel verwenden!), Wassertherapie.

Aromatherapie: Ätherische Öle dienen als natürliche Expektorantien zur Schleimlösung. Um das Atmen zu erleichtern, und kein Aroma-Diffuser oder Luftbefeuchter zur Verfügung stehen, kann man ein nasses Leinentuch, mit ätherischen Ölen besprüht, im Raum aufhängen. Bei einem Hustenanfall kann man auch ein paar Tropfen Teebaumöl auf ein Taschentuch tropfen und den Duft tief einatmen.
Die Einreibung mit einem duftenden Hustenbalsam auf Brust und Rücken hilft gegen Hustenreiz und löst Verschleimung. Nachts verhilft 1 Tropfen Balsamtannenöl, auf das Kissen getropft, zu einem ruhigen Schlaf. Zusätzlich sorgt ein abendliches heißes Fußbad für Wärme, und die ätherischen Öle darin für eine stark anti-entzündliche Wirkung.

Dr. Daniel Pénoëls Bronchitis-Programm:
Bronchitis lässt sich in drei Bereiche unterteilen, die jeweils getrennt betrachtet werden:

1. **Entzündung:** Man mischt zu gleichen Teilen *Eucalyptus citriodora* und Zitronengras und reibt pro Fuß 36 Tropfen unverdünnt auf die Nebenhöhlen- und Lungenpunkte der Fußreflexzonen. Verdünnt mit reinem Pflanzenöl werden ein paar Tropfen des Öls auf die Brust gerieben.
2. **Infektion:** 5 ml Teebaumöl, 25 Tropfen Geranie, 3 Tropfen Pfefferminze und 1 Tropfen Thymian werden gemischt, davon werden je 3–6 Tropfen unverdünnt auf die Nebenhöhlen- und Lungenpunkte der Fußreflexzonen beider Füße gerieben. Verdünnt mit reinem Pflanzenöl werden ein paar Tropfen der Mischung auf die Brust gerieben.
3. **Flüssigkeitsansammlungen (Schleim):** Man mischt je 25 Tropfen *Eucalyptus dives*, Pfefferminze und Dill und trägt davon je 3–6 Tropfen auf die Nebenhöhlen- und Lungenpunkte der Fußreflexzonen auf.

Dr. Pénoël hat es geschafft, seine klinische Erfahrung und seine medizinischen Fähigkeiten mit seiner Leidenschaft zu verbinden, um ein neues Verständnis für die Wirkung der ätherischen Öle zu schaffen und zu lehren: Quantum Aromatherapy®.[18]

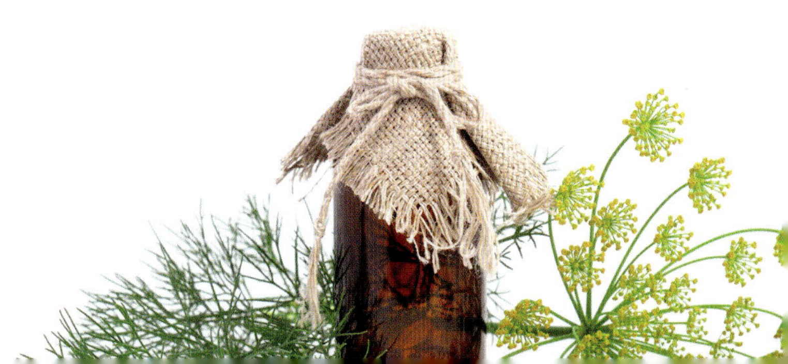

Burnout-Syndrom, Erschöpfungssyndrom, Müdigkeit

Baldrian, Balsamtanne, Basilikum, Bergamotte, Fichte, Geranie, Immortelle, Ingwer, Kamille, Lavendel, Myrrhe, Muskatnuss, Myrte, Orange, Pfefferminze, Rose, Rosmarin, Salbei, Sandelholz, Weihrauch, Zitrone

- In einem Bio-Badegel, in Öl oder in Sahne emulgiert dem Badewasser zusetzen.
- Auf das Herz, die Thymusdrüse oder auf die Handgelenke reiben.
- Vernebeln und direkt inhalieren.

Mögliche Ursachen:

- Störung regulativer Botenstoffe im Gehirn
- Übersäuerung und dadurch Überreizung des Sympathikus (führt zu Erschöpfung)

Orthomolekulartherapie: Entsäuerung (siehe »Entgiftung, Entsäuerung, innere Reinigung«)
Remineralisierung: Ein hochwirksames Vitamin- und Mineralstoffpräparat einschließlich Omega-3-Fettsäuren, Glutathion – Müdigkeit ist der Kampf zwischen oxidativem Stress (durch Umweltgifte, Impfung, etc.) und den körpereigenen Reserven an Glutathion.

Aromatherapie: Düfte beruhigen. Ätherische Öle helfen bei jeder Art von chronischem Stress, Schlaflosigkeit, Depression und stressbedingten Kopf- oder Magenschmerzen durch das direkte Einatmen oder Vernebeln im Aroma-Diffuser. Düfte unterstützen Meditation und eine ruhevolle Stimmung. In beruhigenden Bädern, Cremes, Massagen und Parfüms schenken sie Balance und Stabilität.

Bursitis, Schleimbeutelentzündung

Balsamtanne, Basilikum, Elemi, Gewürznelke, Immortelle, Deutsche Kamille, Lavendel, Majoran, Schwarzer Pfeffer, Pfefferminze, Rainfarn, Wintergrün, Schmerzöl

- Unverdünnt oder nach Bedarf verdünnt 2–4 Tropfen täglich mehrmals auf die betroffene Stelle (Gelenke) auftragen, eine kalte Kompresse auflegen.

Candida albicans

Siehe auch Pilzinfektion, Soor

Lavendel, Geranie, Oregano, Pfefferminze, Rosmarin, Teebaum, Thymian, Wacholder, Zitronengras

- Verdünnt 3–4 Tropfen zur Immunstärkung sanft auf die Thymusdrüse massieren und auf den Nacken auftragen.
- 5–10 Tropfen auf den Magen auftragen und einreiben und wiederholt 2–4 Tropfen auf die Fußreflexzonen (Magen, Darm) massieren.
- Öle in Badesalz täglich im Bad verwenden.
- Kapseln zwischen den Mahlzeiten einnehmen oder das Öl im Getränk (Pflanzenmilch) zwischen den Mahlzeiten trinken.
- Candida-Tampons verwenden.

Candida-Tampon

- 2 Tropfen Lavendel
- 2 Tropfen Teebaum
- 2 Tropfen Wacholder
- 2 Teelöffel Bio-Kokosöl
- Ungebleichte Bio-Tampons

Zutaten gut verrühren und 5 Nächte lang täglich 1 Bio-Tampon verwenden, den man zuvor einige Minuten lang im Öl weichen lässt.

Mögliche Ursachen:

- Übersäuerung: Ein saures Milieu ist der Nährboden für Pilze.
- Candida scheidet Gifte aus und steigert die Übersäuerung.
- Darmprobleme
- Ernährung (Nährstoffmangel, Zucker- und Milchkonsum)
- Kompromittiertes Immunsystem
- Medikamentenkonsum (Antibiotika)
- Umweltfaktoren (Stress)

Orthomolekulartherapie: Entsäuerung (siehe »Entgiftung, Entsäuerung, innere Reinigung«)

Remineralisierung: Ein hochwirksames Vitamin- und Mineralstoffpräparat einschließlich Grapefruitextrakt, Propolis, Knoblauch.

Aromatherapie: Ätherische Öle in magensaftresistenter Kapsel einnehmen, abendliche Basenbäder (pH 8,5) mit ätherischen Ölen genießen, basisches Wasser mit ätherischen Ölen trinken, auf basische Ernährung mit ätherischen Ölen achten.

Candida-Fakten:

- Candida ist ein Pilz, der unseren Dickdarm aus dem Gleichgewicht bringen kann. Für besonders immungeschwächte Menschen kann diese Pilzerkrankung zu einer systemischen Krankheit werden, die lebensbedrohlich werden kann. (Siehe auch Darmreinigung)
- Eine der besten Möglichkeiten, die Candida-Population im Darm zu verringern, besteht darin, die gesunden Bakterien zu vermehren, die mit dem Candidapilz konkurrieren. Das Mikrobiom muss mit einem hochwertigen Probiotikum wieder aufgefüllt werden. (Der Zunderschwamm liefert dem Darm eine große Menge an Faserstoffen, die Nahrung für die guten Bakterien sind und Gifte aus dem Darm absorbieren und abführen.)
- Candida liebt Zucker, daher sollte man sich kohlenhydrat- und zuckerarm ernähren und eine ballaststoffreiche Ernährung mit Obst und Gemüse zu sich nehmen. Auch fermentierte Lebensmittel sind gut für die Darmgesundheit, doch sollten diese keinen zusätzlichen Zucker enthalten.
- Bei jedem Biotoxin muss man zunächst das Biotoxin (den Candidapilz) abtöten und dann die Endotoxine (die von ihm produzierten Gifte) entfernen. Wenn man die Biotoxine schneller abtötet, als der Körper sie ausscheiden kann, könnte das zu einer unliebsamen Immunreaktion führen. Daher wäre ein Stuhlgang zwei bis dreimal täglich ideal. Sollte eine Verstopfung vorliegen, muss zuerst der Stuhlgang geregelt werden, bevor man ein Candida-Detox-Programm beginnt.

Cellulitis, Orangenhaut

Fenchel, Grapefruit, Grüne Minze, Rosmarin, Wacholder, Zitronengras, Zitrusöle (Grapefruit, Mandarine, Orange, Zitrone), Zypresse

Cellulite-Bademischung

- 4 Tropfen Rosmarin
- 9 Tropfen Grapefruit
- 2 Tropfen Zypresse

Das obige Rezept mit 2 Teelöffel Bittersalz oder einem Badegel mischen und im warmen Badewasser auflösen. Nach dem Bad mit einem Massageöl mit Cellulite-Ölen die betroffenen Stellen einmassieren.

Cellulite-Massageöl

- 3 Tropfen Zitrone
- 3 Tropfen Wacholder
- 3 Tropfen Zypresse
- 15 ml Massageöl

Täglich auf die betroffene Stelle auftragen und einmassieren.

Celluliteöl zur Hautstraffung

- 4 Tropfen Orange
- 4 Tropfen Grapefruit
- 4 Tropfen Zitronengras
- 4 Tropfen Zypresse
- 4 Tropfen Wacholder
- 100 ml Massageöl

Täglich die betroffenen Stellen einmassieren.

Mögliche Ursachen:

- Viele Faktoren
- Übersäuerung (Ernährung, Stress) und Ablagerung der Säuren im Gewebe
- Hochleistungssport (die Muskeltätigkeit erzeugt Milchsäure)

Orthomolekulartherapie: Entsäuerung (siehe »Entgiftung, Entsäuerung, innere Reinigung«)
Remineralisierung: Ein hochwirksames Vitamin- und Mineralstoffpräparat einschließlich Silicium (täglich 1 Esslöffel Silicium-Gel einnehmen, verdünntes Silicium-Gel auf die Problemhaut auftragen).

Aromatherapie: Bürstenmassagen und Wechselduschen sowie durchblutungsfördernde Badezusätze sorgen für eine gute Durchblutung des Gewebes. Massageöle mit den oben genannten ätherischen Ölen versorgen das Hautgewebe mit reichlich Sauerstoff und Elektronen, um zu entsäuern, zu entgiften und Einlagerungen auszuschwemmen.

Cholera

Dill, Gewürznelke, Oregano, Rosmarin, Thymian, Zitrone

♣ Als Nahrungsergänzung in einer Kapsel dreimal täglich mit der Mahlzeit einnehmen. (Anregung zur Herstellung von Kapseln, siehe Teil I.)

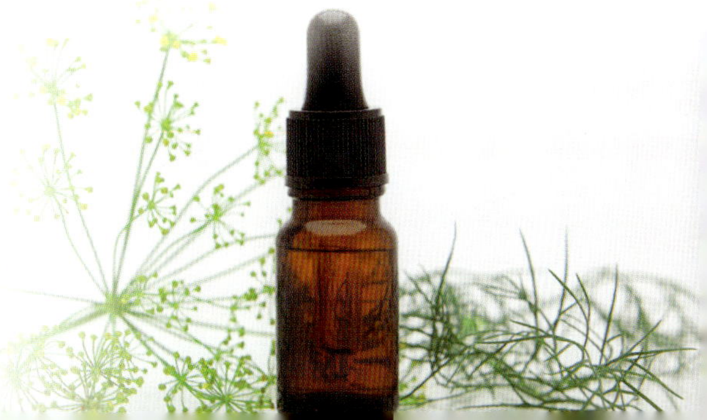

Cholesterinwert, hoher

Fenchel, Geranie, Gewürznelke, Immortelle, Kamille, Ledum, Narde, Ocotea, Orange, Rosmarin, Zitronengras, Leberöl

Ölmischung zur Cholesterinsenkung

- 4 Tropfen Römische Kamille
- 4 Tropfen Immortelle
- 4 Tropfen Rosmarin *CT 1,8 cineol*
- 4 Tropfen Zitronengras

💧 Unverdünnt oder bei Bedarf verdünnt 2–4 Tropfen, 2–3-mal täglich, auf die Pulsstellen (Handgelenke, Ellbogeninnenseite, Halsansatz) oder 6–10 Tropfen entlang der Wirbelsäule auftragen.

💧 Eine Ganzkörpermassage, zweimal wöchentlich, nehmen.

♣ Als Nahrungsergänzung in einer Kapsel einnehmen oder 1 Tropfen in Flüssigkeit (Wasser, Tee) trinken.

Mögliche Ursachen: Übersäuerung und Mineralmangel (Der Körper nimmt Mineralien aus den Blutgefäßen, um die Säuren zu binden.)

Orthomolekulartherapie: Entsäuerung! (Siehe »Entgiftung, Entsäuerung. innere Reinigung«.) Ein hochwirksames Vitamin- und Mineralstoffpräparat einschließlich Magnesium, Kalium und Calcium, Omega-3-Fettsäuren, grünem Tee, Knoblauch.

Aromatherapie: Bienenwachs stabilisiert die Cholesterinwerte. Eine Pflegecreme aus Kokosöl, Sheabutter und Bienenwachs mit ätherischen Ölen kann helfen und zugleich das Herz erfreuen. (Siehe das Grundrezept für Cremes in Teil I.)
Mittels einer Kapsel innerlich eingenommen oder in Getränken oder Speisen verzehrt, unterstützen die ätherischen Öle den Körper bei der Normalisierung der Cholesterinwerte.
Immortelle ist z. B. ein Chelatbildner, der den Cholesterinspiegel senkt und reguliert.

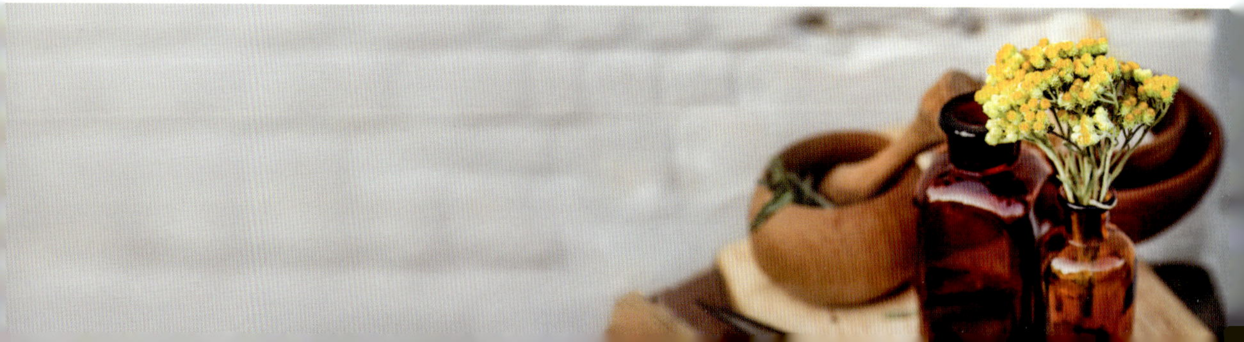

Colitis ulcerosa, chronische Dickdarmentzündung

Anis, Fenchel, Estragon, Gewürznelke, Grüne Minze, Patschuli, Pfefferminze, Rosmarin, Wacholder, Weihrauch, Zimtrinde, Zitrone, Zitronengras, Verdauungsöl, Antimikrobielle Ölmischung

♣ Als Nahrungsergänzung in einer Kapsel einnehmen oder in Flüssigkeit trinken.
💧 Verdünnt mehrmals täglich 4–6 Tropfen auf den Unterbauch massieren.

Mögliche Ursachen:
- Genetische Faktoren
- Nährstoffmangel
- Infektionen, chronische Entzündungen, Dysbiose (Ungleichgewicht der Darmflora)
- Antibiotika

Orthomolekulartherapie: Ein hochwirksames Vitamin- und Mineralstoffpräparat, faserstoffreiche Ernährung (Zunderschwamm), essenzielle Aminosäuren, Vitamin C, A, E, D_3 + K und B_{12}, Folsäure, Pantothensäure, Zink, Magnesium, Eisen, Selen, Colostrum, Curcumin, Grapefruitkernextrakt, CoQ10.

Aromatherapie: Estragon hemmt Krankheitserreger im Magen-Darm-Bereich und wirkt den Entzündungen einer Colitis entgegen. Auch die anderen Verdauungsöle wie Fenchel oder Pfefferminze hemmen Entzündungen und lindern Schmerzen.

Colitis virale, virale Darminfektion

Fenchel, Gewürznelke, Immortelle, Melisse, Oregano, Pfefferminze, Rosmarin, Teebaum, Wacholder, Weihrauch, Zimtrinde, Zitrone, Zitronengras, Antimikrobielle Ölmischung, Verdauungsöl

♣ Als Nahrungsergänzung in einer Kapsel mehrmals täglich einnehmen.
💧 Verdünnt 4–6 Tropfen mehrmals täglich über die Darmregion massieren.
💧 1–3 Tropfen auf Fußreflexzonen (Darm) auftragen und einmassieren.
💧 Antivirale Ganzkörpermassage, ein- bis zweimal wöchentlich, nehmen.
💧 Eine warme, feuchte Kompresse mit stark verdünnten Ölen auflegen.
💧 Immortelle und das Verdauungsöl zu gleichen Teilen auf den Bauch auftragen und einmassieren.
⊙ Einlauf (siehe nachfolgendes Rezept), dreimal wöchentlich, verwenden.

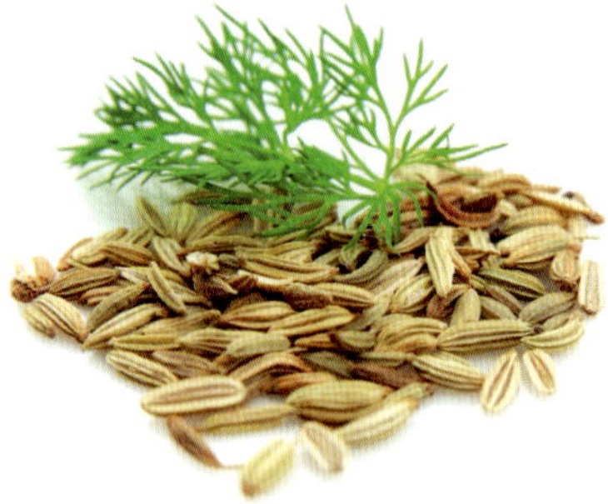

Ölmischung für Einlauf

- 2 Tropfen Fenchel
- 2 Tropfen Gewürznelke oder Zimt
- 2 Tropfen Römische Kamille
- 2 Tropfen *Melaleuca alternifolia* (Teebaum)
- 2 Tropfen Oregano
- 2 Tropfen Thymian
- 1 Teelöffel Öl (Speiseöl)

⦿ Einlauf: Öle mit 1 Teelöffel Öl mischen und über Nacht im Darm einbehalten.

Darmerkrankung

Die Darmreinigung ist heute wichtig, wenn Fleisch und Milchprodukte verzehrt werden. (Nach Dr. Robert Young enthält Fleisch im Durchschnitt 300.000 bis 3 Millionen Mikroben per Gramm. Das sind 336 Millionen Mikroben pro Mahlzeit.) Aber auch im frischen grünen Salat hat die mRNA-Technologie Eingang gefunden, um uns mit synthetischen Fremdproteinen zu »impfen«. Daher ist die Darmreinigung essenziell (siehe auch Darmreinigung).

Entzündungshemmende Öle für den Darm: Bergbohnenkraut, Oregano, Teebaum, Thymian

Verdauungsöle: Anis, Estragon, Fenchel, Pfefferminze, Verdauungsöl

Antivirale Öle: Estragon, Kümmel, Melisse, Oregano, Teebaum, Zitronengras

Öle bei Parasiten und Pilzen: Grapefruit, Immortelle, Koriander, Mandarine, Patschuli, Petersilie, Pfefferminze, Rosmarin, Wacholder, Ysop, Zitrone

Öle bei Schwermetallen und Toxinen: Immortelle, Kamille, Weihrauch, Zitronengras, Zypresse (siehe auch Blutreinigung)

Lindernder Verdauungstee

- 1 Tropfen Anis
- 1 Tropfen Fenchel
- 1 Tropfen Kümmel
- 1 Tasse Wasser

♣ Die Ölmischung, in Honig oder Sahne emulgiert, in warmes Wasser geben, gut verrühren und schluckweise noch warm trinken. Der Verdauungstee kann auch als warme Kompresse auf den Bauch aufgelegt werden.

Wie die Darmerkrankung beginnt:
Die wichtigste erste Verteidigungslinie für den Körper ist der Magen. Wenn der Magen nicht genügend Magensäure bildet und die Krankheitserreger dort abtötet, gelangen diese in das Darmsystem. Dort kommt es zu Entzündungen, die wiederum die Darmwände öffnen und Darmgifte in den Blutkreislauf gelangen lassen (Leaky Gut, undichter Darm).

Mögliche Ursachen:
- Darmübersäuerung: Säuren für die Verdauung, die der Körper nicht neutralisieren kann, werden zu Schlacken.
- Ein verschlackter Darm behindert die effiziente Nährstoffaufnahme ins Blut.
- Virusinfektion: Die Darmübersäuerung kann zu einer Virusinfektion führen.

Orthomolekulartherapie: Entsäuerung (siehe auch »Entgiftung, Entsäuerung, innere Reinigung«), ein hochwirksames Vitamin- und Mineralstoffpräparat.
- Morgens gleich nach dem Aufstehen, noch vor dem Frühstück, viel Wasser trinken. Ältere Menschen trinken statt einer großen Menge Flüssigkeit eher mehrmals über den Tag verteilt eine kleine Menge Flüssigkeit, um die Nieren zu schützen.
- Der Zunderschwamm legt sich wie ein Heilpflaster schützend auf die Darmwand. Er nährt auch die hungernden guten Bakterien im Darm, die meist von aggressiven Darmbakterien unterdrückt werden.

Aromatherapie:
- Krankheitserreger werden über die Entgiftungsorgane Leber, Nieren, Dickdarm, Lunge und Haut ausgeleitet. Die oben genannten ätherischen Öle helfen dabei. Das rektale und vaginale Einbehalten ätherischer Öle ist die effektivste Art und Weise, das innere Gewebe und die Organe zu erreichen und zu unterstützen.
- Bei Darmparasiten kann man das Öl in Gelatinekapseln einnehmen. Noch wirksamer sind magenresistente Kapseln, die erst im Dünndarm ihre Wirkung entfalten.
- Zäpfchen geben den Wirkstoff über das Blut ab, während Kapseln über den Darm wirken.
- Eine andere wirksame Therapieform ist das Bearbeiten bestimmter Fußreflexzonen (Darm) mit ätherischen Ölen.
- Fenchelöl wird bei Darmproblemen gerne in Wasser, Honig oder Joghurt genommen.

Durchlässiger Darm, undichter Darm

Die gesunde Verdauung, wie auch die Energiegewinnung und Aufrechterhaltung der Körperfunktionen, sind von Enzymen abhängig. Durch das Krankheitsbild »durchlässiger Darm«, Leaky Gut genannt, sowie auch mit zunehmendem Alter nehmen die Enzymreserven im Körper ab und müssen erneuert werden.
Bestimmte ätherische Öle haben eine enzymaktivierende Wirkung, wie etwa Estragon, Ingwer, Pfefferminze, Wacholder, Fenchel, Zitronengras oder Anis. Sie unterstützen die lebenswichtigen enzymatischen Prozesse im Körper.
Oft bemerken wir lange Zeit nicht, dass etwas mit unserem Darm nicht in Ordnung ist, denn der Prozess eines undichten Darms ist schleichend. Bei zunehmender Krankheit leiden wir an Durchfall und Blähungen. Eine lähmende Müdigkeit könnte einsetzen und unser Leistungspotenzial in den Keller rutschen lassen. Auch Nahrungsmittelallergien machen sich oft bemerkbar. Ein Bluttest oder eine Blutanalyse unter dem Dunkelfeldmikroskop bringen schließlich Klarheit.

Zur Behandlung werden die chronischen Stressfaktoren eliminiert, eine übermäßige Medikamenteneinnahme reduziert und Schutzmaßnahmen gegen chemische Allergene und Krankheitsauslöser gesetzt. Außerdem muss die Schutzfunktion des Darms wiederhergestellt werden, das Immunsystem gestärkt und Nährstoffe und gesunde Bakterien zugeführt werden. Dabei unterstützen ätherische Öle, die sich für die Magen-Darm-Gesundheit besonders bewährt haben: Fenchel, Pfefferminze, Ingwer, Anis und andere.

Quelle: *Ätherische Öle gegen Umweltgifte*[19]

Die Stanley-Burroughs-Master-Reinigung

Man nimmt den Saft von ½ Bio-Zitrone, fügt ¼ Liter destilliertes Wasser sowie ein bis zwei Esslöffel Ahornsirup der Güteklasse B und 1 Prise bis zu 1/10 Teelöffel Cayennepfeffer (rot) hinzu.
Dieses kalorienreiche, vitamin- und mineralreiche Getränk wird tagsüber getrunken. Die Reinigungskur wird für 3–7 Tage, idealerweise 1–3 Wochen, empfohlen. Wie bei jedem Gesundheitsprogramm sollte man sich mit seinem Gesundheitsexperten beraten.

⚠ Man nimmt den »heißen« Cayennepfeffer **nicht** in Kapseln ein!
Es könnte zu einer Entzündung der Darmwände kommen.

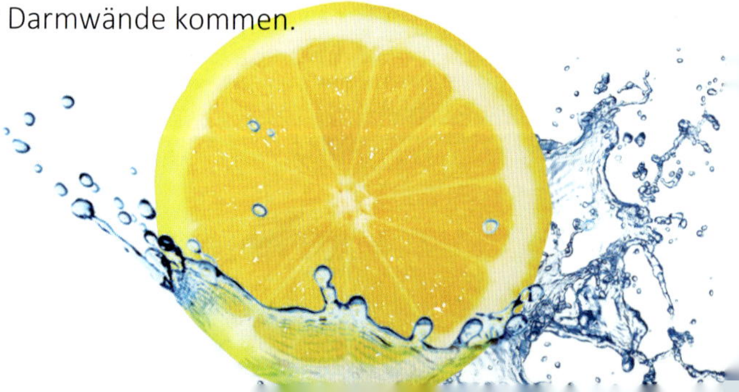

Darmkrämpfe

Basilikum, Ingwer, Pfefferminze, Rosmarin, Verdauungsöle

♣ Öle in Kapseln einnehmen oder in Flüssigkeit (Pflanzenmilch) trinken.
💧 Verdünnt 6–10 Tropfen auf die Magengegend auftragen, eine warme Kompresse auflegen.
💧 1–3 Tropfen auf die Fußreflexzonen (Magen) auftragen.

Bei Krämpfen, Blähungen, Verstopfung

- 2 Tropfen Anis
- 2 Tropfen Estragon
- 2 Tropfen Fenchel
- 2 Tropfen Ingwer
- 2 Tropfen Pfefferminze
- 10 Tropfen Weihrauch

Diese ätherischen Öle werden auch beim **Reizdarmsyndrom** angewendet.

- Man nimmt als Nahrungsergänzung zwei- bis dreimal täglich 1 Kapsel mit 3–4 Tropfen der Ölmischung, aufgefüllt mit Speiseöl.
- Verdünnt werden 3–5 Tropfen des Öls auf den Unterbauch gerieben.
- Mehrmals täglich werden die Fußreflexzonen mit der Ölmischung massiert.
- Auch eine warme Kompresse mit ätherischen Ölen hilft.
- Als rektale Anwendung über Nacht werden ätherische Öle in Zäpfchen verwendet.

Darmpilz —> Pilzinfektion

Demenz

Siehe Alzheimer für Anwendungsvorschläge

Balsamtanne, Basilikum, Fichte, Immortelle, Ingwer, Melisse, Pfefferminze, Rosmarin, Sandelholz, Weihrauch, Zitrone

☼ Vernebeln und direkt einatmen.
💧 Stark verdünnt 1–3 Tropfen auf Schläfen, Stirn, Mastoiden (hinter dem Ohr) und Nacken (Hirnstamm) reiben.

Depressionen, Ängste, Burnout

Fichte, Geranie, Grapefruit, *Jasmin absolue*, Kamille, Lavendel, Melisse, Neroli, Orange, Pfefferminze, Rosmarin, Salbei, Sandelholz, Weihrauch, Vetiver, Ylang Ylang, Zitrone

Gute-Laune-Ölmischung

- 2 Tropfen Limette
- 2 Tropfen Geranie
- 1 Esslöffel Massageöl

Als wohltuende Massage verwenden.

Limette und Geranie im Aroma-Diffuser vernebeln oder direkt einatmen, als Parfüm tragen.

Mögliche Ursachen:

- Übersäuerung
- Stress und Schlafentzug (Verlust eines geliebten Menschen)
- Entzündungen (Die meisten Menschen leben in einem entzündungsfördernden Zustand, der zu Krankheiten wie Depressionen und Angstzuständen, aber auch Krebs, Alzheimer und Herzerkrankungen führen kann.)
- Störung regulativer Botenstoffe im Gehirn (B-Vitamin-, Biotin- und Folsäuremangel)
- Vorerkrankungen, Medikamentenkonsum
- Viren und Pilzbefall (Depression kann ein Symptom für Parasiten sein, inklusive Candida.)
- Enzymmangel (25 % der Menschen fehlt es an den Enzymen, die notwendig sind, um Pilze und Schimmel aus dem Körper zu entfernen.)
- Niedrige Serotoninwerte (Neurotransmitter, Botenstoffe im Gehirn)
- Ernährungsfehler
- Mögliche psychische Ursachen: Unterdrückte Gefühle

Orthomolekulartherapie:

- Entsäuerung (siehe »Entgiftung, Entsäuerung, innere Reinigung«), Basenpulver in warmem Wasser vor dem Schlafengehen oder 1 Liter warmes Wasser morgens 1 Stunde vor dem Frühstück trinken.
- Nährstoffzufuhr: Ein hochwirksames Vitamin- und Mineralstoffpräparat einschließlich Folsäure, B-Vitamine (Mikronährstoffe für ungestörte Zellkommunikation im Gehirn), Omega-3-Fettsäuren, essenzielle Aminosäuren, Vitamine C, D_3 + K + Magnesium, Biotin, Calcium, Chrom, Selen, Eisen, Zink, u.a.

- Optimierung der Serotonin-Synthese: Bromelain, Curcumin/Kurkuma, mediterrane Ernährung, Johanniskraut (Standardtherapeutikum, senkt das Stresshormon Cortisol, erhöht Neurotransmitter).

Aromatherapie:
- Ein beruhigendes und erdendes ätherisches Öl aus dem Fläschchen einzuatmen, hilft bereits. Einen Aroma-Diffuser mit einer Mischung, z. B. aus Mandarine, Rosmarin und Ylang Ylang, zu vernebeln, beeinflusst die Stimmung eines depressiven Menschen.
- Wohltuend wirkt auch eine Massage mit den oben genannten ätherischen Ölen. Man mischt etwa 20 Tropfen auf 100 ml neutrales Massageöl.
- Vom Badezusatz zu Duschgels und duftenden Handseifen soll alles an Freude und Hoffnung erinnern.
- Auch das Tragen eines Diffuser-Anhängers mit Zitrusölen an einer Halskette hebt zusätzlich die Stimmung. Die ätherischen Öle gleichen im limbischen System und auf der Zellebene die gedrückten Gefühle aus und heben sie auf ihre hohe Schwingung (Glückszustand) an.

Ätherische Öle reparieren Zellschäden im Gehirn, die durch Medikamente verursacht werden können, indem sie den Serotonin-Stoffwechsel hemmen.
Serotonin hat unter anderem Einfluss auf die Stimmung und Melatoninproduktion. Ätherische Öle (wie unter anderem Orangenöl und Melisse) schützen, entgiften und aktivieren die Zirbeldrüse, die auch »der Sitz der Seele« genannt wird.

*»Sie vertreibt alles Leid, das von der Melancholie herkommt,
und macht heitere Träume!«*
– Paracelsus über Melisse

Dermatitis

Siehe auch Ekzeme

Geranie, Kamille, Lavendel, Ledum, Wacholder, Selleriesamen, Thymian, Zistrose, Leberöl

Nach Bedarf auf die betroffene Stelle auftragen und sanft einreiben.

Diabetes

Siehe auch Blutzucker

Dill (reguliert Insulin), Fenchel, Gewürznelke, Ingwer, Kiefer, Koriander, Ocotea (senkt Blutzucker), Rosmarin, Zimt, Zypresse, Antimikrobielle Ölmischung, Leberöl, Verdauungsöl

♣ Als Nahrungsergänzung in einer Kapsel einnehmen.

⚠ Diabetiker sollten das ätherische Öl der Angelika meiden.
Diabetes zeigt sich als unausgewogene Insulinproduktion in der Bauchspeicheldrüse oder als eine Insulinresistenz.

Mögliche Ursachen:

- *Diabetes mellitus* Typ II ist durch einen schweren **Aminosäuremangel** verursacht.
- Übersäuerung (Mangelernährung, Vitalstoffmangel, Zuckerkonsum, unzureichende Ballaststoffaufnahme)
- Oxidativer Stress, Umweltfaktoren (freie Radikale)
- Vitamin B_{12} Mangel
- Übergewicht (vermehrte Adipozyten, verringerte Adiponectinwerte)
- Prädisposition (genetische Faktoren)

Orthomolekulartherapie:

- **Entsäuerung** (siehe auch »Entgiftung, Entsäuerung, innere Reinigung«), Basenpulver (30 g Natriumbikarbonat täglich), pH Wert 7,5 – die Bauchspeicheldrüse ist auf Basen angewiesen!

- **Antivirale Wirkung gegen den Coxsackie-B-Virus:** Faserstoffreiche Ernährung (Zunderschwamm), Omega-3-Fettsäuren (Fischöl), Antioxidantien zum Schutz der Blutgefäße (gegen Arteriosklerose): Alpha-Liponsäure, Aroniabeeren/Chinesische Wolfsbeeren (Gojibeeren), Astragalus, Colostrum, Curcumin, Papain, Vitamin C, Glutathion, essenzielle Aminosäuren, Traubenkernextrakt.

- **Hochdosiertes Vitaminpräparat** inkl. Vitamin C, A, E, B_3, B_5, B_6, B_7, B_{12}, Cholin, D_3 + K) und **Mineralpräparat** (Magnesium, Mangan, Eisen, Calcium, Zink).

- **Optimierung der Glucoseverwertung, Senkung des Blutzuckers:** Alpha-Liponsäure, Aroniabeeren/Chinesische Wolfsbeeren (Gojibeeren), Heidelbeerextrakt, Ginkgo, Traubenkernextrakt, Astragalus, Colostrum, Curcumin, grüner Tee, Mariendistel.

- **Schutz vor neurologischen Ausfällen und diabetischer Neuropathie (Diabetischer Fuß):** Alpha-Liponsäure, Papain, Vitamin C.
- **Schutz vor Diabetes-bedingten Herz-Kreislauferkrankungen:** Alpha-Liponsäure, Aroniabeeren/Chinesische Wolfsbeeren (Gojibeeren), Astragalus, Papain, Vitamin C.
- **Schutz vor diabetischer Retinopathie:** Alpha-Liponsäure, Colostrum, Curcumin, Vitamin C

  Quelle: *Codex Humanus* (siehe Literaturnachweis)

Massageöl für Diabetiker

- 4 Tropfen Zimtrinde
- 4 Tropfen Zypresse

Je nach Empfindlichkeit die Ölmischung verdünnt oder unverdünnt auf die Fußsohlen und die Bauchspeicheldrüse reiben.

Dickdarmprobleme

Anis, Fenchel, Ingwer, Pfefferminze, Wacholder, Wintergrün, Zitronengras, Verdauungsöl

- Verdünnt 3–4 Tropfen auf den Bauch massieren.
- Fußreflexzonen mit 2–3 Tropfen von einem der genannten Öle massieren.
- Das Verdauungsöl als Nahrungsergänzung in einer Kapsel oder in einem Getränk zu sich nehmen.

Diphterie

***Eucalyptus radiata*, Gewürznelke, Goldrute, Thymian, Weihrauch**

- Eines der Öle im Aroma-Diffuser vernebeln und/oder wiederholt direkt einatmen.
- Für Erwachsene als Nahrungsergänzung 1 Tropfen stark verdünnt in einer Kapsel oder im Essen zu sich nehmen. Kindern werden keine Kapseln verabreicht.
- Eines der Öle auf die Fußsohlen reiben. Öle werden abwechselnd verwendet.

DNA-Schutz

Gewürznelke, Orange, Thymian, Weihrauch

♣ Wiederholt 1 Tropfen in 1/8 l Flüssigkeit (Pflanzenmilch) trinken.

Drogenprobleme, Sucht, Raucherentwöhnung

Basilikum, Bergamotte, Eukalyptus, Fenchel, Fichte, Geranie, Grapefruit, Gewürznelke, Lavendel, *Jasmin absolue*, Kamille, Myrte, Orange, Rosmarin, Salbei, Sandelholz, Wacholder, Weihrauch, Ylang Ylang, Ysop, Leberöl

☼ Eines der Öle vernebeln und/oder direkt einatmen.
💧 Unverdünnt oder verdünnt 1–2 Tropfen wiederholt auf die Schläfen oder auf den Hals auftragen und sanft einreiben.
💧 Das Leberöl auf die Leber auftragen und eine warme Kompresse auflegen.
♣ 1 Tropfen Gewürznelke auf die Zunge geben (Nikotinentwöhnung).

- **Alkohol:** Elemi, Fenchel, Immortelle, Kamille, Lavendel, Orange, Rosmarin, Wacholder
- **Drogen:** Basilikum, Bergamotte, Eukalyptus, Grapefruit, Kümmel, Majoran, Muskatnuss, Orange, Sandelholz
- **Kaffee:** Bergamotte

Dünndarmentzündung

***Eucalyptus radiata*, Gewürznelke, Rosmarin, Zimt, Zitrone, Antimikrobielle Ölmischung, Verdauungsöl**

💧 Verdünnt 2–3 Tropfen auf den Bauch massieren.

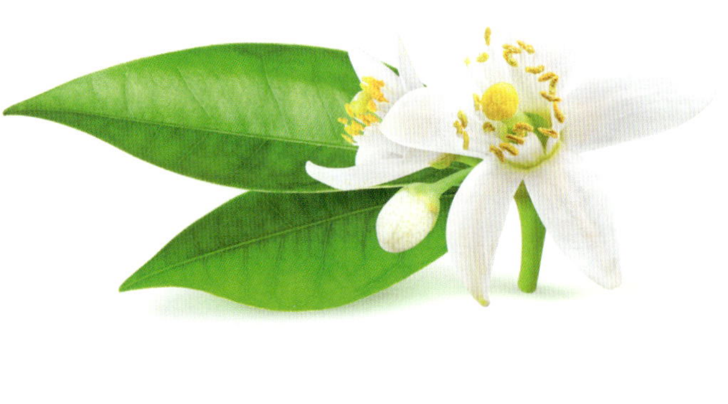

Durchblutungsstörungen

Balsamtanne, Gewürznelke, Immortelle, Muskat, Orange, Rosmarin, Thymian, Weihrauch, Zistrose, Zitrone, Zitronengras, Zypresse

Ölmischung zur Verbesserung der Durchblutung

- 2 Tropfen Basilikum
- 2 Tropfen Majoran
- 2 Tropfen Pfefferminze
- 2 Tropfen Zypresse
- 2 Tropfen Wintergrün

Öle mit 1 Teelöffel Massageöl mischen und mehrmals am Tag auf die betroffene Stelle einmassieren.

Mögliche Ursachen:

- Übersäuerung: Blutgefäße werden starr und verstopfen.

Orthomolekulartherapie: Entsäuerung (siehe »Entgiftung, Entsäuerung, innere Reinigung«)
Orthomolekulartherapie: Basenpulver täglich morgens 1 Stunde vor dem Frühstück: 1 Teelöffel Natriumbikarbonat mit 1 Liter warmem Wasser zur Entsäuerung trinken.

Aromatherapie: Zur Verbesserung der Durchblutung werden mehrere Tropfen eines ätherischen Öls, etwa Zitronenöl oder eine Ölmischung, auf die Stelle aufgetragen und eingerieben.
Verstopfung beeinträchtigt den Kreislauf. Verdauungsfördernde ätherische Öle (Fenchel, Pfefferminze etc.) verbessern die Durchblutung im Darm und in der Leber, was wiederum die Blutzirkulation anregt.

Durchfall

Siehe auch Darm
Gewürznelke, Ingwer, Muskatnuss, Pfefferminze, Zitrone, Verdauungsöl, Antimikrobielle Ölmischung

Entgiftung für den Magen

- 4 Tropfen Zitrone
- 3 Tropfen Bohnenkraut
- 2 Tropfen Oregano

Als Nahrungsergänzung in einer Kapsel einnehmen.

Verdünnt auf den Magen-Darm-Bereich auftragen.

Mögliche Ursachen:

- Übersäuerung (Der Durchfall ist eine rasche Entsäuerung und Entgiftung.)
- Keimbelastung
- Mögliche psychische Ursachen: Lebensangst

Orthomolekulartherapie: Entsäuerung (siehe »Entgiftung, Entsäuerung, innere Reinigung«), ausgeglichener Säure-Basen-Haushalt.
Remineralisierung: Ein hochwirksames Vitamin- und Mineralstoffpräparat, vermehrte Flüssigkeitszufuhr.

Aromatherapie:

- 1 Tropfen **Zitrone** oder **Pfefferminze** pur zu sich nehmen und bei Bedarf wiederholen. Durch die antiviralen und antibakteriellen Eigenschaften der Öle ist der Durchfall gewöhnlich rasch gestoppt.
- Eine Bauchmassage mit den ätherischen Ölen im Uhrzeigersinn sowie das Auflegen eines warmen Wickels oder einer Wärmflasche sind hilfreich.

Eierstöcke

Fenchel, Geranie, Ingwer, Myrte, Rosmarin, Wacholder, Verdauungsöl

Verdünnt 2–3 Tropfen auf den Bauch reiben.
Zäpfchen vaginal über Nacht einbehalten.

Eierstockzyste

Siehe auch Zysten
Basilikum, Geranie, Oregano, Teebaum, Weihrauch, Zypresse

Verdünnt 2–3 Tropfen auf den Bauch reiben.

Ölmischung bei Eierstockzysten

- 5 Tropfen Basilikum
- 5 Tropfen Weihrauch

Verdünnen und mittels eines Tampons 4 Nächte lang verwenden; bei einer Reizung die Anwendung für 3 Tage unterbrechen, bevor sie wiederaufgenommen wird.
Eine warme Kompresse auflegen.
1–3 Tropfen auf die Fußreflexzonen (Fortpflanzungspunkte, um die Knöchel) massieren. Man arbeitet vom Knöchel abwärts zum Fußgewölbe.

Ekzem, Dermatitis, Neurodermitis

Geranie, Kamille, Kiefer, Lavendel, Ledum, Myrrhe, Patschuli, Selleriesamen, Sandelholz, Teebaum, Thymian, Wacholder, Zistrose, Leberöl

Verdünnen und bei Bedarf wiederholt auf die betroffene Stelle auftragen.

Badezusatz bei Neurodermitis

- 8 Tropfen Patschuli
- Salz, Sahne oder Öl zum Emulgieren verwenden.

In das warme Badewasser mischen.

Kompresse bei Hautproblemen

- 1–2 Tropfen Patschuli
- ½ l warmes Wasser

Ein feuchtwarmes Tuch auf die Haut auflegen. Diese Mischung ist besonders wohltuend zur Beruhigung bei stressbedingten Hautirritationen.

Mögliche Ursachen:

- Geschwächtes Immunsystem (verminderte Fähigkeit, Bakterien abzuwehren)
- Übersäuerung (Ernährung, Stress, Umweltgifte)
- Überreaktion des Lymph- und Immunsystems aufgrund einer Säureüberflutung
- Haut (erhöhte Histaminausschüttung – Juckreiz, Entzündungen)
- Lebensmittelallergien
- Vererbung

Orthomolekulartherapie: Entsäuerung (siehe »Entgiftung, Entsäuerung, innere Reinigung«)
Remineralisierung: Ein hochwirksames Vitamin- und Mineralstoffpräparat, Basenpulver, basische Ernährung, Basenbäder (bis zu 2 Stunden), Omega-3-Fettsäuren, Probiotika, Antioxidantien, B-Vitamine, Vitamin C, D_3 + K, E, OPC, Gamma-Linolensäure, Magnesium, Jod, Silicium, Selen, Schwefel, Zink, Kolloidales Silber und Gold, CoQ10, Grapefruitkernextrakt, Spirulina.

Aromatherapie: Entzündungshemmende ätherische Öle im Basenbad und in den pH-neutralen Körperpflegeprodukten unterstützen bei Übersäuerung, Leberproblemen und Juckreiz. **Myrrhe** war schon im Altertum als »das« Hautöl hochgeschätzt und weitverbreitet. **Sandelholzöl** ist reich an Sesquiterpenen, die im limbischen System die Emotionen anstoßen. Dieses Öl regeneriert die Haut und unterstützt, wie auch das Weihrauchöl, die Nervenregeneration und die Durchblutung. **Weihrauchöl** erhebt den

Geist und hilft dabei, das Gefühl von Stress, Verzweiflung und Depression loszulassen und zu transformieren.

Linderndes Neurodermitis-Gel

- 2 Tropfen Eukalyptus
- 2 Tropfen Kamille
- 2 Tropfen Lavendelöl
- 2 Esslöffel Aloe-Vera-Gel

Alle Zutaten gut verrühren und auf die betroffenen Hautstellen auflegen. Etwa 10–20 Minuten einwirken lassen, bevor man das Gesicht sanft mit einem weichen Tuch abtupft. Reste des Gels können natürlich sanft eingerieben werden.
Statt Aloe-Vera-Gel kann man auch Honig (sehr entzündungshemmend) oder das hautfreundliche Kokosöl verwenden.

Beruhigendes Vollbad

- 3 Tropfen Lavendel
- 3 Tropfen Wacholder
- 3 Tropfen Zypresse
- 1 Tasse Meersalz

Emphysem, Lungenemphysem, Chronische Obstruktive Lungenerkrankung (COPD) —> Bronchitis

Endometriose

Bergamotte, Eukalyptus, Fenchel, Geranie, Lavendel, Muskatellersalbei, Muskatnuss, Antimikrobielle Ölmischung

- Zwei- bis dreimal wöchentlich 2–3 Tropfen auf den Unterbauch einreiben und eine warme Kompresse auflegen.
- 2–4 Tropfen auf die Fußreflexzonen (Fortpflanzung) auftragen.
- Als Nahrungsergänzung zweimal täglich eine Kapsel einnehmen, beginnend nach der Monatsregel für 2 Wochen, danach absetzen.

Rezept bei Endometriose

- 2 Tropfen Bergamotte
- 2 Tropfen Lavendel
- 2 Tropfen Muskatellersalbei

Die Ölmischung mit einer warmen Kompresse auf den Bauch auflegen oder verdünnt mit reinem Pflanzenöl mittels Tampon über Nacht verwenden. Das kann das Gewebe regenerieren und normalisieren.

Energielosigkeit

Balsamtanne, Basilikum, Bergamotte, Eukalyptus, Fichte, Lavendel, Grüne Minze, Muskatnuss (adrenalinähnliche Wirkung), Orange, Pfefferminze, Rosmarin, Wacholder, Weihrauch, Ylang Ylang, Zedernholz, Zitrone, Zitronengras

Im Aroma-Diffuser vernebeln und/oder direkt einatmen.
Verdünnt 2–4 Tropfen auf Schläfen, Schilddrüse und hinter die Ohren reiben.

Mögliche Ursachen:
- Vorerkrankungen (Entzündungen, Stress, Depressionen)
- Geschwächtes Immunsystem
- Schlafstörungen
- Mangelernährung, Nährstoffmangel und mehr

Orthomolekulartherapie: Entsäuerung (siehe »Entgiftung, Entsäuerung, innere Reinigung«)
Remineralisierung: Ein hochwirksames Vitamin- und Mineralstoffpräparat einschließlich Eisen, Magnesium, Carnitin, CoQ10.

Aromatherapie: Für einen schnellen Energieschub riecht man an einem der genannten ätherischen Ölfläschchen.
- **Pfefferminzöl** bringt augenblicklich Sauerstoff ins Gehirn und weckt auf.
- **Rosmarinöl** ist durchblutungsfördernd und weckt mit seinem intensiv krautigen Duft die Lebensgeister.
- **Eukalyptus** mit seinem frischen kampferartigen Duft wirkt aufmunternd, anregend und fördert die Konzentration.

Entgiftung, Entsäuerung, innere Reinigung

Dieser Abschnitt ist in diesem Praxisbuch wohl der allerwichtigste und sollte auf keinen Fall überlesen werden! Unsere heutigen Zivilisationskrankheiten rühren zumeist von einem vergifteten, übersäuerten Organismus her. Gehen wir die Herausforderung einer Entgiftung, Entsäuerung und Inneren Reinigung an, sind viele der in diesem Buch angeführten Krankheiten von A bis Z oft in kürzester Zeit heilbar, denn ... **Der Körper heilt sich selbst.** Aber er ist auf unsere Mithilfe angewiesen. Was immer wir einatmen, auf unseren Körper reiben und essen sowie tun oder unterlassen (z. B. Entgiften), das arbeitet entweder für oder gegen unsere Gesundheit!

Ätherische Öle zur Entgiftung, Entsäuerung, Inneren Reinigung: Baldrian, Dill, Fenchel, Gewürznelke, Grüne Minze, Immortelle, Ingwer, Kümmel, Patschuli, Pfefferminze, Rosmarin, Tanne, Thymian, Wacholder, Ysop, Zitrone, Zitronengras, Zypresse, Verdauungsöl

Nach einer Narkose Zitronengras, Zypresse, Antimikrobielle Ölmischung, Leberöl anwenden.

- Verdünnt 2–4 Tropfen unter die Arme, über die Nierengegend und auf die Fußsohlen reiben.
- Als Nahrungsergänzung 1–2 Tropfen ins Trinkwasser geben und trinken. Destilliertes Wasser ist angeraten, denn durch das Fehlen von Mineralien im Trinkwasser werden Gifte und Metalltoxine regelrecht aus dem Körper gezogen.
- Atmungstherapie: Im Aroma-Diffuser vernebeln und/oder direkt einatmen.

Detox-Rezept

- 9 Tropfen Wacholder
- 9 Tropfen Zitronengras
- 9 Tropfen Zypresse
- 30 ml Massageöl

Massage: Auf die Lymphpunkte auftragen und einmassieren (von Hals, Schlüsselbein, unter den Armen zum Bauch hinunter und von den Füßen über die Beine bis zum Bauch). Eine Trockenbürstenmassage regt den Lymphfluss an.

Bewegung (Spazierengehen, Trampolin springen etc.) bringt den Detoxprozess in Gang. Der Schweiß leitet Giftstoffe aus dem Körper.

Die Tiefenatmung (Diaphragma-Atmung) und das Einatmen der ätherischen Öle bringen Sauerstoff und Nährstoffe zu den Zellen und entgiften.

Ernährung: Eine basische Ernährung ist für die Entgiftung besonders wichtig.

Ein Detoxbad, dreimal wöchentlich, hilft bei der Ausleitung von Giftstoffen. Um über die Haut Toxine aus dem Körper zu ziehen, haben sich zusätzlich zu ätherischen Ölen 2 Tassen Apfelessig im Badewasser bewährt. Die Badedauer sollte mindestens 20 Minuten betragen.

- **Wacholder** hat eine entschlackende und entgiftende Wirkung. Dieses Öl steigert die Durchblutung der Nieren und fördert die Ausscheidung von Harnsäure und Giftstoffen.
- **Zitronengras** erhöht die Lymphzirkulation und verbessert dadurch den Abtransport von Toxinen.
- **Ysop** öffnet die Atemwege und befreit sie von Giftstoffen und Schleim.
- **Patschuli** verdaut giftige Abfallprodukte und leitet sie aus dem Körper.

Mögliche Ursachen:
Falsche Ernährung, Dauerstress, Umweltgifte in Luft, Wasser und Nahrung (inkl. im beschichteten Kochgeschirr) überfordern den Körper. Zusätzlich haben die meisten Menschen nicht das nötige Mineralstofflager, das der Körper zum täglichen Abbau von Säuren und Schlacken benötigt. Folglich holt er sich die Mineralien aus Knochen, Bindegewebe und Organen. Und das ist die Ursache vieler heutiger Zivilisationskrankheiten. Daher sind Entgiftung, Entschlackung und innere Reinigung wichtige Maßnahmen zur Gesunderhaltung, heute mehr denn je.

Um den Säure-Basen-Haushalt ins Gleichgewicht zu bringen, geht man folgendermaßen vor:

- **Basische Ernährung:**. Eine Mahlzeit sollte zu 80 % aus basischen Nahrungsmitteln (Obst und Gemüse) und nur zu 20 % aus säurebildenden Nahrungsmitteln (Fleisch, Fisch, Zucker, Brot etc.) bestehen. Strikt eingehalten, kann dieser Ernährungsansatz den Säure-Basen-Haushalt regulieren und der Körper, der durch das Ungleichgewicht geschwächt ist (Krankheit), regenerieren.
  Auch basisches Wasser zu trinken ist gesund. Es entklumpt nachweislich die Geldrollenbildungen im Blut. In 24 Stunden fließen 1400 Liter Wasser durch unser Gehirn! Aber es ist nicht irgendein Wasser, sondern basisches Wasser!
- **Die Basenkur:** Um den Organismus, besonders die Leber, bei der Regeneration zu entlasten, wird bei einer Basenkur auf alle säurebildenden Nahrungs- und Genussmittel verzichtet. Man ernährt sich ausschließlich von frischem Obst und Gemüse, Samen und Nüssen. (Nach 16 Uhr sollte auf Rohkost aber verzichtet werden, weil rohe Nahrungsmittel den Verdauungsapparat nachts zusätzlich belasten.) Drei Mahlzeiten am Tag machen die Basenkur, im Gegensatz zu Fastenkuren, auch für Berufstätige machbar.
- **Die Remineralisierung** wird durch die nährstoffreiche Nahrungszufuhr mit frischem Obst und Gemüse, sowie mit hochdosierten Vitamin- und Mineralstoffpräparaten bewerkstelligt. Denn es werden Vitamine, Mineralien, und Spurenelemente, die der Organismus zur Herstellung eines ausgeglichenen Säure-Basen-Haushalts braucht, dringend benötigt.

- **Basenvollbad, Basenfußbad, basische Körperwickel, Sauna und Infrarotkabine** sind weitere Möglichkeiten, den Körper über die Haut zu entgiften, Säuren auszuleiten und ein basisches Milieu zu erreichen. Die Haut ist ja bekanntlich »die zweite Niere«.
- **Mit dem pH-Test** (Urintest) lässt sich der Erfolg der Bemühungen messen. Morgens, durch die nächtlichen Stoffwechselaktivitäten, zeigt sich der Test gewöhnlich sauer, steigt dann nach den Mahlzeiten in den basischen Bereich an, um abends und nachts wieder in den sauren Bereich abzusinken.
- **Basische Körperpflege** trägt dazu bei, dass die Haut nicht zusätzlich mit Säuren belastet wird. (Der Säureschutzmantel ist nur deshalb sauer, weil Säuren über die Haut ausgeleitet werden, was auch gleichzeitig zum Schutz vor Parasiten dient.) Es empfiehlt sich daher, naturbelassene Seifen, Cremes und Shampoos mit einem pH-Wert von 8,5 zu nutzen.

Ausleitung von Schwermetallen:

- Alles, was Gifte ausschwitzt, hilft – wie Sport, eine Sauna oder Infrarotkabine oder schweißtreibende Nahrungsmittel. Gewürznelke, Ingwer, Knoblauch, Kurkuma, Koriander, Oregano, Rosmarin oder grüner Tee lassen uns schwitzen und ziehen Gifte aus dem Körper.
- Sichere Amalgamentfernung: Falls nötig, lässt man das Amalgam von einem Experten sicher aus den Zähnen entfernen.
- Probiotika: Lactobacillus-Stämme haben die Fähigkeit, den Körper dabei zu unterstützen, Schwermetalle natürlich aus dem Darm auszuleiten.
- Apfelpektin ist ein Nahrungsmittel, um zwischengelagerte Metalle notfalls effektiv zu entfernen.
- Chelat-Therapie wird zur Behandlung von degenerativen und chronischen Erkrankungen angewendet. Sie bindet Schwermetalle im Blut und Gewebe an Metallionen und leitet diese aus. So kann sich der Körper selbst helfen und sich von Schwermetallgiften reinigen. Zu diesen Chelat-Substanzen zählen auch ätherische Öle.

Ätherische Öle zum Entgiften:

Gewürznelke ist besonders reich an Antioxidantien und ist daher ein ausgezeichnetes Metall-Chelat. Baldrian, Rosmarin, Thymian, Ingwer, Pfefferminze und Grüne Minze und andere mentholhaltige Öle helfen dem Körper effektiv bei der Entgiftung.

Der Halbzeitwert eines ätherischen Öls:

Der Körper braucht etwa 1 ½ bis 2 Stunden, um die ätherischen Öle zu verstoffwechseln. Das ist sehr schnell. Die meisten Medikamente können nicht vollständig verstoffwechselt werden und lagern sich als biochemische Reserven vorwiegend im Fettgewebe ab. Ätherische Öle hingegen verstoffwechseln komplett, weil sie natürlich sind.

Orthomolekulartherapie: Ein hochwirksames Vitamin- und Mineralstoffpräparat einschließlich Folsäure, Inositol, Liponsäure, Vitamin A, B_3, B_5, B_6, Vitamin C (hochdosiert), Enzyme, Zink, Molybdän, Selen, Magnesium, Faserstoffe (Zunderschwamm), essenzielle Aminosäuren, Chlorella, Gerstengras, Spargel, basische Ernährung, Leberreinigung (siehe Leber).

Ätherische Öle: Ätherische Öle haben die Fähigkeit, als Antioxidantien und Chelatoren zu agieren. Sie helfen dabei, Gifte, Schwermetalle und Schlacken aus dem Körper zu entfernen und spenden zudem den gefährlichen Sauerstoffradikalen lebenswichtige Elektronen, um diese dadurch zu neutralisieren und unschädlich zu machen. Ätherische Öle, die besonders reich an Antioxidantien sind, wie etwa Gewürznelke, sind ausgezeichnete Metall-Chelatoren.

Das Einatmen ätherischer Öle als Atmungstherapie ist ein weiterer wichtiger Entgiftungsansatz. Bei einer regelmäßigen Anwendung von Atemübungen, 10–15 Minuten pro Tag, wird der Sauerstoffgehalt im Blut gesteigert, die Lungentätigkeit gestärkt und die Lymphflüssigkeit bewegt. Aktiv eingeatmet, zirkulieren die Wirkstoffe der ätherischen Öle durch den gesamten Körper.

Werden ätherische Öle der Nahrung beigefügt, wird die Aufnahme, Verwertung und Verarbeitung der Nährstoffe stark verbessert. »Außerdem können die Öle besser in die Zellwände eindringen und so die Nährstoffe in die Zellen transportieren. Dazu gehören Vitamine, Mineralien, Enzyme, Fette, Proteine und Kohlenhydrate. Alle diese Produkte sind für die Gesundheit der Zellen und ihre Langlebigkeit unerlässlich«, sagt Dr. Terry Friedmann in seinem Buch *Freedom Through Health*.

Mögliche Auswirkungen von Schwermetallen in unserer Umwelt:
Metallöstrogene, das sind bestimmte Metalle wie Quecksilber, Nickel, Zinn, Aluminium, Kupfer, Cadmium und andere, wirken in unserem Körper wie Östrogene. Eine Erforschung dieser Metalle und wie man sie entgiftet erscheint daher dringlich.

Symptome einer östrogenen Metalltoxizität zeigen sich durch eine Störung der Selbstheilungskräfte und in Breitspektrum-Symptomen, die im Zusammenhang mit anderen Triggern unbekannte, neue Symptome zeigen, die oft fehlinterpretiert werden.

- Wenn Toxine sich in unseren Geweben ansammeln und Gifte mit Giften interagieren, kann sich das unter anderem als allgemeines Unbehagen, Depression und Müdigkeit bemerkbar machen.
- Die Mitochondrien sind in ihrer Aufgabe, Energie zu produzieren, dadurch beeinträchtigt.
- Das wiederum blockiert die Selbstheilungskräfte des Körpers.

- Man fühlt sich deprimiert, ängstlich, hat keine Energie.
- Die Funktion des Immunsystems ist dadurch beeinträchtigt und die Abwärtsspirale beginnt.
- Auch Unfruchtbarkeit ist mit Metalltoxizität assoziiert.

Cadmium verursacht mehr Krebsarten als alle anderen Metalle zusammen! Der Grund ist die östrogenähnliche Aktivität. Sie hemmt die Vervielfältigung gesunder DNA-Kopien und fördert mutierte, entartete Zellen.

Nanopartikel erhöhen die Toxizität der Schwermetalle. Während größere Partikel den Zelltod induzieren, aktivieren Nanopartikel in der Zellmembran nukleare Programme, die Veränderung des Erbguts hervorrufen. Je geringer die Konzentration bestimmter Toxine oder Metalle ist, desto höher ist die Hormonaktivität! Bereits sehr geringe Mengen an Metallen, wie unter anderem Kupfer, Nickel oder Aluminium, können in Zellen eine östrogenartige Aktivität hervorrufen. Die östrogensensitiven Zellen im Brust- und Prostatagewebe vermehren sich und das ist die klassische hormonsensitive Krebsart. Jeder Mensch ist dem ausgesetzt. Metalle lagern sich im Körper ab und setzen östrogenähnliche Signale an die umgebenden Zellen ab. Schwermetalle fördern so die Entstehung von Krebs. Es ist wichtig diese Zusammenhänge zu verstehen.

- **Wie Östrogen wirkende Metalle verhalten sich unter anderem die Aluminiumsalze in Deos**. Das Aluminiumsalz Aluminiumchlorohydrat (ACH) ist im Gegensatz zu Aluminium kein natürlich vorkommender Stoff, sondern eine wasserlösliche Verbindung, die aus Aluminium gewonnen wird. Das Aluminium in Antitranspirantien blockiert den Vorgang des Schwitzens, der ein natürlicher Entgiftungsmechanismus des Körpers ist. Der der Achselhöhle zugewandte obere äußere Quadrant der Brust ist auch der Bereich, in dem Brustkrebs am häufigsten auftritt.
- **Auch Glyphosat, das in kleinsten Dosierungen wirkt**, wurde als krebserregendes Östrogen in einem Brustzellenmodell entdeckt.
- **Schwermetalle** findet man sogar in nicht verschreibungspflichtigen **Nahrungsergänzungen.**
- **Industriegifte,** die aus der Umwelt eliminiert werden müssen, werden als »Nährstoff« **in Nahrungsergänzungsmittel umgepackt!**
- **Natriumselenit ist eine giftige Chemikalie**, die in der Chemotherapie verwendet wird.
- **Quecksilber ist überall anzutreffen**: In Impfstoffen, in vielen Fischen, die wir konsumieren, im Amalgam im Mund, in den Energiesparlampen. Quecksilber ist eine östrogene, potenziell krebserregende Substanz und wird zu einem Gas, das für unsere Augen schädlich ist.

- **Nickel: Impfstoffe enthalten Nanopartikel von Nickel**, die krebserregend sind. Selbst Edelstahlkochtöpfe könnten ein gewisses Risiko für Nickelvergiftung sein, das bei der Herstellung verwendet wird. Nickel macht die Töpfe glänzend. Töpfe hoher Qualität und neue Pfannen sind ok.
- **Zinn findet man in Blechdosen und Lebensmitteln**, in Fungiziden und Pestiziden, selbst in Nahrungsergänzungen sowie in E-Zigaretten, die mehr Schwermetalle als normale Zigaretten beinhalten. Sie enthalten Polonium-210 und radioaktive Elemente sowie Cadmium, ein wichtiger Auslöser bei der Tumorbildung. Beim Rauchen setzt sich der Mensch 4000 Metallen und Chemikalien aus.
- **Zinn, Nickel und andere Schwermetalle auf landwirtschaftlichen Ackerflächen** gelangen durch die Nahrung in unseren Körper. Deshalb greift der gesundheitsbewusste Mensch zu Bioprodukten. Doch auch im ökologischen Anbau wird konventioneller Mist auf die Felder ausgetragen. In der gesamten Menschheitsgeschichte war die Nahrungsmittelqualität noch nie so schlecht wie heute!
- **Lebensgefahr durch antihaftbeschichtete Kochtöpfe!** Über 200 renommierte Wissenschaftler glauben, dass der Inhaltsstoff Nummer eins in antihaftbeschichteten Pfannen mit Krebs, Schilddrüsenüberfunktion, Autoimmunkrankheiten, Geburtsdefekten und Fettleibigkeit in Verbindung gebracht werden kann.[20]

Ein dringender Aufruf zum Handeln

Es gibt einen Grund, dass so viele Menschen heute krank sind, und Toxine sind eine wesentliche Ursache für die Entstehung von Krankheiten aller Art. Es wird noch zu untersuchen sein, wie all die neurotoxischen, metallöstrogenen, persönlichkeitsverändernden Substanzen, elektromagnetischen Frequenzen und viele, die Hirntätigkeit verändernden synthetischen Substanzen im Zusammenhang mit depressiven, aggressiven, irrationalen und Impulsivhandlungen von Menschen stehen.

Es ist unsere Pflicht, unsere Familie zu schützen und unseren Kindern die bestmögliche Unterstützung zu bieten. Selbst in der modernen Zeit, die alles auf Knopfdruck liefert und für jeden Fleck und für jedes Problem ein eigenes giftiges Spezialmittel bereithält, hat Mutter Natur noch immer den Trumpf in der Hand: Duftende, reinigende, pflegende, schützende ätherische Öle!

Und wenn der Wahnsinn einmal erkannt und die Verantwortlichen zur Rechenschaft gezogen worden sind, wenn neue Werte und neue Technologien unser Leben prägen, werden es immer und immer wieder die Hilfen aus der Natur sein, die unser Leben maßgeblich unterstützen. Denn ohne Natur kann der Mensch nicht leben.

Quelle: *Ätherische Öle gegen Umweltgifte*

Entgiftung braucht ein paar Jahre und erfolgt nicht über Nacht. Man kann sich auch Entgiftungskrisen gegenübersehen (Kopfschmerzen, Übelkeit). Es ist daher angeraten, mit einem erfahrenen Therapeuten zusammenzuarbeiten, um im Notfall Rat und Hilfe einzuholen, sowie die nötige Ermutigung und Unterstützung zu erhalten.

Siehe auch Leberentgiftung

Entspannung

Siehe auch Stress

Goldrute, Römische Kamille, Muskatellersalbei, Orange, Patschuli, Ylang Ylang

- Im Aroma-Diffuser vernebeln und/oder direkt aus dem Fläschchen einatmen. Als Parfüm tragen.
- Ein entspannendes Bad nehmen mit etwa 10 Tropfen eines ätherischen Öls, emulgiert in Salz, Badegel oder Sahne.

Entwässerung

Fenchel, Ledum, Rosmarin, Salbei, Zitronengras, Leberöl, Verdauungsöl

- Als Nahrungsergänzung in einer Kapsel einnehmen.
- Verdünnt 6–8 Tropfen auf die Nierenregion am Rücken, sowie auf die Fußsohlen und um die Knöchel auftragen und einmassieren.

Entzündungen

Balsamtanne, Basilikum, Copaiba, Elemi, *Eucalyptus polybractea*, Geranie, Gewürznelke, Goldrute, Grüne Minze, Immortelle, Kamille, Koriander, Lavendel, Melisse, Muskatnuss, Myrrhe, Oregano, Salbei, Schwarzer Pfeffer, Pfefferminze, Ravensara, Rosmarin, Teebaum, Thymian, Wacholder, Weihrauch, Wintergrün, Ysop, Zitrone

- Verdünnt 2–4 Tropfen auf die entzündete Stelle auftragen und bei Bedarf eine kalte Kompresse auflegen. Bei Zahnfleischentzündung 1 Tropfen, verdünnt oder unverdünnt, auf die Stelle reiben.
- Als Nahrungsergänzung in Kapseln einnehmen.
- Im Aroma-Diffuser vernebeln.

Gurgellösung für den Rachenraum

- 1 Teelöffel Salz
- 2 Tropfen Lavendel
- 2 Tropfen Pfefferminz
- ¼ l Wasser

♣ Gurgeln

Krankheiten werden durch Entzündungen verursacht.
Mögliche Ursachen:

- Übersäuerung (Ernährung, Stress, Umweltgifte)
- Entmineralisierung
- Krankheitserreger wie Bakterien, Viren und Pilze
- Wärme, Kälte
- Chemikalien oder Strahlung
- Schürfwunden, Fremdkörper
- Umweltgifte
- Fehlernährung, Lebensstil

Orthomolekulartherapie: Entsäuerung (siehe »Entgiftung, Entsäuerung, innere Reinigung«)
Remineralisierung: Ein hochwirksames Vitamin- und Mineralstoffpräparat einschließlich Faserstoffe (Zunderschwamm), essenzielle Aminosäuren, hochdosiertes Vitamin- und Mineralstoffpräparat (inkl. C, B-Vitamine, D_3 + K, Folsäure, Magnesium, Silicium, Zink), Kurkuma, Omega-3-Fettsäuren.

Aromatherapie:

- **Myrrhe** und **Immortelle** sind hilfreich bei Entzündungen, die durch Gewebs- oder Kapillarschäden und Quetschungen verursacht wurden.
- **Kamille** und **Lavendel** werden bei Entzündungen eingesetzt, die durch eine bakterielle Infektion hervorgerufen wurden.
- **Ravintsara, Ysop** und **Thymian** eignen sich bei Entzündungen, die durch virale Infektion verursacht wurden.
- **Copaiba** ist hilfreich bei Muskel-, Nerven-, Magenentzündungen und ist ein mildes, höchst wirkungsvolles Öl für den Mundbereich (Zahnfleischentzündung).

Entzündungen – siehe auch:

- Bindehautentzündung
- Bronchitis, Schleimhautentzündung
- Gastritis, Magenschleimhautentzündung

- Halsentzündung
- Kehlkopfentzündung
- Kieferentzündung
- Leberentzündung
- Lungenentzündung
- Mandelentzündung
- Mastitis, Brustentzündung
- Mittelohrentzündung
- Nasenhöhlen-, Stirnhöhlen-, Kieferhöhlenentzündung
- Nervenentzündung
- Schleimbeutelentzündung
- Sehnenentzündung
- Venenentzündung
- Zahnfleischentzündung

Enzymproduktion

Anis, Estragon, Fenchel, Ingwer, Pfefferminze, Wacholder, Zitronengras, Verdauungsöl

♣ Als Nahrungsergänzung 3–4 Tropfen in einer Kapsel, aufgefüllt mit reinem Pflanzenöl, oder mit Flüssigkeit zu sich nehmen.
💧 2–3 Tropfen eines der Öle auf die Magengegend oder die Fußsohlen auftragen und einreiben.
☼ Im Aroma-Diffuser vernebeln und direkt einatmen.

Epilepsie

***Jasmin absolue*, Muskatellersalbei**

☼ Mehrmals täglich direkt einatmen.
💧 Verdünnt 1–3 Tropfen auf den Nacken und hinter die Ohren reiben.
💧 2–4 Tropfen auf die Fußreflexzonen (Gehirn) reiben.

⚠ Bei Epilepsie werden folgende Öle **nicht** verwendet: Basilikum, Estragon, Fenchel, Muskatnuss, Rainfarn, Rosmarin, Salbei, Wintergrün, Ysop.

Mögliche Ursachen:
- Entladungen in den Nervenzellen des Gehirns (Erregbarkeit)
- Hirnorganische Schäden
- Sauerstoffmangel
- Schlafmangel
- Alkohol
- Vererbung

Orthomolekulartherapie: Organisches Germanium, Melatonin, L-Carnosin, L-Carnitin, CoQ10, Kurkuma, Vitamin D + K + Magnesium, u.a.

Aromatherapie: Hochdosiert kann **Rosmarinöl** bei Epileptikern einen epileptischen Anfall auslösen, während das Rosmarinöl stark verdünnt in der therapeutischen Anwendung bei Epileptikern entkrampfend wirkt.

Erbrechen, Übelkeit

Grüne Minze, Ingwer, Muskatnuss, Patschuli, Pfefferminze, Zitrone, Verdauungsöl

- Verdünnt 1–3 Tropfen hinter die Ohren (Mastoiden) und auf den Nabel reiben, mehrmals jede Stunde wiederholen. Bei Bedarf eine warme Kompresse auf den Magen legen.
- Wiederholt direkt einatmen.
- 1 Tropfen auf die Zunge geben.
- Wasser mit 1 Tropfen Pfefferminzöl trinken.

Inhalator bei Übelkeit in der Schwangerschaft

- 15 Tropfen Zitronenöl
- 1 Nasen-Inhalator (Stift) mit Bio-Baumwolleinsatz

Den Bio-Baumwolleinsatz im Inhalator mit dem ätherischen Öl tränken. Nach Gebrauch den Inhalatorstift gut verschließen.

Erdung, fehlende

Baldrian, Kiefer, Zypresse

- Im Aroma-Diffuser vernebeln und direkt einatmen.
- 3–4 Tropfen auf die Fußsohlen reiben.

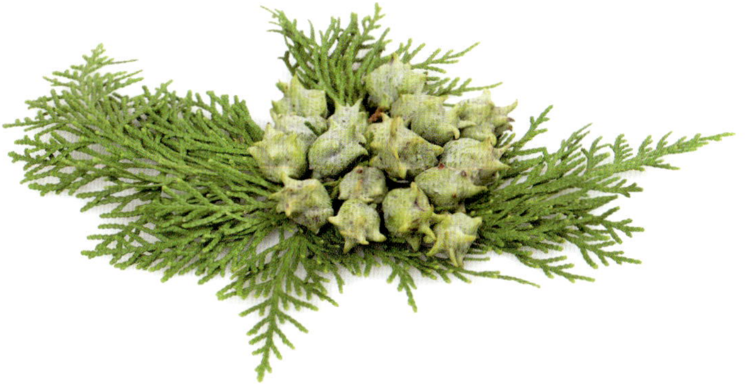

Erkältungskrankheiten

Siehe auch Grippe

Eucalyptus radiata, Melaleuca alternifolia **(Teebaum), Orange, Oregano, Pfefferminze, Rosmarin, Thymian, Zimt, Zitrone**

Ölmischung bei Erkältung

- 2 Tropfen *Eucalyptus radiata*
- 2 Tropfen Pfefferminze
- 2 Tropfen Rosmarin
- 2 Tropfen Zitrone
- 2 Tropfen Zypresse

☼ Direkt einatmen (Inhalator oder Ölfläschchen mit Roll-On-Aufsatz verwenden), im Aroma-Diffuser vernebeln.

♣ 3–4 Tropfen eines ätherischen Öls in Sirup oder Honig mischen und einnehmen. Es hat sich als hilfreich erwiesen, für den Tagesverbrauch die Honig- oder Sirup-Ölmischung in einem kleinen Glasbehälter mit Schraubverschluss griffbereit zu haben. In Wasser eingerührt, eignet sich die Mischung auch zum Gurgeln.

💧 Verdünnt 1–3 Tropfen mehrmals täglich auf Stirn Nase, Wangen, unteren Halsbereich, Brust- und oberen Rückenbereich reiben.

💧 Die Fußreflexzonen mit 2–3 Tropfen Öl massieren.

💧 Ölmischung in Badesalz mischen und ins Badewasser geben.

Badesalz-Rezept bei Erkältung

Die ätherischen Öle in einer halben Tasse Salz oder Speisesoda (Kaiser Natron®) anrühren und einem Fußbad zusetzen. Für ein Vollbad entsprechend mehr verwenden.

Badekugeln für das Erkältungsbad

- 2 Tassen Kaiser Natron®
- 1 Tasse Zitronensäure
- 2 Esslöffel Wasser
- 1 Esslöffel Pflanzenöl
- 30+ Tropfen ätherisches Öl (Eukalyptus, Rosmarin, Salbei und andere)

In einer Schüssel mischt man die trockenen Zutaten. In einer separaten kleinen Schüssel mischt man Wasser, Pflanzenöl und das ätherische Öl. Nun wird die Öl-Wasser-Mischung tropfenweise dem Natron beigefügt und jedes Mal gut umgerührt (oder man verwendet einen Mixer). Mit der Hand oder mit einem Eiskugellöffel formt man etwa 5 cm große Kugeln, setzt sie auf einen Teller und lässt sie 12 Stunden trocknen, bevor man sie verwendet.

Zum Gurgeln

- 1 Glas lauwarmes Wasser
- ½ Teelöffel Essig oder Salz
- 1–2 Tropfen Lavendel- oder Copaibaöl

Gut vermischen und damit wiederholt gurgeln.

Orthomolekulartherapie: Ein hochwirksames Vitamin- und Mineralstoffpräparat einschließlich Antioxidantien, Vitamin C, Kolloidales Silber (1x täglich 1 TL oder 2x täglich ½ TL mit einem Glas Wasser einnehmen, Plastik- oder Holzlöffel verwenden, kein Metall!), Silicium, Wassertherapie.

Aromatherapie:

- **Als Vorbeugung** gegen Erkältungskrankheiten wickelt man bei den ersten Anzeichen von Frösteln einen dicken Schal um die Mitte, um die Nierengegend warm zu halten. *Sind die Nieren warm, ist der ganze Körper warm.* Ein wärmendes Fußbad nehmen oder wärmende Öle wie Ingwer und Oregano auf die Fußsohlen zu reiben und einen heißen Tee zu trinken, hilft dabei, die Körpertemperatur nicht absinken zu lassen; denn Unterkühlung erhöht die Gefahr einer Erkältung.
- **Um Abwehrkräfte zu steigern** und einer Erkältung vorzubeugen, hat sich der Aroma-Diffuser bewährt. Für einen Rundumschutz vernebelt man die Antimikrobielle Ölmischung vor der Arbeit oder Schule und wenn man wieder nach Hause kommt.
- **Das Gurgeln** mit 1 Tasse warmem Wasser, ½ Teelöffel Salz und 1 Tropfen ätherischem Öl wirkt antibakteriell.
- **Bei Schnupfen** riecht man wiederholt an einer Ölmischung aus Pfefferminze und Eukalyptusölen. Ein Naseninhalator ist praktisch.
- **Heiße Bäder** mit entzündungshemmenden Ölen sind in der Erkältungszeit wohltuend. Für innere Wärme werden »heiße« Öle wie Wintergrün, Ingwer oder Oregano im Bad oder Fußbad genutzt.
- **Ein heißer Tee** mit Lavendel, Kamille oder Zitrusölen wirkt lindernd.

Handdesinfektionsmittel

- 1 (dunkle) Glasflasche (250 ml) mit Sprühaufsatz
- 15–20 Tropfen Antimikrobielle Ölmischung (aus Zimt, Nelke, Zitrone etc.)
- 60 ml Hamamelis
- Reines Wasser zum Auffüllen

Man füllt Hamamelis und die ätherischen Öle in die Glasflasche, füllt mit (destilliertem) Wasser auf und schüttelt gut. Zur Desinfektion in die Hand sprühen und gut verreiben. Dieses Mittel ist effektiv und zudem gesund!
Bei häufiger Benutzung und zur Pflege der Hände, kann man der Mischung Aloe Vera und/oder Vitamin E zugeben.

Ermüdungserscheinungen, Müdigkeit —> Energielosigkeit

Erschöpfung, körperliche

Basilikum, Muskatnuss, Pfefferminze, Rosmarin, Salbei, Wacholder, Zitrone, Zitronengras, Zypresse

- Im Aroma-Diffuser vernebeln und wiederholt direkt einatmen.
- Verdünnen, 2–4 Tropfen wiederholt auf die Schläfen, Schilddrüse und hinter die Ohren (Mastoiden) reiben.

Erschöpfung, mentale

Grüne Minze, Heiliger Weihrauch, Muskatnuss, Pfefferminze, Salbei, Schwarzer Pfeffer

- Verdünnt 2–4 Tropfen auf Hals, Schläfen und Nacken reiben.
- 1–3 Tropfen mehrmals täglich auf die Fußsohlen auftragen.
- Direkt aus dem Fläschchen einatmen oder vernebeln.
- Als Nahrungsergänzung in Flüssigkeit trinken oder Speisen zusetzen.

Schwarzer Pfeffer, eines der beliebtesten Gewürze der Welt

Das ätherische Pfefferöl (*Piper nigrum*) kann den herkömmlichen Pfeffer in einem kulinarischen Rezept ersetzen. Seine wertvollen Eigenschaften schenken Wärme, Mut und Energie!

Erschöpfung, nervöse

Geranie, Immortelle, Pfefferminze, Thymian, Wacholder

- Direkt einatmen.
- Verdünnt 1–2 Tropfen auf Schläfen, Nacken, Stirn, hinter die Ohren und unter die Nase reiben.

Fehlstellung der Wirbelsäule

Fichte, Rainfarn, Rosenholz, Weihrauch

- Verdünnt auf Fußsohlen, die Wirbelsäule und die betreffenden Fußreflexzonen auftragen.
- Eine antivirale Rückenmassage nehmen.

Fersensporn

***Eucalyptus radiata*, Fichte, Kiefer, Lavendel, Majoran, Pfefferminze, Zitrone**

- Auf die betroffene Stelle auftragen und einmassieren.

Fettleber

Siehe auch Leber

Fenchel, Gewürznelke, Immortelle, Kamille, Ledum, Muskatnuss, Rosmarin, Salbei, Wintergrün, Zimtrinde, Zitrone, Leberöl, Antimikrobielle Ölmischung

- Als Nahrungsergänzung in einer Kapsel oder im Getränk einnehmen.
- Wiederholt Öle und eine warme Kompresse auf die Leber auflegen.
- 1–3 Tropfen auf die Fußreflexzonen der Leber massieren.
- Eine antimikrobielle Rückenmassage nehmen.

Mögliche Ursachen:

- Lebensstil (Alkohol)
- Entzündungen (durch Viren)
- Bei der Einnahme von Medikamenten werden Leberzellen abgetötet. Sie belasten die Leber stark und erhöhen die Leberenzyme um 500%.

Symptome:

- Blähungen, Schmerzen in der rechten Schulter, Gelbfärbung des Augenweiß, Hautprobleme, Juckreiz an den Fußsohlen und Handflächen, Blähbauch. Die Leber kann bis zu 90% zerstört sein, bevor man die Symptome bemerkt.
- Wenn die Leber anschwillt, entsteht ein Druck auf das Herz, der zu Herzrhythmusstörungen, hohem Blutdruck und erhöhtem Puls führen kann. (Man schläft daher besser auf der rechten Seite des Körpers.)

Orthomolekulartherapie:

- Ein hochwirksames Vitamin- und Mineralstoffpräparat einschließlich B-Vitamine, besonders B_2, Cholin, Folsäure, Omega-3-Fettsäuren, Mariendistel.
- Am stärksten wird die Regeneration der Leber durch bitteres Gemüse unterstützt: Kurkuma, Knoblauch, Radieschen, Rosenkohl, Grünkohl, Kohl, Spinat, Senfgrün, Rettich, Petersilie. (Petersilie enthält das meiste Vitamin A von allen Gemüsesorten. Nummer 2 ist Grünkohl.)
- Mittelkettige Triglyceride: Butter, Kokosöl (eines der besten Öle zum Kochen und zum Verzehr), nimmt den Stress von der Leber. (Öle, die die Leber belasten sind Kernöle und gehärtete Öle.)
- Apfelessig und Wasser, (1 TL Essig in Wasser, mehrmals am Tag getrunken, entfernt das Fett effektiv aus der Leber.)

Die Leber hat über 500 Funktionen: Immunkontrolle, Verdauung, Entgiftung von Chemikalien, Aufbau von Proteinen, u.v.m.

Die Leber ist das einzige Organ im Körper, das sich vollständig und zu 100% regenerieren kann! Aber die Wiederherstellung kann bis zu 3 Jahre dauern.

Fettleibigkeit —> Adipositas, Übergewicht

Feuchtblattern, Windpocken

Geranie, Gewürznelke, Lavendel, Melisse,
Ravintsara (*Cinnamomum camphora*), Teebaum, Thymian

- Nach dem Waschen eines der Öle, z. B. Teebaumöl, mit reinem Pflanzenöl verdünnt, auftragen, um die Vernarbung keimfrei zu halten. Oder ein paar Tropfen mit Körperlotion mischen und sanft auf die betroffenen Stellen auftragen, um die Heilung zu unterstützen und den Juckreiz zu lindern.
- Die Pusteln im Mund mit einer Mischung aus 1 Tasse Aloe-Vera-Saft und 1–3 Tropfen Lavendelöl spülen.

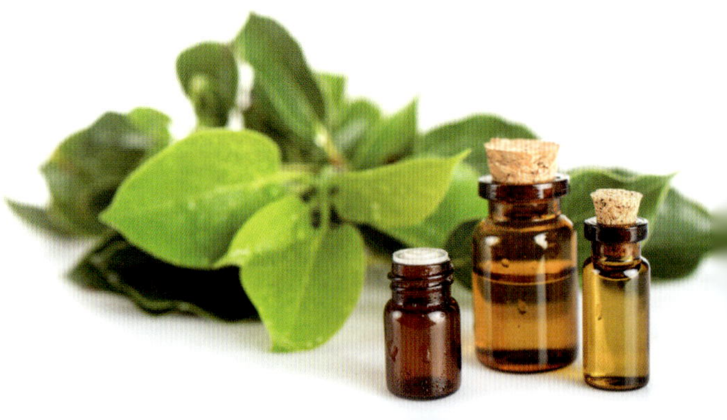

Fibromyalgie

Balsamtanne, Fichte, Gewürznelke, Immortelle, Deutsche Kamille, Lavendel, Majoran, Muskatnuss, Pfefferminze, Wintergrün, Schmerzöl

- Verdünnt 2–4 Tropfen sanft auf die schmerzhafte Stelle reiben, eine warme Kompresse auflegen.
- Wöchentlich eine antimikrobielle Rückenmassage nehmen.
- Als Nahrungsergänzung in einer Kapsel zweimal täglich einnehmen.

Mögliche Ursachen:
Stress, Trauma

Orthomolekulartherapie: Ein hochwirksames Vitamin- und Mineralstoffpräparat einschließlich MSM (Methylsulphonylmethan), Eisen, Magnesium, Calcium, Leberentgiftung, Zucker meiden.

Aromatherapie: Vom Fibromyalgie-Kongress steht ein kostenloses eBook mit Schwerpunkt Fibromyalgie und Aromatherapie unter www.mariaschasteen.com/fibromyalgie zum Herunterladen bereit.

Fieber

Balsamtanne, Lavendel, Ledum, Pfefferminze

- Zur natürlichen Fiebersenkung wird bevorzugt Pfefferminze auf die Fußsohlen aufgetragen und bei Bedarf wiederholt.

⚠ **Achtung! Bei Kleinkindern** darf Pfefferminze nie auf den Brustbereich aufgetragen werden. Pfefferminze hat einen sehr starken Geruch und kann beim direkten Einatmen bei Kleinkindern zu Atemnot führen.

Mögliche Ursachen:

- Infektion
- Entschlackung (Fieber hat die Aufgabe, die neutralisierten Säuren zu »verbrennen«, um sie loszuwerden.)

Orthomolekulartherapie: Entsäuerung (siehe »Entgiftung, Entsäuerung, innere Reinigung«)

Remineralisierung: Basische Getränke in Mengen zu sich nehmen (z.B. Wasser mit frischgepresstem Zitronensaft), ein hochwirksames Vitamin- und Mineralstoffpräparat einschließlich Vitamin C (Tag 1: alle 2 Stunden 500–1.000 mg, dann 3x täglich einnehmen), OPC, Zink, Kolloidales Silber, Bromelain, Ginkgo, Grapefruitkernextrakt, Grüner Tee, Propolis, Wassertherapie.

Aromatherapie: Bei Fieber ist die Erste Hilfe das **Pfefferminzöl**! Einige Tropfen Pfefferminzöl auf die Fußsohlen gerieben, kann eine gefährlich erhöhte Körpertemperatur senken. Es kühlt auch eine fiebernde Stirn. Hals- und Wadenwickel dienen der Kühlung und Entschlackung.

Fieberblase

Lavendel, Melisse, Pfefferminze, Teebaum, Antimikrobielle Ölmischung

- Unverdünnt 1 Tropfen so früh als möglich mittels Wattestäbchen auf das Bläschen auftragen und tagsüber mehrmals wiederholen. Bei Bedarf mit Massageöl verdünnen, um etwaigem Brennen oder Austrocknen der Haut vorzubeugen.
- ♣ 1 Tropfen Antimikrobielle Ölmischung in Honig im Mund zergehen lassen.

Fisteln

Fisteln, vaginal:

Teebaum, Weihrauch

Fisteln, anal:

***Eucalyptus radiata*, Gewürznelke, Rosmarin, Zimt, Zitrone, Antimikrobielle Ölmischung**

Fisteln, Zähne:

Copaiba, Lavendel, Weihrauch

- Verdünnt auf die betroffene Stelle auftragen und öfter wiederholen.

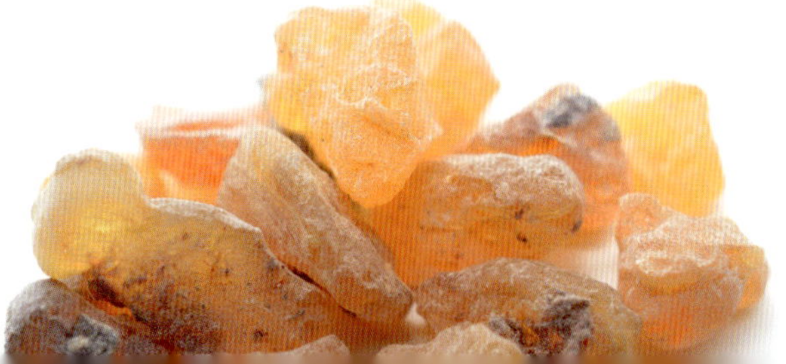

Fortpflanzungsorgan, Zyklusstörungen

Fenchel, Geranie, Lavendel, Muskatellersalbei, Salbei, Weihrauch

Juckreiz: Bergamotte, Deutsche Kamille, Lavendel, Patschuli
Schwellungen, Rötungen: Lavendel
Ausfluss: Bergamotte
Unfruchtbarkeit: Anis, Fenchel, Geranie, Muskatellersalbei, Salbei, Schafgarbe
Zyklusstörungen bzw. Zyklusschmerzen: Fenchel, Melisse, Muskatellersalbei, Rosmarin

Ölmischung bei unregelmäßiger Periode

- 5 Tropfen Geranie
- 10 Tropfen Kamille

Ölmischung für den Hormonausgleich

- 5 Tropfen Bergamotte
- 10 Tropfen Fenchel

3–4 Tropfen dieser Mischung, verdünnt mit reinem Pflanzenöl, auf den Unterbauch reiben.

Frigidität

Fichte, Geranie, Ingwer, *Jasmin absolue*, Muskatellersalbei, Muskatnuss, Myrrhe, Rose, Weihrauch, Ylang Ylang

Vernebeln, direkt einatmen, als Parfüm tragen.
3–4 Tropfen eines Öls, verdünnt mit reinem Pflanzenöl, auf den Unterbauch reiben.

- ***Jasmin absolue*** wird auch »die Königin der Nacht« genannt, was ihren sinnlichen Charakter symbolisiert und bei sexueller Kälte hilft. Ihre Blüten entfalten nachts ihren maximalen Duft und werden daher auch in der Nacht geerntet.
- **Muskatellersalbei** ist ein hormonunterstützendes und östrogenähnliches Öl.
- **Muskatnuss** überwindet Frigidität und Impotenz.
- **Der Duft der Rose** ist berauschend und aphrodisierend und hilft, Gleichgewicht und Harmonie – auch in das Liebesleben – zu bringen.
- **Ylang Ylang** hilft, die männlichen und weiblichen Energien auszugleichen.

Sinnliche Duftmischung

- 5 Tropfen Bergamotte
- 5 Tropfen Grapefruit
- 3 Tropfen Jasmin oder Rose
- 9 Tropfen Sandelholz

Viele Anwendungsmöglichkeiten:

- Als Parfüm tragen.
- Für die Partnermassage mit reinem Pflanzenöl verdünnen.
- In eine Sprühflasche mit Wasser geben, gut schütteln und im Schlafzimmer versprühen.

Aphrodisierendes Massageöl

- 10 Tropfen Sandelholz
- 2 Tropfen Jasmin oder Rosengeranie
- 30 ml Mandelöl

Frostbeule

Ingwer, Oregano, Wintergrün

💧 Verdünnt auf die betroffene Stelle auftragen und einmassieren.

Furunkel

Deutsche Kamille, Lavendel, Muskatnuss, Pfefferminze, Rosmarin, Teebaum, Antimikrobielle Ölmischung

💧 Verdünnt mehrmals täglich 2–3 Tropfen auf die betroffene Stelle auftragen, bei Bedarf einen Verband (Wickel) anlegen.

♣ Kapseln als Nahrungsergänzung einnehmen.

Fußfehlstellung, Spreiz-, Senk-, Plattfuß

Fichte, Palo Santo, Rainfarn, Weihrauch

Fuß-, Knöchelprobleme, entzündete Fußballen:
Lavendel, Pfefferminze, Sandelholz, Weihrauch, Vetiver

💧 Verdünnt auf die Stelle auftragen.

Geschwollene Füße:
Geranie, Grapefruit, Wacholder, Zypresse

💧 Verdünnt auf müde und geschwollene Füße reiben. Auch ein Fußbad mit einer Ölmischung, emulgiert in Salz oder Sahne, wird als lindernd und wohltuend empfunden. Sind die Füße kalt und soll die Durchblutung angeregt werden, empfiehlt sich Ingwer- oder Wintergrünöl.

Kompresse für müde und geschwollene Beine

- 1 Esslöffel Apfelessig
- 3 Tropfen Wacholder
- 3 Tropfen Zypresse
- 1 Liter leicht temperiertes Wasser

Apfelessig und Öle mischen und ins Wasser einrühren, für die Kompresse ein Tuch darin tränken, auswringen und um die Unterschenkel wickeln. Bei Bedarf mit Plastik abdecken und mit einem trockenen Tuch umwickeln. Auf dem Ruhebett die Beine hochlagern.

Fußpilz

Balsamtanne, Bohnenkraut, Geranie, Lavendel, *Melaleuca alternifolia* (Teebaum), *Melaleuca ericifolia*, Patschuli, Pfefferminze, Thymian, Zitronengras, Zypresse, Antimikrobielle Ölmischung

- Unverdünnt oder bei Bedarf verdünnt 3–5 Tropfen auf die betroffenen Stellen auftragen. Zitronengrasöl wird immer verdünnt.
- Geranie ist ein effektives Mittel gegen Fußpilz. Man kann es in die Schuhe sprühen. Studien haben gezeigt, dass es denselben Effekt wie das desinfizierende Oreganoöl im Schuh hat, jedoch ist Geranie ein sanftes, wohlduftendes Öl.
- Ein Badesalz für das tägliche Fußbad herstellen.

Ölmischung bei Fußpilz

- 8 Tropfen *Melaleuca alternifolia* (Teebaum)
- 2 Tropfen Lavendel

Zahlreiche klinische Studien belegen, dass **Geranie zu den stärksten Antiseptika** zählt, aber die geringste Wahrscheinlichkeit hat, Hautirritationen zu verursachen.

Duftendes Schuhwerk – Abschreckung für den Fußpilz

In die Schuhe getropft:

- 2 Tropfen Geranie
- 2 Tropfen Teebaum
- 2 Tropfen Zitrone

Man kann die Öle auch auf eine Einlagesohle oder auf eine Papierserviette tropfen und über Nacht in die Schuhe legen. Oder man macht aus der Ölmischung mit Wasser ein Spray und benetzt die Schuhe vor und/oder nach dem Tragen.

Fußschmerzen

Lavendel, Myrrhe, Patschuli, Pfefferminze, Sandelholz, Vetiver, Weihrauch, Weißtanne

Auf die schmerzende Stelle auftragen, sanft einreiben und die Füße hochlagern.

Lindernde Fußpflege

- 5 Tropfen Rosmarin
- 5 Tropfen Pfefferminze
- 5 Tropfen Zypresse

Diese Ölmischung mit Massageöl verdünnt auf die müden, schmerzenden Füße reiben. Oder die Ölmischung in ein wenig Salz als Emulgator in ein belebendes Fußbad einrühren. Man kann auch aus dem Grundrezept (Teil I) einen Fußbalsam oder ein Fußgel herstellen.

Bei rissigen Fersen, was oft ein B_3- und Omega-3-Fettsäurenmangel ist, ist dieses Fußpflegerezept – als Fußbad und anschließendem Einreiben mit Fußbalsam – hilfreich.

Gallenblaseninfektion

Immortelle, Deutsche Kamille, Karottensamen, Ledum, Pfefferminze, Schafgarbe, Selleriesamen, Wacholder, Zitrone, Leberöl

♣ Als Nahrungsergänzung 3–4 Tropfen in einer Kapsel, aufgefüllt mit Speiseöl, einnehmen oder 1–2 Tropfen in warmem Wasser als Tee trinken.

Unverdünnt zwei- bis dreimal täglich 7 Tropfen auf den Bereich der Gallenblase auftragen und einen warmfeuchten Gallen-Leberwickel auflegen.

1–3 Tropfen auf die Fußreflexzonen (Leber) massieren.

Mögliche Ursachen:

- Der Leberegel und andere Parasiten gehören wahrscheinlich zu den Hauptursachen von Gallenblasenerkrankungen und Gallensteinen.
- Chronische Schmerzen in der **rechten Schulter** korrelieren mit der Leber und Gallenblase und können ein Zeichen für Giftstoffe sein. Siehe Entgiftung.
- Mineralstoffmangel
- Emotionale Gifte wie Wut, Hass, Bitterkeit oder Groll, sind in der Leber und Gallenblase gespeichert. Es müssen daher zuerst die Emotionen Klärung finden, bevor sich körperliche Gesundheit einstellen kann.

Aromatherapie:

- Für einen Pfefferminz- und Kamillentee, 1 Tropfen eines ätherischen Öls in warmes Wasser einrühren und schluckweise trinken.
- Das Einatmen des Schafgarbenöls mit seinem milden, krautigen Blütenduft, hilft dabei, negative Erfahrungen aufzuarbeiten und mit seinen Gefühlen ins Reine zu kommen.

Gallenproduktion

Immortelle, Zitrone

Warmer Wickel zur Gallenproduktion, Leberanregung

- 3–5 Tropfen Immortelle
- Warmes Wasser

Ein Tuch tränken und über den rechten Bauchbereich auflegen. (Die Galle befindet sich im rechten Oberbauch, an der Unterseite der Leber.) Zum Warmhalten mit Plastik und einem trockenen Handtuch abdecken und ruhen.

Zur Anregung des Gallenflusses

- Olivenöl und Zitrone fördern den Gallenfluss, um bei der Entgiftung von Mykotoxinen (Schimmelpilzgiften) zu helfen.
- Ätherisches Immortellenöl regt den Gallenfluss und die Leber an.
- Rizinusöl-Packungen und Kaffee-Enemas binden Giftstoffe in der Galle.
- Auch Chlorella und die Blaugrüne Alge sind Chelatoren.

Chemisch ausgedrückt sind **Chelatbildner** Verbindungen, die positiv geladene Metallionen (Kationen) in eine Ringstruktur bringen. In dieser Ringstruktur wird das Metall durch mehrere Bindungen quasi festgehalten und kann dann aus dem Körper (in der Regel über den Urin) entfernt werden.[21]

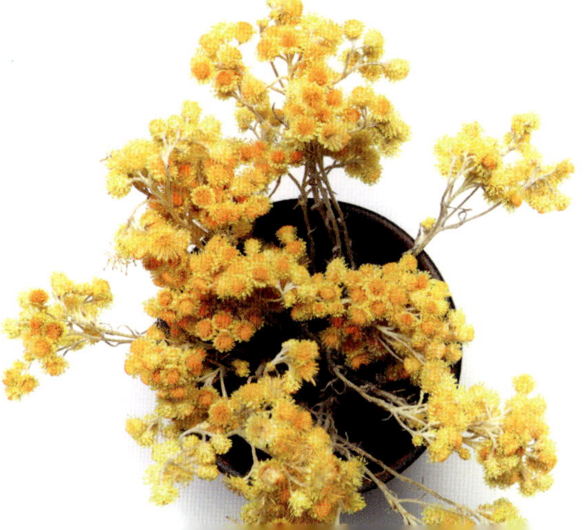

Gallensteine

Geranie, Grapefruit, Kamille, Koriander, Lavendel, Ledum, Orange, Mandarine, Muskatnuss, Pfefferminze, Rosmarin, Wacholder, Leberöl

Ölmischung bei Gallensteinen

- 2 Tropfen Ledum
- 1 Tropfen Kamille
- 1 Tropfen Lavendel
- 1 Tropfen Rosmarin
- 1 Tropfen Geranie
- 1 Tropfen Wacholder

♣ Als Nahrungsergänzung diese Ölmischung 2 Wochen lang in einer Kapsel, aufgefüllt mit reinem Pflanzenöl, zweimal pro Tag einnehmen.

💧 Verdünnt zweimal täglich 7 Tropfen auf den Bereich der Gallenblase auftragen und eine warme Kompresse auflegen.

💧 1–3 Tropfen auf die Fußreflexzonen der Leber einmassieren.

Mögliche Ursachen:

- Übersäuerung (Findet die Galle keine Basen vor, die im Magen erzeugt werden, verfestigt sich das gelöste Cholesterin zu Gallensteinen.)
- Ernährung (Nahrungsmittelallergie)
- Übergewicht
- Hormonstörungen
- Magenleiden
- Mögliche psychische Ursachen: Geschluckter Ärger, Aggression, Wut

Orthomolekulartherapie: Entsäuerung (siehe »Entgiftung, Entsäuerung, innere Reinigung« sowie »Leberreinigung«)
Leberreinigung mit Olivenöl, ein hochwirksames Vitamin- und Mineralstoffpräparat einschließlich Lecithin, Vitamine C, E, D_3 + K + Magnesium, Omega-3-Fettsäuren, Kurkuma, Mariendistel, u.a.

Aromatherapie:

- **Ledum** ist ein ätherisches Öl, das entzündungshemmend und abschwellend, antibakteriell sowie harntreibend wirkt und die Leber schützt. Seit Jahrhunderten wurde dieses Kraut in Tee als allgemeines Stärkungsmittel bei Nierenproblemen getrunken.

- **Koriander** unterstützt mit seinen entzündungshemmenden Eigenschaften das Immunsystem, senkt den Glukose- und Insulinspiegel und unterstützt die Bauchspeicheldrüse.
- **Selleriesamen:** Schon in der Volksmedizin kannte man die antibakteriellen und harntreibenden Eigenschaften der Selleriesamen. Das ätherische Öl wird verwendet, um Bakterien und Mineralien auszuspülen, die Nieren- und Gallensteine verursachen.

⚠ Das Selleriesamenöl wird während der Schwangerschaft **nicht** verwendet.

Ganglion (Überbein)

Ganglion (umgangssprachlich Überbein) ist eine gutartige Geschwulstbildung im Bereich einer Gelenkskapsel oder der oberflächlichen Sehnenscheide.

Oregano, Rosmarin, Thymian, Zypresse

Unverdünnt, am ersten Tag 2 Tropfen Oregano, am zweiten Tag 2 Tropfen Thymian auftragen. Diese Abfolge so oft wie nötig wiederholen.

Mögliche Ursachen:
- Bindegewebsschwäche
- Verletzungen, Verstauchungen
- Überlastung

Orthomolekulartherapie: Ein hochwirksames Vitamin- und Mineralstoffpräparat einschließlich Omega-3-Fettsäuren, Glucosamin, Chondroitin, Antioxidantien, Vitamin A, C, E, Selen, Mangan.

Aromatherapie:
- **Oregano**, eines der stärksten antimikrobiellen ätherischen Öle, wirkt antiviral, antibakteriell, pilz- und parasitenhemmend. Oregano ist ein »scharfes«, d. h. starkes Öl, das mit reinem Pflanzenöl gut verdünnt verwendet wird.
- **Thymian** ist ebenfalls ein stark antimikrobielles und pilzhemmendes ätherisches Öl, das wie oben beschrieben abwechselnd auf die Stelle aufgetragen und einmassiert wird.

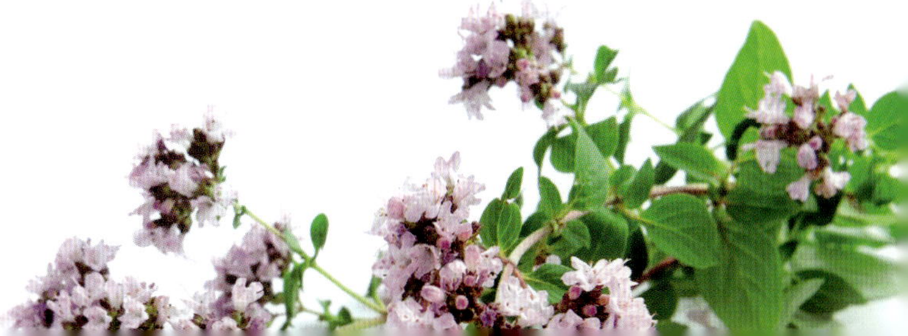

Gastritis, Magenschleimhautentzündung

Estragon, *Eucalyptus radiata*, Fenchel, Gewürznelke, Ingwer, Oregano, Pfefferminze, Rosmarin, Teebaum, Thymian, Wacholder, Zimtrinde, Zitrone, Zitronengras, Verdauungsöl, Antimikrobielle Ölmischung

Gastritis-Ölmischung

- 1 Tropfen *Eucalyptus radiata*
- 1 Tropfen Gewürznelke
- 1 Tropfen Oregano
- 1 Tropfen Rosmarin
- 1 Tropfen Teebaumöl
- 1 Tropfen Thymian
- 1 Tropfen Zimtrinde

♣ Je 1 Tropfen der genannten Öle in eine Kapsel geben, mit Speiseöl auffüllen und mit 1 Glas Flüssigkeit (Pflanzenmilch) einnehmen. Danach 20 Tage lang keine Milch trinken.

Mögliche Ursachen:
Übersäuerung: Übermäßige Säureproduktion im Magen führt zu Gastritis. Greifen die Säuren die Magenschleimhäute an, entstehen sowohl eine Magenschleimhautentzündung als auch Magengeschwüre.

Orthomolekulartherapie: Entsäuerung (siehe »Entgiftung, Entsäuerung, innere Reinigung«), Entschlackung durch Basenpulver.
Remineralisierung: Ein hochwirksames Vitamin- und Mineralstoffpräparat einschließlich Silicium (siehe »Entzündungen«), Magnesium, Vitamin D_3 + K, Omega-3-Fettsäuren.

Aromatherapie:
Basenbäder mit entzündungshemmenden ätherischen Ölen sind wohltuend. Man reibt die Magengegend und die Fußsohlen mit der Gastritis-Ölmischung ein und nimmt als Nahrungsergänzung gekennzeichnete ätherische Öle (auch zusammen mit Basenpulver) ein.

Gedächtnisverlust

Gedächtniskraft steigern:	**Basilikum, Geranium, Myrrhe, Pfefferminze, Rosmarin, Salbei, Vetiver, Zitrone**
Reduzierte Gedächtnisleistung:	**Pfefferminze**
Steigerung der Gedächtnisleistung:	**Pfefferminze, Zitrone (z. B. bei Prüfungen)**

- Im Aroma-Diffuser vernebeln und direkt einatmen.
- Auf Stirn, Schläfen und Nacken auftragen und einreiben.

Gefäßverengung

Gewürznelke, Grapefruit, Goldrute, Immortelle, Majoran, Myrte, Orange, Pfefferminze, Geranie, Muskatnuss, Wintergrün, Ylang Ylang, Zistrose, Zypresse

- Myrrhe, Zitrone, Zypresse stärken und erweitern die Kapillaren.
- Immortelle, Gewürznelke und Zitrusöle sind natürliche Blutverdünner.
- Majoran entspannt die Muskeln und erweitert die Blutgefäße.
- Muskatnuss wirkt stimulierend und entzündungshemmend auf die Durchblutung.
- Goldrute hilft beim Abschwellen der Venen.

- Verdünnt 2–4 Tropfen auf die betroffene Stelle sowie auf Halsschlagadern und Pulspunkte auftragen.
- Körpermassage, beginnend bei den Füßen bis zum Herzen hinauf (außer bei MS-Leidenden).
- Als Nahrungsergänzung 3–6 Tropfen in eine Kapsel füllen, mit Speiseöl auffüllen und mit Flüssigkeit einnehmen.

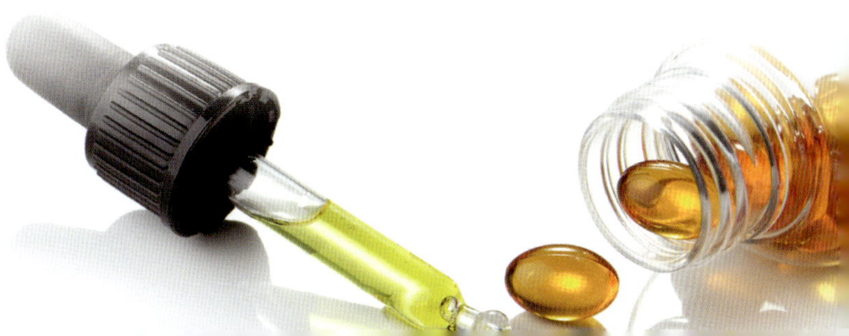

Gefäßreinigung

Siehe auch Entgiftung

Immortelle, Kamille, Wacholder, Weihrauch, Zitronengras, Zypresse

Zur Gefäßreinigung gehört unter anderem das Entschlacken der Blutgefäße, des Fettgewebes, aber auch die Ausleitung von Giften aus Luft, Wasser, Nahrung und den Folgen, die aus Lebensstil-Entscheidungen resultieren (z. B. Amalgam-Zahnfüllungen, schädliche Hautpflegeprodukte, Medikamente etc.). All diese Gifte lagern sich im Körper ab und können die Gefäße verstopfen und das Immunsystem unterdrücken.

Ölmischung zur Gefäßreinigung

- 2 Tropfen Wacholder
- 2 Tropfen Zitronengras
- 2 Tropfen Zypresse

💧 Zweimal täglich 6 Tropfen, verdünnt mit reinem Pflanzenöl, auf Achselhöhlen, Fußsohlen und den Nierenbereich auftragen und einmassieren.

♣ Täglich als Nahrungsergänzung 1 Kapsel mit der Ölmischung zur Gefäßreinigung, aufgefüllt mit Speiseöl, einnehmen.

Quecksilber aus den Zähnen entfernen

- 2 Tropfen Antimikrobielle Ölmischung
- 2 Tropfen Immortelle
- 1 Watterolle (Zahnarztbedarf)

Das Öl auf das Watteröllchen tropfen, zwischen Wange und Gaumen platzieren und über Nacht wirken lassen. Bei einem empfindlichen Gaumen das ätherische Öl mit Pflanzenöl verdünnen. Einige Tage damit fortfahren (jeweils eine frische Watterolle verwenden), und auf andere Stellen aufbringen, bis alle betroffenen Bereiche behandelt wurden.

Gehirnerschütterung

Weihrauch, Zypresse

💧 Stirn, Schläfen und Nacken mit 2–3 Tropfen eines der Öle einreiben.

☼ Öle mittels eines Aroma-Diffusers vernebeln und/oder direkt einatmen.

Im Notfall jedes ätherische Öl, das man zur Hand hat, verwenden.

Gehirnzellenregeneration

Regeneration: Thymian
Neubildung: Baldrian, Lavendel

- Öle mittels eines Aroma-Diffusers vernebeln und/oder direkt einatmen.
- Als Nahrungsergänzung in einer Kapsel 3–4 Tropfen eines Öls, aufgefüllt mit Speiseöl, einnehmen.

Gehörschwäche

***Eucalyptus radiata*, Immortelle, Kamille, Lavendel, Rosmarin, Teebaum, Thymian, Zimt, Zitrone**

- In warmem Olivenöl verdünnt, 2 Tropfen eines der ätherischen Öle auf den Finger oder ein Wattestäbchen geben und um das Außenohr herum auftragen (nicht in den Ohrkanal bringen).
- 2 Tropfen auf einen Wattebausch geben und über Nacht vorsichtig ans Ohr legen, bei Bedarf eine warme Kompresse auf das Ohr auflegen.
- 1–2 Tropfen auf die Reflexpunkte am Ohrläppchen und auf den Fußsohlen einmassieren.

Immortelle – »Das« Öl bei Gehörschwäche!

Dieses besondere Öl, das den Namen »die Unsterbliche« trägt, unterstützt die Blutzirkulation, wirkt Schwerhörigkeit und Gehörverlust entgegen und lindert auch akute Schmerzen. Es hat blutstillende, gewebsregenerierende und nervenregenerierende Eigenschaften und wird äußerlich um die Außenseite der Ohren und auf Schläfen, Stirn und Nacken aufgetragen.

Gelbsucht

Siehe auch Leber.

Fenchel, Geranie, Immortelle, Deutsche Kamille, Karottensamen, Ledum, Rosmarin, Thymian, Leberöl

- Als Nahrungsergänzung werden 3–4 Tropfen des Leberöls in einer Kapsel, aufgefüllt mit Speiseöl, einmal am Tag eingenommen.
- Eine warme Kompresse mehrmals täglich über die Leber legen.

Gelenkschmerzen

Balsamtanne, Fichte, Immortelle, Kiefer, Lavendel, Majoran, Pfefferminze, Rosmarin, Thymian, Wintergrün, Zypresse, Schmerzöl

- Verdünnt mit Massageöl 3–6 Tropfen eines der genannten Öle auf die schmerzende Stelle reiben und so oft wie nötig wiederholen.
- Entsprechende Fußreflexzonen mit einem Öl massieren.

Mögliche Ursachen: Übersäuerung (Ernährung, Stress)

Orthomolekulartherapie: Ein hochwirksames Vitamin- und Mineralstoffpräparat einschließlich Omega-3-Fettsäuren, Glucosamin, Chondroitin, Antioxidantien A, C, E, Selen, Mangan.

Aromatherapie: Das Wintergrünöl ist das Öl für Muskel-, Gelenks- und Knochenschmerzen, denn es enthält einen natürlichen, aktiven Wirkstoff, der ähnlich wie Cortison wirkt, und die Schmerzreizleitung dämpft. Der Hauptbestandteil von Wintergrünöl (und Birke) ist Methylsalicylat, welcher der im Aspirin verwendeten Salicylsäure ähnlich ist.

Ein Großteil des heute verkauften Wintergrünöls wird zur Gänze im Labor aus synthetischem Methylsalicylat hergestellt und entspricht nicht dem natürlichen Wintergrünöl. Ein solches Öl ist aus Gesundheitsgründen für Mensch und Tier zu meiden. Wintergrünöl ist ein starkes Öl und wird mit reinem Pflanzenöl vermischt angewendet.

Im Dezember 2022 wurde Wintergrünöl, ein Heidekraut, in der EU verboten, wird aber in anderen Ländern der Welt wegen seiner natürlichen schmerzstillenden Wirkung erfolgreich eingesetzt.

⚠ Wintergrünöl ist nicht für Epileptiker geeignet!

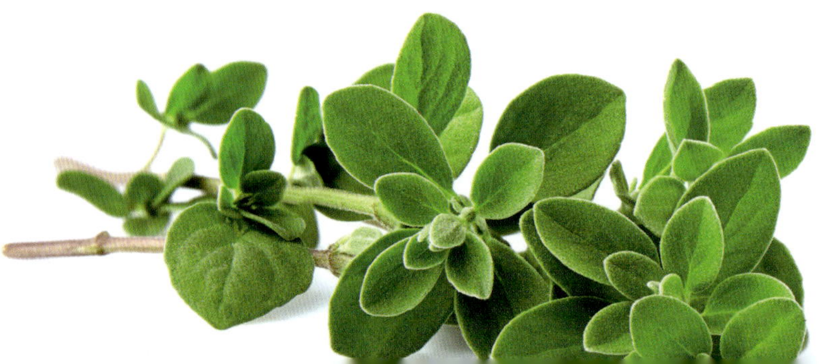

Gelenksteife, Iliosakralgelenksblockade

Balsamtanne, Fichte, Immortelle, Kiefer, Kamille, Lavendel, Majoran, Schwarzer Pfeffer, Pfefferminze, Rosmarin, Wintergrün

Ölmischung bei Gelenksteife

- 10 Tropfen Immortelle oder Schwarzer Pfeffer
- 2 Tropfen Rosmarin
- 5 Tropfen Majoran
- 5 Tropfen Lavendel
- Massageöl
- Verdünnt 6–10 Tropfen auf die Stelle auftragen, bei Bedarf eine warme Kompresse auflegen.
- Auf die Fußreflexzonen auftragen und einmassieren.
- Eine antivirale Rückenmassage nehmen.

Mögliche Ursachen: Übersäuerung

Orthomolekulartherapie: Entsäuerung (siehe »Entgiftung, Entsäuerung, innere Reinigung«)
Remineralisierung: Basenbäder, Basenpulver, basische Nahrung, basisches Wasser, ein hochwirksames Vitamin- und Mineralstoffpräparat einschließlich Magnesium, Selen, Mangan, Omega-3-Fettsäuren, Glucosamin, Chondroitin, Antioxidantien, Vitamin A, C, E, D_3 + K.

Aromatherapie: Spezielle Rückenmassagen (zur Entgiftung und zum Abtöten von Viren, die in der Wirbelsäule »überwintern«.)

Genmanipulation

Siehe Entgiftung
Alle ätherischen Öle schützen unsere Gene vor dem genverändernden Ansturm an Giftstoffen, dem die Menschheit heute über Luft, Wasser, Nahrung usw. ausgesetzt ist. Daher ist Entgiftung das oberste Gebot. Ätherische Öle helfen als Chelatbildner dabei, Giftstoffe, Fremdstoffe, Mykotoxine und Schwermetalle sicher aus dem Körper auszuleiten.

Gerinnungshemmende Öle

Balsamtanne, Cassiazimt, Gewürznelke, Ingwer, Immortelle, Lorbeer, Muskatellersalbei, Muskatnuss, Orange, Rainfarn, Wintergrün, Zimtrinde

Auf die Stelle auftragen.

Geruchssinn, gestörter

Immortelle, Pfefferminze

Einatmen, vernebeln
Auf die Fußreflexzone auftragen. (Siehe Reflexzonen-Tabelle in Teil IV.)

Gewebeschäden —> Hauterkrankungen

Gicht, Hyperurikämie

Geranie, Kamille, Karottensamen, Ledum, Rosmarin, Selleriesamen, Teebaum, Wacholder, Zitrone

Ölmischung bei Gicht

- 10 Tropfen Geranie
- 8 Tropfen Wacholder
- 5 Tropfen Rosmarin
- 3 Tropfen Kamille
- 4 Tropfen Zitrone
- 8 Tropfen Teebaum

Als Nahrungsergänzung 3–6 Tropfen in einer Kapsel, aufgefüllt mit Speiseöl, 10 Tage lang dreimal täglich einnehmen, dann 4 Tage aussetzen; bei Bedarf wiederholen; kann auch dreimal täglich in Flüssigkeit eingenommen werden.

Unverdünnt mehrmals täglich 1–3 Tropfen sanft auf die betroffene Stelle reiben.

Quelle: *Essential Oils Integrative Medical Guide*

Gicht-Arthritis (*Arthritis urica*) ist eine schmerzhafte, akut auftretende, entzündliche Gelenkserkrankung aufgrund erhöhter Harnsäure infolge einer Störung im Purinstoffwechsel (Stoffwechselstörung).

Mögliche Ursachen:

- Übersäuerung (irregulärer Harnsäurespiegel im Blut)
- Vererbung
- Mögliche psychische Ursachen: Herrschsucht, dominantes Verhalten

Orthomolekulartherapie: Entsäuerung (siehe »Entgiftung, Entsäuerung, innere Reinigung«)
Remineralisierung: Ein hochwirksames Vitamin- und Mineralstoffpräparat einschließlich Omega-3-Fettsäuren, Folsäure, Antioxidantien, Vitamin C (Kirschen, dunkel gefärbte Früchte), OPC, Jod, Silicium, Schwefel, Zink, Grüner Tee, Spirulina, D_3 + K + Magnesium, Omega-3-Fettsäuren.

Aromatherapie:

- Basenbäder mit ätherischen Ölen (Dauer von mindestens 2 Stunden, pH-Wert des Wassers 8,5) für eine rasche Linderung.
- **Karottensamenöl** hat antiseptische, stimulierende, gefäßerweiternde und muskelentspannende Eigenschaften.
- Das Lieblingsöl abends etwa 20 Minuten tief einatmen und die Schwingungen von Liebe, des Nachgebens, der Toleranz und Flexibilität in die Gene integrieren.

Der Unterschied zwischen Deutscher und Römischer Kamille

Quelle: *Essential Oils Integrative Medical Guide*

- **Die Deutsche Kamille** (*Matricaria recutita*) wirkt ausgleichend, beruhigend, entzündungshemmend, krampflösend und abschwellend. Das Öl unterstützt die Leber- und Gallenblasenfunktion, reduziert Narbenbildungen und lindert Allergien.
- **Die Römische Kamille** (*Chamaemelum nobile*) wirkt beruhigend bei Narkose, entspannend, krampflösend, entzündungshemmend, antiparasitär und hautregenerierend.

Beide Kamillenöle scheinen die gleiche Aufgabe zu haben. Sie beruhigen und sind sehr hautfreundlich. Doch unterscheiden sich die beiden Öle komplett in ihrer chemischen Zusammensetzung.
Weil die **Römische Kamille** durch die chemischen Bestandteile (55–75% Ester, 18–35% Monoterpene, 10–15% Ketone) vielleicht einen kräftigeren, doch zugleich milderen Kamillenduft verströmt, wird dieses Öl bevorzugt für Parfüms verwendet.
Die **Deutsche Kamille** enthält 34–60% Sesquiterpene und 33–57% Oxide, welche möglicherweise ihre therapeutische Wirkung verstärken.
Laut Dr. David Stewart ist 1,8 Cineol im Kamillenöl das wichtigste Oxid, das abschwellend wirkt und ein beliebter Bestandteil von rezeptfreien Medikamenten gegen Erkältung, Grippe, Nasennebenhöhlenentzündung, Bronchitis und andere Erkrankungen der Atemwege ist. Untersuchungen haben gezeigt, dass das Einatmen von 1,8 Cineol den Blutfluss im Gehirn erhöht, was Kopfschmerzen lindern und die Konzentration verbessern kann.

Glaukom —> Augenleiden

Grauer Star —> Augenleiden

Grüner Star —> Augenleiden

Grippe

Siehe auch Erkältungskrankheiten

Basilikum, Bergbohnenkraut, *Eucalyptus globulus*, *Eucalyptus radiata*, Gewürznelke, Lavendel, Oregano, Pfefferminze, Rosmarin, Teebaum, Thymian, Zimtrinde, Zitrone, Zistrose, Antimikrobielle Ölmischung

Grippemischung

- 1 Tropfen Antimikrobielle Ölmischung (*Eucalyptus radiata*, Gewürznelke, Rosmarin, Zimt, Zitrone)
- 1 Tropfen Oregano
- 1 Tropfen Thymian
- 1 Tropfen Salbei
- 1 Tropfen Pfefferminze

♣ 3–5 Tropfen der Mischung in eine Kapsel füllen, mit reinem Pflanzenöl (Speiseöl) auffüllen und einnehmen.

☼ Im Aroma-Diffuser vernebeln und direkt einatmen.

Zäpfchen bei Erkältungskrankheiten:

Bei grippalen Infekten eignen sich Oregano- und Thymianzäpfchen, die eine Ausbreitung von Viren verhindern können. Für die Herstellung von Zäpfchen siehe Anwendungsmethoden in Teil I.

Grippe-Rezept für Kinder

- 1–2 Tropfen Antimikrobielle Ölmischung (*Eucalyptus radiata*, Gewürznelke, Rosmarin, Zimt, Zitrone)
- 1 Messbecher liposomales Vitamin C
- 1 Teelöffel roher Honig
- 1 Teelöffel unraffiniertes Bio-Kokosöl

♣ Mischung ein- bis zweimal täglich (auch als Vorbeugung) einnehmen oder in Tee oder Wasser trinken.

Diffuser-Rezept bei Grippe und Atemwegsbeschwerden

- 3 Tropfen Patschuli
- 3 Tropfen Lavendel

☼ Nachts im Aroma-Diffuser vernebeln.

Gürtelrose

Eucalyptus radiata, Elemi, Geranie, Gewürznelke, Römische Kamille, Lavendel, Oregano, Pfefferminze, Rainfarn, Rosmarin, Salbei, Sandelholz, Teebaum, Weihrauch, Wintergrün, Zimtrinde, Zitrone, Zypresse, Antimikrobielle Ölmischung

Ölmischung bei Gürtelrose

- 10 Tropfen Römische Kamille
- 5 Tropfen Lavendel
- 5 Tropfen Sandelholz
- 2 Tropfen Geranie

♣ Als Nahrungsergänzung 2–3 Tropfen, verdünnt mit Speiseöl, in Flüssigkeit oder in einer Kapsel dreimal täglich einnehmen.

Verdünnt 6–10 Tropfen auf die betroffenen Stellen, auf den Nacken und entlang der Wirbelsäule auftragen, abwechselnd warme und kalte Kompressen auf die Wirbelsäule auflegen.

Badesalz aus antiviralen ätherischen Ölen und Salz oder Natron im täglichen Basenbad verwenden.

Haarausfall, Alopezie

Lavendel, Muskatellersalbei, Rosmarin, Sandelholz, Thymian, Wacholder, Ylang Ylang, Zedernholz, Zypresse

Ölmischung bei Haarausfall

- 3 Tropfen Rosmarin
- 5 Tropfen Lavendel
- 4 Tropfen Zypresse
- 2 Tropfen Muskatellersalbei
- 2 Tropfen Wacholder

10 Tropfen dieser Mischung in 1 Teelöffel fraktioniertes Kokosöl mischen und auf die schütteren Stellen fest in die Kopfhaut einmassieren (am besten abends, um es über Nacht einwirken zu lassen). Auch das Einreiben der Fußsohlen ist ratsam.

Ölrezept bei kreisrundem Haarausfall

- 10 Tropfen Lavendel
- 10 Tropfen Rosmarin
- 9 Tropfen Zedernholz
- 8 Tropfen Thymian
- 15 ml Traubenkernöl

Über einen Zeitraum von einigen Monaten täglich 2 Minuten lang die Kopfhaut mit der Ölmischung einreiben.

Quelle: *Essential Oils Integrative Medical Guide*

Mögliche Ursachen:

- Übersäuerung: Bei Mineralmangel holt sich der Körper zuerst Mineralstoffe aus der Kopfhaut, um Säuren abzubauen —> Alopezie, Haarausfall.
- Umwelteinflüsse (Stress, Umweltgifte, siehe auch »Graue Haare«, Medikamente)
- Entmineralisierung, Nährstoffmangel, Glutenunverträglichkeit
- Hormonimbalance (Bei einem Absinken der Östrogenwerte kommt es rasch zu Haarausfall.)
- Schilddrüsenunterfunktion
- Mögliche psychische Ursachen: Erschöpfung, fehlende Lebenskraft, belastende Gefühle

Aromatherapie:

- **Rosmarinöl** ist für Haarwuchs und Haarpflege bekannt. Das Auftragen dieses Öls auf die Kopfhaut hilft zugleich der Konzentration.
- **Teebaumöl** im Haarshampoo hilft bei juckender Kopfhaut. Das Haarshampoo sollte pH-neutral sein.
- 2–3 Tropfen **Sandelholzöl** auf das Haar verteilt, ist ein ideales Haarserum für seidig weiches Haar.
- Abends 2 Tropfen **Lavendelöl** auf die Haarbürste getropft oder auf Kopfhaut oder Haare gerieben, sorgt für einen angenehmen Schlaf und regt die Kreativität an.

Duftendes Haaröl

- 10 Tropfen Rosmarin
- 10 Tropfen Zedernholz
- 50 ml Massageöl

Dieses duftende Haaröl wird in die Kopfhaut und Haare einmassiert, mit Plastik abgedeckt 20 Minuten einwirken lassen, bevor man die Haare wäscht.

Für einen gepflegten Bart eignen sich ebenfalls Lavendel, Rosmarin, Sandelholz oder Zypresse.

Haare, graue – vorzeitig ergrautes Haar

Copaiba, Lavendel, Muskatellersalbei, Rosmarin, Sandelholz, Zedernholz

Das Haar ist der Spiegel unseres Mineralstoffhaushalts.

Mögliche Ursachen:

- Übersäuerung (Ernährung, Stress, Umwelteinflüsse)
- Entmineralisierung des Haarbodens (Der Körper entzieht zuallererst dem Haarboden dringend benötigte Mineralien, um überschüssige Säuren zu neutralisieren. Das kann in der Folge zu Haarausfall führen.)

Orthomolekulartherapie: Entsäuerung (siehe »Entgiftung, Entsäuerung«), Basenpulver, basische Ernährung (inkl. basisches Wasser).
Remineralisierung: Ein hochwirksames Vitamin- und Mineralstoffpräparat einschließlich Magnesium, Eisen, Jod, Silicium, Schwefel, Zink (in kolloidaler Form), Omega-3-Fettsäuren, Antioxidantien, Vitamin A, B-Vitamine, Vitamin C, D_3 + K, E.

Aromatherapie:
Basenbäder mit ätherischen Ölen, Haarkuren mit pH-neutralem Shampoo und Conditioner, Sandelholz-Haarwasser
Sandelholzöl verzögert die Graufärbung.
Rosenholzöl hellt die Haarfarbe auf.
Salbei: Durch die enthaltenen Gerbstoffe im Salbei kann eine Salbeispülung die Haare dunkler machen.
Kamille: Mit warmen Kamillenaufgüssen kann blondes Haar aufgehellt werden.
Alles über gesunde Haarpflege mit ätherischen Ölen findet man im Sofort-Ratgeber *Natürliche Haarpflege mit Ätherischen Ölen* unter mariaschasteen.com[22]

Hallux valgus —>Ballenzehe

Halsentzündung, Halsschmerzen

Siehe auch Erkältungskrankheiten

Bergamotte, Copaiba, *Eucalyptus radiata*, Lavendel, Oregano, Pfefferminze, Myrrhe, Rosmarin, Salbei, Teebaum, Thymian, Weihrauch, Zimtrinde, Zitrone, Zypresse, Antimikrobielle Ölmischung

Ölmischung bei Halsschmerzen

- 2 Tropfen *Eucalyptus radiata*
- 2 Tropfen Pfefferminze
- 2 Tropfen Rosmarin
- 2 Tropfen Zitrone
- 2 Tropfen Zypresse

Direkt einatmen, vernebeln, mittels Dampfinhalation einatmen.

1–2 Tropfen ätherisches Öl, mit Sirup oder Honig gemischt, mehrmals täglich als Nahrungsergänzung zu sich nehmen.

1 Tropfen auf die Zunge tropfen und die Zunge gegen den Gaumen drücken.

Verdünnt je 1–3 Tropfen auf Stirn, Nase, Wangen, unteren Halsbereich, Brust- und oberen Rückenbereich auftragen. Bei Fieber auf den Hals einen feucht-kühlen Ätherische-Öle-Wickel anlegen.

1–3 Tropfen auf die Fußreflexzonen reiben.

Badesalz mit Erkältungsölen im Badewasser oder Fußbad verwenden.

Gurgellösung bei Halsschmerzen

- 3 Tropfen Salbei
- ½ Teelöffel Essig (oder Salz)
- 1 Tasse warmes Wasser

♣ Mehrmals täglich gurgeln.

Mögliche Ursachen:

- 90% durch Viren verursacht (Viren fühlen sich im sauren Milieu wohl.)
- Übersäuerung
- Entmineralisierung

Orthomolekulartherapie: Entsäuerung (siehe »Entgiftung, Entsäuerung, innere Reinigung«)
Remineralisierung: Silicium (siehe »Entzündungen«), Magnesium, Vitamin C, D_3 + K, A, Echinacea, Probiotika (falls Antibiotika genommen wurden), Omega-3-Fettsäuren, Zink, Echinacea, Isländisches Moos, Wassertherapie.

Aromatherapie:
Salbeiöl sowie Rosmarin und Eukalyptus sind bekannte Erkältungsöle, die in Tees, Hustenbonbons oder Honigsirup zur Linderung genutzt werden. Diese Öle können auch als Balsam für die Brust, in Form von warmen Wickeln oder zur Einreibung der Fußsohlen eingesetzt werden.

Einfacher Hustensirup

- 1 Tasse Kräutertee (beispielsweise Salbei oder Thymian)
- 1 Tasse Honig
- 3 Tropfen ätherisches Öl (Salbei, Thymian, Nelke oder Zimt)

Man mischt Honig und das ätherische Öl und rührt die Mischung in den Tee ein, bis der Honig vollständig aufgelöst ist. Davon nimmt man gelegentlich ein wenig (einen Teelöffel).

Quelle: *Erkältung – **Mit Duftmedizin vorbeugen und schützen***

Honig ist ein starker Entzündungshemmer, doch ist er auch sehr süß und sollte in Maßen eingesetzt werden (Zucker blockiert das Immunsystem).

Unterschiede zwischen den einzelnen Eukalyptusarten

Es gibt 600 Eukalyptusarten, die alle in Australien beheimatet sind. Der Koalabär ernährt sich ausschließlich von den Blättern des Eukalyptusbaumes. Alle Eukalyptusarten entstammen der Myrtenfamilie und werden aus den Blättern dampfdestilliert.

- ***E. globulus, E. polybractea*** und ***E. radiata*** haben alle in ihrer chemischen Zusammensetzung einen hohen 1,8 Cineol Oxidwert. Diese Oxidverbindungen sind häufig in Erkältungspräparaten für Halsentzündung, Grippe, Nasennebenhöhlenentzündung, Bronchitis und anderen Erkrankungen der Atemwege anzutreffen.
- ***E. globulus*** ist das herkömmliche Eukalyptusöl und wird auch »Blaues Tasmanisches Harz« genannt. Seit Jahrhunderten zur Wundheilung verwendet, wird dieses Öl auch für Mundwasser, im Aroma-Diffuser gegen Bakterien in der Atemluft, und als Balsam bei Atembeschwerden verwendet. Dieses Öl hat einen stärkeren, strengeren Geruch.
- ***E. polybractea*** heißt umgangssprachlich »Blaue Malve«. Dieses Öl schützt vor Ansteckung und ist ein antivirales, entzündungshemmendes, schleimlösendes und insektenabweisendes Mittel. Es wird auch zur Behandlung von Akne verwendet.
- ***E. radiata*** nennt man in seiner Heimat Australien die »Schwarze Pfefferminze«. Dieses Öl wird vorwiegend als Mittel gegen Infektionen der Atemwege genutzt. Es hat im Gegensatz zu *E. globulus* trotz des gleichen 1,8 Cineol-Gehalts einen milderen und weicheren Duft und wird daher auch gerne für Heilmittel für Kinder verwendet.
- ***E. citriodora***, der »Zitroneneukalyptus«, besteht zu 40–80% aus dem Aldehyd Citronellal. Die starke antivirale, antibakterielle und pilzhemmende Wirkung des Öls beruht auch auf seiner Fähigkeit, reichlich Elektronen abzugeben und damit freie Radikale zu befrieden. Dieses Öl wird häufig bei Asthma, Fußpilz, Schuppen, Herpes, Gürtelrose, Kehlkopfentzündung, Halsschmerzen und Infektionen der Atemwege eingesetzt.
- ***E. dives***, der »Pfefferminzeukalyptus«, verleiht der Pflanze mit dem Keton Piperiton (35–50%) seine minzige Note. Dieses Eukalyptusöl ist stark antibakteriell, kann äußerlich (verdünnt) aufgetragen und im Aroma-Diffuser vernebelt werden, wobei Dr. David Stewart darauf hinweist, dass eine direkte Inhalation in der Nähe der Verneblerdüse zu vermeiden ist.

Quelle: *The Chemistry of Essential Oils Made Simple*, David Stewart

Mit dieser Information wird verständlich, warum in manchen Rezepturen, besonders in Ölmischungen für die Atmung, die verschiedenen Eukalyptusöle zu einem mächtigen therapeutischen Hilfsmittel bei Erkältungen zusammengemischt werden.

Hämatom

Gewürznelke, Immortelle, Pfefferminze, Wintergrün, Zypresse, Schmerzöl

- 2–3 Tropfen verdünnt oder unverdünnt sanft auftragen.
- Immortelle unverdünnt auf frische Wunden tropfen oder auch auf alte Wunden auftragen und sanft einarbeiten.

Hämorrhoiden

Basilikum, Immortelle, Muskatellersalbei, Myrrhe, Narde, Pfefferminze, Sandelholz, Wacholder, Weihrauch, Wintergrün, Zistrose, Zitrone, Zypresse

Hämorrhoiden-Ölmischung

- 3–4 Tropfen Basilikum
- 1 Tropfen Wintergrün
- 1 Tropfen Zypresse
- 1 Tropfen Immortelle

- Verdünnt 3–5 Tropfen der Mischung auf die Stelle geben (kann stechen, bringt aber normalerweise bald Erleichterung).
- Hydrotherapie: Warme Sitzbäder mit ätherischen Ölen zur Linderung.
- Als Zäpfchen, jeden zweiten Tag, 6 Tage lang anwenden.

Schmerzende Hämorrhoiden:

- Zistrose oder Zypresse als Zäpfchen nehmen oder Immortelle mit Zypresse verdünnt auf die Stelle auftragen.

Blutende Hämorrhoiden:

- Lavendel, Zistrose, Zypresse – Zäpfchen

Juckreiz, Rektum:

Basilikum, Lavendel, Immortelle, Deutsche Kamille, Zypresse

- Die Öle verdünnt auftragen.

Mögliche Ursachen:

- Übersäuerung (Hämorrhoiden sind ein deutliches Zeichen für Übersäuerung!)
- Venöse Stauungen (wie bei Krampfadern)
- Ballaststoffarme Ernährung
- Obstipationsneigung (geringe Trinkmenge, Bewegungsmangel)

Orthomolekulartherapie: Entsäuerung (siehe »Entgiftung, Entsäuerung«), Basische Mineralstoffe, Basenpulver.
Remineralisierung: Ein hochwirksames Vitamin- und Mineralstoffpräparat einschließlich Zink, Magnesium, Organisches Germanium, Silicium (Kieselsäure), Kolloidales Silber (1x täglich 1 TL oder 2x täglich ½ TL mit einem Glas Wasser einnehmen, Plastik- oder Holzlöffel verwenden!); Vitamin C, OPC, Papain, Propolis, Ballaststoffreiche Ernährung (Zunderschwamm).

Nach der Entsäuerung verschwinden Hämorrhoiden meist von alleine.

Aromatherapie: Es werden Basenbäder, Basensitzbäder und/oder Spülungen mit unterstützenden ätherischen Ölen verwendet.

Hämorrhoiden-Spray

Je 2 Tropfen ätherische Öle von Immortelle, Weihrauch, Zistrose und Zypresse in ein wenig Salz und 100 ml Wasser auflösen und als Spray (gut schütteln) verwenden. Man kann diese Ölmischung auch in Massageöl, Creme oder Gel einarbeiten und mehrmals täglich verwenden.

Ein Bad gegen Juckreiz

Ein Bad mit ätherischen Ölen (emulgiert in Salz, Sahne, Honig oder Badegel) kann den Juckreiz lindern.

Hämorrhoiden-Spülung

- 1 Teelöffel Apfelessig
- 2 Tropfen Zistrose
- 2 Tropfen Zypresse
- 1 l Wasser

Man mischt die Öle mit dem Apfelessig und fügt diese Mischung dem Wasser bei. Das Wasser zur Spülung kann nach Bedarf temperiert sein.

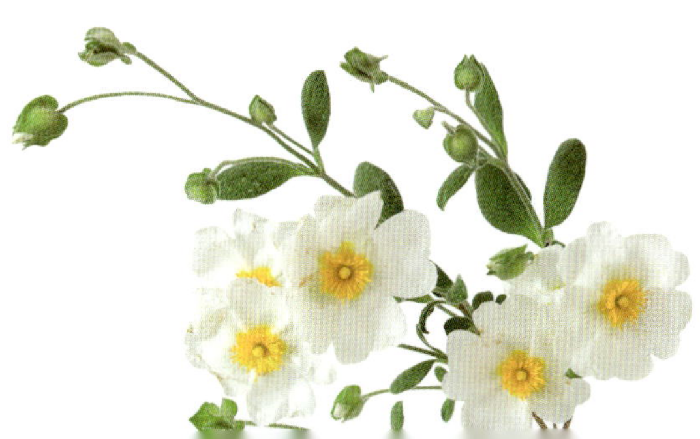

Harnblase, geschwächte —> Blasenschwäche

Harnwegsinfektion

Siehe auch Blasenentzündung

Balsamtanne, Bergbohnenkraut, Eukalyptus, Fenchel, Gewürznelke, Goldrute, Kiefer, Oregano, Rosmarin, Teebaum, Thymian, Wacholder, Zedernholz, Zitrone, Zistrose, Antimikrobielle Ölmischung

- ♣ Zweimal täglich 1 Kapsel einnehmen.
- 💧 Eine warmfeuchte Kompresse mit 3–4 Tropfen eines ätherischen Öls, ein- bis zweimal täglich, auf den Bereich der Blase auflegen.
- 💧 5–7 Tropfen Zitronenöl, emulgiert in Salz oder Sahne, ins Badewasser (Vollbad) geben.
- 💧 2–4 Tropfen Eukalyptus, z. B. *Eucalyptus polypractea,* emulgiert in Salz oder Sahne, im Sitzbad verwenden.

Mögliche Ursachen:

- Entgiftung
- Unterkühlung
- Bakterien

Orthomolekulartherapie: Ein hochwirksames Vitamin- und Mineralstoffpräparat einschließlich Vitamin C, Zink, Selen, Kolloidales Silber, Preiselbeeren, Aroniabeeren, Gojibeeren, *Ginkgo biloba*, Grapefruitkernextrakt, Grüner Tee, Propolis, Bifido Bakterien, Probiotika.

Aromatherapie:

- **Gewürznelkenöl** hat antimikrobielle, pilzhemmende und antivirale Eigenschaften.
- **Oreganoöl** wurde in wissenschaftlichen Studien als wirksam gegen alle klinischen Bakterienstämme, einschließlich *E. coli*, den Bakterien, die am häufigsten bei Harnwegsinfektionen auftreten, befunden. Oregano sollte nicht länger als 14 Tage und unter der Anleitung eines Therapeuten innerlich eingenommen werden.
- **Myrrhe** wirkt antibakteriell, pilzhemmend und weist antiparasitäre Eigenschaften auf. Das Öl kann äußerlich aufgetragen oder mit einer kühlen oder warmen Kompresse verwendet werden.
- **Zedernholz** mit seinen antibakteriellen Eigenschaften wirkt harntreibend und entwässernd.

Hashimoto thyroiditis

Siehe auch Schilddrüse

Geranie, Gewürznelke, Kamille, Ledum, Grüne Minze, Muskatnuss, Myrte, Myrrhe, Pfefferminze, Salbei, Zitronengras

- Verdünnt 3–5 Tropfen auf die Schilddrüse auftragen.
- Die Fußreflexzonen der Schilddrüse mit 2–3 Tropfen Öl massieren.
- ♣ Als Nahrungsergänzung in einer Kapsel einnehmen.

Hautblasen

Siehe auch Hauterkrankungen

Kamille, Lavendel, Melisse, Sandelholz, Teebaum, Weihrauch, Zistrose

- Mehrmals täglich 1–2 Tropfen auf die betroffene Stelle auftragen und sanft einreiben oder bei Bedarf eine Sprühflasche verwenden.

Hauterkrankungen, Hautunreinheiten, Pickel

Siehe auch Ausschlag, Schwellungen, Rötungen, Juckreiz, Hautalterung

Bergamotte, *Eucalyptus radiata*, Fenchel, Galbanum, Geranie, Ingwer, *Jasmin absolue*, Lavendel, Ledum, Immortelle, Kamille, Myrrhe, Oregano, Palmarosa, Pfefferminze, Rosenholz, Rosmarin, Teebaum, Zedernholz, Leberöl

Hautausschlag: Lavendel, Rosenholz, Zedernholz

Abszesse, Furunkel: Als Hautöl, Kompresse oder Waschung wirkt Galbanum gegen Abszesse und Furunkel und bei schwer heilenden Entzündungen.

Hautprobleme:

- **Lavendel** – bei leichten Verbrennungen, Kopfschmerzen, Mückenstichen, Sonnenbrand
- **Palmarosa** fördert das Wachstum neuer Hautzellen
- **Galbanum** – bei Narben, Falten, Furunkeln
- **Ingwer** – zur Hautpflege
- ***Jasmin absolue*** – bei Falten, Ekzemen, fettiger Haut
- **Myrrhe** – das legendäre Hautöl, pflegt und regeneriert die Haut

- **Rosenholz** – ein pflegendes Hautöl
- **Leberöl** – regeneriert das Hautgewebe.
- Verdünnt 2–6 Tropfen sanft auf die betroffene Stelle einreiben. Man kann ein paar Tropfen eines der Öle in eine Lotion oder in ein kühlendes Aloe-Vera-Gel mischen und auftragen.

Schlaffe Haut:
Immortelle, Lavendel, Myrrhe, Patschuli, Weihrauch, Zypresse

- Verdünnen und sanft einreiben
- 2–3 Tropfen pro Anwendung in eine Faltencreme (basische Naturkosmetik) einrühren und auftragen.

Sommersprossen:
Rainfarn

- 1–2 Tropfen pro Anwendung in eine basische Gesichtscreme rühren und zwei- bis dreimal pro Woche auf das Gesicht auftragen.

Trockene Haut:
Römische Kamille, Lavendel, Myrrhe, Narde, Neroli, Rose, Rosenholz, Sandelholz, Zedernholz

- Pro Anwendung 1–2 Tropfen eines dieser Öle mit Mandel- oder Kokosöl mischen und sanft einreiben.

Fettige Haut:
Fenchel, Geranie, Myrrhe, Sandelholz, Zedernholz, Zitrone

- Zur Gesichtsreinigung nimmt man Mandelöl, Haselnuss- oder Kokosöl oder eine Kombination daraus, zusammen mit 2–3 Tropfen eines ätherischen Öls, und reinigt das Gesicht damit gründlich. Danach mit einem heißen Waschlappen die Gesichtshaut dampfen lassen, denn Öl löst Öl auf. Bei Bedarf nimmt man zusätzlich 1 Tropfen Zitronenöl zur Gesichtsreinigung dazu, was ausgleichend auf die Fettdrüsen wirken kann. Dieser Gesichtsreiniger ist auch ein effektiver Make-up- und Mascara-Entferner. (Nicht ins Auge bringen.)

⚠ Zitrone ist photosensitiv (siehe die *Richtlinien zur sicheren Anwendung ätherischer Öle* in Teil IV).

Ein herkömmlicher Gesichtsreiniger, der oft auf Alkoholbasis beruht, nimmt der Haut ihre schützende Ölschicht und trocknet sie aus. Um den Verlust auszugleichen, produzieren die Öldrüsen mehr Öl. Das ist eine Ursache für ölige Haut.

Mögliche Ursachen:

- Übersäuerung (Ernährung, Stress, Umweltgifte)
- Geschwächtes Immunsystem
- Bei Schuppenflechte unvollständige Proteinverdauung, Darmvergiftung, gestörte Leber- und Gallenfunktion
- Genetische Faktoren
- Psychische Faktoren: Stress

Orthomolekulartherapie: Entsäuerung (siehe »Entgiftung, Entsäuerung, innere Reinigung«)
Remineralisierung: Ein hochwirksames Vitamin- und Mineralstoffpräparat einschließlich Silicium, Magnesium, Jod, Schwefel, Zink, Basische Ernährung, Antioxidantien, B-Vitamine, Vitamin C, E, D + K, Omega-3-Fettsäuren.

Viele Hautprobleme verschwinden ganz von selbst nach der Umstellung auf eine basische Ernährung.

Aromatherapie: Eine basische Hautpflege ist angeraten. Kühlende Aloe-Vera-Einreibungen mit ätherischen Ölen lindern den Juckreiz, die Rötung und den Schmerz.

Hautgeschwüre

Siehe auch Abszesse
Galbanum, Immortelle, Römische Kamille, Lavendel, Myrrhe, Patschuli, Vetiver

Mögliche Ursachen: Kritische Übersäuerung

Orthomolekulartherapie: Entsäuerung (siehe »Entgiftung, Entsäuerung, innere Reinigung«)
Remineralisierung: Ein hochwirksames Vitamin- und Mineralstoffpräparat einschließlich Schwefel, Jod, Silicium, Magnesium, Zink, basische Ernährung, basisches Wasser, Antioxidantien, Vitamin B_3 und B_6, C, E, D_3 + K.

Aromatherapie: Diese Öle leiten den Heilungsprozess ein:

- Lavendel reinigt die Wunde.
- Immortelle und Zistrose schließen eine Wunde rasch.
- Galbanum ist entzündungshemmend und wird bei Abszessen gerne verwendet.
- Myrrhe regeneriert das Gewebe.
- Elemi beschleunigt die Heilung.

Hepatitis –> siehe Leberentzündung

Herpesinfektionen

Bergamotte, Immortelle, Lavendel, Melisse, Pfefferminze, Rosmarin, Sandelholz, Teebaum, Thymian, Weihrauch, Zimt, Zypresse

Herpes-Ölmischung

- 1 Tropfen Lavendel oder eines der anderen genannten Öle
- 1 Tropfen Teebaum oder eines der anderen genannten Öle

Mehrmals täglich äußerlich 1–2 Tropfen unverdünnt auf die Läsionen auftragen, sobald sie sich zeigen. Für die beste Wirkung sollte die Herpesmischung täglich mit anderen ätherischen Ölen abgewechselt werden.

Herpesmischung (vaginal) 1:

- 2 Tropfen Lavendel
- 2 Tropfen Melisse
- 2 Tropfen Ravintsara
- 2 Tropfen Salbei

Ausschließlich Bio-Tampons verwenden, denn ätherische Öle haben die Tendenz, Gifte aus Stoffen herauszulösen!

Herpesmischung (vaginal) 2:

- 4 Tropfen Weihrauch
- 4 Tropfen Immortelle

Abwechselnd Weihrauch und Immortelle stark verdünnt (1:4) auf einen Bio-Tampon auftragen und über Nacht verwenden. Bei einer stechenden Empfindung Tampon entfernen und die Verdünnungsrate auf 1:9 erhöhen (d. h. 1 Tropfen ätherisches Öl, 9 Tropfen reines Pflanzenöl).

Eine antivirale Rückenmassage ist hilfreich.

Mögliche Ursachen:

- 75% Ansteckung durch sexuellen Kontakt
- Beeinträchtigung des Immunsystems (z. B. Stress, innere Spannungen)
- Lebensmittelallergie
- Medikamente

Orthomolekulartherapie: Ein hochwirksames Vitamin- und Mineralstoffpräparat einschließlich Antioxidantien, Vitamin C, B_1, B_6, B_{12}, D_3 + K + Magnesium, E, Zink, viel Lysin (Hühnchen, Sardinen, etc.), wenig Arginin (Nüsse, etc.), Omega-3-Fettsäuren, Kolloidales Silber (1x täglich 1 TL oder 2x täglich ½ TL mit einem Glas Wasser einnehmen, Plastik- oder Holzlöffel verwenden!), Zink, Organisches Germanium, Colostrum, Curcumin, Grapefruitkernextrakt, Papain, Heilpilze.

Aromatherapie:
- Zitronenmelisse in einer Salbenbasis anwenden.
- Melissenöl ist ein bewährtes Mittel gegen Herpesinfektionen.

Herz-Kreislauf-Erkrankungen

Baldrian, Basilikum, Gewürznelke, Goldrute, Immortelle, Lavendel, Majoran, Mandarine, Narde, Orange, Schwarzer Pfeffer, Pfefferminze, Rosmarin, Thymian, Vetiver, Ylang Ylang, Zimtrinde, Zypresse, Kreislauföl

- **Herz-Kreislauf-System stimulierend:** Zimtrinde, Indische Narde, Vetiver
- **Herzrhythmusstörungen:** Ylang Ylang

Unverdünnt 1–3 Tropfen auf linken Brustkorb (Herz), Schulter und Nacken auftragen und einmassieren.
Bei Bedarf auf Herzreflexzonen an Fuß, Hand und Arm massieren.
Direkt einatmen, im Aroma-Diffuser vernebeln.

Bei der Einnahme von Herz-Kreislauf-Medikamenten (Warfarin, Coumadin) wird **kein** Wintergrünöl verwendet.

Zu den Herz-Kreislauf-Erkrankungen zählen Erkrankungen des Herzens, der Gefäße und des Kreislaufs (Bluthochdruck, Herzinfarkt, Schlaganfall, Thrombosen)

Mögliche Ursachen:
- Fehl- und Mangelernährung (durch den alarmierenden Rückgang an Nähr- und Vitalstoffen in der Nahrung durch die kommerzielle Landwirtschaft)
- Fehlende Aufklärung: »Die Instandhaltung und allfällige Reparaturen [unserer Zellen] können einzig und allein die von Mutter Natur hierfür vorgesehenen Vitalstoffe in Form von Vitaminen, Mineralstoffen und Enzymen übernehmen.« Codex Humanus, Band 1, S. 267
- Lebensstil (Rauchen, Übergewicht)

Orthomolekulartherapie: Ein hochwirksames Vitamin- und Mineralstoffpräparat einschließlich Beta-Carotin, Alpha-Liponsäure, Ananas – Bromelain, Aroniabeere, Astragalus, Curcumin, Gurken (Herz- und Nierenmittel), Vitamin C, E, D_3 + K, B_1, B_6, B_{12}, Folsäure, essenzielle Aminosäuren, Magnesium, Carnitin, CoQ10, Weißdorn, Omega-3-Fettsäuren.

Aromatherapie:

- Um den Kreislauf anzuregen, vernebelt man anregende Öle oder Ölmischungen mittels eines Aroma-Diffusers in die Raumluft.
- Als Badezusatz werden 1 oder 2 der angegebenen Öle (etwa 10 Tropfen auf 1 Tasse Badesalz) zur Stärkung und Regulierung des Kreislaufs verwendet.
- Zur Einreibung nimmt man eines der Öle für eine Ganzkörpermassage oder Massage der Fußreflexzonen des Herzens.
- Meridiane und Chakras können mit ätherischen Ölen harmonisiert werden.
- In Speisen und Getränken rührt man zur Unterstützung kreislaufstärkende Gewürzöle wie Ingwer, Rosmarin oder Thymian ein.
- Die zum Verzehr zugelassenen ätherischen Öle können auch in Kapseln eingenommen werden. Dazu gibt man 3 Tropfen (oder nach Anweisung des Therapeuten) in eine Kapsel, füllt mit Speiseöl auf und nimmt sie mit Flüssigkeit ein.

Altägyptische Ärzte lehrten: Bei Herzbeschwerden – behandle den Magen!
Bevor das Herz behandelt wurde, musste der Magen »entlastet und entleert« werden, damit er nicht auf das Herz drückt.

Ein altägyptisches Herzstärkungsmittel:
Honig, Olivenöl, etwas Weihrauch und Wein werden gut verrührt, gekocht und gegessen.

Heute würden wir nach dem Aufkochen 1–2 Tropfen Weihrauchöl einrühren. Man »isst« kein Weihrauchharz, von dem man nicht weiß, wo es herkommt, denn die meisten im Duftshop erhältlichen Harze sind zur Räucherung bestimmt und sind meist weder rein noch hochwertig.
Das Kauen von Weihrauchharz ist für die strahlend weißen Zähne der einheimischen Bevölkerung verantwortlich. Nicht in allen Teilen der Welt ist Weihrauch, das älteste Heilmittel der Welt, zum Verzehr zugelassen.

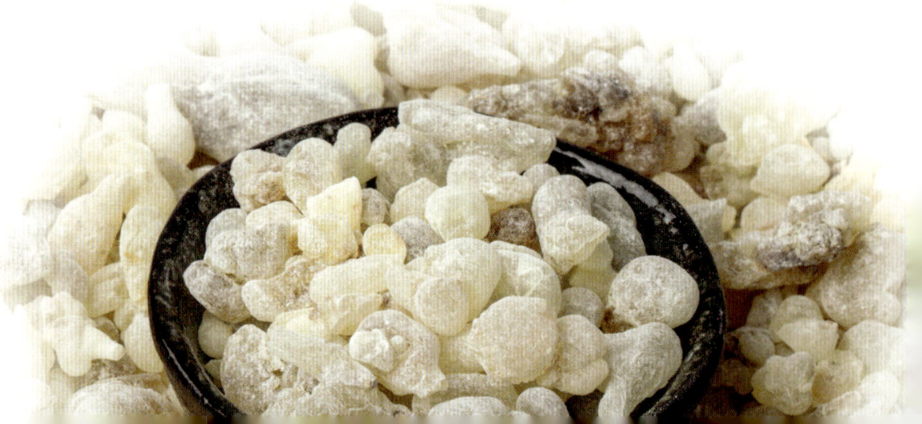

Badezusatz zur Anregung des Kreislaufs

- 4 Tropfen Schwarzer Pfeffer
- 4 Tropfen Wacholder
- 4 Tropfen Lavendel
- ½ Tasse Sahne

Der Badezusatz wirkt anregend, wärmend, entzündungshemmend und entkrampfend und beruhigt das Herz.

Anregender, stärkender Raumduft

- 3 Tropfen Gewürznelke
- 3 Tropfen Ingwer
- 3 Tropfen Schwarzer Pfeffer

Im Aroma-Diffuser vernebeln. Wenn kein Diffuser vorhanden, ein Raumspray aus 250 ml Wasser in einer Glassprühflasche mit etwa 10–12 Tropfen der genannten Öle (oder irgendeines ätherischen Öls, sollten diese Öle nicht zur Verfügung stehen) mischen und vor Gebrauch gut schütteln. Jedes ätherische Öl liefert Sauerstoff in den Blutkreislauf.

Herzinfarkt

Gewürznelke, Goldrute, Immortelle, Kamille, Lavendel, Muskatnuss, Pfefferminze, Rainfarn, Thymian, Zimtrinde, Zitrusöle, Kreislauföl

Unverdünnt 1–2 Tropfen auf die Herzreflexzonen auf Fuß (Knöchel der Ringzehe), Hand (unterhalb des Ringfingers auf Lebenslinie) und der Außenseite des Oberarms auftragen und abwechselnd Akupressur dieser Reflexpunkte (wie eine Pumpenbewegung) anwenden.

Mögliche Ursachen:

- Mineralstoffmangel
- Übersäuerung: Der Körper nimmt die fehlenden Mineralien aus der Gefäßinnenwand. Es entstehen Mikrorisse.
- Chronische stumme Entzündungen, z. B. durch ein weitverbreitetes Missverhältnis von Omega-6- zu Omega-3-Fettsäuren in der Ernährung, sind ursächlich an der Entstehung von Bluthochdruck und Arteriosklerose beteiligt.
- Arteriosklerose: Um Mikrorisse zu kitten, lagern sich Plaques an der Gefäßwand ab. Es kommt zur Verengung der Blut- und Herzkranzgefäße.
- Behinderungen des Blutflusses geschehen zusätzlich durch starre, unelastische Blutkörperchen. Die Ablagerungen und Behinderungen können zu Herzinfarkt und Schlaganfall führen.
- Mögliche psychische Ursachen: Mentale Blockaden, die das Gefühl (Herz) nicht zulassen.

Orthomolekulartherapie: Entsäuerung (siehe »Entgiftung, Entsäuerung, innere Reinigung«)
Remineralisierung: Ein hochwirksames Vitamin- und Mineralstoffpräparat einschließlich Magnesium, Vitamin C, D_3 + K, Beta-Carotin, Alpha-Liponsäure, Ananas – Bromelain, Aroniabeere, Chinesische Wolfsbeeren oder Gojibeeren, Astragalus, Curcumin/Kurkuma, Ingwer, grüner Tee, Knoblauch, u.a.

Aromatherapie:

- Deutsche Kamille enthält Azulen, eine blaue chemische Verbindung mit stark entzündungshemmenden Eigenschaften.
- Pfefferminze ist stark entzündungshemmend, sowie Immortelle, Fichte, Wintergrün und Baldrian.
- Gewürznelke, Muskatnuss und Wintergrün sind natürliche Blutverdünner und reduzieren die Blutgerinnung.

Erste Hilfe bei Herzinfarkt

⚠ Bei gesundheitlichen Notfällen immer sofort ärztliche Hilfe holen! Bis ärztliche Hilfe vor Ort ist, können die Herz-Reflexpunkte bearbeitet werden.

1. Der Fußreflexpunkt für das Herz: Die linke »Ringzehe« (Zehe neben der kleinen Zehe) – der Reflexpunkt befindet sich hinter dem Knöchel.
2. Der Handreflexpunkt für das Herz: In der Handfläche der linken Hand unter dem Ringfinger auf der Lebenslinie.
3. Ein Reflexpunkt am äußeren linken Arm: Etwa 5 cm oberhalb der Ellbogenbeuge unter dem Muskel (nicht auf dem Muskel).

Anleitung: Wenn man allein ist, bearbeitet man zuerst den Fußreflexpunkt des Herzens mit 1–2 Tropfen eines der angeführten ätherischen Öle. Wenn eine zweite Person anwesend ist, bearbeitet diese die beiden Punkte an Hand und Arm abwechselnd: 3 Minuten lang mit den Daumen fest drücken und zwar in einer Art Pumpbewegung, während die erste Person den Herzpunkt am linken Fuß bearbeitet. Man beginnt zuerst mit dem Reflexpunkt am Fuß und geht dann zu Hand und Arm über. Sollte nicht genügend Zeit sein, um die Schuhe zu entfernen, beginnt man gleich mit den Reflexpunkten an der linken Hand und dem Arm.

Wie die altägyptischen Ärzte Herzinfarkt behandelten:
Der Papyrus Ebers gab Ärzten eine genaue Anleitung, was bei Herzbeschwerden zu tun war. Zuallererst wurde der Verdacht eines vollen Magens, der das Herz beengt, ausgeschlossen. Es ist bei vielen Herzbeschwerden tatsächlich der Magen, der auf das Herz drückt. Der Grundsatz galt: Herzbeschwerden – behandle den Magen! War aber das Herz (wie bei Herzinfarkt) beteiligt, so Kurt Allgeier in seinem Buch 4000 Jahre Naturheilkunde,

> »dass sich die Schmerzen in den Arm erstrecken und sich stark auf die Brustmitte konzentrieren, dann ist die Angelegenheit sehr ernst. Du solltest ihm ein pflanzliches Stärkungsmittel geben. Lege die flache Hand auf sein Herz, bis die Schmerzen im Arm nachlassen.«

Das pflanzliche Stärkungsmittel bestand aus Honig, Olivenöl, etwas Weihrauch und Wein, gut verrührt, gekocht und gegessen. (Siehe das Rezept unter Herz-Kreislauf-Erkrankungen.) Das Händeauflegen hatte den Zweck, den Patienten in seiner Todesnot zu beruhigen. Sollten wir aber in der Krisensituation gestresst sein, lassen wir eher die ätherischen Öle – Baldrian, Balsamtanne, Lavendel oder Weihrauch – für uns arbeiten. Die Ölfläschchen werden unter die Nase gehalten, das Öl auf die Brust gerieben oder die Reflexpunkte des Herzens damit bearbeitet.

Herzrhythmusstörungen

Baldrian, Basilikum, Goldrute, Lavendel, Majoran, Orange, Pfefferminze, Rosmarin, Rainfarn, Ylang Ylang, Zypresse, Kreislauföl

- Eines der genannten Öle wählen, unverdünnt 1–3 Tropfen täglich auf den linken Brustkorb (Herz), auf Schultern und Nacken auftragen.
- Bei Bedarf 1–2 Tropfen unverdünnt auf Herzreflexpunkte auf Fuß (Ringzehe), Hand (unterhalb des Ringfingers auf Lebenslinie) und der Außenseite des Oberarms auftragen und Akupressur anwenden.

Herztonikum

- 2 Tropfen Orange
- 1 Teelöffel Agavensirup (oder Honig, Sahne, Joghurt, etc.)
- ♣ Als Nahrungsergänzung zwei- bis dreimal täglich einnehmen.

Heuschnupfen

Siehe auch Allergie

Lavendel, Ledum, Römische Kamille, Muskatnuss, Leberöl

☼ Im Aroma-Diffuser vernebeln und direkt einatmen.
♣ Als Nahrungsergänzung in einer Kapsel einnehmen.

Mögliche Ursachen:

- Allergene (Pollen, Schimmel, Nahrungsallergie, Katzenallergie, etc.), die zu einer Entzündung der Nasenschleimhäute führen
- Übersäuerung

Orthomolekulartherapie: Entsäuern (siehe »Entgiftung, Entsäuerung«), Basenpulver (z.B. 5 g Natriumbicarbonat in 125 ml warmem Wasser eine Stunde vor der Mahlzeit trinken), hochdosiertes Multivitamin-Mineralstoffpräparat, Vitamin D_3 + K + Magnesium, Omega-3-Fettsäuren.

Aromatherapie: Im Freien hat man einen Naseninhalator mit ätherischen Ölen gegen Pollen zur Hand. Die Innenraumluft wird mittels eines Aroma-Diffusers von Hausstaub, Schimmel, Tierhaaren und Hausstaubmilben gereinigt.

Hexenschuss

Balsamtanne, Basilikum, Bergbohnenkraut, Immortelle, Majoran, Muskatnuss, Pfefferminze, Schwarzer Pfeffer, Wintergrün

💧 Verdünnt 6–10 Tropfen auf die Stelle auftragen, bei Bedarf eine Kompresse auflegen.
💧 Eine antivirale Rückenmassage zur Entspannung nehmen.

Mögliche Ursachen:

- Übersäuerung

Orthomolekulartherapie: Entsäuerung (siehe »Entgiftung, Entsäuerung, innere Reinigung«)
Remineralisierung: Ein hochwirksames Vitamin- und Mineralstoffpräparat.

Aromatherapie:
Basenbäder mit ätherischen Ölen entsäuern und entspannen.

Hirnschlag —> Schlaganfall

Hitzewallungen

Siehe auch Menopause

Bergamotte, Fenchel, Geranie, Grüne Minze, Muskatellersalbei, Pfefferminze, Salbei, natürliches Progesteron (aus der Yamswurzel)

- Eines der ätherischen Öle verdünnen und auf Stirn und Schläfen reiben.
- Natürliches Progesteron (Yamswurzel) mit hormonaktiven ätherischen Ölen täglich auf die Innenseite des Unterarms und die Pulsstellen reiben.

Mögliche Ursachen:

- Hormonelle Veränderungen in den Wechseljahren
- Übersäuerung: Durch die ausbleibende Monatsblutung stellt der Köper die automatische Entsäuerung ein.

Orthomolekulartherapie: Entsäuerung (siehe »Entgiftung, Entsäuerung«)
Remineralisierung: Basische Ernährung, basisches Wasser, ein hochwirksames Vitamin- und Mineralstoffpräparat einschließlich Omega-3-Fettsäuren, Vitamin C und E.

Aromatherapie: Hormonmodulierende ätherische Öle (Phytohormone) auftragen, Basenbäder mit hormonaktiven ätherischen Ölen nehmen. (Die Badedauer der Basenbäder beträgt mindestens 2 Stunden bei 40 °C.)

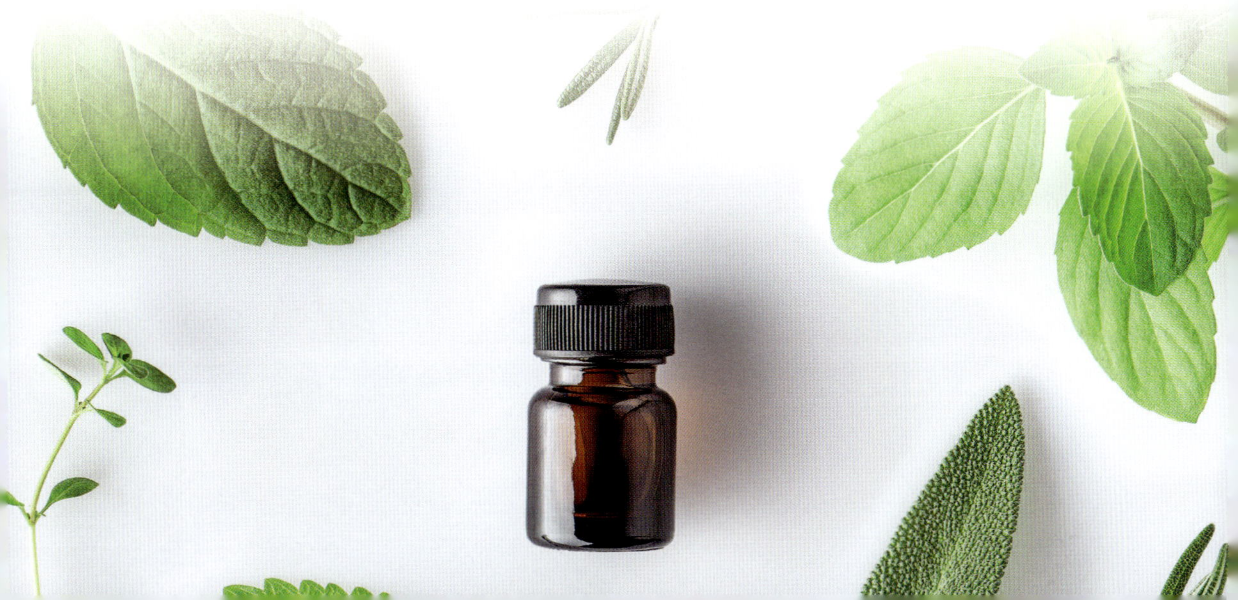

Hormonstörungen, Hormonungleichgewicht

Anis, Blaufichte, Blauer Rainfarn, Basilikum, Bergamotte, Estragon, Fenchel, Geranie, Immortelle, Deutsche Kamille, Kiefer, Lavendel, Majoran, Melisse, Muskatellersalbei, Myrte, Myrrhe, Pfefferminze, Salbei, Schafgarbe, Ylang Ylang, Ysop, Zypresse

Ölmischung für den Hormonausgleich

- 10 Tropfen Basilikum
- 10 Tropfen Majoran
- 8 Tropfen Ysop
- 4 Tropfen Immortelle
- 6 Tropfen Ylang Ylang

oder

- 5 Tropfen Bergamotte
- 5 Tropfen Geranie

Verdünnt mehrmals täglich 4–5 Tropfen auf Stirn, Haupt, Fußsohlen und den unteren Bauch- und Rückenbereich auftragen.

4–6 Tropfen auf die Reflexzonen (Reproduktionspunkte) der Füße (Knöchel) einmassieren, eine warme Kompresse auflegen.

Östrogen-Ausgleich:

Anis, Blauer Eukalyptus, Fenchel, Koriander, Muskatellersalbei, Myrte, Niaouli (*Melaleuca quinquenervia*), Salbei

Testosteron-Ausgleich:

Blaufichte, Fenchel, Geranie, Kiefer, Muskatellersalbei, Rosmarin, Salbei, Sandelholz, Schafgarbe, Ylang Ylang

Progesteron-Ausgleich:

Ein Yamswurzelpräparat, zusammen mit hormonunterstützenden ätherischen Ölen wie Muskatellersalbei oder Salbei

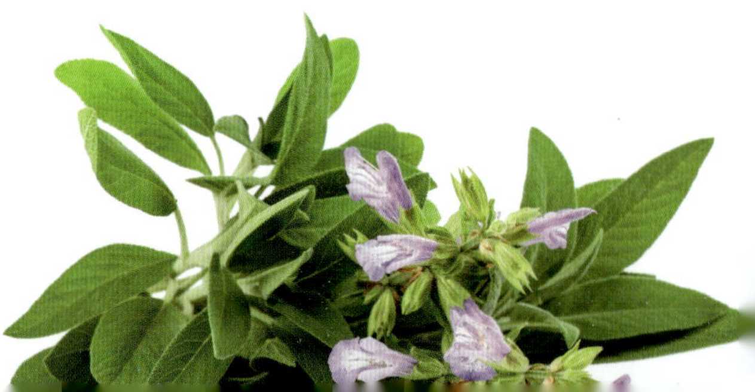

Wie ätherische Öle unsere Hormone stimulieren

»Ölmoleküle mit ihrer Botschaft nähern sich den Zellrezeptoren, um an die darin enthaltene Intelligenz zu gelangen. Sclareol (in Salbei- und Muskatellersalbeiöl) und Viridiflorol (in Niaouli – *Melaleuca quinquenervia*, Myrte und Salbei) sind solche hormonähnlichen Östrogen- und Androgen-Moleküle in den ätherischen Ölen, die ihre Botschaft zu den Rezeptoren singen [vibrieren – Schwingungsmedizin]. Wenn ihr Gesang angenommen wird, öffnen sich die Rezeptorstellen und lassen sie ein, um den Körper ins Gleichgewicht zu bringen (ganz ohne Nebenwirkungen).

Sclareol und Viridiflorol können anscheinend mit vielen der gleichen Rezeptorstellen wie unsere Sexualsteroide kommunizieren und so Körperreaktionen hervorrufen, als wären sie Hormone. Diese Wirkstoffe können unseren Körper auch dazu anregen, seine eigenen natürlichen Östrogene und Androgene zu produzieren.«[23]

Daraus wird ersichtlich, dass wir uns keine Sorge machen müssen, welches hormonähnliche Öl wir auftragen und dass es vielleicht das »falsche« Hormonöl für unsere Zwecke sein könnte. Ölmoleküle kommunizieren mit den Zellrezeptoren und werden nur eingelassen, wenn ihre Botschaft erwünscht ist, denn unser Körper wird von göttlicher Intelligenz geleitet.

⚠ **Achtung vor synthetischem Östrogen!**

Synthetisches Östrogen wird aus dem Urin von trächtigen Pferden gewonnen und im Labor mit chemischen Zusatzstoffen versehen und als *Premarin* verkauft. Es steht mit Blutgerinnseln und Krebs in ursächlichem Zusammenhang, denn die Akkumulation von nicht natürlichen Östrogenen und Chemikalien im Körper verursacht Krebs. Dasselbe gilt auch für Schwermetalle, die in unserem Körper wie Östrogene wirken. (Siehe unbedingt auch »Entgiftung, Entsäuerung, innere Reinigung«!)

Anis erhöht Östrogen auf natürliche Weise.

Hörschwäche

Basilikum, Gewürznelke, Geranie, Immortelle, Lavendel, Pfefferminze, Rosmarin, Teebaum, Wacholder

Unverdünnt 1 Tropfen auf ein Watteballchen geben und über Nacht vorsichtig äußerlich an das Ohr legen. Das Außenohr mit Immortelle massieren.

⚠ Kein Öl direkt in den Gehörgang bringen.

Hörsturz —> Tinnitus

Hühneraugen

Grapefruit, Mandarine, Myrrhe, Oregano, Zitrone

- Unverdünnt 1 Tropfen morgens und abends auf das Hühnerauge gerieben, bringt Erleichterung.

Humane Papillomviren —> Parasitenbefall

Husten

Siehe auch Erkältung

Basilikum, Bergbohnenkraut, *Eucalyptus radiata*, Fichte, Gewürznelke, Ingwer, Kiefer, Lavendel, Majoran, Myrrhe, Myrte, Oregano, Pfefferminze, Rosmarin, Salbei, Teebaum, Thymian, Weihrauch, Zedernholz, Zitrone, Zypresse, Antimikrobielle Ölmischung, Atmungsöl

Trockener Husten:

Zitrone, Antimikrobielle Ölmischung, Atmungsöl

Verschleimung, Krampf:

Salbei, Zitrone, Zypresse

- Salbei- oder Zitronenöl in Honig langsam im Mund zergehen lassen oder in heißem Tee schluckweise trinken.
- Im Aroma-Diffuser vernebeln und direkt einatmen.
- Eine warme Kompresse mit ätherischen Ölen auflegen und den Brustkorb warm halten.
- Die Fußsohlen mit ätherischen Ölen einreiben.

Auswurffördernd:

Eucalyptus radiata

Abhustend:

Myrte (sehr schleimlösend, auch für Kinder geeignet)

Zwiebelwickel für Husten, Hals- oder Ohrenschmerzen

- 1 Esslöffel Bio-Kokosöl
- 1 gehackte Zwiebel
- 1–2 Tropfen Lavendel, Teebaum oder Weihrauch

Die gehackte Zwiebel in Kokosöl anschwitzen, vom Herd nehmen und auf eine angenehme Wärme abkühlen lassen. Dann das ätherische Öl hinzufügen, gut verrühren und die Masse in ein Tuch oder Säckchen füllen. Den angenehm warmen Zwiebelwickel auf Brust, Hals oder Ohren auflegen. Bei Überempfindlichkeit oder Rötung den Wickel entfernen und die Hautstelle mit reinem Pflanzenöl beruhigen. Dieser Wickel kann sowohl mit als auch ohne ätherische Öle verwendet werden. Zusätzliche ätherische Öle wie Fenchel, Ingwer, Salbei oder Majoran sind für eine Wickelanwendung bei Husten beliebt.

Lutschpastillen

- 100 g Xylitol (Birkenzucker)
- 10–15 Tropfen Thymianöl (oder die Antimikrobielle Ölmischung)

Xylitol bei geringer Hitze schmelzen und kurz abkühlen lassen. Das ätherische Öl einrühren und auf einem Backpapier mit dem Löffel kleine Tropfen oder Taler setzen. Mit (Xylitol) Puderzucker ein wenig bestäuben, damit sie später nicht zusammenkleben. Die Lutschpastillen kühl stellen, hart werden lassen und danach in einem Glasbehälter mit Schraubverschluss aufbewahren. Man nimmt davon gelegentlich eine Lutschpastille. Übermäßiger Xylitolgenuss kann mitunter eine abführende Wirkung haben.

Hyperaktivität

Baldrian, Kamille, Lavendel, Mandarine, Pfefferminze, Sandelholz, Zedernholz

30 Tage lang täglich fünfmal direkt einatmen, danach 5 Tage lang aussetzen und bei Bedarf wiederholen. Einen Naseninhalator oder ein Roll-On-Fläschchen verwenden.

Bei Bedarf 2–4 Tropfen unverdünnt auf Zehen und Fußballen reiben.

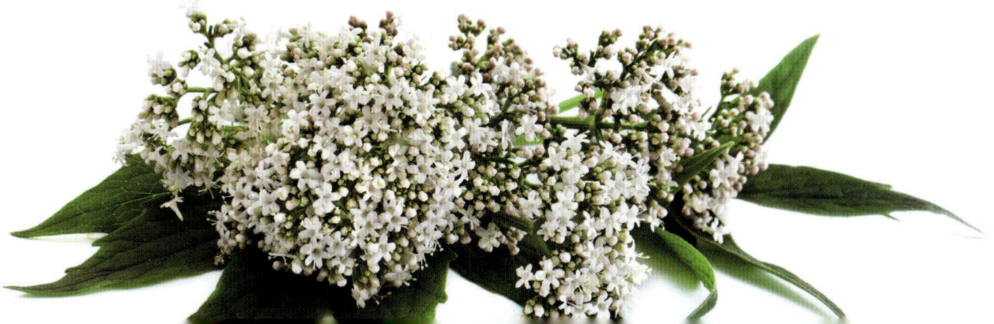

Hysterie, Paranoia

Neroli, Onycha, Vanille

☼ Direkt aus dem Fläschchen mit Roll-On-Aufsatz einatmen oder einen Naseninhalator (siehe Anleitung zum Selbermachen in Teil I) verwenden.

Das entspannende Dusch- und Badeerlebnis

Vanille-Duschgel

- 6 Tropfen Vanilleöl
- ½ Tasse neutrales Duschgel oder Shampoo
- ¼ Tasse gefiltertes, basisches, energetisiertes Wasser

Zutaten gründlich mischen, in eine Flasche füllen und den Duft des Vanille-Duschgels genießen.

Vanille-Mandarinen-Bad

- 3 Tropfen Mandarine
- 3 Tropfen Vanille
- 1 Esslöffel Honig
- 1 Tasse Pflanzenmilch, Sahne oder Joghurt

Zutaten gut vermischen und für eine gepflegte, weiche Haut und ein entspannendes Badeerlebnis dem Badewasser zufügen.

Immunsystem, geschwächtes

Siehe auch Darmerkrankung

Bergbohnenkraut, Galbanum, Gewürznelke, Koriander, Kümmel, Lavendel, Ledum, Limette, Mandarine, Myrrhe, Muskatnuss, Narde, Orange, Oregano, Palo Santo, Pfefferminze, Salbei, Teebaum, Thymian, Weihrauch, Weißtanne, Zimtrinde, Zistrose, Zitrone, Zitronengras, Antimikrobielle Ölmischung

💧 2–3 Tropfen verdünnt auf Brust- und Bauchbereich reiben.
💧 Ysop als Deo unter die Arme reiben.
💧 3–6 Tropfen auf Fußreflexzonen der Thymusdrüse massieren.
☼ Im Aroma-Diffuser vernebeln und direkt einatmen.
♣ 1 Tropfen (z. B. Zitronenöl) in einer Tasse Wasser oder Tee trinken.

Mögliche Ursachen:
Übersäuerung, Mineralstoffmangel
Geschädigter Darm: Die Optimierung des Mikrobioms fördert eine gesunde Immunreaktion – Darm-Hirn-Achse.
Depression, psychische Belastung: Traumata und negative Gedanken verbinden Botenzellen, die Entzündungen im Körper verursachen und das Immunsystem schwächen.
Ernährung: Nährstoffmangel, übermäßiger Zuckerkonsum
Lebensstil: Stress, Rauchen
Keimbelastung: Parasiten sind eine große Belastung für das Immunsystem. Sie können anämisch machen und die Mitochondrien, die Kraftwerke der Zellen, deaktivieren.
Toxizität: Autoimmunerkrankung ist eine Störung des Immunsystems aufgrund von Vergiftung.
Impfstoffverletzungen: Sie sind Ausdruck einer Immunschwäche im Endocannabinoid-System, das im Nervensystem beheimatet ist. Es aktiviert normalerweise spezielle Cannabinoid-Rezeptoren zur Schmerz- und Entzündungshemmung, die jedoch durch Impfverletzungen blockiert werden.
Umweltgifte: Glyphosat schädigt das angeborene Immunsystem. Metalle hindern das Immunsystem und beeinträchtigen die Arbeit der Mitochondrien.

Orthomolekulartherapie: Entsäuerung (siehe »Entgiftung, Entsäuerung, innere Reinigung«)
Remineralisierung:
- Ein hochwirksames Vitamin- und Mineralstoffpräparat einschließlich Antioxidantien, Vitamin A, C, E, D_3 + K + Magnesium und B-Vitamine, Eisen, Selen, Zink und kolloidales Germanium), 1,3/1,6-Beta-Glucan (Zunderschwamm), liposomales Glutathion.
- Der Verzicht auf jegliche Kalorienzufuhr (kein Essen) für 13 Stunden in jedem 24-Stunden-Zyklus (auch intermittierendes Fasten genannt) verbessert die Immunantwort dramatisch.
- Zucker hemmt die Funktion des Immunsystems bis zu 5 Stunden nach der Einnahme.

Aromatherapie:
- Der Mensch als Geistwesen hat selbst die Kontrolle über sein Immunsystem, indem er darauf achtet, wie er denkt, fühlt und handelt. Ätherische Öle unterstützen die Gedankenkontrolle.
- Ätherische Öle mit Phenolen sind für ihre antimikrobiellen Eigenschaften, sowie für ihre Unterstützung des Immun- und Nervensystems bekannt.

- Weihrauch moduliert das Immunsystem und gleicht Überreaktionen aus.
- Melisse stärkt das Immunsystem, indem es Viren (z. B. Herpesviren) bekämpft.
- Lavendelöl und andere ätherische Öle, im Aroma-Diffuser vernebelt, können die Abwehrkräfte des Körpers unterstützen.
- Antimikrobielle Öle oder die Antimikrobielle Ölmischung auf die Fußsohlen, sowie verdünnt auf Brust und Thymusdrüse gerieben, unterstützen das Immunsystem.

Eine der wichtigen Aufgaben ätherischer Öle ist der Transport der Nährstoffe im Körper und die Zufuhr von Sauerstoff zu Gewebe und Organen. Zur Unterstützung des Immunsystems werden daher alle drei Anwendungsmethoden angewendet: Einatmen, Einreiben und Einnehmen.

Impfschäden

Ausleitung der Giftstoffe – siehe auch Entgiftungskuren und Entgiftung, Entsäuerung, innere Reinigung.

Basilikum, Cilantro, Immortelle, Kardamom, Ledum, Rosmarin, Vetiver, Wacholder, Weihrauch, Zitrone

Alle Impfstoffe sind gentechnisch verändert, hergestellt in gentechnisch veränderten Zelllinien. Eine Ausleitung bei Kindern darf nur unter der Aufsicht eines Therapeuten vorgenommen werden. Kindern werden keine Kapseln verabreicht. Oft genügt schon das Einreiben der Fußsohlen mit ätherischen Ölen.

Orthomolekulartherapie: Entgiftung (siehe »Entgiftung, Entsäuerung, innere Reinigung«)

Remineralisierung: Ein hochwirksames Vitamin- und Mineralstoffpräparat einschließlich:

- Kolloidales Kobalt (der Rückverbinder zum Selbst), kolloidales Germanium (der Allesreiniger und O2 Lieferant), kolloidales Fulleren 60 (Super Antioxidans und Zellaktivator)
- Kolloidales Lithium und Schwefel (gegen Spikeproteine, die auch indirekt aufgenommen werden können), Mangan (gegen oxidativen Stress), Gold (zur Ausleitung). Quelle für Kolloidale Metalle*
- Zink, Selen, kolloidales Silicea, Mineralgestein (zur Bindung der Toxine), Calcium (für die Erregungsübertragung, den Zellstoffwechsel und Knochenstoffwechsel), B_{12}, Glutathion
- Chlorella, Gerstengras, Algen (ebenfalls zur Bindung der Toxine)

* Kolloidale Metalle: https://shop.blaubeerwald.de/de/shop/overview/kolloidale-metalle

Aromatherapie:
Siehe auch Autismus und Keuchhusten.
Es würde wohl Jahrzehnte, wenn nicht ein Leben lang dauern, bis unser Körper von selbst die Gifte, Chemikalien und Schwermetalle beseitigen könnte, die heute schier überall über uns hereinbrechen: Das Einatmen der Giftstoffe aus der Luft (Autoabgase, Abgasung von chemischen Mitteln, Zigarettenrauch), die Wasserverschmutzung (Pestizide, Herbizide, Medikamentenrückstände im Trinkwasser), Nahrungsmittel (z. B. kontaminierter Fisch, Backpulver, Weißmehl und vieles mehr), das Kochgeschirr, permanente Amalgamfüllungen im Mund, Körperpflegemittel (z. B. Haarfärbemittel) und toxische Reinigungsprodukte.
Diese Giftstoffe sind überall in unserem Körper, in Gehirn, Knochen, Fett- und Bindegewebe! Und sie werden immer mehr. Nun kommen noch die genveränderten, mit allerlei Zusätzen angereicherten Impfstoffe dazu, die Quecksilber und Aluminium als Wirkverstärker und unzählige Nanopartikel enthalten. Eine Entgiftung und Impfstoffausleitung ist daher dringend empfohlen. Bis der Körper wieder unbelastet arbeiten kann, wird es Monate bis Jahre dauern. Man stellt sich daher auf eine längere Phase der Entgiftung ein.

Zur Ausleitung:

- Ein Basenbad mit 1 Tasse Bittersalz und/oder Kaiser Natron® und 10 Tropfen eines ätherischen Öls oder einer Ölmischung verwenden.
- Täglich morgens und abends ätherische Öle auf die Fußsohlen reiben.
- Leberöle über die Leber- und Nierengegend reiben, Leberwickel auflegen. (Siehe auch Leberentgiftung.)
- Ein paar Tropfen ätherische Öle in einer Kapsel, aufgefüllt mit Speiseöl, einnehmen.
- Wasser mit Zitronen- und Pfefferminzöl über den Tag verteilt trinken.

Hat die Leber einen Mangel an lebenswichtigen Hilfsstoffen, ist sie Belastungen ausgesetzt und ihre Funktion ist reduziert. Letztendlich kommen dadurch viele Krankheiten zustande. Durch eine Chelattherapie mit ätherischen Ölen bindet man die Toxine, Quecksilber, Aluminium – Leichtmetalle, Schwermetalle – und alle anderen Giftstoffe der Impfung. Es kann nicht oft genug darauf hingewiesen werden, dass neben den ätherischen Ölen, die alle anderen Hilfsstoffe im Körper unterstützen und fördern, die wichtigsten Bausteine der Zellen wie Aminosäuren, Vitamine und Mineralstoffe vorhanden sein müssen, damit sich der Körper selbst reparieren und heilen kann. Wir brauchen die essenziellen Aminosäuren, Vitamine, Mineralien, Enzyme und Spurenelemente, damit die ätherischen Öle ungehindert arbeiten und Heilung einleiten können.

Impotenz, Erektionsstörungen

Fichte, Goldrute, Ingwer, *Jasmin absolue*, Kiefer, Kümmel, Muskatellersalbei, Muskatnuss, Myrrhe, Schwarzer Pfeffer, Rose, Sandelholz, Weihrauch

☼ Mehrmals täglich direkt einatmen, im Aroma-Diffuser vernebeln.
♣ Eines der ätherischen Öle in Kapseln einnehmen.
💧 1–3 Tropfen auf den Unterbauch und auf die Fußreflexzonen (Fortpflanzung) reiben.
💧 Eine Körpermassage nehmen.

Mögliche Ursachen:

- Drüsenstörungen, die durch Übersäuerung/Verätzung durch Säuren Erektionsstörungen und Impotenz verursachen.
- Organische Ursachen: Medikamente, Alkoholmissbrauch, hormonelle, traumatische oder neurologische Störungen.
- Mögliche psychische Ursachen: Stress, Leistungsdruck, Angst, Depression, Trauma

Orthomolekulartherapie: Entsäuerung (siehe »Entgiftung, Entsäuerung, innere Reinigung«)
Remineralisierung: Ein hochwirksames Vitamin- und Mineralstoffpräparat

- Durchblutungsfördernd, sauerstoffanreichernd: Bromelain, Astragalus, Curcumin, Papain, Vitamin C
- Hormonregulierend: Vitamin C
- Die Zelloxidation hemmend: Omega-3-Fettsäuren, Vitamine C, A, B und E, Zink (in kolloidaler Form), gesunde Ernährung

Aromatherapie:

- Man verwendet ätherische Öle, die Stress lösen und das Drüsensystem zur Ruhe kommen lassen.
- Hormonregulierende ätherische Öle wirken auf das Hormonsystem ausgleichend.
- Unterstützende Basenbäder mit entspannenden sowie aphrodisierenden ätherischen Ölen regen die Sinne an.
- Man zaubert im Aroma-Diffuser eine anregende Atmosphäre mit Rosenduft oder Jasmin ins Schlafzimmer, um die Sinne zu wecken.
- Eine Partnermassage mit Neroli, Fenchel, Lavendel oder Ylang Ylang baut Versagensängste ab und steigert das Verlangen.

- Phytohormone: Ein duftendes Parfüm aus Rose, Jasmin oder Rosengeranie zieht den Partner magisch an. Aber auch ein duftendes Rasierwasser oder Aftershave, etwa mit Balsamtanne, Fichte, Sandelholz oder Zedernholz, gibt dem männlichen Körper die richtigen Impulse.

Infektionskrankheiten

Eukalyptus, Fichte, Gewürznelke, Teebaum, Oregano, Rosenholz, Rosmarin, Salbei, Teebaum, Thymian, Zimtrinde, Zistrose, Zitronengras, Antimikrobielle Ölmischung, Atmungsöl

Ölmischung bei Infektion des Mund- und Rachenraums

- 1 Tropfen Teebaumöl
- 1 Tropfen Bergamotte
- 1 Tropfen Zitrone
- 1 Tasse Meersalz

♣ Meersalz und Öle in ein Schraubglas füllen, gut schütteln. 1 Teelöffel der Mischung in 1 Glas lauwarmes Wasser rühren und damit gurgeln. Mehrmals täglich wiederholen.

Virale Infektion:
Lorbeer, Myrrhe, Oregano, Zimtrinde

☼ Vernebeln und direkt einatmen.
💧 Stark verdünnen (1:4) und 4–6 Tropfen auf die Stelle auftragen.
♣ Als Nahrungsergänzung in einer Kapsel einnehmen.

Chronische Infektion:
Zusätzlich Bergbohnenkraut

Orthomolekulartherapie: Entsäuerung (siehe »Entgiftung, Entsäuerung, innere Reinigung«)
Remineralisierung: Ein hochwirksames Vitamin- und Mineralstoffpräparat einschließlich Vitamin C, D_3 + K + Magnesium, Zink, Selen, kolloidales Silber, DHEA, Omega-3-Fettsäuren, Astragalus, Colostrum, Curcumin, Gelee Royal, Propolis, Ginkgo, Granatapfel, Grapefruitkernextrakt, Grüner Tee, Spirulina, Heilpilze.

Aromatherapie:

- **Als Schutz und Vorbeugung:** Die Atemluft zu Hause mit dem Aroma-Diffuser von Bakterien, Viren und krank machenden Keimen reinigen, besonders bevor man zur Arbeit oder Schule geht und dann gleich wieder, wenn man nach Hause kommt. Das eliminiert Krankheitskeime zuverlässig.

- **Eine Aroma-Diffuser Mischung:** Teebaum mit Gewürznelke, Oregano, Thymian, Zimtrinde oder Weihrauch vernebeln und die Öle abwechselnd verwenden.
- **Zur Behandlung:** Die antimikrobiellen Öle, besonders Eukalyptus, Teebaum, Gewürznelke, Rosmarin oder Zimtrinde nun vermehrt inhalieren, verdünnt auf die betroffenen Stellen und/oder Fußsohlen reiben. Ein entgiftendes Bad nehmen. Eine duftende Hühnerbrühe mit einem Hauch eines ätherischen Öls essen. Notfalls Brust- oder Leberwickel machen und viel Wasser mit je 1 Tropfen eines ätherischen Öls trinken.

Inkontinenz

Siehe auch Blase

Bergamotte, Gewürznelke, Rosmarin *CT 1,8 cineol*, Salbei, Teebaum, Thymian *CT thymol*, Wacholder, Zistrose

💧 Unverdünnt oder verdünnt 4–6 Tropfen auf den Unterbauch reiben.
♣ Als Nahrungsergänzung 1 Tropfen in warmem Wasser trinken.

Insektenschutz, natürlicher

Basilikum, Eukalyptus, Geranie, Lavendel, Pfefferminze, Rosmarin, Sandelholz, Teebaum, Thymian, Zedernholz, Zimtrinde, Zitrone, Zitronella, Zypresse

Ölmischung zum Schutz vor Gelsen

- 5 Tropfen Teebaum
- 5 Tropfen Pfefferminze
- 5 Tropfen Lavendel
- 5 Tropfen Sandelholz
- Reines Pflanzenöl (Massageöl)

💧 Mit der Ölmischung die Haut einreiben.
💧 10 Tropfen der Öle (ohne Pflanzenöl) mit Wasser in eine Halbliter-Sprühflasche aus Glas füllen, vor Gebrauch gut schütteln, auf Kleidung oder in den Raum sprühen.
☼ Im Aroma-Diffuser vernebeln.

TIPP: Pflanzenschutzmittel
Durch seine pilzhemmende Wirkung wird stark verdünnter »Rosmarintee« (1 Tropfen Rosmarinöl auf ½ Liter Wasser) als Insektenschutzmittel und Stärkungsmittel für Pflanzen verwendet.

Insektenstiche

Basilikum, Gewürznelke, Lavendel, *Melaleuca alternifolia* (Teebaum), *Melaleuca quinquenervia* (Niaouli), Rosmarin, Thymian, Zimtrinde, Zistrose, Zitronella

- Zur Vorbeugung und Behandlung das Öl unverdünnt oder verdünnt auf die Stelle auftragen oder ein Mückenspray (Wasser mit insektenabweisenden ätherischen Ölen) verwenden. All diese Öle weisen entgiftende und gifthemmende Eigenschaften auf.

Zeckenbisse:

Eukalyptus, Fichte, Kiefer, Majoran, Oregano, Pfefferminze, Rosmarin, Teebaum, Thymian, Zitronengras

- Die Zecke alsbaldig entfernen und danach 1 Tropfen Thymian oder Oregano oder eines der anderen oben genannten antibakteriellen Öle unverdünnt zum Desinfizieren auf die Stelle tropfen. Danach 1 Tropfen Pfefferminze 50 Minuten lang alle 5 Minuten auftragen, um Schmerz und Infektion zu reduzieren.

Ischias

Basilikum, Fichte, Gewürznelke, Immortelle, Kiefer, Muskatnuss, Pfefferminze, Rosmarin, Thymian, Wintergrün, Zypresse

- Verdünnen und 6–10 Tropfen auf die betroffene Stelle und auf den Nabel auftragen. Eine warme Kompresse zur Schmerzlinderung und Durchblutung auf die Schmerzstelle auflegen und mittels einer Wärmflasche, eines Dinkel- oder Kirschkernkissens warm halten.
- 2–3 Tropfen auf Magen-Darm-Fußreflexzonen massieren.
- Eine antivirale Rückenmassage nehmen.
- ♣ Als Nahrungsergänzung in einer Kapsel einnehmen.

Jetlag

Eukalyptus, Geranie, Grapefruit, Lavendel, Pfefferminze

Im Aroma-Diffuser vernebeln und direkt einatmen.
Auf Stirn, Schläfen und Nacken reiben.

Juckreiz

Siehe auch Leber

Basilikum, Bergamotte, Immortelle, Kamille, Lavendel, Muskatnuss, Oregano, Patschuli, Pfefferminze, Teebaum

Juckreiz, Füße:
Immortelle, Kamille, Lavendel, Oregano, Pfefferminze, Teebaum
Verdünnen und auf die Stelle auftragen.

Juckreiz, Fortpflanzungsorgane:
Basilikum, Bergamotte, Kamille, Lavendel, Patschuli
Verdünnen und vaginal (Bio-Tampon) anwenden.
Verdünnt äußerlich einreiben.

Karpaltunnelsyndrom

Basilikum, Immortelle, Majoran, Pfefferminze, Wintergrün, Zitronengras, Zypresse

Karpaltunnelsyndrom-Ölmischung:

- 5 Tropfen Wintergrün
- 3 Tropfen Zypresse
- 1 Tropfen Pfefferminz
- 2 Tropfen Majoran
- 3 Tropfen Zitronengras

Unverdünnt oder nach Bedarf verdünnt 2–4 Tropfen auf die Stelle auftragen, zwei- bis dreimal täglich wiederholen und jeweils eine kalte Kompresse auflegen.

Quelle: *Essential Oils Integrative Medical Guide*

Mögliche Ursachen:
- Verletzung (Knochenbruch, Schwellung)
- Stoffwechselstörungen (Diabetes)
- Entzündungen (Arthritis)
- Umweltgifte inkl. Medikamente und Lebensstil
- Hormonelle Einflüsse

Orthomolekulartherapie: Antioxidantien, ein hochwirksames Vitamin- und Mineralstoffpräparat einschließlich B_6, C, D_3 + K, Calcium, Magnesium, Phosphor, Zink, Kupfer, Boron, kolloidales Germanium, Omega-3-Fettsäuren.

Aromatherapie:
- Entzündungshemmende ätherische Öle werden mindestens zweimal täglich aufgetragen, fest eingerieben und bei Bedarf mit einem Schutzverband versehen.
- Zusätzlich werden entzündungshemmende ätherische Öle auf die Fußsohlen gerieben, um das Immunsystem zu unterstützen.

Katarakt —> Augenleiden

Kälteempfindlichkeit

Gewürznelke, Ingwer, Oregano, Wintergrün, Zimtrinde

Kälte aus dem Körper bringen

Ein Bad mit wärmenden ätherischen Ölen nehmen. (Vor Gebrauch werden ätherische Öle in Badegel, Salz oder Sahne emulgiert.)

Kalte Füße

Ein warmes Fußbad mit wärmenden ätherischen Ölen nehmen und danach die Füße zusätzlich mit einem wärmenden Öl einreiben.

Mögliche Ursachen für kalte Hände und Füße:
- Übersäuerung: Das Bindegewebe verliert durch Säuren an Elastizität.
- Durchblutungsstörungen: Die Blutversorgung ist gestört.

Orthomolekulartherapie: Entsäuerung (siehe »Entgiftung, Entsäuerung, innere Reinigung«)
Remineralisierung: Ein hochwirksames Vitamin- und Mineralstoffpräparat einschließlich Eisen, u.a.

Aromatherapie:
Öfter basische Bäder (pH-Wert 8,5) mit ätherischen Ölen nehmen.

Ein duftendes, heißes Getränk, das von innen erwärmt

- 1 Tasse Milchalternative auf Pflanzenbasis, warm
- 1 Tropfen Kardamom
- 1 Prise Kurkuma
- ein wenig Honig (optional)

Dieses goldene Getränk erhellt nicht nur durch seine sonnengelbe Farbe das Gemüt. Es verleiht durch seinen warm würzigen Geschmack auch ein Gefühl der Geborgenheit und Wärme.
Andere beliebte »heiße« ätherische Öle im Getränk sind auch Zimt, Muskatnuss und Ingwer.

Karies

Copaiba, Gewürznelke, Deutsche Kamille, Pfefferminze, Teebaum, Antimikrobielle Ölmischung

Mögliche Ursachen:
Übersäuerung: Zähne sind eine gute Mineralstoffquelle für den Körper, um Säuren zu neutralisieren. Das schädigt den Zahnschmelz und führt zu Karies.

Orthomolekulartherapie: Entsäuerung (siehe »Entgiftung, Entsäuerung, innere Reinigung«)
Remineralisierung: Mineralstoffreiches Obst und Gemüse, ein hochwirksames Vitamin- und Mineralstoffpräparat.

Aromatherapie: Zahnpasta und Mundwasser mit ätherischen Ölen für ein basisches Milieu im Mund verwenden. Zähneputzen mit Kaiser Natron® und ätherischen Ölen ist eine basische Alternative zu herkömmlicher Zahnpasta. Ätherische Öle sind pH-neutral. Mittels Ölziehen mit Kokosöl, gemischt mit einem Mineralstoffpulver und 1–2 Tropfen eines ätherischen Öls, werden Zähne gezielt remineralisiert.

Kann man Karies auf natürliche Weise heilen?
Dieses Rezept ist einen Versuch wert! Man mischt zu einer relativ festen Konsistenz ein wenig Kokosöl oder Wasser, ein Mineralpulver (zur Remineralisierung) oder Aminosäurenpulver[24] (die Grundbausteine der Zellen, die ohne über die Verdauung gehen zu

müssen, den Zellen direkt zur Verfügung stehen) und 1–2 Tropfen ätherisches Öl. Das wird über Nacht auf den mit Karies befallenen Zahn gepackt.

Kehlkopfentzündung, Laryngitis, Heiserkeit

Bergamotte, Copaiba, *Eucalyptus radiata*, Gewürznelke, Lavendel, Rosmarin, Thymian, Sandelholz, Weihrauch, Zimtrinde, Zitrone, Antimikrobielle Ölmischung

Ölmischung bei Kehlkopfentzündung, Heiserkeit

- 1 Tropfen Gewürznelke
- 1 Tropfen Rosmarin
- 1 Tropfen Teebaum
- 1 Tropfen Zitrone
- 1 Teelöffel Agavensirup, Ahornsirup oder Honig

♣ 1 Tropfen der Ölmischung mit 1 Teelöffel Sirup oder Honig mischen, ein bis zwei Minuten im Mund zergehen lassen, bei Bedarf wiederholen.

♣ Oder 1 Tropfen der Ölmischung in 1 Teelöffel Sirup oder Honig mischen, in 100 ml warmem Wasser oder Tee auflösen und langsam trinken.

💧 Verdünnt mit der antimikrobiellen Ölmischung Hals und Brust einreiben.

☼ Mittels eines Aroma-Diffusers Öle im Raum vernebeln.

Mögliche Ursachen: Übersäuerung, Entmineralisierung

Orthomolekulartherapie: Entsäuerung (siehe »Entgiftung, Entsäuerung, innere Reinigung«)
Remineralisierung: Ein hochwirksames Vitamin- und Mineralstoffpräparat einschließlich Silicium (siehe »Entzündungen«), Kolloidales Silber (1x täglich 1 TL oder 2x täglich ½ TL mit einem Glas Wasser einnehmen, Plastik- oder Holzlöffel verwenden!), Magnesium, Vitamin D_3 + K, Omega-3-Fettsäuren.

Aromatherapie: Die Antimikrobielle Ölmischung enthält mächtige Entzündungshemmer wie etwa Gewürznelke und Zimtrinde, Zitrone, Eukalyptus und Rosmarin. Man gibt 1 Tropfen davon, emulgiert in Honig, in warmes Wasser und trinkt schluckweise. Die Ölmischung kann auch, verdünnt mit Massageöl, äußerlich auf Hals und Lymphen aufgetragen werden.
In der Volksheilkunde wird **Ysop** zum Gurgeln bei Heiserkeit, Halsentzündung und Husten, und auch innerlich bei übermäßigem Schwitzen, eingesetzt.

Gurgelwasser gegen Heiserkeit

- 1 Tasse Wasser
- 1 Teelöffel Honig
- 2 Tropfen Grüne Minze

Gurgeln und schlucken.

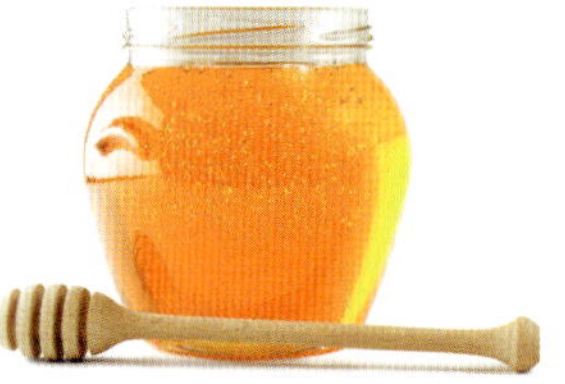

Keuchhusten

Lavendel, Muskatnuss, Myrte, Oregano, Rosmarin, Teebaum, Thymian, Zitronengras, Zypresse, Antimikrobielle Ölmischung, Atmungsöl

♣ 2 Tropfen eines ätherischen Öls in 1 Teelöffel Agavensirup, Ahornsirup oder Honig mischen, in 100 ml warmem Wasser auflösen und langsam trinken.

💧 Je 2 Tropfen unverdünnt oder verdünnt auf Brust, Rücken und Nacken reiben, eine warme Kompresse auflegen.

💧 Die Fußreflexzonen der Lunge mit 1–2 Tropfen Öl massieren.

☼ Direkt einatmen, im Raum auch nachts vernebeln, Dampf einatmen, dabei ätherische Öle jedes Mal abwechseln. Eine Studie belegt, dass Kinder, die gegen Keuchhusten geimpft wurden, ein 11% höheres Risiko hatten, an Asthma zu erkranken, als Kinder, die keine Impfungen erhielten (1%).

Massage bei Keuchhusten

- 4 Tropfen Zypresse
- 1 Teelöffel Kokosöl

Den Oberkörper (Brust und Rücken) damit einreiben, mit einem warmen Tuch abdecken und ruhen. Für kleine Kinder die Ölmischung stark verdünnen.

Kieferentzündung

Siehe auch Zahnschmerzen

Copaiba, Gewürznelke, Immortelle, Lavendel, Myrrhe, Rosmarin, Teebaum

💧 Mit 2 Tropfen eines der angegebenen Öle, verdünnt mit Massageöl, äußerlich den Kiefer einreiben.

♣ Ein Mundwasser aus 1 Glas Wasser und insgesamt 2–3 Tropfen eines oder mehrerer Öle herstellen und damit gurgeln.

Mögliche Ursachen: Übersäuerung, Entmineralisierung

Orthomolekulartherapie: Entsäuern (siehe »Entgiftung, Entsäuerung, innere Reinigung«)
Remineralisierung: Ein hochwirksames Vitamin- und Mineralstoffpräparat einschließlich Silicium (siehe »Entzündungen«), Magnesium, Vitamin D_3 + K, Omega-3-Fettsäuren, essenzielle Aminosäuren.

Aromatherapie: Das Copaibaöl ist der stärkste bekannte Entzündungshemmer unter ätherischen Ölen, doch es ist eines der mildesten ätherischen Öle mit einem lieblichen Duft. Bei Zahn- und Kieferproblemen wird daher gerne nach dem Copaibaöl gegriffen.

Kinderlosigkeit, Unfruchtbarkeit

Anis, Fenchel, Geranie, Blaue Schafgarbe, Muskatellersalbei

Mögliche Ursachen:
- Übersäuerung: In einem stark übersäuerten Körper kann keine Schwangerschaft entstehen.
- Hormonungleichgewicht, zum Großteil durch petrochemische Giftstoffe in Luft, Wasser, Nahrung und Kleidung, die unsere Hormone umfunktionieren, sowie durch Medikamente und Impfungen.
- Psychische Hintergründe

Orthomolekulartherapie: Entsäuerung (siehe »Entgiftung, Entsäuerung, innere Reinigung«), ein hochwirksames Vitamin- und Mineralstoffpräparat.

Aromatherapie:
- Hormonmodulierende ätherische Öle unverdünnt auf den unteren Rücken und Unterbauch einreiben.
- 1–3 Tropfen auf die Reflexpunkte an Händen und Füßen (Fortpflanzung) reiben, die Innenseite des Handgelenks und Außenseite des Fußes auf beiden Seiten des Sprunggelenks und entlang der Achillessehne.
- Basenbäder (pH-Wert 8,5) mit ätherischen Ölen nehmen und basische Körperpflege- und Kosmetikprodukte verwenden.
- Eine Kapsel mit 3 Tropfen ätherischem Öl, aufgefüllt mit Speiseöl, einnehmen.
- Emotionale Blockaden mit duftenden ätherischen Ölen lösen und Mut und Hoffnung schöpfen.

Knieknorpelverletzung, Knorpelregeneration

Pfefferminze, Balsamtanne, Ingwer, Ocotea (nach Knieoperation zur Gelenksregeneration), Tanne, Weihrauch, Wintergrün, Zitronengras

Ölmischung bei Knieknorpelverletzung

- 9 Tropfen Zitronengras
- 10 Tropfen Majoran
- 12 Tropfen Ingwer

Für Knorpel- oder Sehnenaufbau:
Weihrauch

Unverdünnt oder verdünnt 4–6 Tropfen auf die Stelle reiben, bei Schwellungen zusätzlich umwickeln und Eispackungen verwenden.

Knochenbruch

Balsamtanne, Elemi, Fichte, Gewürznelke, Immortelle, Ingwer, Palo Santo, Rosmarin, Wintergrün, Zypresse

Ölmischung zur Knochenheilung

- 8 Tropfen Balsamtanne
- 6 Tropfen Immortelle
- 1 Tropfen Oregano
- 1 Tropfen Vetiver

Unverdünnt oder verdünnt vorsichtig auf oder um die Stelle auftragen.

Orthomolekulartherapie: Ein hochwirksames Vitamin- und Mineralstoffpräparat einschließlich Calcium, Magnesium, Phosphor, Selen, Mangan, Zink, Kupfer, Boron; Vitamin C, D_3 + K, Omega-3-Fettsäuren, Glucosamin, Chondroitin, Antioxidantien A, C, E.

Aromatherapie: Oft kommt man bei einem Knochenbruch (Gips) nicht an die Schmerzstelle heran. Dann reibt man das Öl so nah wie möglich an die betroffene Stelle und auf die Fußsohlen. Das Öl wandert von den Fußsohlen bis zur Haarspitze durch den Körper in nur 20 Minuten und berührt dabei unsere 100 Billionen Zellen, jede einzelne davon.

Knochenprellung —> Muskelprellung

Konzentrationsstörungen, Konzentrationsschwäche

Basilikum, Bergamotte, Elemi, Geranie, Kardamom, Lavendel, Muskatellersalbei, Pfefferminze, Rosmarin, Weihrauch, Ysop, Zitrone

Im Aroma-Diffuser vernebeln und/oder direkt einatmen.
1–2 Tropfen auf Stirn, Schläfen, Nacken, Handgelenke und Füße, sowie je 5–10 Tropfen unverdünnt auf die Fußreflexzonen (Gehirn) reiben.
Als Badesalz im Bad verwenden.

Mögliche Ursachen:

- Übersäuerung: Die roten Blutkörperchen werden durch die Säure starr und blockiert, sodass der Blutfluss zum Gehirn gestört ist.
- Durchblutungsstörungen
- Psychisches Ungleichgewicht
- Lebensstil

Orthomolekulartherapie: Entsäuerung (siehe »Entgiftung, Entsäuerung, innere Reinigung«)
Remineralisierung: Ein hochwirksames Vitamin- und Mineralstoffpräparat einschließlich kolloidales Gold, Eisen, Omega-3-Fettsäuren, B_6, B_{12}, Folsäure, Alpha-Liponsäure, Curcumin, DHEA, Ginkgo, Grapefruitkernextrakt, Melatonin, Spirulina.

Aromatherapie: Ätherische Öle zur Durchblutungsförderung, unter anderem Pfefferminze und Zitrone, tief einatmen, auf Stirn, Schläfen und in den Nacken, sowie auf die Fußsohlen reiben. Japanische Forscher haben gezeigt, dass die Konzentration und Leistungsfähigkeit am Arbeitsplatz beim Vernebeln von Zitronenöl stieg und die Fehlerquoten sich um 54% verringerten. Wurde Zitronenöl bei einer Prüfungssituation vernebelt, stiegen die richtigen Antworten um 50%.

Koma

Schwarzer Pfeffer, Pfefferminze, Sandelholz, Weihrauch, Zypresse

Mittels eines Aroma-Diffusers vernebeln.
Verdünnt 3–5 Tropfen auf Schläfen, Nacken und Schultern reiben.

Kopfläuse

***Eucalyptus radiata*, Geranie, Gewürznelke, Lavendel, Oregano, Pfefferminze, Thymian, Antimikrobielle Ölmischung**

Ölmischung bei Kopfläusen

- 3–4 Tropfen eines ätherischen Öls, verdünnt in 1 Teelöffel Massageöl, auf die Kopfhaut und Haare auftragen und einmassieren, mindestens ½ Stunde einwirken lassen, dann über dem Waschbecken die Haare waschen (nicht in der Dusche).
- Hausmittel: Den Kopf mit Mayonnaise einreiben und einwirken lassen, dann über dem Waschbecken Haare waschen.

Spülung bei Kopfläusen

- 6 Tropfen eines oder mehrerer der angegebenen ätherischen Öle
- 15 ml Essig
- 250 ml Wasser
- Zutaten in einem Glas mit Schraubverschluss gut mischen (fest schütteln) und über dem Waschbecken die Haare damit spülen, danach lufttrocknen.

Kopfschmerzen, Migräne

Balsamtanne, Basilikum, *Eucalyptus radiata*, Immortelle, Grüne Minze, Kamille, Lavendel, Majoran, Pfefferminze, Rosmarin, Thymian, Sandelholz, Zitrone

- Direkt einatmen.
- Unverdünnt 1–2 Tropfen auf Schläfen, Nacken, Stirn und unter die Nase reiben.
- Die Reflexpunkte der Hand (Daumen) und Füße (große Zehe) mit Öl massieren.

⚠ Bei der Einnahme von Aspirin wird **kein** Wintergrünöl genommen.

Einen Naseninhalator oder Roll-On-Stift bei Kopfschmerzen oder Schlaflosigkeit herstellen (siehe Teil I). Er ist praktisch, auch für unterwegs bestens geeignet, und immer griffbereit zur Hand.

Mögliche Ursachen:

- Übersäuerung (Ernährung, Stress, Umweltgifte)
- Hirnorganische Ursachen
- Psychisches Ungleichgewicht
- Mentale Spannungen, »sich den Kopf zerbrechen«
- Lebensstil

Orthomolekulartherapie: Entsäuerung (siehe »Entgiftung, Entsäuerung, innere Reinigung«), Basenpulver (Natriumbikarbonat), ein hochwirksames Vitamin- und Mineralstoffpräparat einschließlich Vitamin D_3 + K + Magnesium.

Aromatherapie: Entgiftung durch das Trinken von **Zitronenwasser** (1–2 Tropfen Zitronenöl in einem Glas Wasser bis 14 Uhr zur Entgiftung) und **Pfefferminzwasser** (1 Tropfen Pfefferminzöl in einem Glas Wasser ab 14 Uhr zum Abtransport der Gifte).

Das Kopfschmerz-Rezept der Isis

Kurt Allgeier erwähnt in seinem Buch *4000 Jahre Naturheilkunde* folgendes Rezept: »Dillsamen, Koriandersamen, Thymian, Myrte, Eselfett. Damit wird der Kopf eingerieben.« Also nehmen wir die entsprechenden Öle, Dill, Koriander, Thymian und Myrte, mischen diese mit reinem Pflanzenöl und reiben Kopf, Stirn, Schläfen und Nacken ein. Um die Haare nicht fett zu bekommen, kann man die ätherischen Öle auch in Aloe- Vera-Gel mischen und in die Kopfhaut massieren, sowie als Styling-Gel verwenden.

Im Buch *Gary Young, der Pionier der Modernen Aromatherapie* (siehe Anhang) wird das einzigartige Erlebnis eines Forschers beschrieben, der die uralten Hieroglyphen im Tempel der Isis studierte und dort unzählige Ölrezepte fand. Es ist daher anzunehmen, dass im obigen Isis-Rezept die ätherischen Öle aus den Dillsamen, Koriandersamen, Thymian und Myrte gemeint sind, denn die Ägypter waren Meister in der Destillation und im Gebrauch ätherischer Öle.

Körpergeruch

Lavendel, Salbei, Thymian

Mögliche Ursachen:

- Übersäuerung: Säuren und Schlacken werden über die Haut entsorgt.
- Hormonelle Ursachen
- Lebensstil

Orthomolekulartherapie: Siehe »Entgiftung, Entsäuerung, innere Reinigung«

Aromatherapie: Basenbäder (pH-Wert 8,5) mit ätherischen Ölen oder ein Salbei- oder Thymian-Ölbad zur Tiefenreinigung (siehe Dispersionsbad in Teil I).

Krampfadern

Basilikum, Immortelle, Pfefferminze, Rainfarn, Rosmarin, Wacholder, Wintergrün, Zitrone, Zypresse

Ölmischung bei Krampfadern

- 3 Tropfen Basilikum
- 1 Tropfen Wintergrün
- 1 Tropfen Zypresse
- 1 Tropfen Immortelle
- Mehrmals täglich unverdünnt 3–4 Tropfen auf die Stelle auftragen und sanft Richtung Herz streichen.

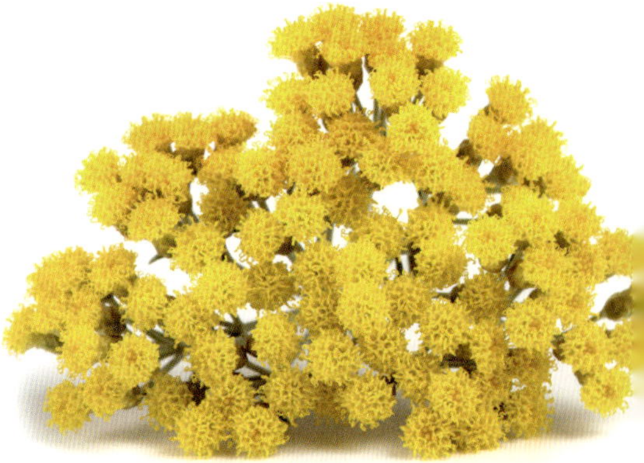

Zur Venenstärkung

- 2 Tropfen Zitrone
- 2 Tropfen Zypresse
- Diese Mischung auf die Stelle auftragen und bei Bedarf eine Kompresse auflegen.

Mögliche Ursachen:

- Übersäuerung: Die roten Blutkörperchen werden durch die Säure starr und blockiert, sodass der Blutfluss gestört ist.
- Mineralstoffabbau
- Durchblutungsstörungen
- Genetische oder funktionelle Schwäche der Venen (langes Stehen)
- Mögliche psychische Ursachen: Mangel an Elastizität und Flexibilität, Versteifen auf einen Standpunkt, Ablehnung einer äußeren Situation

Orthomolekulartherapie: Entsäuerung (siehe »Entgiftung, Entsäuerung, innere Reinigung«)
Remineralisierung: Ein hochwirksames Vitamin- und Mineralstoffpräparat einschließlich Silicium (siehe »Entzündung«), Magnesium, Vitamin D_3 + K, Omega-3-Fettsäuren, Rosskastanie, Bromelain (aus der Ananas), Knoblauch, Zwiebel, Ingwer.

Aromatherapie: Ätherische Öle zur Durchblutungsförderung auf die Beine auftragen und sanft Richtung Herz einarbeiten.

Krämpfe, Bauch

Anis, Fenchel, Pfefferminze, Verdauungsöl

♣ Als Nahrungsergänzung 3 Tropfen in einer Kapsel, aufgefüllt mit Speiseöl, zweimal täglich einnehmen oder in Flüssigkeit mehrmals täglich trinken.

Krämpfe, Muskeln

Elemi, Gewürznelke, Immortelle, Kamille, Lavendel, Majoran, Schwarzer Pfeffer, Rosmarin, Wintergrün, Zypresse, Schmerzöl

💧 3–4 Tropfen eines der genannten Öle unverdünnt oder verdünnt auftragen und einmassieren.

Massageöl bei Muskelschmerzen

- 4 Tropfen Eukalyptus
- 4 Tropfen Lavendel
- 4 Tropfen Rosmarin
- 4 Tropfen Schwarzer Pfeffer
- 30 ml Massageöl (z. B. Olivenöl)

3–4 Tropfen dieser Massageölmischung auf die betroffene Stelle auftragen und einmassieren.

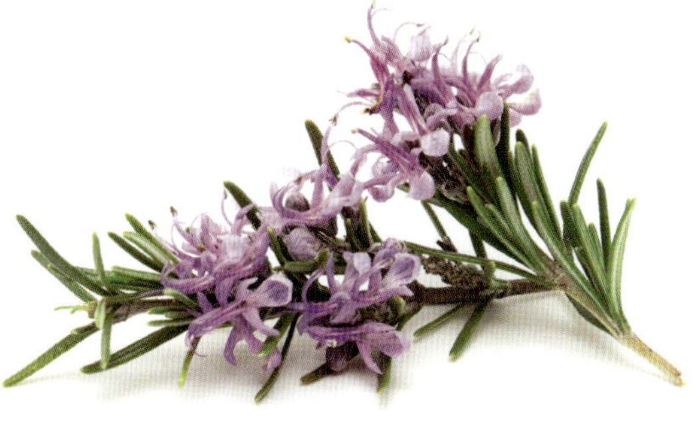

Krankheitskeime im Körper

Basilikum, Eukalyptus, Fichte, Kiefer, Lavendel, Majoran, Pfefferminze, Rosmarin, Thymian, Zypresse, Zitronengras, Antimikrobielle Ölmischung

☼ Im Aroma-Diffuser vernebeln oder direkt einatmen.

💧 Verdünnt 6–10 Tropfen auf Brust oder Rücken auftragen und eine warme Kompresse auflegen.

♣ Als Nahrungsergänzung 3 Tropfen eines Öls in einer Kapsel, aufgefüllt mit reinem Pflanzenöl, einnehmen.

Krankenhauskeime, resistente, MRSA

MRSA: Methicillin-resistenter Staphylococcus aureus

Gewürznelke, Oregano, Rosmarin, Teebaum, Thymian, Zimtrinde, Zistrose, Zitronengras, Antimikrobielle Ölmischung

- Stark verdünnt 4–6 Tropfen eines der genannten Öle auf die betroffene Stelle auftragen.
- Im Aroma-Diffuser vernebeln oder direkt einatmen.
- Als Nahrungsergänzung 3 Tropfen in einer Kapsel, aufgefüllt mit reinem Pflanzenöl, einnehmen.

Krebs, Tumor

Balsamtanne, Copaiba, Fichte, Geranie, Gewürznelke, Grüne Minze, Immortelle, Lavendel, Ledum, Mandarine, Melisse, Myrrhe, Orange, Palo Santo, Ravensara, Sandelholz, Thymian, Weihrauch, Zimtrinde, Zitrone, Zitronengras

- Als Nahrungsergänzung 2 Kapseln zwei- bis viermal täglich einnehmen. 1 Kapsel enthält etwa 3 Tropfen eines der angeführten Öle (oder nach Anweisung des Therapeuten) und wird mit reinem Pflanzenöl (z. B. Olivenöl) aufgefüllt.
- **Orange, Palo Santo, Sandelholz** und **Weihrauch** hindern die Krebszellen nachweislich am Wachstum. 2–4 Tropfen eines der Öle, verdünnt in reinem Pflanzenöl, auf die betroffene Stelle auftragen und einmassieren. Täglich morgens und abends die Fußsohlen einreiben.
- Nahrungsergänzung: Antioxidantien (Die chinesischen Wolfsbeeren, auch als leicht verdaulicher Wolfsbeerensaft/Gojisaft erhältlich, stoppen nachweislich 48% des Wachstums der Krebszellen.)

Anti-Hautkrebs-Ölmischung

- 12 Tropfen Weihrauch
- 5 Tropfen Lavendel
- 6 Tropfen Immortelle
- Unverdünnt oder verdünnt 1–3 Tropfen direkt auf den Hautkrebs zwei- bis fünfmal täglich auftragen.
- 1–3 Tropfen unverdünnt auf die Fußreflexzonen reiben.
- Eine Rückenmassage mit den genannten Ölen erhalten.
- Als Nahrungsergänzung 2 Kapseln zwei- bis viermal täglich einnehmen.

Anti-Krebs-Ölmischung

- 3 Tropfen Weihrauch
- 3 Tropfen Gewürznelke
- Verdünnt oder unverdünnt auf die betroffene Stelle auftragen.
- 1–3 Tropfen mehrmals täglich auf die Fußreflexzonen massieren.
- Eine Rückenmassage erhalten.

Bestrahlungsschäden:

- **Lavendelöl** unverdünnt auf die betroffene Stelle auftragen oder Lavendel- oder Immortellenhydrolat auf die betroffene Stelle sprühen.

Leber-, Magenkrebs:

- Zwei- bis dreimal täglich eine Kapsel mit je 2 Tropfen **Weihrauch, Palo Santo** und **Zitrone**, aufgefüllt mit reinem Pflanzenöl, einnehmen. Der hohe Limonengehalt der Zitrone wurde in mehr als 50 klinischen Studien auf seine Fähigkeit hin untersucht, das Tumorwachstum zu bekämpfen. Forscher haben Duftrezeptoren in Leberkrebszellen nachgewiesen.

Brustkrebs:

- **Palo Santo** und **Weihrauch** zweimal täglich auftragen und einreiben.

Hormonell bedingte Krebsarten (Brust-, Eierstock-, Gebärmutter-, Gebärmutterhalskrebs, Prostata- und Bauchspeicheldrüsenkrebs) werden stark von Umweltgiften und endokrinen (hormonellen) Störfaktoren in unserer Umwelt beeinflusst. (Siehe auch »Entgiftung, Entsäuerung, innere Reinigung«.)

Der natürlich vorkommende Wirkstoff d-Limonen in der Bitterorange, Grapefruit, Mandarine, Limette, Zitrone oder in der Bergamotte wirkt nachweislich Pankreas-, Magen-, Darm-, Haut- und Leberkrebs entgegen.

Insulin-Fakten:

- **Es ist das Insulin, das das Krebswachstum antreibt.** Eine Diät mit niedrigem glykämischen Anteil, wenig Kohlenhydraten und wenig Zucker löst keine Insulinfreisetzung aus und hat daher einen großen Einfluss auf die Krebsprophylaxe und Krebsbehandlung.
- **Krebszellen haben abnorme Mitochondrien.** Wir können Krebszellen stressen, indem wir ihnen ihre bevorzugte Brennstoffquelle Insulin und Glukose (Zucker) entziehen und sie dadurch anfälliger für Therapien wie die Chemotherapie und Bestrahlung machen. Das heißt, Krebszellen »verhungern« und sterben ab.
- **Ein steigender Insulinspiegel:** Wenn unser Gehirn Süßes wahrnimmt, steigt unser Glukose- und Insulinspiegel an, was auch zu einem Anstieg des IGF-1 (insulin-

ähnlicher Wachstumsfaktor) führt, der mit der Entstehung von Krebs in Verbindung gebracht wird.

- **Krebs ist eine akute Untermethylierung.** Ätherische Öle sind überreiche Methylspender. Daher ist das tägliche Auftragen von einer ausreichenden Menge an ätherischem Öl auf die Fußsohlen (je 10 Tropfen, morgens und abends), angeraten. (Methylierung ist ein chemischer Prozess, wobei eine Methylgruppe von einem Molekül auf ein anderes Molekül übertragen wird. Die Methylierung der DNA ist für das An- oder Abschalten bestimmter Gene verantwortlich und wird in der Wissenschaft als Krebsmarker verstanden.)

»Krebs ist die Säurekrankheit Nummer eins.«
– Otto Warburg, Biochemiker, Nobelpreisträger

Mögliche Ursachen:

- Übersäuerung und daraus resultierende Untermethylierung (Krankheit kann ausschließlich in einem sauren Milieu entstehen und gedeihen.)
- Umweltgifte in Luft, Wasser und Nahrung, antihaftbeschichtetes Kochgeschirr, Kleidung, Medikamentenbelastung (Toxine, Pestizide und Schwermetalle verursachen die rasche DNA-Replikation von Krebszellen.)
- Stoffwechselerkrankung = Nährstoffmangelerkrankung
- Geschwächtes Immunsystem
- Lebensstil
- Mögliche psychische Ursachen: Das Wuchern negativer Gefühle

Orthomolekulartherapie: Entsäuerung (siehe »Entgiftung, Entsäuerung, innere Reinigung«)

- Basisches Fasten – Fasten am Tag vor, am Tag selbst und am Tag nach der Chemotherapie führte zu einem Anstieg der Überlebensrate, zu einer Verringerung der Nebenwirkungen der Chemotherapie und zu einer Zunahme der positiven Auswirkungen der Chemotherapie.
- Faserstoffe (Zunderschwamm): Man kann nicht entgiften, wenn man keine Ballaststoffe im Darm hat, die die Giftstoffe binden, sonst nimmt man die Giftstoffe einfach wieder auf.
- Chemoprotektoren (Natursubstanzen, die vor Nebenwirkungen der Chemotherapie schützen): Alpha-Liponsäure, Bromelain, Aroniabeeren/Chinesische Wolfsbeeren (Gojibeeren), Astragalus, Curcumin, Propolis, Papain, Granatäpfel (verhindert das Wachstum der Krebszellen)
- Strahlenrisikoprotektoren: Alpha-Liponsäure, Bromelain, Aroniabeeren/Chinesische Wolfsbeeren (Gojibeeren), Propolis, Papain

- Natürliche Zytotoxika (Krebszellen zerstörende Natursubstanzen): Beta-Carotin, Propolis, Papain, Vitamin C
- Natürliche Zytostatika (Krebswachstum hemmende Natursubstanzen): Colostrum, Propolis, Papain, Vitamin C
- Apoptose (den geordneten Zelltod der Krebszellen aktivierend): Curcumin
- Allgemeine Entgiftung, Schwermetallausleitung und Entsäuerung: Alpha-Liponsäure, Bromelain, Aroniabeeren/Chinesische Wolfsbeeren (Gojibeeren), Beta-Carotin, Colostrum, Curcumin/Kurkuma, Propolis, Papain, Vitamin C
- Stärkung des Immunsystems: Antioxidantien und Immunmodulatoren: Kurkuma, Alpha-Liponsäure, Bromelain, Aroniabeere, Chinesische Wolfsbeere, Astragalus, Beta-Carotin, Colostrum, Curcumin, Propolis, Papain, Vitamin C, Kolloidales Silber (1x täglich 1 TL oder 2x täglich ½ TL mit einem Glas Wasser einnehmen, Plastik- oder Holzlöffel verwenden, kein Metall!)

Aromatherapie: Ätherische Öle sind geniale Methyl- und Elektronenspender und versorgen die Zellen mit Sauerstoff.

- Natürliche Zytotoxika (töten Krebszellen ab): Weihrauch und viele mehr.
- Natürliche Zytostatika (hemmen das Krebszellenwachstum): Weihrauch, Palo Santo, Zitrone
- Krebsgene abschalten (De- oder Remethylierung des Genoms): alle angeführten ätherischen Öle
- Apoptose (den geordneten Zelltod einleiten): Gewürznelke, Melisse, Muskatellersalbei, Sandelholz, Thymian, Weihrauch, Zimtrinde, Zitrone, Zitronengras und andere
- Metastasenhemmer: Eukalyptus, Galbanum, Gewürznelke, Majoran, Niaouli, Oregano, Palmarosa, Rosenholz, Rosmarin *CT verbenon*, Zitrone, Zitronengras, Zypresse
- Natürliche Chemoprotektoren: Immortelle, Lavendel, Myrrhe, Weihrauch, Zistrose
- Strahlen-Protektoren: Immortelle, Lavendel, Myrrhe, Blauer Rainfarn, Weihrauch
- Natürliche Hormonregler: Fenchel, Muskatellersalbei, Salbei
- Natürliche Curativa und Palliativa: Geranie, Kamille, Lavendel, Majoran, Myrrhe, Neroli, Orange, Sandelholz, Weihrauch
- Power-Antioxidantien: Gewürznelke, Zimtrinde
- Natürliche Entgifter: Pfefferminze, Rosmarin, Wacholder, Zitrone, Zitronengras
- Natürliche Schwermetallausleiter: Immortelle, Kamille, Weihrauch, Zitronengras, Zypresse
- OP-Wundheilungsbeschleuniger: Lavendel, Immortelle, Zistrose

- Übelkeit nach der Chemotherapie: Ingwer, Fenchel, Grapefruit, Mandarine, Orange, Pfefferminze, Zitrone
- Immunsystemstärkung: Eukalyptus, Gewürznelke, Rosmarin *CT verbenon*, Teebaum, Zimtrinde, Zitrone

Zitrusduft hemmt Leberkrebs – Bochumer Forscher entschlüsseln Signalweg

Duftrezeptor in Leberkrebszellen nachgewiesen

Terpene als Hauptbestandteil ätherischer Öle können das Wachstum verschiedener Krebszellen hemmen. Wie genau sie das tun, haben Bochumer Forscher um Prof. Dr. Dr. Dr. Hanns Hatt an Leberkrebszellen genau untersucht. Sie konnten die molekularen Mechanismen aufklären, die bei Anwendung von Citronellal zu einem Wachstumsstopp der Krebszellen führten und wiesen nach, dass der Duftrezeptor OR1A2 die entscheidende Schaltstelle dafür ist. Der Duftrezeptor könnte künftig als Ziel für Diagnostik und Therapie des Leberkrebses dienen. Über ihre Ergebnisse berichten die Forscher im Journal *Archives of Biochemistry and Biophysics*[25].

Beruhigende Diffuser-Duftmischung

- 3 Tropfen Limette
- 3 Tropfen Orange
- 3 Tropfen Weihrauch

Diese beruhigende Ölmischung kann sowohl eingeatmet werden (Aroma-Diffuser), als auch als Badezusatz (mit Basenpulver, Salz oder Sahne als Emulgator), verdünnt mit reinem Pflanzenöl als entspannende Massage oder je 1 Tropfen in einem Antioxidantiensaft genutzt werden.

Anti-Krebs-Roll-On mit Zitrusölen

- 15 ml Ölfläschchen mit Roll-On-Aufsatz
- 2 Tropfen Grapefruit
- 2 Tropfen Mandarine
- 2 Tropfen Orange
- 2 Tropfen Geranie
- 2 Tropfen Sandelholz
- fraktioniertes Kokosöl oder Jojobaöl

Die ätherischen Öle ins Fläschchen füllen, mit Massageöl auffüllen, Roll-On-Aufsatz aufsetzen und verschließen. Durch Schwenken des Fläschchens die Öle gut vermischen. Mehrmals täglich auf die betroffene Stelle sowie auf die Fußsohlen auftragen und sanft einreiben.

Ätherische Öle bei Krebsleiden aus wissenschaftlicher Sicht

Zitrusöle: Zitrusöle enthalten d-Limonen, das nachweislich stark krebshemmende Eigenschaften aufweist.

Muskatellersalbei: Sclareol ist ein Bestandteil des ätherischen Muskatellersalbeiöls, das Krebszellen der Apoptose (programmierter Zelltod) zuführt. Robert Tisserand: »Sclareol hat eine interessante krebshemmende Wirkung ... [es] hemmt das Wachstum von Brust- und Gebärmutterhalskrebs in vitro und war wirksamer als Tamoxifen, aber für normale Zellen ungiftig (Sashidhara et al 2007).«

Weihrauch: *(Boswellia sacra, Boswellia carterii)*

- Boswelliasäuren sind nachweislich »in pharmakologisch erreichbaren Konzentrationen zytotoxisch für Eierstockkrebszellen« und bilden »die Grundlage für eine neuartige Krebsbehandlung für Eierstockkrebs«.
- Weitere Studien sprechen von einer krebshemmenden Wirkung von ätherischem Weihrauchöl auf Blasenkrebs, Brustkrebs und Hautkrebs und bei Patienten mit Hirntumoren und Hirnödemen. Patienten mit Gehirntumor trinken auch gerne Wasser mit 1–2 Tropfen Zitronenöl über den Tag verteilt. Das Zitronenöl bewirkt das Abschwellen im Gehirn.
- Ätherische Öle bei Krebs lindern nachweislich Depressionen und Schmerzen und stärken das Immunsystem.

Lavendel: Chinesische Forscher haben beobachtet, dass ätherisches Lavendelöl Enzymwerte regulieren und die Gehirnzellen vor Schlaganfällen und Verletzungen schützen kann.

Zitronengras: Wissenschaftler haben die potenziellen krebshemmenden Eigenschaften von *Cymbopogon flexuosus* erforscht. »Unsere Ergebnisse deuten darauf hin, dass das Öl eine vielversprechende krebshemmende Wirkung hat und die Lebensfähigkeit von Tumorzellen durch die Aktivierung des apoptotischen Prozesses (kontrollierter Zelltod der Krebszellen) durch Elektronenmikroskopie festgestellt wurde.«

Ätherische Öle eliminieren gezielt Krebszellen: Ätherische Öle leiten in klinischen Forschungen die Apoptose (Zelltod) ein, ohne Nebenwirkungen wie Stress, Angst, Übelkeit, chronische Müdigkeit, Schlaflosigkeit, Schmerzen etc., zu erzeugen. Lebensqualität ist unbezahlbar. Selbst wenn die Lebenszeit eines Krebskranken abläuft, so ist der Trost, die Ruhe und Gelassenheit, die ätherische Öle zusätzlich spenden, ein Himmelsgeschenk in schweren Zeiten.

Sandelholz: Studien an der Brigham Young Universität in Provo, Utah, USA, belegen die Fähigkeit von Sandelholzöl, verschiedene Arten von Krebszellen zu hemmen.

Pfefferminze und Grüne Minze: Im Jahr 2014 veröffentlichte die Zeitschrift *BioMed Research International* einen Artikel, der aufzeigt, dass Pfefferminze und Grüne Minze hochwirksam bei der Behandlung häufiger Nebenwirkungen sind, unter denen Menschen bei medizinischen Krebstherapien leiden, insbesondere Erbrechen und Übelkeit.

Thymian: Thymian wirkt hervorragend bei Brust-, Lungen- und Prostatakrebs. Thymianöl kann dabei helfen, Hormone auszugleichen und zu regulieren (*Molecules*, 2010). Andere in der Krebsforschung belegten ätherischen Öle für Brustkrebs sind Fenchel, Gewürznelke, Immortelle, Kardamom, Muskatellersalbei, Oregano, Schwarzer Pfeffer, Pfefferminze oder Rosmarin.

Mandarine: Ätherisches Mandarinenöl wurde in 50 Studien umfassend auf seine Fähigkeit zur Bekämpfung von Tumorwachstum untersucht.

Für wissenschaftliche Studien zur therapeutischen Anwendung ätherischer Öle bietet die US Medizinische Datenbank www.pubmed.gov einen umfassenden Einblick.

PRAKTISCHE TIPPS:

Das regelmäßige Vernebeln stimmungsaufhellender ätherischer Öle im Aroma-Diffuser hat einen positiven Effekt nicht nur auf das Gemüt, sondern auf den gesamten Organismus. Das Öl geht augenblicklich in das Gehirn und in die Lungen und in jede einzelne Körperzelle.

- **Emotionen:** Duftende Zitrusöle heben das Gemüt an.
- **Immunsystem:** Mischungen für das Immunsystem wie Gewürznelke, Zimt, Eukalyptus oder Weihrauch wirken stärkend.
- **Schlaf:** Ätherische Öle für gesunden, ruhigen Schlaf sind beispielsweise Balsamtanne, Lavendel, Kamille, Sandelholz.
- **Entzündung:** Für Entzündungen haben sich Zitrone und Copaiba bewährt.
- **Übelkeit:** Bei Magenverstimmung und Übelkeit nimmt man die Verdauungsöle wie Anis, Fenchel, Ingwer oder Pfefferminze.
- **Erkältung:** Um Erkältungen zu begegnen trinkt man ein Glas Wasser mit 1 Tropfen Oregano und 1 Tropfen Teebaumöl. Es wirkt vorbeugend wie auch im Krankheitsfall lindernd.
- **Atmung:** Um das Atmungssystem zu unterstützen haben sich Eukalyptus- und Pfefferminzöl besonders bewährt. Der hohe Gehalt an Menthol und Menthon im Pfefferminzöl hilft, den Husten zu lösen und befreit die Lunge und die Nase von Verstopfungen.

- **Schmerzen:** Um Schmerzen zu lindern greift man zu Balsamtanne, Weißtanne, Pfefferminze oder Weihrauch. Äußerlich angewendet erleichtern sie akute Schmerzen, Muskelschmerzen, Kopfschmerzen oder chronische Schmerzen.

Kreuzschmerzen —> Wirbelsäule

Lähmung

Basilikum, Gewürznelke, Immortelle, Lavendel, Melisse, Patschuli, Rosmarin, Salbei, Wacholder, Zistrose, Zitrone, Zypresse

- 1–3 Tropfen verdünnt mit Massageöl (einem reinen Pflanzenöl) auf die betroffene Stelle auftragen. Alle Öle mit einer beruhigenden, krampflösenden und stimmungsaufhellenden Wirkung sind dazu geeignet.
- Physiotherapie und Ergotherapie werden mit Düften kombiniert. Ziel ist auch eine gute Blutdruck- und Stoffwechseleinstellung, d. h. Entsäuerung. Hier sind regelmäßige hausärztliche Kontrollen wichtig.
- Neben Massagen regen auch Dampfbäder und Saunagänge die Regeneration an, wirken beruhigend und fördern die Durchblutung.

Lebererkrankungen

Anis, Fenchel, Geranie, Immortelle, Ingwer, Römische Kamille, Ledum, Pfefferminze, Rosmarin, Selleriesamen, Leberöl

- Als Nahrungsergänzung in einer Kapsel und/oder in Flüssigkeit einnehmen.
- Unverdünnt oder verdünnt auf Höhe der Leber auftragen, warme Kompresse auflegen.
- Je 5–10 Tropfen auf die Fußsohlen und die Fußreflexzonen der Leber massieren.

Mögliche Ursachen:

- Übersäuerung: Die Leber hält das Säure-Basen-Gleichgewicht aufrecht. Sie braucht für die Gallenproduktion eine große Menge an Basen, die oft nicht vorhanden sind. Dadurch wird die Leber überbeansprucht und erkrankt.
- Übermäßiger Alkoholkonsum führt zu Fetteinlagerungen (Fettleber), die in einer Leberzirrhose münden können. Eine Fettleber führt zu einem erhöhten Risiko für Diabetes und zu erhöhten Leberwerten.
- Viren (Hepatitis-Erreger vom Typ B und C)

Orthomolekulartherapie: Entsäuerung (siehe »Entgiftung, Entsäuerung, innere Reinigung«). Zur Entgiftung filtern rund 300 Milliarden Leberzellen täglich 2.000 Liter Blut!

Remineralisierung: Ein hochwirksames Vitamin- und Mineralstoffpräparat einschließlich Calcium, Magnesium, Zink, Cholin, Folsäure, Inositol, Liponsäure, Vitamin A, B_3, B_5, B_6, Vitamin C, E, D_3 + K, Kurkuma.

Aromatherapie:

- Die **Römische Kamille** leitet Giftstoffe aus der Leber aus.
- **Ledum** ist entzündungshemmend, abschwellend, antibakteriell, antitumoral, harntreibend und leberschützend.
- **Selleriesamenöl** schützt vor Leberschäden, die durch giftige Chemikalien verursacht werden.

Der Leberwickel: Wickel und Einreibungen mit ätherischen Ölen, speziell nach leberbelastenden Behandlungen und Fastenkuren, fördern die Gallensekretion der Leber und entgiften die Leber. Sie haben eine krampflösende Wirkung auf die Gallenblase und fördern die Darmperistaltik.

Entzündungshemmender Kurkuma-Tee

- 1 Tasse Kokosmilch
- 1 Tasse Wasser
- 1 Esslöffel Ghee
- 1 Esslöffel Honig (oder Stevia)
- 1 Tropfen ätherisches Öl von Schwarzem Pfeffer
- 1 Teelöffel Kurkuma

Kokosmilch und Wasser erwärmen, Ghee, Honig, Kurkuma und das ätherische Öl einrühren und genießen.

Leberreinigung

Fenchel, Geranie, Gewürznelke, Goldrute, Immortelle, Deutsche Kamille, Karottensamen, Lavendel, Ledum, Myrte, Rosmarin, Selleriesamen, Teebaum, Thymian, Zitrone, Zitronella, Leberöl

♣ Als Nahrungsergänzung in einer Kapsel und/oder in Flüssigkeit einnehmen.
♣ Wasser mit Zitronenöl trinken.
💧 Unverdünnt oder verdünnt über die Leber auftragen, warme Kompresse auflegen.
💧 Täglich morgens und abends je 5–10 Tropfen auf die Fußsohlen und die Fußreflexzonen der Leber massieren.

Leberreinigung ist wichtig, denn täglich sammeln sich Gifte, Chemikalien, Bakterien und Parasiten in unserem Gewebe an, weil die Leber sie nicht mehr alle bewältigen kann. Diese Gifte werden in Fettdepots gelagert, um zu einem späteren Zeitpunkt aufgearbeitet zu werden. Dieser Giftmüll macht uns energielos und krank (Zivilisationskrankheiten).

Ein Reinigungsprogramm sollte Darm, Magen, Leber und Bauchspeicheldrüse und alle Arten von Giftstoffen (Abfallprodukte, Schwermetalle, Parasiten, Pilze und Hefen) miteinbeziehen. Die nötige Enzymproduktion ist Voraussetzung dafür, dass unverdaute Nahrung, die die Aufnahme von Nährstoffen erschwert, richtig abgebaut werden kann. Die ideale Leberreinigung besteht neben Faserstoffen, hochwirksamen Kräutern und ätherischen Ölen auch aus dem Trinken von reichlich Wasser. Letzteres sorgt dafür, dass die Gifte ausgeschwemmt werden. Ätherische Öle durchdringen die Zellwände, brechen unverdaute Nahrung auf und lösen Toxine.

Ätherische Öle liefern zudem Sauerstoff und entziehen damit den Mikroben ihre Existenzgrundlage. Mit ihren antibakteriellen, antiviralen, pilzhemmenden und entzündungshemmenden Eigenschaften können ätherische Öle toxische Chemikalien und Gifte im Körper auflösen, binden und der Ausleitung zuführen.

Ätherische Öle, die die Reinigung der Leber unterstützen

Folgende ätherische Öle reinigen die Organe, besonders das Entgiftungsorgan Leber, von Umwelt- und Suchtgiften:

- **Deutsche Kamille** wirkt beruhigend bei Entzugserscheinungen und beruhigt die Nerven. Man riecht das Öl oder vernebelt es mittels eines Aroma-Diffusers in den Raum. Auch kann das Trinken von Kamillentee (heißes Wasser mit 1 Tropfen Kamillenöl) hilfreich sein. Als Massage wird das Öl zur Beruhigung über Herz und Leber gerieben.
- **Thymian** wirkt stark reinigend und desinfizierend aufgrund seines hohen Thymolgehalts. Auch dieses Öl wird eingeatmet, in der Nahrung mitgegessen und auf die Lebergegend massiert.
- Sollte man mit dem Rauchen aufhören wollen, dann nimmt man das **Gewürznelkenöl**: 1 Tropfen Nelkenöl auf die Zunge gegeben, vergällt einem das Rauchen, denn die Zigarette schmeckt nicht mehr.
- **Reinigende Öle** wie *Melaleuca alternifolia* (Teebaum), Zitronella, Lavendel, Zitrone oder Rosmarin helfen beim Ausleiten der Gifte. Ledum ist ein erprobtes »Leberöl«, das die Leber schützt und sie gründlich reinigt. 1 Tropfen eines Öls äußerlich über die Lebergegend reiben. Um die Wirkung zu verstärken, legt man einen warmen Wickel oder eine Wärmflasche auf und ruht.

- **Eine Leberölmischung** aus Kamille, Ledum, Karotten- und Selleriesamen hilft beim Reinigen und Entgiften der Leber, denn nicht nur Umweltgifte, sondern auch die negativen Emotionen, die in der Leber gespeichert sind, können belasten. Die Leberölmischung wird äußerlich über die Lebergegend gerieben.

Leberentzündung, Hepatitis

Siehe auch Fettleber

***Eucalyptus radiata*, Fenchel, Gewürznelke, Immortelle, Kamille, Ledum, Pfefferminze, Ravensara, Rosmarin, Selleriesamen, Thymian, Zimtrinde, Zitrone, Leberöl, Verdauungsöl, Antimikrobielle Ölmischung**

- ♣ Als Nahrungsergänzung in einer Kapsel dreimal täglich einnehmen oder mehrmals täglich in Flüssigkeit trinken.
- Verdünnt 1–3 Tropfen auf die Halsschlagadern auftragen.
- Eine warme Öl-Kompresse auf die Leber auflegen.
- Mehrmals täglich je 5 Tropfen auf die Fußsohlen und Fußreflexzonen der Leber massieren.
- Eine antivirale Rückenmassage zwei- bis dreimal wöchentlich nehmen.

Mögliche Ursachen:

- Übersäuerung
- Entmineralisierung
- Häufig virusinduziert
- Durch Bluttransfusion, intravenöse Medikamente, Nebenwirkungen von Medikamenten
- Lebensstil (Zuckerkonsum, Konservennahrung, gekochte Speisen, Mangel an Gemüse (keine Enzyme und Antioxidantien in der Nahrung), exzessiver Proteinkonsum (vermehrter Stickstoffabfall), Alkohol

Orthomolekulartherapie: Entsäuern (siehe »Entgiftung, Entsäuerung, innere Reinigung«)

Remineralisierung: Ein hochwirksames Vitamin- und Mineralstoffpräparat einschließlich Silicium (siehe »Entzündungen«), kolloidales Silber, Magnesium, Omega-3-Fettsäuren, hochdosiertes Vitamin C, A, B_3, B_5, B_6, D_3 + K, Folsäure, OPC, Inositol, Alpha-Liponsäure, CoQ10, Spirulina, Heilpilze.

Leberschutz-Roll-On

- 10 Tropfen Fenchel
- 5 Tropfen Ingwer
- 5 Tropfen Rosmarin
- Pflanzenöl nach Wahl (z. B. Jojobaöl oder fraktioniertes Kokosnussöl)
- 10 ml Roll-On-Fläschchen aus Glas

Ätherische Öle in das Glasfläschchen füllen, mit reinem Pflanzenöl auffüllen und gut mischen. Die Ölmischung 1 Monat lang einmal täglich auf den Leberbereich auftragen und einmassieren.

Leberfleck

Galbanum, Rainfarn

Verdünnt, für 2 Wochen, mehrmals täglich 2–4 Tropfen auf die Stelle auftragen.
Man mischt Essig, Natron und 3–4 Tropfen Galbanum und trägt die Mischung auf die Stelle auf. (Galbanum ist dafür bekannt, einen Leberfleck zu beseitigen.)

Leukozytenwert

Leukozyten im Blut erhöhen: Zitrone

Als Nahrungsergänzung 1–2 Tropfen Zitronenöl in Wasser trinken oder in einer Kapsel einnehmen.

Lipom, gutartige Fettgeschwulst

Gewürznelke, Zitrone

Unverdünnt oder verdünnt wiederholt 2–3 Tropfen auf die Stelle auftragen.

Lippenherpes, Herpes simplex Typ I und II

Eukalyptus, Geranie, Lavendel, Melisse, Pfefferminze, Römische Kamille, Rosmarin, Teebaum

Unverdünnt 1 Tropfen mit einem Wattestäbchen auf die betroffene Stelle tupfen.

Teebaumöl hat die Eigenschaft die Haut auszutrocknen, daher ist ein pflegender Lippenbalsam angeraten.

Ein Nahrungsergänzungsmittel mit der Aminosäure L-Lysin und Zink kann vor weiteren Ausbrüchen schützen. Stress und Anspannung kann ein Auslöser für Herpes sein, daher ist das Bereithalten entspannender ätherischer Öle in Stresssituationen besonders wertvoll.

Long Covid oder Post Vac Syndrom

Siehe Migräne, Schwindel, Erschöpfungszustände, Atembeschwerden, Augenleiden, Herzerkrankungen, Konzentrationsstörungen, Depressionen, Gürtelrose, Allergien, Schmerzen

Alle ätherischen Öle von A bis Z, sowie viele der beschriebenen Krankheitsbilder von A bis Z gehören in diese Kategorie.

Lupus erythematodes, systemischer (SLS)

Ingwer, Zitronengras, Zypresse

- Direkt einatmen und/oder im Aroma-Diffuser vernebeln.
- Fußreflex- und Körpermassage und Basenbäder zur Entsäuerung nehmen. Ein Badesalz mit ätherischen Ölen verwenden. Wärme (heiße Bäder, warmfeuchte Wickel) wird als angenehm empfunden.

Mögliche Ursachen:

- Eine gestörte Verbindung zwischen Gehirn und Darm
- Immunschwäche, Autoimmunschwäche
- Darmbakterien (durchlässiger Darm)
- Medikamenteninduzierter SLS
- Genetische, hormonelle, infektiologische und Umweltfaktoren

Orthomolekulartherapie: Darmreinigung (siehe »Entgiftung, Entsäuerung, innere Reinigung«), ein gesundes Mikrobiom aufbauen (Zunderschwamm, medizinische Pilze), ein hochwirksames Vitamin- und Mineralstoffpräparat einschließlich Probiotika, Vitamin C, E, D_3 + K + Magnesium, Selen, Omega-3-Fettsäuren, Bromelain (von der Ananas), Ingwer.

Aromatherapie:

- Ätherische Öle zur Linderung von **Stress** (Bergamotte, Geranie, Grapefruit, Immortelle, Kamille, Lavendel, Mandarine, Majoran, Neroli, Orange, Sandelholz, Weihrauch, Ylang Ylang)
- **Schlafstörungen** (Baldrian, *Jasmin absolue*, Kamille, Lavendel, Majoran)
- **Gelenkschmerzen** (Immortelle, Ingwer, Lavendel, Majoran, Schwarzer Pfeffer, Pfefferminze, Wintergrün, Zitronengras)
- Für das **Wohlbefinden** (Lavendel, Mandarine, Neroli, Rose, Weihrauch).

Lungenentzündung

***Eucalyptus globulus*, Gewürznelke, Goldrute, Grüne Minze, Majoran, Pfefferminze, Ravensara, Rosmarin, Teebaum, Thymian, Wintergrün, Ysop, Zimtrinde, Zitrone, Zypresse, Atmungsöl, Antimikrobielle Ölmischung**

Ölmischung bei Lungenentzündung

- 10 Tropfen Rosmarin *CT cineol*
- 8 Tropfen Ravensara
- 8 Tropfen Weihrauch
- 2 Tropfen Oregano
- 2 Tropfen Pfefferminze

💧 Verdünnt 2–6 Tropfen auf Brust, Nacken und Rücken reiben, eine warme Kompresse ein- bis dreimal täglich auflegen.

💧 Die Fußreflexzonen der Lunge mit Öl massieren.

💧 Eine antivirale Rückenmassage nehmen.

♣ Als Nahrungsergänzung 10 Tage lang täglich 2 Kapseln einnehmen. Man nimmt 3–4 Tropfen ätherisches Öl und füllt die Kapsel mit Speiseöl auf.

☼ Direkt einatmen, im Raum auch nachts vernebeln; Dampf einatmen.

⊙ Rektal: 20 Tropfen mit 1 Esslöffel Olivenöl mischen, mit Klistier einführen und über Nacht einbehalten, 5–10 Tage lang wiederholen, dann absetzen.

Mögliche Ursachen:

- Übersäuerung
- Entmineralisierung
- Viren, Mykoplasmen, Pneumokokken und andere Erreger

Orthomolekulartherapie: Entsäuerung (siehe »Entgiftung, Entsäuerung, innere Reinigung«)

Remineralisierung: Ein hochwirksames Vitamin- und Mineralstoffpräparat einschließlich Silicium (siehe »Entzündungen«), Magnesium, hochdosiertes Vitamin C, Vitamin A, D_3 + K, Omega-3-Fettsäuren.

Aromatherapie:

- **Ravensara:** Das Volk von Madagaskar bezeichnet es als **das Öl, das heilt**. Es ist antiseptisch, antiinfektiös, antiviral, antibakteriell, antimykotisch und schleimlösend. Andere Öle mit diesen Eigenschaften sind Gewürznelke und Zimtrinde.
- **Eukalyptus** hat eine starke antivirale Wirkung auf das Atmungssystem und wirkt entzündungshemmend auf die Nasenschleimhaut.
- **Pfefferminze** ist **das** Atmungsöl. Mit seinem hohen Gehalt an Menthol und Menthon hilft das Öl bei Husten, macht eine verstopfte Nase frei und löst die Verschleimung der Lunge.

Lymphstau

***Eucalyptus radiata*, Grapefruit, Immortelle, Ledum, Mandarine, Myrte, Rosmarin, Sandelholz, Zedernholz, Zimtrinde, Zistrose, Zitrone, Zitronengras, Zypresse, Antimikrobielle Ölmischung**

- Verdünnt 2–4 Tropfen auf die Lymphdrüsen und unter die Arme reiben. Nach Bedarf eine warme Kompresse auf die Drüsen auflegen.
- Eine antivirale Rückenmassage wöchentlich oder nach Bedarf nehmen.

Lymphatische Reinigung mit ätherischen Ölen

- 4 Tropfen Grapefruit
- 4 Tropfen Orange
- 4 Tropfen Zypresse
- Diese Ölmischung in 1 Esslöffel Ahorn- oder Agavensirup mischen, 1 ½ Liter destilliertes Wasser hinzufügen, gut verrühren und täglich trinken.
- Zur Vorsorge als Selbstanwendung wird der Körper mit einem ätherischen Öl oder der obigen Ölmischung, bei Bedarf verdünnt, eingerieben und die neurolymphatischen Zonen (Armansatz, Brustbein, unter der Brust, unter dem Rippenbogen, Bauchnabel, Schambein)[26] täglich kräftig massiert, um die Lymphe zum Fließen zu bringen. Schmerzende Stellen sind ein Zeichen für eine Lymphblockade.
- Auch eine Bürstenmassage (Naturborsten) entlang der Lymphbahnen entstaut und regt die Lymphe zur Entgiftung an.

⚠ Eine Lymphdrainage wird immer von einem ausgebildeten Masseurpersonal ausgeführt.

- **Grapefruitöl** reinigt das Lymphsystem und wirkt lymphatischen Schwellungen und Wassereinlagerungen (Ödemen) entgegen. Es ist durchblutungsfördernd, regt den Lymphfluss an und entgiftet den Körper von Schlacken und Giftstoffen. Dazu duftet das Grapefruitöl frisch und hell und schenkt geballte Lebensfreude.
- Auch das **Orangenöl** regt den Lymphfluss an, ist antibakteriell, durchblutungsfördernd und krampflösend.
- **Zypressenöl** stärkt und entlastet das Venen- und Lymphsystem und wird auch gerne bei Krampfadern oder Cellulitis genommen.

Roll-On für den Lebensfluss

- 4 Tropfen Zitrone
- 4 Tropfen Zitronengras
- 4 Tropfen Zypresse
- Reines Pflanzenöl
- 10 ml dunkles Glasfläschchen mit Roll-On-Aufsatz

Alle Zutaten im Glasfläschchen durch leichtes Schwenken mischen und mittels Roll-On auf die Lymphbahnen auftragen und sanft einmassieren.

Die lymphatische Pumpe:
Die Lymphzirkulation ist für ein gut funktionierendes Immunsystem absolut entscheidend. Daher ist die lymphatische Pumptechnik, die fast überall ausgeführt werden kann (im Büro, vor dem Fernseher, im Bett, etc.) ein gutes Hilfsmittel. Im Sitzen streckt man die Füße aus, zieht die Zehenspitzen zum Schienbein hoch und streckt die Zehen in einer Pumpbewegung wieder gut aus. Das kann mit beiden Füßen in die gleiche Richtung oder mit dem rechten und linken Fuß entgegengesetzt gemacht werden.

Wasser zur Anregung der Lymphtätigkeit:
Ein leicht warmes Bad sowie Kalt- und Warmwassergüsse vom Knie abwärts oder das Wassertreten nach Kneipp sind einfache Hilfsmittel, um die Lymphe anzuregen.

Das Trampolinspringen aktiviert die Lymphe:
Diese Form der körperlichen Aktivität setzt ebenfalls sehr wirkungsvoll den Lymphkreislauf in Bewegung. Gleichzeitig wird »die Stoffwechselreaktion beschleunigt, die Darmmuskulatur (Peristaltik) aktiviert und damit die Verdauungszeit verkürzt«[27] – was sich auch auf die Gewichtsreduktion positiv auswirkt. Nicht vergessen: *Stehendes Wasser verfault.*

Magenerkrankungen

Anis, Copaiba, Fenchel, Gewürznelke, Muskatnuss (magenschützend, auch bei Geschwüren), Oregano, Pfefferminze, Teebaum, Thymian, Zimtrinde, Verdauungsöl

- 1 Tropfen der verdauungsfördernden Öle mit einem Schluck Wasser trinken.
- 1 Tropfen Copaiba auf die Zunge geben und einwirken lassen.
- Die Magengegend mit dem Öl leicht massieren, bei Bedarf eine warme Kompresse auflegen.
- 2–3 Tropfen auf die Reflexzonen (Magen) auftragen und einreiben.

Viele mögliche Ursachen:

- Magenerkrankungen können viele Ursachen haben und schließen unter anderem auch Magengeschwüre, einen Reizmagen oder Magenschleimhautentzündung, die etwa durch Umweltgifte wie Glyphosat verursacht sein können, ein. Siehe auch »Gastritis« und andere Erkrankungen wie »Colitis«.
- Eine Helicobacter-Bakterieninfektion, Entzündung
- Auch das Rauchen, ungesundes Essen oder Alkoholfolgeerkrankungen können Ursachen sein.

Magenfreundliches Rezept: Man reibt 2 Tropfen Nelkenöl mit einem Trägeröl (Massageöl) auf Magen und Bauch, um Magenbeschwerden zu lindern.

Magenkrämpfe

Siehe auch Krämpfe, Bauch

Basilikum, Fenchel, Ingwer, Koriander, Majoran, Pfefferminze, Rosmarin, Verdauungsöl

- Als Nahrungsergänzung 3 Tropfen in einer Kapsel, aufgefüllt mit Speiseöl, zweimal täglich einnehmen oder in Pflanzenmilch mehrmals täglich trinken.
- Verdünnt 6–10 Tropfen auf die Magenregion auftragen und im Uhrzeigersinn einmassieren.
- 2–3 Tropfen auf die Reflexzonen (Magen) auftragen und einreiben.

Zur Entkrampfung, Entspannung des Magens

- Warmes Wasser oder warme Pflanzenmilch
- 1 Tropfen Koriander
- 1 Tropfen Majoran oder Basilikum
- Ein wenig Honig zum Süßen (optional)

Da ätherische Öle nicht wasserlöslich sind, wird ein Emulgator (Milch, Sahne, Honig) benötigt.

Magengeschwüre, Magenulkus

***Eucalyptus radiata*, Fenchel, Gewürznelke, Ingwer, Majoran, Pfefferminze, Oregano, Rosmarin, Teebaum, Thymian, Wacholder, Zimtrinde, Zitrone, Antimikrobielle Ölmischung, Verdauungsöl**

♣ Mit Anleitung eines Therapeuten als Nahrungsergänzung 1 Kapsel täglich 20 Tage lang einnehmen. Danach die Einnahme absetzen.

Mögliche Ursachen:

- Übersäuerung und Schädigung der schützenden Magenwand (Muzine): Übermäßige Säureproduktion im Magen führt zu Gastritis.
- Bakterium *H. pylori*
- Medikamente (Aspirin, Antirheumatika)
- Lebensmittelallergien
- Rauchen
- Mögliche psychische Ursachen: Stress, negative Emotionen, Ärger, Angst

Orthomolekulartherapie: Entsäuerung (siehe »Entgiftung, Entsäuerung, innere Reinigung«)
Remineralisierung: Ein hochwirksames Vitamin- und Mineralstoffpräparat einschließlich Zink, Magnesium, Ballaststoffe (Zunderschwamm), Vitamine A, C und E, D_3 + K, Omega-3-Fettsäuren.

Aromatherapie: Die Verdauungsöle wie Anis, Fenchel, Pfefferminze und andere regenerieren die Magenschleimhaut, wenn sie auf die Magengegend gerieben und mit der Nahrung gegessen oder in Kapseln eingenommen werden.

Magenschleimhautentzündung —> Gastritis

Magenverstimmung

Grapefruit, Fenchel, Ingwer, Kümmel, Grüne Minze, Muskatnuss, Pfefferminze, Verdauungsöl

♣ Als Nahrungsergänzung 3–4 Tropfen in Kapseln, aufgefüllt mit Speiseöl, einnehmen oder 1–2 Tropfen mit Flüssigkeit mehrmals täglich trinken.
💧 Verdünnt 6–10 Tropfen auf die Magenregion auftragen und einmassieren.
💧 2–3 Tropfen auf die Reflexzonen (Magen) auftragen und einreiben.

Magersucht

Estragon, Grapefruit, Ingwer, Mandarine, Orange, Zitrone

Im Aroma-Diffuser vernebeln und direkt einatmen.
Unverdünnt mehrmals täglich 1–2 Tropfen auf Schläfen und Nacken auftragen, warme Kompresse auf die Leber auflegen.

Malaria

Lorbeer, Thymian, Zitrone

Als Nahrungsergänzung 3–6 Tropfen vorbeugend und im Notfall in Flüssigkeit (Wasser) einnehmen.

Rezept bei Malaria

- 3–6 Tropfen Zitronenöl
- 1 Teelöffel Agavensirup (optional)
- ¼ l Wasser

Bereits vorbeugend vor einem Malariaausbruch als Nahrungsergänzung das ätherische Öl in Agavensirup mischen, in das Wasser einrühren und langsam trinken.

Mandelentzündung

Bergbohnenkraut, Eukalyptus, Gewürznelke, Goldrute, Oregano, Ravensara, Thymian, Antimikrobielle Ölmischung

3 Tropfen eines der Öle in 1 Glas Wasser geben und damit gurgeln.
Verdünnt äußerlich mehrmals täglich 2–4 Tropfen auf die entzündeten Mandeln (Hals) auftragen und sanft einreiben.

Mögliche Ursachen:

- Bakterien, Viren
- Übersäuerung
- Entmineralisierung

Orthomolekulartherapie: Entsäuerung (siehe »Entgiftung, Entsäuerung, innere Reinigung«)

Remineralisierung: Silicium (siehe »Entzündungen«), Magnesium, Vitamin D_3 + K, Omega-3-Fettsäuren.

Aromatherapie:
Ätherische Öle verdünnt auf Hals- und Kieferbereich auftragen und sanft einmassieren.

Gurgellösung
- 1 Esslöffel Salz
- 3 Tropfen Eukalyptus, Gewürznelke oder Thymian
- 2 Tassen warmes Wasser

Als Gurgellösung Salz und 3 Tropfen eines ätherischen Öls in warmes Wasser mischen und mehrmals täglich damit gurgeln. Einen warmen Halswickel anlegen.

Warmer Halswickel
- 3 Tropfen Eukalyptus
- 1 Teelöffel Massageöl

Die Ölmischung anwärmen, auf ein Baumwolltuch verteilen und um den Hals wickeln. Mehrmals täglich etwa 20 Minuten lang einwirken lassen.

Masern

Eukalyptus, Gewürznelke, Kamille, Lavendel, Teebaum, Thymian *CT thymol*, Zitrone

Masern-Ölmischung
- 3 Tropfen Lavendel
- 3 Tropfen Kamille
- 1 Tropfen Teebaum

- Die Ölmischung, verdünnt in reinem Pflanzenöl, auf die befallenen Stellen auftragen.
- Mit den ätherischen Ölen ein Badesalz herstellen und täglich mindestens 30 Minuten baden.
- 6 Tropfen der Ölmischung und 2 Tassen handwarmes Wasser in ein Glasgefäß mit Schraubverschluss geben, fest schütteln und mit einem Schwamm die Stellen behandeln.

Waschungen mit Zitronenwasser
- 1 Tropfen Zitronenöl
- 1 Tropfen Lavendel (optional)
- 1 Liter Wasser

- Bei juckenden Hautausschlägen (auch Masern) ist die Waschung mit Zitronenwasser wohltuend und hilfreich.

Lindernder Tee

- 1 Tropfen Fenchel
- 1 Tropfen Kamille
- ½ Teelöffel Honig
- ¼ Liter warmes Wasser

♣ Die ätherischen Öle in Honig einrühren und mit Wasser aufgießen. Schluckweise trinken.

Mastitis, Brustentzündung

Gewürznelke, Römische Kamille, Lavendel, Mandarine, Manuka, Rosmarin, Teebaum, Thymian, Weihrauch

Ölmischung bei Mastitis

- 5 Tropfen Lavendel
- 5 Tropfen Mandarine

Stark verdünnt (1:4) auf Brust und unter die Arme reiben. (1:4 heißt 1 Tropfen ätherisches Öl, 4 Tropfen Massageöl.)

Verdünnt oder unverdünnt auf die Fußreflexzonen reiben.

Mögliche Ursachen:

- Übersäuerung
- Entmineralisierung
- Eintrittspforte über verletzte Haut

Orthomolekulartherapie: Entsäuerung (siehe »Entgiftung, Entsäuerung, innere Reinigung«)

Remineralisierung: Ein hochwirksames Vitamin- und Mineralstoffpräparat einschließlich Silicium (siehe »Entzündungen«), Calcium, Vitamin D_3 + K, Magnesium, Omega-3-Fettsäuren.

Aromatherapie:

- **Kamille**: Die Römische Kamille wirkt beruhigend und lindert Entzündungen.
- **Teebaumöl** ist ein antibakterielles Öl mit entzündungshemmender Wirkung.
- **Weihrauchöl** wirkt nicht nur beruhigend, sondern ist ebenfalls ein Entzündungshemmer.

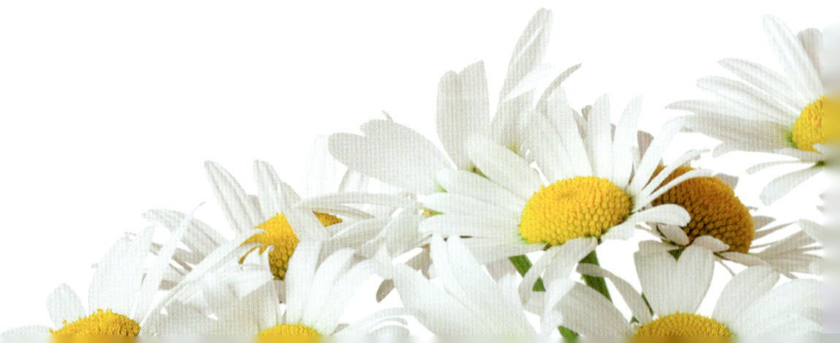

Menopause, Wechseljahrbeschwerden

Siehe auch Hitzewallungen

Bergamotte, Fenchel, Lavendel, Majoran, Melisse, Muskatellersalbei, Myrrhe, Pfefferminze, Salbei, Ylang Ylang, Zypresse, natürliches Progesteron (Yamswurzel)

Verdünnen und in die Armbeuge und auf die Innenseite der Unterarme und Pulsstellen reiben.

Im Aroma-Diffuser vernebeln und/oder direkt einatmen.

Mögliche Ursachen:

- Übersäuerung: Wenn der effektive Entsäuerungsprozess der monatlichen Regelblutung eingestellt wird, greift der Körper zur Neutralisierung der Säuren auf die körpereigenen Mineralien zu. Säuren werden im Gewebe abgelagert (Rheuma). Der Körper greift auf Mineralien zuerst aus dem Haarboden zu (Haarausfall), dann den Knochen (Osteoporose) und den Blutgefäßen (Krampfadern). Er lagert die überschüssigen Säuren im Fett ein (Gewichtszunahme).
- Hormonungleichgewicht

Orthomolekulartherapie: Entsäuerung (siehe »Entgiftung, Entsäuerung, innere Reinigung«)

Remineralisierung: Ein hochwirksames Vitamin- und Mineralstoffpräparat einschließlich Vitamin C, D_3 + K, E, Omega-3-Fettsäuren, Gelee Royal, Melatonin, CoQ10, Calcium und Magnesium, Kolloidales Gold, Organisches Germanium.

Aromatherapie: Es helfen:

- Basenbäder mit ätherischen Ölen
- Massagen mit hormonregulierenden ätherischen Ölen
- Pfefferminzöl als Erste Hilfe bei Hitzewallungen (auf Stirn, Schläfen und Nacken reiben)
- Muskatellersalbei bei Gereiztheit (einatmen)
- Salbeitee aus 1 Tasse Wasser und 1 Tropfen Salbeiöl schluckweise trinken.

Menstruationsbeschwerden

Menstruation, starke Blutung: Geranie, Immortelle, Zistrose

Ölmischung bei exzessiver Regelblutung

- 10 Tropfen Geranie
- 10 Tropfen Immortelle
- 5 Tropfen Zistrose

- Verdünnt 4–6 Tropfen auf Stirn, Haupt, Fußsohlen, den unteren Rücken- und Bauchbereich auftragen, ein- bis dreimal täglich.
- Eine Mischung von 10 Tropfen Immortelle mit 1 Teelöffel Massageöl auf die Knöchel, den unteren Rücken und den Bauch massieren.

Unregelmäßige Menstruation: Galbanum, Geranie, Kamille, Lavendel, Muskatellersalbei, Pfefferminze, Rosmarin, Salbei

Ölmischung bei unregelmäßiger Periode

- 10 Tropfen Kamille
- 5 Tropfen Geranie

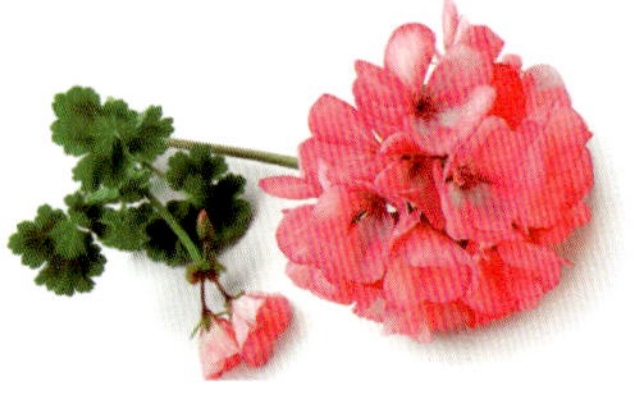

Ölmischung bei stockender Regelblutung

- 5 Tropfen Pfefferminze
- 9 Tropfen Kamille
- 16 Tropfen Muskatellersalbei
- 11 Tropfen Salbei
- 5 Tropfen *Jasmin absolue*

Quelle: *Essential Oils Integrative Medical Guide*

- Verdünnt 4–6 Tropfen auf Stirn, Haupt, Fußsohlen und den unteren Bauch- und Rückenbereich auftragen.
- 4–6 Tropfen auf Reproduktionspunkte der Fußreflexzonen (um die Knöchel) massieren. (Siehe die Reflexzonen-Tabellen im Anhang.)
- Als Sitzbad regt Galbanum sanft die Menstruation an.

Menstruationskrämpfe: Baldrian, Lavendel, Muskatellersalbei, Rosmarin, Salbei, Zypresse

- Wiederholt das Öl mit einer warmen Kompresse auf den Unterbauch auflegen.
- 2–4 Tropfen auf die Reproduktionspunkte der Fußreflexzonen (um die Knöchel) und auf den unteren Rücken- und Bauchbereich auftragen.
- Als Nahrungsergänzung 2 Wochen lang Kapseln laut Anleitung (Teil I) zweimal täglich einnehmen.

Menstruationsschmerzen, Regelschmerzen, PMS: Anis, Estragon, Fenchel, Geranie, *Jasmin absolue*, Deutsche Kamille, Lavendel, Majoran, Melisse, Muskatellersalbei, Narde, Schwarzer Pfeffer, Rosmarin, Schafgarbe, Salbei, Zypresse, natürliches Progesteron (Yamswurzel)

- 3–4 Tropfen eines der angeführten Öle mit einer warmen Kompresse auf den Unterbauch auflegen.
- Auf Stirn, Haupt, den unteren Bauch- und Rückenbereich ein- bis dreimal täglich auftragen.
- 2–4 Tropfen auf die Reproduktionspunkte der Fußreflexzonen (um die Knöchel) massieren.
- ♣ Als Nahrungsergänzung 2 Wochen lang Kapseln laut Anleitung (in Teil I) zweimal täglich einnehmen.
- ♣ Auch ein warmer Anis-, Fenchel-, Kamillen- oder Pfefferminztee (in warmes Wasser mit 1 Tropfen eines der genannten Öle) schluckweise getrunken, wirkt entkrampfend und beruhigend.

Mögliche Ursachen:
- Hormonungleichgewicht
- Übersäuerung (Ernährung, Stress)
- Entmineralisierung (Mineralstoffmangel)
- Psychosomatische Hintergründe

Orthomolekulartherapie: Entsäuerung (siehe »Entgiftung, Entsäuerung, innere Reinigung«)
Remineralisierung: Ein hochwirksames Vitamin- und Mineralstoffpräparat einschließlich Silicium, kolloidales Gold, Omega-3-Fettsäuren, OPC/Vitamin P, Kurkuma, Ginkgo-Extrakt, Granatapfel.

Aromatherapie:
- Krampflösende und entspannende Öle für Wickel und Massagen verwenden.
- Kräutertees mit ätherischen Ölen (Verdauungsöle: Anis, Fenchel, Pfefferminze) zur innerlichen Unterstützung bei Menstruationsbeschwerden schluckweise trinken.

Der altägyptische Papyrus Ebers empfiehlt bei starker Regelblutung:
Man nimmt etwas guten Wein, versetzt ihn mit ein paar Tropfen Zwiebelsaft und spritzt ihn mit einer Pipette in die Vagina.
Statt Zwiebelsaft kann natürlich auch eines der angegebenen ätherischen Öle dienen.

Und wer gedacht hat, die Anwendung mit Zäpfchen oder das vaginale Einbehalten ätherischer Öle sei etwas Neuartiges, wird hier eines Besseren belehrt. Es ist eine Jahrtausende alte Methode, die wir gerade erst wiederentdecken. (Siehe *4000 Jahre alte Naturheilmethoden* im Literaturverzeichnis im Anhang.)

Migräne, Kopfschmerzen

Migräne, Gefäßbedingte Kopfschmerzen: Baldrian, *Eucalyptus radiata*, Grapefruit, Immortelle, Deutsche Kamille, Lavendel, Lorbeer, Majoran, Melisse, Narde, Pfefferminze, Rosmarin, Sandelholz

☼ Nach Bedarf direkt einatmen.
💧 Unverdünnt 1 Tropfen auf Stirn, Schläfen, Nacken, die Daumen und großen Zehen massieren.

Hormonbedingte Kopfschmerzen: Baldrian, Balsamtanne, Basilikum, *Eucalyptus globulus*, Kamille, Lavendel, Grüne Minze, Rosmarin, Zitrone
☼ Direkt einatmen und im Aroma-Diffuser vernebeln.
💧 2–3 Tropfen verdünnt auf den Nacken, hinter die Ohren, auf Stirn und Schläfen massieren.
♣ 1 Tropfen auf den Daumen geben und gegen das Gaumendach drücken.

Stressbedingte Kopfschmerzen: Baldrian, Balsamtanne, Kardamom, Lavendel, Majoran, Pfefferminze, Rosmarin, Zitronengras
💧 2–3 Tropfen verdünnt auf Stirn, Schläfen und Nacken reiben.

Kopfschmerz im Zusammenhang mit den Nasennebenhöhlen: Eukalyptus, Geranie, Lavendel, *Melaleuca ericifolia*, Rosmarin, Zitrone
☼ Nach Bedarf mehrmals einatmen und im Aroma-Diffuser vernebeln.

Kopfschmerzen – eine neurologische Entzündungserkrankung
Mögliche Ursachen:

- Übersäuerung und Vergiftung (Ernährung, Stress, Umweltgifte, z. B. amalgambedingte Migräne)
- Mangel an essenziellen Mikronährstoffen (für Botenstoffe, Hormone)
- Darmerkrankung (Darmflora)
- Immunschwäche

Orthomolekulartherapie: Entsäuerung (siehe »Entgiftung, Entsäuerung, innere Reinigung«)
Remineralisierung: Ein hochwirksames Vitamin- und Mineralstoffpräparat einschließlich Antioxidantien, Alpha-Liponsäure, Curcumin, Vitamin C (zum Schutz des Gehirns vor Lipidperoxidation und Zellschäden), Magnesium, Vitamine B_6, B_2, C, D_3 + K; CoQ10, Omega-3-Fettsäuren, 5-HTP (5-Hydroxytryptophan), Curcumin, Ginkgo, Mutterkraut, Ingwer, Pfefferminze, Spirulina, Heilpilze.

Aromatherapie:
- **Pfefferminze:** Menthol lindert die Schmerzen und hemmt Migräne. Pfefferminze auf Stirn und Nacken reiben.
- **Lavendel** hat entzündungshemmende Eigenschaften. Wenn Lavendel inhaliert wird, kann die Schwere der Migräne verringert werden. Als Vorbeugung oder Linderung der Migräne vernebelt man Lavendelöl im Aroma-Diffuser.

Migräne-Ölmischung: Je 1–2 Tropfen Pfefferminze, Lavendel und Weihrauch mischen und auf Stirn, Schläfen und Nacken auftragen und einmassieren.

Mittelohrentzündung

Siehe auch Ohrprobleme
Basilikum, *Eucalyptus globulus*, *Eucalyptus radiata*, Immortelle, Kamille, Lavendel, Lorbeer, Rosmarin, Teebaum, Antimikrobielle Ölmischung

2 Tropfen, verdünnt in warmem Olivenöl, um das Ohr reiben.

Kein Öl in den Ohrkanal bringen!

Verdünnt 2–3 Tropfen auf einen Wattebausch tropfen und über Nacht leicht ans Ohr legen, nach Bedarf eine warme Kompresse auflegen.

Verdünnt oder unverdünnt 1–2 Tropfen auf das Ohrläppchen und die Fußreflexzonen (Ohr) reiben.

Mögliche Ursachen:
- Übersäuerung und Entmineralisierung
- Abnormale Funktion der Eustachischen Röhre
- Infektion der oberen Atemwege (geschwächtes Immunsystem)
- Lebensmittelallergie (Kuhmilchallergie; Kinder, die nicht gestillt werden)
- Umwelteinflüsse (Rauchen)

Orthomolekulartherapie: Entsäuerung (siehe »Entgiftung, Entsäuerung, innere Reinigung«)
Remineralisierung: Ein hochwirksames Vitamin- und Mineralstoffpräparat einschließlich Silicium (siehe »Entzündungen«), Vitamin C, D_3 + K, Magnesium, Zink, Faserstoffe (Zunderschwamm), Omega-3-Fettsäuren; Xylitol (lindert Ohrenentzündungen).
Ernährung: Beseitigung von Nahrungsmittelallergenen (Milchprodukten, Eiern, Weizen, Erdnüssen, etc.), Vermeidung von Zucker (inkl. kohlenhydratreiche Ernährung, Weizen, etc.)

Aromatherapie: 1–2 Tropfen Lavendel, Basilikum oder Teebaum auf einen Wattebausch geben und ans Ohr legen, alle 15–30 Minuten erneuern.

Mononukleose, Pfeiffersches Drüsenfieber

Bergbohnenkraut, Gewürznelke, Oregano, Pfefferminze, Ravensara, Thymian, Weihrauch, Ysop, Zimtrinde, Zitrone, Antimikrobielle Ölmischung, Atmungsöl

Ölmischung bei Mononukleose

- 1 Tropfen Oregano
- 1 Tropfen Thymian
- 1 Tropfen Zitrone
- 1 Tropfen Pfefferminze
- 1 Tropfen Gewürznelke
- 1 Tropfen Zimtrinde

♣ Als Nahrungsergänzung 3–4 Tropfen dieser Ölmischung in eine Kapsel füllen, mit Speiseöl auffüllen und zweimal täglich einnehmen.
💧 Eine antivirale Rückenmassage nehmen.
💧 Die oben genannten antiviralen Öle auf die Fußsohlen reiben.

MRSA —> Krankenhauskeime, resistente

Müdigkeit, Erschöpfungszustände —> Burnout-Syndrom

Multiple Sklerose, MS

Basilikum, Copaiba, Geranie, Gewürznelke, Immortelle, Majoran, Oregano, Pfefferminze, Rosmarin, Thymian, Wacholder, Weihrauch, Wintergrün, Zypresse

MS-Ölmischung

- 6 Tropfen Immortelle
- 6 Tropfen Pfefferminze
- 6 Tropfen Rosmarin
- 3 Tropfen Basilikum

Im Aroma-Diffuser vernebeln und direkt einatmen.

Verdünnt 1–3 Tropfen auf Stirn, Nacken und hinter die Ohren (Mastoiden) reiben.

Verdünnt 6–10 Tropfen auf die Wirbelsäule auftragen und leicht einmassieren.

Immer in die Richtung der MS-Paralyse arbeiten! Danach eine kalte Kompresse oder Cold Packs auflegen.

Den Körper kühl halten (kühles Bad oder Dusche nehmen, schwimmen).

Mögliche Ursachen:

- Starke Übersäuerung schädigt die Nervenenden für die Impulsfeuerung vom Gehirn zu den Muskeln.
- Candida Pilzinfektion: Schwächt das Immunsystem.
- Lebensstil-Faktoren

Orthomolekulartherapie: Entsäuern (siehe »Entgiftung, Entsäuerung, innere Reinigung«)

Remineralisierung: Ein hochwirksames Vitamin- und Mineralstoffpräparat einschließlich Omega-3-Fettsäuren, Alpha-Liponsäure, OPC, Papain, CoQ10, Vitamin D_3 + K, C und E, OPC, Grapefruitkernextrakt, Alpha-Liponsäure, Colostrum, Curcumin, Ginkgo, Grüner Tee, Papain, Resveratrol, Magnesium, Selen, Kolloidales organisches Germanium (1x täglich 1 TL oder 2x täglich ½ TL mit einem Glas Wasser zu den Mahlzeiten einnehmen; Plastik- oder Holzlöffel verwenden, kein Metall!)

Aromatherapie:

Die Boswellia-Säuren im **Weihrauchöl** wirken schmerzlindernd, ähnlich dem Cortison (aber ganz ohne Nebenwirkungen), und seine entzündungshemmende Wirkung wurde in einer Pilotstudie bei MS-Patienten eindrucksvoll belegt.[28]

Mumps

Manuka, Melisse, Myrrhe, Ravensara, Thymian, Wintergrün, Zypresse, Antimikrobielle Ölmischung, Atmungsöl

- Verdünnt 2–4 Tropfen hinter die Ohren massieren.
- Eine warme Kompresse auf Hals und Kiefer auflegen.
- Eine Rückenmassage ist ebenfalls hilfreich.
- Als Nahrungsergänzung 3–4 Tropfen Thymianöl oder die Antimikrobielle Ölmischung in einer Kapsel, aufgefüllt mit Speiseöl, zweimal täglich einnehmen.

Mundgeruch

Siehe auch Zahnschmerzen

Gewürznelke, Mandarine, Grüne Minze, Muskatnuss, Pfefferminze, Zimtrinde, Zitrone, Antimikrobielle Ölmischung

Desinfizierendes Mundwasser

- 2 Tropfen Gewürznelke
- 2 Tropfen Mandarine
- 2 Tropfen Teebaum (*Melaleuca alternifolia*)
- 2 Tropfen Zimtrinde
- 1 Glas Wasser

Gurgeln und bei Bedarf für einen frischen Atem 1 Tropfen (z. B. Pfefferminzöl) auf die Zunge geben.

Antibakterielle Teebaum-Minze-Mundspülung

- 1 Tropfen Teebaum (*Melaleuca alternifolia*)
- 1 Tropfen Pfefferminze oder Grüne Minze
- 1 Glas Wasser

Mit dieser Mischung schluckweise kräftig den Mund spülen.

Antimikrobielles Mundwasser aus Zimt und Nelke (Vorratsflasche)

- 1 Glasflasche mit Schraubverschluss
- 1 Tasse warmes Wasser
- 1 ½ Teelöffel Honig (entzündungshemmend)
- 1 Teelöffel Backpulver, Natron (aluminiumfrei)
- 2 Tropfen Zimtrinde
- 2 Tropfen Gewürznelke

Honig und Öle vermischen und dem Wasser zufügen. Vor jeder Anwendung kräftig schütteln und für den späteren Gebrauch im Kühlschrank aufbewahren. Innerhalb von 3 Wochen aufbrauchen.

Mögliche Ursachen:

- Übersäuerung: Mit dem idealen Säure-Basen-Verhältnis verabschiedet sich Mundgeruch von ganz allein.

Orthomolekulartherapie: Entsäuern (siehe »Entgiftung, Entsäuerung, innere Reinigung«)
Remineralisierung: Ein hochwirksames Vitamin- und Mineralstoffpräparat, Grüner Tee, Grapefruitkernextrakt (10 Tr. in einem Glas Wasser auflösen und mehrmals täglich damit gurgeln), kolloidales Silber, Selen.

Aromatherapie:
Entgiftende ätherische Öle in der Nahrung, auf der Haut (z. B. auf den Fußsohlen), im Mundwasser und im Basenbad verwenden.

Mundwinkel, Mundschleimhaut, entzündete

Copaiba, Immortelle, Kamille, Lavendel, Myrrhe, Patschuli, Rosmarin, Teebaum

Verdünnen und auf die entzündete Stelle auftragen.

Muskeldystrophie, Muskelschwund

Balsamtanne, Basilikum, Kiefer, Lavendel, Majoran, Pfefferminze, Vetiver, Zitronengras, Zypresse

Verdünnt 4–6 Tropfen mehrmals täglich entlang der Wirbelsäule einmassieren

Mögliche Ursachen:

- Erbkrankheit
- Autoimmunerkrankung
- Stoffwechselerkrankung
- Neurologische Erkrankung
- Nährstoffmangel
- Bewegungsmangel

Orthomolekulartherapie: Ein hochwirksames Vitamin- und Mineralstoffpräparat einschließlich Vitamin E, Choline, Omega-3-Fettsäuren, Aminosäuren, Enzyme, Magnesium, Calcium, Eiweiß, Vitamin B_6, A, C, Colostrum, L-Carnitin.

Aromatherapie:

- Die **Balsamtanne** mit ihren beruhigenden sowie antiseptischen und antioxidativen Eigenschaften ist schon allein, etwa in einem Muskelbalsam, sehr beruhigend und wohltuend. Im Konzert mit anderen Ölen entfaltet Balsamtannenöl eine synergetisch gesteigerte Wirkung.
- **Basilikum** entspannt die Muskeln und wird schon seit jeher als »königliches Heilmittel« bei Entzündungen und Erschöpfung angesehen. Dieses Öl ist bei Sportlern sehr beliebt.
- **Wintergrün** enthält einen aktiven Wirkstoff ähnlich dem Cortison und wird gerne für Knochen-, Muskel- und Gelenkschmerzen genutzt.

Muskelkater

Eukalyptus, Fichte, Ingwer, Majoran, Schwarzer Pfeffer, Pfefferminze, Rosmarin, Wintergrün

Verdünnt oder unverdünnt 2–4 Tropfen auf die betroffene Stelle massieren und bei Bedarf mehrmals wiederholen.

Ölmischung bei Muskelkater

- 2 Tropfen Eukalyptus
- 2 Tropfen Ingwer
- 2 Tropfen Pfefferminze
- 2 Tropfen Rosmarin
- 2 Tropfen Schwarzer Pfeffer
- 30 ml Massageöl (Kokos-, Jojoba oder Olivenöl)

Die ätherischen Öle mit Pflanzenöl mischen und bei Bedarf öfter die Schmerzstelle damit einreiben.

Was tun, wenn eines dieser Öle nicht vorrätig ist? Man verwendet einfach die Öle, die man zur Hand hat – auch wenn es »nur« das Pfefferminzöl ist. (Das Pfefferminzöl ist das beliebteste und wohl eines der ältesten Anti-Schmerzöle.) Jedes Öl bringt lebensspendenden Sauerstoff zu der betroffenen Schmerzstelle und hilft dem Körper dabei, die Regeneration einzuleiten.

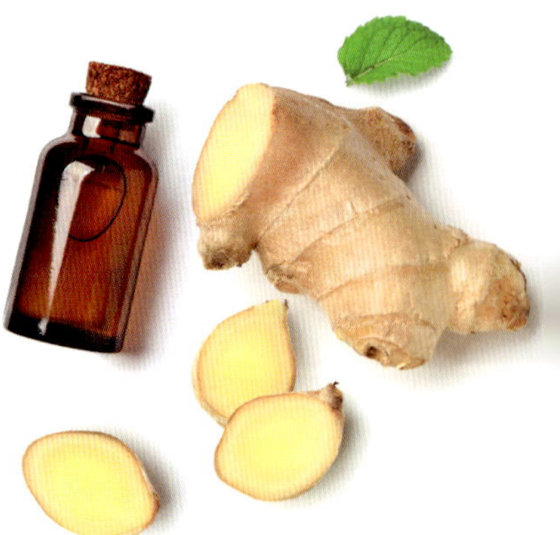

Muskeln, gerissene, verkrampfte, verspannte

Balsamtanne, Basilikum, Elemi, Immortelle, Kamille, Lavendel, Majoran, Myrrhe, Schwarzer Pfeffer, Pfefferminze, Rosmarin, Weißtanne, Wintergrün, Zitronengras, Zypresse, Schmerzöl

Ölmischung bei verkrampften, gerissenen Muskeln

- 6 Tropfen Majoran
- 4 Tropfen Zypresse
- 4 Tropfen Wintergrün (oder Weihrauch)
- 3 Tropfen Baldrian
- 1 Tropfen Immortelle

Verdünnt 2–6 Tropfen auf die betroffene Stelle massieren, abwechselnd kalte und warme Umschläge auflegen.

Mögliche Ursachen:
- Übersäuerung: Oft äußert sich eine massive Übersäuerung in Krämpfen, Hexenschuss oder in einem steifen Hals.
- Mögliche psychische Ursachen: Einseitigkeit, Überstrapazierung, Ehrgeiz

Orthomolekulartherapie: Entsäuerung (siehe »Entgiftung, Entsäuerung, innere Reinigung«)
Remineralisierung: Ein hochwertiges Vitamin- und Mineralpräparat einschließlich Magnesium, Calcium, Vitamin D_3 + K und andere.

Aromatherapie:
Basenbäder mit ätherischen Ölen, heiße Kompressen und Muskelmassage anwenden.
- **Immortelle** wirkt krampflösend, durchblutungsfördernd und nervenregenerierend.
- **Majoran** beruhigt entzündete und schmerzende Muskeln.
- **Zypressenöl** ist bekannt für seine durchblutungsfördernden Eigenschaften.
- **Myrrhe** ist wohltuend für die Muskeln und regt die Zirkulation an.

Muskelprellung

Balsamtanne, Basilikum, Geranie, Gewürznelke, Immortelle, Kamille, Lavendel, Lorbeer, Majoran, Pfefferminze, Vetiver, Weihrauch, Wintergrün, Zitronengras, Zypresse

Verdünnt wiederholt 4–6 Tropfen auf die betroffene Stelle auftragen, abwechselnd eine kalte und warme Kompresse auflegen.

1–2 Tropfen Immortelle oder ein anderes Schmerzöl unverdünnt auf die Prellung, Verstauchung oder Schwellung auftragen und sanft einreiben. Dieses Öl ist bekannt dafür, dass es Blutungen in Sekundenschnelle stoppt und Blutergüsse deutlich reduziert.

Duftender Bittersalzwickel für schmerzende Muskeln

- ½ –1 Tasse Bittersalz (Epsom-Salz), abhängig von der Größe der betroffenen Stelle
- 2–4 Tropfen Weihrauch-, Wintergrün- oder Pfefferminzöl
- Etwas Wasser, um eine dicke Paste zu machen

Die Paste auf die Stelle auftragen, mit einem feuchtwarmen Tuch abdecken und mit einem trockenen Tuch oder Verband fixieren. Etwa 20 Minuten einwirken lassen, danach abwaschen und mit einem hautpflegenden Massageöl mit ätherischen Ölen einreiben. Gegebenenfalls darüber ein wenig schmerzlinderndes DMSO-Öl (aus der Apotheke), das sehr rasch in die Haut einzieht, auftragen.

Muskelschmerzen

Balsamtanne, Basilikum, Elemi, Fichte, Lavendel, Kamille, Majoran, Schwarzer Pfeffer, Pfefferminze, Rosmarin, Wacholder, Weihrauch, Weißtanne, Wintergrün, Zypresse

Ölmischung für schmerzhafte Muskeln

- 4 Tropfen Rosmarin
- 8 Tropfen Wacholder
- 8 Tropfen Lavendel
- 8 Tropfen Zitrone
- 10 Tropfen Wintergrün (Weihrauch oder Pfefferminze)

Verdünnt 4 Tropfen, dreimal täglich, auf die betroffene Stelle massieren.

Mögliche Ursachen: Übersäuerung (Ernährung, Stress)

Orthomolekulartherapie: Entsäuern (siehe »Entgiftung, Entsäuerung, innere Reinigung«)
Remineralisierung: Ein hochwirksames Vitamin- und Mineralstoffpräparat einschließlich Calcium, Magnesium, Phosphor, Zink, Kupfer, Boron, Vitamin C, D_3 + K.
Aromatherapie:

- **Lavendel** beruhigt die Haut und lindert den Schmerz.

- **Rosmarin** wirkt entkrampfend auf die Muskeln und energetisiert.
- **Zitronenöl** steigert die Mikrozirkulation und unterstützt das Immunsystem.
- **Weihrauchöl** wirkt (wie Wintergrünöl) cortisonähnlich.

Ätherische Öle bei Muskelschmerzen werden, verdünnt mit reinem Pflanzenöl, eingerieben. Auch ein entspannendes Bad mit etwa 6–10 Tropfen Öl, in Pflanzenmilch, Sahne oder Salz emulgiert, wirkt angenehm.

Muskelschwäche

Balsamtanne, Fichte, Muskatnuss, Ravensara, Wacholder, Zitronengras

Ölmischung zur Stärkung der Bauchmuskulatur

- 20 Tropfen Wintergrün
- 15 Tropfen Majoran
- 10 Tropfen Wacholder
- 10 Tropfen Zypresse
- 6 Tropfen Fichte
- 100 ml Massageöl

Verdünnt wiederholt 2–4 Tropfen auf die Muskeln auftragen.

Aromatherapie:

- **Wintergrün** wird (wie Weihrauchöl) wegen seiner schmerzlindernden Eigenschaften auch gerne »das natürliche Cortison« genannt. Es findet bei Problemen mit Muskeln, Knochen und Gelenken Anwendung. Ist das Wintergrünöl nicht zur Verfügung, nimmt man Tanne oder Weihrauch, die ebenfalls cortisonähnliche Wirkung haben.
- **Majoranöl** beruhigt entzündete und schmerzende Muskeln und trägt zur Regeneration des glatten Muskelgewebes bei. Es hilft, Krämpfe, Verstauchungen und Prellungen zu lindern und die Nerven zu beruhigen.
- **Zitronengras** hat die Eigenschaften, Bänder und Sehnen zu regenerieren und zu stärken.

Muskelschwund

Eukalyptus, Fichte, Kampfer, Kiefer, Grüne Minze, Rosmarin, Wacholder, Zypresse

3–4 Tropfen, bei Bedarf 1:1 verdünnt mit reinem Pflanzenöl, wiederholt auf die Muskelpartie auftragen und einmassieren.

Nahrungsergänzung: L-Carnitin, Curcumin, CoQ10

Muskuläre Dystrophie

Basilikum, Eukalyptus, Geranie, Ingwer, Kiefer, Lavendel, Majoran, Orange, Rosmarin, Zitrone, Zitronengras

- 5–8 Tropfen, 1:1 verdünnt mit reinem Pflanzenöl, dreimal täglich entlang der Wirbelsäule oder auf die Stelle auftragen und einmal wöchentlich eine antivirale Rückenmassage nehmen. Eine Massagemischung aus gleichen Teilen Majoran und Zitronengras hat sich als vorteilhaft erwiesen. Man kann auch eine kalte Kompresse auflegen.
- 5–8 Tropfen, emulgiert in Salz, Sahne oder Badegel, in das Badewasser geben und mindestens 20–30 Minuten darin baden.
- Zudem sollte ein hochdosiertes Multivitamin-Mineralprodukt mit ätherischen Ölen eingenommen werden, einschließlich Enzyme, Antioxidantien, Jod (von Algen), Grünpflanzen, Schwefel, essenzielle Aminosäuren und andere.

Muttermal —> Leberfleck

Nacken-, Schulterverspannung —> Verspannungen

Nagel, eingewachsener

Gewürznelke, Lavendel, Oregano, Teebaum, Zimtrinde, Zitrone, Antimikrobielle Ölmischung, Schmerzöl

- Unverdünnt oder verdünnt auf die Stelle auftragen, einwirken lassen und öfter wiederholen.

Nägel, brüchige

Myrrhe, Pfefferminze, Rosmarin, Teebaum, Thymian, Weihrauch, Zitrone

- Unverdünnt 1–3 Tropfen dreimal pro Woche auf Nägel und Nagelbett tropfen und einmassieren.
- Eine wiederholte Anwendung von Zitronenöl hilft dabei, brüchige Nägel zu härten.
- Teebaumöl empfiehlt sich besonders bei Nagelinfektionen.

Mögliche Ursachen:
- Übersäuerung
- Mineralmangel durch Übersäuerung

Orthomolekulartherapie: Entsäuerung (siehe »Entgiftung, Entsäuerung, innere Reinigung«)
Remineralisierung: Ein hochwirksames Vitamin- und Mineralstoffpräparat einschließlich Eisen, Magnesium, Jod, Silicium, Schwefel, Zink, Antioxidantien, B-Vitamine, Vitamin C, D_3 + K, E.

Aromatherapie:
Die Nagelpflege durch Basenvollbäder mit ätherischen Ölen, Nagelbäder mit ätherischen Ölen, Massage der Fingernägel und Nagelhaut mit Kokos-, Jojoba- oder Mandelöl und unterstützenden ätherischen Ölen tragen dazu bei, die Fingernägel zu regenerieren.

Nagelpflege mit ätherischen Ölen
- 30 ml Kokos- oder Mandelöl
- 5 Tropfen Zitrone

Das Massageöl leicht erwärmen und in eine kleine Schüssel geben, das ätherische Öl hinzufügen und gut vermischen. Die Fingernägel darin baden und mehrmals pro Woche wiederholen.

Es hat sich ebenfalls bewährt, Zitronenöl mit Weihrauch und Myrrhe und ein paar Tropfen Weizenkeimöl vermischt zu verwenden. Man trägt die Mischung etwa dreimal pro Woche zur Nagelpflege auf und lässt die Öle einwirken.

Natürlicher Nagellackentferner
- 125 ml Apfelessig
- 10 Tropfen Zitronenöl

Zutaten in ein weithalsiges Glasgefäß mit Schraubverschluss füllen und gut mischen (schütteln). Entweder die Finger in die Mischung tauchen und kurz einwirken lassen oder die Mischung auf einen Wattebausch geben und den Lack damit entfernen. Anschließend die Nagelhaut und Nägel mit einem pflegenden Nagelöl verwöhnen.

Ätherische Öle zur Nagelpflege sind neben Zitronenöl auch Lavendel, Myrrhe oder Weihrauch.

Nagelpilz Infektion

Gewürznelke, Immortelle, Kiefer, Kümmel, Lavendel, Muskatellersalbei, Myrrhe, Oregano, Pfefferminze, Rosmarin, Salbei, Teebaum, Thymian, Wacholder, Zistrose, Zitrone, Zitronengras, Antimikrobielle Ölmischung

Wiederholt 1–2 Tropfen eines der genannten Öle (z. B. Oregano) unverdünnt (oder bei Bedarf verdünnt) auf den befallenen Nagel tropfen und einmassieren.

Nähte entfernen

Lavendel, Rosmarin, Teebaum, Zitronengras

Kurz vor der Entfernung der Nähte die Stelle mit einem antibakteriellen Öl behandeln, um Bakterienentwicklung zu verhindern (z. B. Basilikum, Lavendel, Rosmarin oder Zitrone), danach zur Hautregeneration Lavendel auftragen.

Narbenpflege

Geranie, Immortelle, Lavendel, Narde, Weihrauch, Zistrose

- **Lavendel** für eine entzündete, nicht heilen wollende Wunde, sowie zur Verringerung unschöner Narbenbildung unverdünnt auftragen.
- **Immortelle** zur Neubildung von Gewebe verwenden.
- **Zistrose** zur Narbenpflege (Regeneration des Hautgewebes) auftragen.

Vor der Anwendung von Zistrose muss die Wunde z. B. mit Lavendel gründlich gereinigt werden, denn die Zistrose, ***die therapeutische Naht***, schließt die Wunde oft augenblicklich.

Narbenmischung

- 8 Tropfen Geranie
- 4 Tropfen Narde
- 3 Tropfen Myrrhe
- 3 Tropfen Immortelle
- 50 ml Pflanzenöl

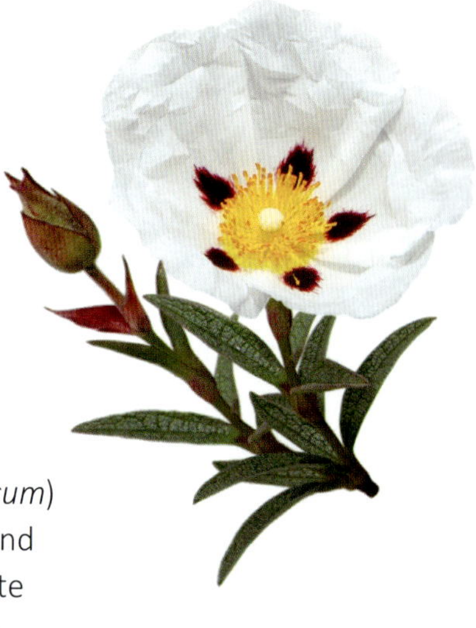

Bitte beachten:
Bestimmte ätherische Öle können direkt in die offene Wunde gegeben werden wie etwa reines Lavendelöl (*Lavandula angustifolia*), Immortelle (*Helichrysum italicum*) oder Zistrosenöl (*Cistus ladanifer*), um sie zu reinigen und die Wundheilung anzuregen und zu beschleunigen. Fette Öle (Massageöle) hingegen sollen nicht auf eine offene Wunde gebracht werden, denn sie fördern die Keimbildung.

Narkolepsie —> Schlafstörungen

Nasenbluten

Immortelle, Lavendel, Zypresse

Ölmischung bei Nasenbluten

- 2 Tropfen Immortelle
- 2 Tropfen Lavendel
- 2 Tropfen Zypresse

Unverdünnt 2–4 Tropfen dieser Mischung auf Nasenrücken, Nasenflügel und auf den Nacken auftragen, falls nötig wiederholen.

Nasen-, Stirn-, Kiefer-, Nebenhöhlenentzündung

Siehe auch Polypen.

Balsamtanne, *Eucalyptus radiata*, Gewürznelke, Kiefer, Majoran, Myrte, Myrrhe, Pfefferminze, Rosmarin, Teebaum, Thymian, Zimtrinde, Zitrone, Zitronengras, Zypresse, Antimikrobielle Ölmischung, Atmungsöl

Ein ätherisches Öl im Aroma-Diffuser vernebeln und/oder direkt einatmen.

Verdünnt auf Stirn, Schläfen, Nase und Wangen auftragen.

Verstopfte Nase:

Pfefferminz oder das Atmungsöl direkt inhalieren.

Pfefferminzöl auf Brust oder Nase gerieben, ist bei kleinen Kindern kontraindiziert.

Nasennebenhöhlen:

Ein ätherisches Öl oder eine Mischung (z. B. das Atmungsöl) in eine Schale mit heißem Wasser geben, ein Handtuch über den Kopf legen und den Dampf inhalieren.

Direkt aus dem Fläschchen einatmen.

Verdünnt wiederholt auf Nasenrücken und Nebenhöhlen auftragen.

Wasser und 3 Tropfen eines angeführten ätherischen Öls zum Gurgeln verwenden.

Mögliche Ursachen:

- Entzündung durch Bakterien, Viren
- Übersäuerung
- Entmineralisierung

Orthomolekulartherapie: Entsäuerung (siehe »Entgiftung, Entsäuerung, innere Reinigung«)
Remineralisierung: Ein hochwirksames Vitamin- und Mineralstoffpräparat einschließlich Silicium (siehe »Entzündungen«), Kolloidales Silber (1x täglich 1 TL oder 2x täglich ½ TL mit einem Glas Wasser einnehmen, Plastik- oder Holzlöffel verwenden!), Zink, Magnesium, Vitamin A, C, D_3 + K, Omega-3-Fettsäuren.

Aromatherapie: Ätherische Öle wie etwa Eukalyptusöle sind die schnellsten Hilfsmittel, um Nasennebenhöhlenverstopfungen zu lösen. Ein tiefer Atemzug vom Atmungsöl, mit oder ohne Roll-On-Aufsatz, ist die Erste Hilfe. Ein Gesichtsdampfbad und das Auftragen eines ätherischen Öls entlang des Nasenrückens ist hilfreich, um Verstopfung und Schleim zu lösen und Krankheitskeime auszuleiten. Man kann auch eine Nasenspülung machen und tagsüber ätherische Öle im Aroma-Diffuser vernebeln.

Zur Linderung von Nasennebenhöhlenproblemen

- 1 Tropfen Lavendel
- 1 Tropfen Pfefferminze

Mit reinem Pflanzenöl verdünnen und sanft auf Wangenknochen und Stirn massieren.

Nebennieren: Überfunktion, Unterfunktion

Nebennierenüberfunktion: *Eucalyptus radiata*, Gewürznelke, Kamille, Muskatnuss, Pfefferminze, Rosmarin, Salbei, Zimtrinde, Zitrone, Antimikrobielle Ölmischung

Nebennierenunterfunktion: Basilikum, Geranie, Gewürznelke, Grüne Minze, Muskatnuss, Rosmarin, Salbei

Ölmischung zur Unterstützung der Nebennieren

- 3 Tropfen Nelke
- 3 Tropfen Muskat
- 7 Tropfen Rosmarin
- 20 Tropfen Massageöl

- Diese Mischung mit einer warmen Kompresse über die Nebennieren (oberhalb der Nieren) auflegen.

Muskatnuss weist eine ähnliche Wirkung auf, d. h., dieses Öl unterstützt die Nebennieren bei der Produktion von vermehrter Energie. Das Öl ist unter anderem auch nervenstärkend.

Nervenentzündung, Nervenreizung, Neuritis, Neuralgie

Baldrian, Basilikum, Gewürznelke, Immortelle, Römische Kamille, Lavendel, Majoran, Mandarine, Orange, Oregano, Pfefferminze, Wacholder, Schafgarbe, Thymian, Weihrauch, Zypresse

- Unverdünnt oder verdünnt mehrmals täglich 3–5 Tropfen auf die betroffene Stelle auftragen, eine kalte Kompresse auflegen.
- Beruhigende Öle (Balsamtanne, Baldrian, Lavendel, Mandarine, Orange, Weihrauch, etc.) direkt einatmen.

Mögliche Ursachen:

- Übersäuerung führt zu einer fortwährenden Reizung des vegetativen Nervensystems (Ermüdungssyndrom, Reizbarkeit, Schlaflosigkeit).

Orthomolekulartherapie: Entsäuerung (siehe »Entgiftung, Entsäuerung, innere Reinigung«)
Remineralisierung: Ein hochwirksames Vitamin- und Mineralstoffpräparat einschließlich Silicium (siehe »Entzündungen«), Magnesium, Vitamin D_3 + K, B-Vitamine, Omega-3-Fettsäuren.

Aromatherapie: Basenbäder mit ätherischen Ölen und entspannende Massagen sind hilfreich.

- **Baldrian** und **Lavendel** haben beruhigende Eigenschaften.
- **Immortellenöl** hat nervenregenerierende Eigenschaften.
- **Zistrose** enthält ebenfalls zellregenerierende Wirkstoffe.

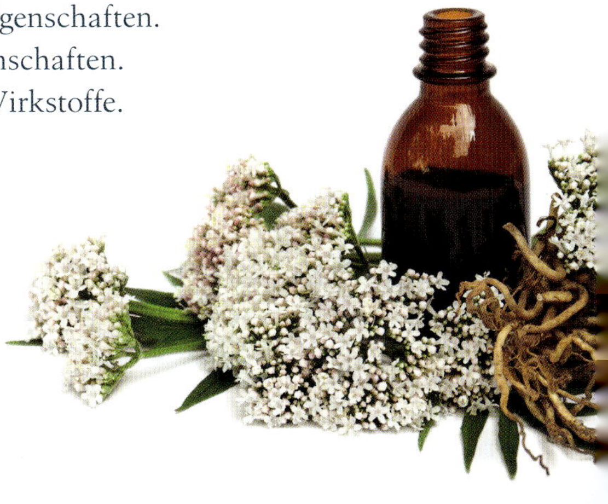

Nervenfunktionsstörungen

Geranie, Immortelle, Römische Kamille, Majoran, Palmarosa, Wacholder, Wintergrün

- **Wintergrün** – bei Nervenschmerzen
- **Geranium** – zum Aufbau von geschädigten Nerven
- **Römische Kamille** – wirkt regenerierend
- **Palmarosa** – unterstützt Herz- und Nervensystem

Verdünnt oder unverdünnt auf die betroffene Stelle auftragen.

Nahrungsergänzung: Schwefelmangel ist weitverbreitet bei Nervenfunktionsstörungen.

Standardmischung bei Nervenfunktionsstörungen

- 2 Tropfen Pfefferminze
- 10 Tropfen Wacholder
- 1 Tropfen Geranie
- 8 Tropfen Majoran
- 4 Tropfen Immortelle

Quelle: *Essential Oils Integrative Medical Guide*

Unverdünnt oder nach Bedarf verdünnt 2–4 Tropfen auf die gewünschte Stelle mehrmals täglich auftragen.

Nervosität

Balsamtanne, Lavendel, Pfefferminze, Rose, Salbei, Thymian, Wacholder, Weihrauch, Zedernholz, Zitrusöle

Direkt aus dem Fläschchen einatmen.

Verdünnt 1–2 Tropfen auf Schläfen, Stirn, Nacken und hinter die Ohren (Mastoiden) reiben.

Nesselsucht

Siehe auch Haut, Allergien

Pfefferminze, Patschuli

Verdünnt 2–4 Tropfen auf die betroffene Stelle auftragen, eine kalte Kompresse auflegen.

Neurodermitis —> Ekzem, Dermatitis

Neurologische Erkrankungen

Huntington Chorea, Multiple Sklerose, Parkinson
Siehe auch Multiple Sklerose

Angelika, Baldrian, Balsamtanne, Basilikum, Bergamotte, Fenchel, Fichte, Lavendel, Majoran, Melisse, Muskatellersalbei, Orange, Pfefferminze, Sandelholz, Wacholder, Weihrauch, Wintergrün

- Mehrmals täglich direkt einatmen und mit dem Aroma-Diffuser zwei- bis dreimal täglich 30 Minuten vernebeln.
- Verdünnt 1–3 Tropfen auf Stirn, Schläfen und hinter die Ohren (Mastoiden) reiben.
- Verdünnt 6–10 Tropfen mit direktem Druck vom Nacken die Wirbelsäule hinunter massieren oder ein paar Tropfen auf eine Naturhaarbürste geben und damit kräftig die Wirbelsäule von oben nach unten bürsten. Bei Bedarf eine kalte Kompresse auflegen.

⚠ Bei neurologischen Erkrankungen wie Multipler Sklerose wird immer in Richtung der Paralyse massiert.

Niedergeschlagenheit

Bergamotte, Geranie, Ingwer, Muskatellersalbei, Orange, Rose, Sandelholz, Zypresse

- Direkt einatmen und vernebeln.

Nierenerkrankungen

Basilikum, Geranie, Immortelle, Majoran, Mandarine, Muskatnuss, Myrrhe, Pfefferminze, Salbei, Wacholder, Zitronengras, Zypresse, Antimikrobielle Ölmischung, Leberöl

Ölmischung für eine Nierenkompresse

- 10 Tropfen Wacholder
- 10 Tropfen Mandarine
- 6 Tropfen Geranie
- 2 Tropfen Immortelle

Ölmischung in ½ Teelöffel Massageöl mischen und 6–10 Tropfen in die Nierenregion am Rücken einmassieren. Für 1 Nacht eine kalte Kompresse auf die Nieren auflegen.

Quelle: *Essential Oils Integrative Medical Guide*

Mögliche Ursachen:

- Exzessive Übersäuerung führt zu Nierenerkrankungen und Nierenversagen.
- Fehl- und Mangelernährung
- Bakterielle Infektion
- Internistische Erkrankungen
- Dauerstress

Orthomolekulartherapie: Entsäuerung (siehe »Entgiftung, Entsäuerung, innere Reinigung«). Ein hochwirksames Vitamin- und Mineralstoffpräparat einschließlich Calcium, Magnesium, Vitamin B6, D_3 + K.
Remineralisierung: Normalerweise hilft viel Wassertrinken (mindestens 2–3 Liter am Tag), um die Säuren auszuspülen. Calcium, Magnesium, Vitamin B_6, D_3 + K, Omega-3-Fettsäuren, u.a.

Nahrungsmittel, welche die Nieren schädigen: Kaffee, schwarzer Tee, Zucker, u.a.
Nahrungsmittel, welche die Nieren stärken: Fisch, Meeresalgen, Reis, Hirse, Buchweizen, Bohnen, rote Rüben, Sellerie, u.a.

Aromatherapie: Basenbäder mit ätherischen Ölen nehmen, Wasser mit ätherischen Ölen trinken.

- **Geranie** hilft negative Erinnerungen loszulassen und die Energie (wie Wasser) fließen zu lassen.
- **Mandarinenöl** enthält über 90% des Wirkstoffs d-Limonen, eine der stärksten krebshemmenden Verbindungen, die auch die Nieren stärken.
- **Zitronengras** mit **Wacholder,** zusammen angewendet, ergeben eine synergetische Wirkung.

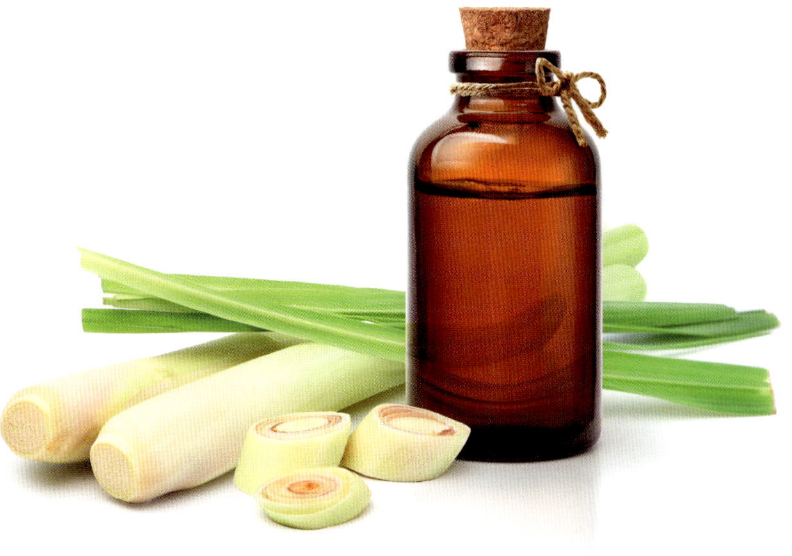

Nierensteine, Obstruktion

Fenchel, Fichte, Geranie, Immortelle, Wacholder, Wintergrün, Zitronengras

💧 Zweimal täglich auf die Nierenpunkte der Füße (Reflexzonen) massieren.
♣ Viel Wasser trinken; Antioxidantien (Wolfsbeerensaft/Gojisaft) zur Stimulierung und Entgiftung der Nieren trinken.

Nierenstein-Trank 1:

- 5 Tropfen Rosmarin
- 5 Tropfen Geranie
- 5 Tropfen Wacholder
- 1 Esslöffel Agaven- oder Ahornsirup
- ½ Zitrone (Saft)
- ¼ l destilliertes warmes Wasser

♣ Die ätherischen Öle im Sirup emulgieren und mit Zitronensaft und warmem Wasser mischen, auf leeren Magen zwei- bis dreimal täglich trinken, bis der Stein abgegangen ist.

Nierenstein-Trank 2:

- 2 Esslöffel Olivenöl
- 200 ml Apfelsaft

♣ Kräftig mischen (im Schüttelbecher) und zwei- bis dreimal täglich trinken, bis der Stein abgegangen ist.

Nierenstein-Kompresse

- 10 Tropfen Wacholder
- 10 Tropfen Geranie
- 10 Tropfen *Eucalyptus radiata*

💧 Verdünnt mit 1 Teelöffel Massageöl 6–10 Tropfen über die Nierengegend auftragen, eine heiße Kompresse auflegen und 30 Minuten lang ruhen.
💧 Wacholder und Geranie zweimal täglich auf die Fußsohlen auftragen.

Schmerzlindernde, harntreibende Wacholder-Kompresse

- 9 Tropfen Wacholder
- Heißes Wasser für die Kompresse

Eine Kompresse auf den Unterbauch auflegen, mit Plastik und einem trockenen Handtuch abdecken und bei Bedarf mit einer Wärmflasche warm halten. So lange damit ruhen, wie die Kompresse sich angenehm anfühlt, dann entfernen. Die Kompresse kann erneuert werden.

Das sanft durchdringende Wacholderöl

Das ätherische **Wacholderöl** hat viele nützliche Eigenschaften, unter anderem ist es harntreibend, krampflösend, schmerzstillend, schweißtreibend und ausgleichend. Sein feinwürziger, balsamischer Duft schenkt Zuversicht und Mut, ermöglicht das Loslassen von Altem, Unnützem, und das Annehmen von Neuem in Stärke und Zuversicht. Sein Element ist das Feuer.

Man greift zu Wacholderöl unter anderem bei Blasenentzündungen, chronischen Nierenbeckenentzündungen sowie Harn- und Nierensteinen. Es wirkt wassertreibend, entgiftend und tonisierend.

Viele Anwendungsmöglichkeiten:

- Dreimal täglich 1–2 Tropfen Wacholderöl in 1 Teelöffel Honig (Sahne oder Öl) emulgieren, in eine Tasse Tee oder Wasser geben und schluckweise trinken.
- Umschläge und Waschungen sowie Sitz- oder Vollbäder mit ein paar Tropfen Wacholderöl genießen.
- Eine Vollmassage oder Fußmassage mit Wacholderöl, verdünnt mit Massageöl (reinem Pflanzenöl), nehmen.
- Täglich eine Fußreflexzonen-Massage mit Wacholderöl zur Entgiftung machen.

Nierenversagen —> Arterienverkalkung

Ödem, Schwellung

Fenchel, Geranie, Gewürznelke, Grapefruit, Immortelle, Lavendel, Ledum, Kamille, Kardamom, Mandarine, Orange, Ocotea, Pfefferminze, Rosmarin, Salbei, Wacholder, Wintergrün, Zedernholz, Zitronengras, Zypresse

Ölmischung bei Ödemen

- 10 Tropfen Mandarine
- 10 Tropfen Zitrone
- 5 Tropfen Zypresse
- 3 Tropfen Wacholder

💧 Verdünnt 3–5 Tropfen, zwei- bis dreimal täglich, leicht auf die betroffene Stelle auftragen und eine kühle Kompresse auflegen.

💧 3 Tropfen auf die Fußreflexzonen der Blase massieren.

♣ 3–4 Tropfen als Nahrungsergänzung in einer Kapsel, aufgefüllt mit Speiseöl, zweimal täglich einnehmen.

Mögliche Ursachen:

- Übersäuerung: Der Körper hält Wasser zurück, um das Übermaß an Säuren aufzulösen. Das führt zu Wassereinlagerungen (Ödeme, Gewichtszunahme).
- Entmineralisierung (Mineralstoffmangel)
- Herzschwäche (chronisch venöse Insuffizienz), Krampfadern, Thrombose

Orthomolekulartherapie: Entsäuerung (siehe »Entgiftung, Entsäuerung, innere Reinigung«)
Remineralisierung: Ein hochwirksames Vitamin- und Mineralstoffpräparat einschließlich Kalium, Zinnkrauttee, Vitamin P/OPC, Papain (Enzym aus der Papaya), Bromelain (Enzym aus der Ananas), Astragalus, CoQ10, Ginkgo, Heilpilze.

Aromatherapie: Basenbäder mit ätherischen Ölen nehmen.
- **Wacholder** reinigt die Leber und Nieren und wirkt entgiftend.
- **Zitrone** unterstützt die Regeneration der Leber und ist harntreibend und entschlackend.
- **Immortelle** wirkt abschwellend und krampflösend.
- **Wintergrün** ist entzündungshemmend und schmerzlindernd.
- **Mandarine** und **Zypresse** mindern die Flüssigkeitsansammlung.
- **Fenchel** wirkt flüssigkeitsbindend.

Offenes Bein

Wenn die Wunde nicht heilen will: Lavendel, Immortelle, Weihrauch, Zistrose

Zur äußerlichen Anwendung auf oder um die Wunde auftragen.

Mögliche Ursachen:
- Exzessive Übersäuerung: Der Körper schafft sich ein Ventil, um Säuren und Gifte auszuleiten (wie bei Hämorrhoiden).
- Krampfadern, Durchblutungsstörungen, Ödeme
- Verletzungen

Orthomolekulartherapie: Entsäuerung (siehe »Entgiftung, Entsäuerung, innere Reinigung«)
Remineralisierung: Ein hochwirksames Vitamin- und Mineralstoffpräparat einschließlich CoQ10, Silicium, Aminosäuren (Lysin und Prolin), L-Carnitin, Vitamin C, OPC, Astragalus, Propolis, Papaya, Ginkgo, kolloidales Silber, organisches Germanium.

Aromatherapie:
- Basenbäder oder Basenfußbäder mit ätherischen Ölen nehmen.
- Basische Nahrung essen und säureproduzierende Nahrungsmittel meiden.
- Basische Hautpflegeprodukte verwenden.

Ohnmacht

Grüne Minze, Kardamom, Pfefferminze, Sandelholz

☼ Zum Beispiel das **Pfefferminzöl** direkt einatmen.

Ohr, Überlastung, Stress

Baldrian, Elemi, Geranie, Immortelle, Kümmel, Lavendel, Majoran, Wacholder, Weihrauch, Ylang Ylang, Zitrone

- Mit warmem Olivenöl verdünnt 2–3 Tropfen auf einen Wattebausch geben und vorsichtig an das Ohr legen (Öle nicht in den Ohrkanal bringen). Das Öl rund um das Außenohr einreiben.
- ☼ Ätherische Öle mit einem Aroma-Diffuser vernebeln und/oder direkt einatmen.

Ohrengeräusche, Tinnitus

Basilikum, Geranie, Immortelle, Lavendel, Pfefferminze, Wacholder

- Unverdünnt 2 Tropfen auf Schläfen, Stirn und Nacken reiben.
- Unverdünnt 1 Tropfen auf die Zehen- und Fingerspitzen auftragen (Reflexzonen).

Reflexzonenmassage für das Gehör

- Unverdünnt 1–2 Tropfen Immortelle auf das Außenohr reiben, danach zehnmal fest in kreisförmiger Bewegung am Ohrläppchen ziehen, um die Zirkulation im Innenohr anzuregen. (Kein ätherisches Öl in den Ohrkanal bringen.)

Mögliche Ursachen:

- Virusinfektion
- Stress und Überlastung
- Zerumen (Ohrenschmalz)
- Lärmbelastung
- Übersäuerung: Durch die Übersäuerung werden die roten Blutkörperchen starr und verstopfen die kleinen Blutgefäße im Innenohr. Das Blut kann nicht mehr fließen.

Orthomolekulartherapie: Entsäuerung (siehe »Entgiftung, Entsäuerung, innere Reinigung«)

Remineralisierung: Auf basische Ernährung achten, basisches Wasser trinken, Basenpulver in Wasser trinken oder das Basenpulver im Basenbad verwenden, ein hochwirksames Vitamin- und Mineralstoffpräparat nehmen.

Aromatherapie:
Einen Wattebausch mit 1 Tropfen Lavendelöl leicht ans Ohr legen (z. B. über Nacht).

Ohrenschmerzen

Gewürznelke, Immortelle, Kamille, Lavendel, Pfefferminze, Rosmarin, Teebaum, Thymian, Schmerzöl, Antimikrobielle Ölmischung

Ölmischung bei Ohrenschmerzen

- 2 Tropfen Lavendel
- 2 Tropfen Teebaumöl oder Immortelle
- 2–3 Tropfen auf einen Wattebausch geben und über Nacht vorsichtig an das schmerzende Ohr legen, eine warme Kompresse ans Ohr legen.
- Mit warmem Olivenöl verdünnen, 2 Tropfen vorsichtig um die Ohröffnung herum auftragen.

⚠ Ohrenschmerzen können sehr ernst sein, daher den Arzt des Vertrauens konsultieren.
Öle nie direkt in den Ohrkanal bringen.

Hausrezept gegen Ohrenschmerzen: Zwiebel schneiden und in ein Tuch binden, ausdrücken und ans Ohr legen.

Flüssigkeit hinter dem Trommelfell: Zypresse (wie bei Ohrenschmerzen verwenden)

Osteoporose

Siehe auch Arthrose

Balsamtanne, Basilikum, Elemi, Eukalyptus, Fenchel, Fichte, Geranie, Gewürznelke, Immortelle, Ingwer, Kamille, Kiefer, Lavendel, Majoran, Melisse, Orange, Pfefferminze, Rosmarin, Salbei, Tanne, Thymian, Wintergrün, Zitronengras, Zypresse, Schmerzöl

- Verdünnt 6–10 Tropfen auf die Wirbelsäule oder die betroffene Stelle einmassieren.

Mögliche Ursachen:

- Übersäuerung: Der Körper holt sich dringend benötigte Mineralien, die er zur Neutralisierung der Säuren braucht, auch aus den Knochen. Es ist für unser Überleben essenziell, dass das Blut einen konstanten pH-Wert aufweist.
- **Osteoporose** ist eine Erkrankung der Knochen, die sich langsam in den Körper schleicht (Knochenschwund). Die häufigste Ursache von Stürzen ist Arthritis und Osteoporose.
- Vitamin-D-Mangel
- Hormonelle Faktoren
- Genetische Faktoren
- Lebensstil (Ernährung, Alkohol, Rauchen)

Orthomolekulartherapie: Entsäuerung (siehe »Entgiftung, Entsäuerung, innere Reinigung«)
Remineralisierung: Ein hochwirksames Vitamin- und Mineralstoffpräparat einschließlich Calcium, Magnesium, Phosphor, Zink, Kupfer, Boron, Mangan, Silicium; Vitamin C, B_6, B_{12}, D_3 + K, OPC, Melatonin, Omega-3-Fettsäuren, Papain, Grüner Tee, Granatapfel, Progesteron aus der Yamswurzel, u.a.

Aromatherapie: Sowohl die äußerliche Anwendung ätherischer Öle auf die Schmerzstellen als auch die Aufnahme durch die Nahrung oder mittels einer Kapsel als Nahrungsergänzung können die Knochendichte erhöhen, den Knochenaufbau fördern und Schmerzen lindern. Tanne, Weihrauch und Wintergrün haben eine kortinsonähnliche Wirkung.
Die Öle mindestens zweimal täglich verdünnt auf die Schmerzstellen massieren. Aroma-Massage- sowie Akupunktur- oder Akupressur-Anwendungen lassen Stress abklingen. Basenbäder, Fußbäder, Wickel oder Einreibungen mit ätherischen Ölen sind hilfreich.

Beruhigendes und schmerzlinderndes Melissenbad

- 5 Tropfen Melisse
- ½ Tasse Sahne, Ghee oder Kokosöl

⚠ Mögliche Rutschgefahr durch die Verwendung von Pflanzenölen oder Ghee in der Wanne!

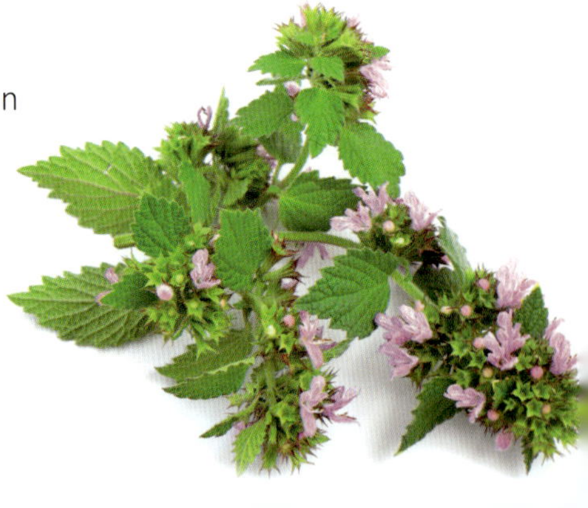

Das kostbare Melissenöl

Die Destillation der Melissenpflanze ergibt wenig Öl. Es braucht 5–8 Tonnen Melissenkraut, um nur 1 Liter Melissenöl zu erzeugen. Das macht das Melissenöl sehr wertvoll. Leicht, sonnig und zitronig, so verströmt das Melissenöl seinen weichen und beruhigenden Duft, der bei Gefühlsschwankungen ausgleichend wirkt. Das Öl ist entzündungshemmend, schmerzlindernd und unterstützt das Immunsystem. Es kommt bei vielen Problemen zur Anwendung, so auch in den Wechseljahren, wo Osteoporose oft zum Problem wird.

Als »Klosterfrau Melissengeist« ist dieses Kraut als wirksame Naturmedizin bei Magenbeschwerden, Unruhe und Angstzuständen weithin bekannt. Auch als Einreibung bei nervösen Anspannungen, Bluthochdruck oder Migräne ist diese helle Herznote über Generationen hinweg beliebt.

Östrogendominanz —> Hormonungleichgewicht

Panikattacken

Balsamtanne, Bergamotte, Kamille, Lavendel, Majoran, Melisse, Muskatellersalbei, Myrrhe, Rose, Thymian, Weihrauch, Wintergrün, Ylang Ylang

Direkt einatmen, im Aroma-Diffuser vernebeln.
Auf den Herzbereich reiben.

Der Muskatellersalbei – 4 Anwendungsmöglichkeiten

Mit seiner würzigen, süß-herben Duftnote ist der Muskatellersalbei mit seinem beruhigenden Einfluss besonders bei psychischen Problemen gefragt. Das Öl gleicht Zustände der Angst und Depression aus und wirkt mildernd auf Krämpfe, Anspannung und Stress. Gleichzeitig öffnet der Duft dieses Öls ungeahnte Weiten der Kreativität und der schöpferischen Intuition. So ist es nicht verwunderlich, dass das Muskatellersalbeiöl ein Lieblingsöl der Kunstschaffenden ist.

Neben seinen antiviralen, antibakteriellen und antiseptischen Eigenschaften hat es beruhigende, krampflösende und verdauungsfördernde Qualitäten.

Muskatellersalbei wird zur Behandlung von Asthma und Spasmen eingesetzt, es entspannt die Bronchien und hilft Angstzustände und emotionale Spannung, unter denen Asthmatiker oft leiden, abzumildern.

Muskatellersalbei wird in der Hautpflege bei fettiger Haut, bei übermäßiger Talgproduktion, speziell auf der Kopfhaut, bei übermäßigem Schwitzen und natürlich auch zur Seifenproduktion und für Parfums verwendet.

Viele Anwendungsmöglichkeiten:

- Man mischt dreimal täglich 1–3 Tropfen ätherisches Muskatellersalbeiöl in warmes **Wasser** oder **Tee** und trinkt schluckweise davon, um die Vorzüge dieses Öls zu genießen.
- **Für Kompressen, Waschungen** oder für ein entspannendes abendliches Bad oder Fußbad werden einige Tropfen Muskatellersalbei benötigt, um eine gute Wirkung zu erzielen.
- **Als Massageöl** werden 5 Tropfen Muskatellersalbei, 4 Tropfen Sandelholz und 3 Tropfen Rosengeranie in 30 ml Jojoba- oder Mandelöl gemischt und davon 2–3 Tropfen z. B. auf den Herzbereich massiert. Oder man stellt ein Riechfläschchen mit Roll-On-Aufsatz her, das man überall hin mitnehmen kann.
- Man kann die Mischung aus Muskatellersalbei, Sandelholz und Rosengeranie (ohne dem fetten Öl) auch im **Aroma-Diffuser** vernebeln oder in einer Glassprühflasche (mit etwas Salz zum Emulgieren) als Raumbedufter versprühen (vor Gebrauch gut schütteln).

Pankreatitis —> Bauchspeicheldrüsenentzündung

Papillome —> Parasitenbefall

Parasitenbefall, Darmparasiten, Wurmbefall

Anis, Basilikum, Estragon, Fenchel, Schwarzfichte, Gewürznelke, Geranie, Ingwer, Koriander, Muskatnuss, Oregano, Pfefferminze, Rosmarin, Teebaum, Thymian, Wacholder, Ysop, Zimtrinde, Zitronengras, Verdauungsöl, Leberöl

♣ 6 Tropfen in 1 Teelöffel reines Pflanzenöl oder 100 ml Pflanzenmilch geben und zweimal täglich trinken.

♣ Als Nahrungsergänzung in einer Kapsel 1–3 Tropfen, aufgefüllt mit Speiseöl, einnehmen.

💧 Das Verdauungsöl verdünnen und auf Bauch und Fußreflexzonen (Dünndarm und Dickdarm) auftragen und einmassieren.

⊙ Zäpfchen 7 Nächte lang verwenden, dann 7 Nächte pausieren. Diesen Zyklus dreimal wiederholen, um alle Stadien der Parasitenentwicklung abzudecken.

Parasitenkur

Parasiten werden durch Heilfasten und/oder durch gezielte Ernährung (z. B. Zunderschwamm, Schwarze Walnuss, basische Ernährung) ausgehungert, indem ihr saures Milieu zerstört wird.

- Würmer im Blut, zum Teil verursacht durch Stress und falsche Ernährung, werden mittels Zäpfchen über das Blut behandelt.
- Würmer im Darm werden hingegen mittels magenresistenter Kapseln behandelt.

Ölmischung für einen Darmeinlauf

- 10 Tropfen Ingwer
- 10 Tropfen Ölmischung für die Verdauung
- 10 Tropfen Massageöl

⊙ Mittels Einlauf die obige Mischung über Nacht 7 Nächte lang verwenden, dann 7 Nächte pausieren. Diesen Zyklus dreimal wiederholen, um alle Stadien des Parasitenwachstums abzudecken.

⊙ Zäpfchen über Nacht verwenden. (Anleitung siehe Teil I.)

Weitere Anwendungen:

♣ Die genannten Öle in Kapseln dreimal wöchentlich oder in Pflanzenmilch ein- bis dreimal täglich einnehmen.

💧 Wöchentlich die Öle mit einer warmen Kompresse auf die Darmregion legen.

💧 Täglich bis zu 6 Tropfen auf die Fußreflexzonen (Dünndarm und Dickdarm – Außenkante beider Füße) massieren.

- **Was ist ein Parasit?** Ein Parasit ist ein Organismus, der auf oder in einem Wirtsorganismus (z. B. Mensch) lebt und seine Nahrung auf Kosten seines Wirts bezieht. Dazu gehören unter anderem Kopfläuse, Flöhe, Mücken, Zecken und Bandwürmer.
- **Übertragung durch Nahrungsmittel:** Ein Parasit, der auf einer Pflanze überleben kann, wird es nicht durch unser Verdauungssystem schaffen. Aber ein Parasit, der in einem Tier (z. B. einem Schwein) lebt, kann leicht in uns überleben.
- **Immunsystem:** Parasiten sind eine große Belastung für das Immunsystem. Sie können Anämie verursachen und dazu führen, dass die Mitochondrien deaktiviert, d. h. lahmgelegt werden. Das führt zu chronischer Müdigkeit.
- **Papillome**, gewöhnliche Hautwarzen, können der erste Hinweis auf Parasitenbefall sein. Andere Anzeichen sind schlechter Atem, Hauterkrankungen und Allergien, chronische Müdigkeit, Kopfschmerzen, Gliederschmerzen, Anfälligkeit für Erkältungen, Nervosität und dunkle Ringe um die Augen.
- **Zucker** begünstigt das Parasitenwachstum im Darm.

Parasiten-Behandlung

- Stärkung des Immunsystems
- Unterstützung des Mikrobioms
- Unterstützung der Ausscheidungsorgane
- Man sollte immer Bindemittel mit einbeziehen, um eine sichere Ausleitung zu gewährleisten (z. B. Zunderschwamm oder Algen).

Orthomolekulartherapie: Ein hochwirksames Vitamin- und Mineralstoffpräparat, Beifuß, Wermut, Knoblauch, Schwarze Walnuss, Algen, Gerstengras, Ginkgo, Grapefruitkernextrakt, kolloidales Silber und mehr.

Aromatherapie: Jede Zelle des Körpers wird von einem ätherischen Öl innerhalb von 20 Minuten erreicht.

- Beifuß, Estragon, Davana wirken antiparasitär und werden gerne auf die Fußsohlen gerieben, verdünnt auch bei Kindern.
- Oregano und Gewürznelke attackieren Viren, Bakterien, Parasiten, Ringelflechte und Warzen bereits in den Anfangsstadien.
- **Äußerliche Anwendung:** Gewürznelke und/oder Oregano morgens und abends auf die Fußsohlen auftragen.
- **Innerliche Anwendung:** Zitrone und Limette in Wasser als Getränk genießen. Gewürznelke und Oregano in Kapselform oder als Zäpfchen verwenden (Anleitung siehe Teil I).

Die Parasitenkur

- Bevor man mit einer Parasitenkur beginnt, muss sichergestellt werden, dass der Stuhlgang richtig funktioniert. Ideal ist eine Stuhlentleerung zwei- bis dreimal täglich. Falls eine Verstopfung vorliegt, muss zuerst dieses Problem behoben werden. Wenn nämlich der Körper bereit ist, die abgetöteten Organismen zu entsorgen, müssen die Entgiftungsorgane richtig funktionieren, sonst verteilen sich die Abfallprodukte im ganzen Körper.
- Eine genaue Bestimmung der Parasitenart im Körper kann ein erster Schritt sein. Es gibt Labore, die Darmparasiten in Stuhlproben analysieren können.
- Mit antiparasitären ätherischen Ölen werden die Parasiten unschädlich gemacht. Der Organismus (Parasit) wird in Teile zerlegt, auf die das Immunsystem mit einer Aufräumaktion reagieren kann. Man geht dabei langsam vor, um sicherzugehen, dass das Immunsystem und die Entgiftungswege nicht überlastet werden.
- Parasiten sind während des Vollmondzyklus am aktivsten, sodass dies eine gute Zeit ist, um mit antiparasitären ätherischen Ölen und Kräutern zu beginnen. Zu den antiparasitären Naturmitteln gehören auch die Schwarze Walnuss neben den oben erwähnten ätherischen Ölen sowie verschiedene Tonerden, Kieselgur, Neem und Olivenblätter.
- Probiotika, Präbiotika und Postbiotika sollten Teil eines Parasitenplans sein, um das Mikrobiom nach der Behandlung wiederaufzubauen und vor Parasitenbefall zu schützen.
- Es empfiehlt sich, regelmäßig (etwa zweimal im Jahr) eine Parasitenreinigung durchzuführen, da ein Parasitenbefall oft keine Symptome verursacht.

Parkinson

Basilikum, Fichte, Immortelle, Kamille, Kiefer, Lavendel, Majoran, Pfefferminze, Tanne, Wacholder, Vitex, Zedernholz, Leberöl

- Im Aroma-Diffuser vernebeln und/oder direkt einatmen.
- Verdünnt 1–3 Tropfen auf die Fußreflexzonen (Gehirn), auf Stirn, Schläfen und Mastoiden (hinter den Ohren) auftragen, dabei direkten Druck ausüben.
- Auch 6–10 Tropfen verdünnt auf Schädelbasis, Nacken und entlang der Wirbelsäule einmassieren. Einige Tropfen auf eine Handbürste (Naturborsten) geben und fest entlang der Wirbelsäule bürsten.
- Eine antivirale Rückenmassage dreimal pro Monat nehmen.

⚠ Bei neurologischen Problemen nie heiße Umschläge, sondern immer kalte Packungen verwenden!

Mögliche Ursachen:

- Dopaminmangel im Gehirn (wenn Nervenzellen absterben)
- Durchblutungsprobleme im Gehirn (Gefäßverkalkung)
- Vergiftung, Verschlackung, Umweltgifte
- Traumata
- Stoffwechselerkrankungen
- Medikamente (Neuroleptika)

Orthomolekulartherapie: Entsäuerung (siehe »Entgiftung, Entsäuerung, innere Reinigung«)
Remineralisierung: Ein hochwirksames Vitamin- und Mineralstoffpräparat einschließlich Omega-3-Fettsäuren, Aminosäuren, B-Vitamine, kolloidales Germanium (1x täglich 1 TL oder 2x täglich ½ TL zu den Mahlzeiten mit einem Glas Wasser zu den Mahlzeiten einnehmen; Plastik- oder Holzlöffel verwenden, kein Metall!), grüner Tee, Omega-3-Fettsäuren, CoQ10, Ginkgo.

Aromatherapie: Das ätherische Öl Vitex wird bei Parkinson und anderen neurologischen Erkrankungen empfohlen. Man reibt das Öl auf die Wirbelsäule und die Fußsohlen.

Parodontose

Copaiba, Gewürznelke, Oregano, Pfefferminze, Salbei, Teebaum, Thymian, Weihrauch, Wintergrün

Mögliche Ursachen:
- Vitamin-C-Mangel
- Übersäuerung
- Psychische Ursachen: Haltlosigkeit, fehlendes Urvertrauen

Orthomolekulartherapie: Entsäuerung (siehe »Entgiftung, Entsäuerung, innere Reinigung«)
Remineralisierung: Ein hochwirksames Vitamin- und Mineralstoffpräparat einschließlich Vitamin C (2–3 g pro Tag für die Regeneration des Zahnfleisches), Magnesium, Vitamin D_3 + K.

Aromatherapie:
- **Gewürznelke:** Der erdig warme Duft der Gewürznelke wird seit Jahrhunderten in der Zahnheilkunde und Zahnpflege verwendet. Dieses Öl ist ein feuriger Entzündungshemmer, der antiviral, antibakteriell und schmerzlindernd wirkt.
- **Salbeiöl** hat viele Anwendungsgebiete, doch auch aus der Mundpflege ist dieses Öl nicht wegzudenken. Es wirkt Zahnschmerzen und Zahnfleischentzündung entgegen und ist stark antibiotisch. Salbeiöl ist außerdem gut für die Stimme und unterstützt uns dabei, die richtigen Worte zu finden. Ein paar Tropfen im Badewasser helfen auch bei Schwächezuständen.
- **Teebaum:** Keimtötend, desinfizierend und entzündungshemmend, so zeigt sich das Teebaumöl mit seinem frisch-würzigen Duft als das Öl der Reinigung. Es reinigt nicht nur das Gemüt und bringt frischen Wind und neuen Schwung ins Leben. Es unterstützt auch das Immunsystem, beugt Karies vor, sorgt für frischen Atem und wirkt Parodontose und Entzündungen entgegen.

Basenbäder mit ausgewählten ätherischen Ölen, Waschungen und Kompressen, Gurgellösungen, lindernde Tees, selbst gemachte Ölziehrezepte und Zahnpasta sind nur einige der vielen Anwendungsmöglichkeiten dieser ätherischen Öle.

Zahn- und Mundpflege mit dem Gewürznelkenöl
- 1 Tasse Wasser
- 2 Prisen Salz (oder ein Pulver aus Calcium-Magnesium, Aminosäuren oder Natron – zum Emulgieren des ätherischen Öls)
- 2 Tropfen Gewürznelkenöl

Das ätherische Öl im Pulver emulgieren, in das Wasser einrühren und als Mund- und Gurgelwasser verwenden. Auch Zimt- oder Zitronenöl sind beliebte Zusätze für ein natürliches, basisches, antibakterielles Mundwasser.
Bei Zahnschmerzen reibt man das Öl direkt auf das schmerzende Zahnfleisch oder tropft 2 Tropfen Gewürznelkenöl auf eine Zellstoffrolle und legt sie an den schmerzenden Zahn.

Pickel —> Akne

Pilzinfektionen

Geranie, Gewürznelke, Kümmel, Lavendel, Myrrhe, Oregano, Pfefferminze, Teebaum, Thymian, Wacholder, Ravensara, Rosmarin, Teebaum, Thymian, Zistrose, Zitrone, Zitronengras, Antimikrobielle Ölmischung

Der Körper hat seine eigene natürliche Pilzabwehr, um Fußpilz, Hautpilz, Kopfpilz, Scheidenpilz, Nagelpilz, Candida-Infektionen oder Systemische Mykosen erfolgreich und dauerhaft entgegenzuwirken!

Mögliche Ursachen einer Pilzinfektion:
- Übersäuerung (Ernährung, Stress, Mykotoxine – Pilzausscheidungen, Umweltgifte)
- Geschwächtes Immunsystem

Orthomolekulartherapie: Entsäuerung (siehe »Entgiftung, Entsäuerung, innere Reinigung«)
Remineralisierung: Ein hochwirksames Vitamin- und Mineralstoffpräparat einschließlich Grapefruitkernextrakt, kolloidales Silber, Spirulina, Curcumin, Caprylsäure, Propolis.

Aromatherapie:
- Eine Dusche oder ein tägliches Basenbad mit Badesalz und pilzhemmenden ätherischen Ölen nehmen.
- Ein ätherisches Öl verdünnen und zur Unterstützung des Immunsystems auf die Thymusdrüse, Brust und Fußsohlen reiben.
- 3–4 Tropfen eines Öls in einer Kapsel oder je 1 Tropfen mit Flüssigkeit zwischen den Mahlzeiten einnehmen.
- Auf einen gesunden Schlaf, Stressreduzierung und Ernährung achten (Zucker meiden).

Pilzerkrankung der Haut: Geranie, Lavendel, Myrrhe, Rosmarin, Teebaum, Thymian

💧 2–3 Tropfen verdünnt oder unverdünnt auf die Stelle auftragen.

Rezept bei inneren Pilzen

- 2 Tropfen Zitronengras
- 2 Tropfen Teebaum (*Melaleuca alternifolia)*
- Speiseöl zum Auffüllen der Kapsel

♣ In einer magenresistenten Kapsel einnehmen.

Ringwurm-Ölmischung

- 3 Tropfen Teebaum
- 3 Tropfen Grüne Minze oder Pfefferminze
- 1 Tropfen Rosmarin

💧 Es ist wichtig, pilzhemmende ätherische Öle beim Baden oder Duschen zu verwenden, denn Pilze gedeihen besonders gerne in warmfeuchtem Terrain. Für ein Wannenbad mischt man diese Ölmischung in Badesalz und fügt sie dem Badewasser zu. Oder man gibt die Salzmischung zum Duschen in einen speziellen Duschkopf oder einfach in das Duschgel.

💧 Die Ringwurm-Ölmischung unverdünnt mehrmals täglich auf die betroffene Stelle reiben und mit einer antiseptischen Salbe versiegeln. (Für die Herstellung einer Salbe, siehe Teil I.)

Soor (*Candida albicans*): Gewürznelke, Kamille, Lavendel, Orange, Pfefferminze, Rosmarin, Teebaum, Thymian, Zimtrinde, Zitronengras, Antimikrobielle Ölmischung

💧 Zur Anregung des Immunsystems 3–4 Tropfen verdünnt auf die Thymusdrüse sowie auf Brust und Fußsohlen reiben.

♣ 2–3 Tropfen verdünnt als Nahrungsergänzung in einer Kapsel oder je 1 Tropfen in Flüssigkeit einnehmen.

Ölmischung bei Scheidenpilzinfektion

- 10 Tropfen Lavendel
- 10 Tropfen Teebaum (*Melaleuca alternifolia*)
- 10 Tropfen Wacholder

⚠ Ausschließlich Bio-Tampons verwenden!

⊙ Ein Tampon mit der Ölmischung, verdünnt in reinem Pflanzenöl, tränken und 5–10 Tage oder nach Anweisung über Nacht anwenden.

♣ 2–3 Tropfen verdünnt als Nahrungsergänzung in einer Kapsel oder in Flüssigkeit einnehmen.

Haarpackung bei Pilzinfektionen der Kopfhaut

- 4 Tropfen Gewürznelke
- 4 Tropfen Teebaum
- 2 Esslöffel Massageöl

Diese Massagemischung auf die Kopfhaut und Haare auftragen, gründlich einarbeiten und mindestens 20 Minuten einwirken lassen. Danach den Kopf möglichst mit einem pH-neutralen Shampoo waschen.

Natürliche Haarpackung (Conditioner)

- 3 Tropfen Rosmarin
- 1 Esslöffel Jojoba- oder Kokosöl

Diese Ölmischung wird auf das feuchte Haar verteilt und leicht eingearbeitet. Man lässt die Haarpackung 20–30 Minuten einwirken, bevor man das Haar mit Shampoo wäscht. Dieser Conditioner ist auch bei sprödem und schuppigem Haar hilfreich.

PMS, Prämenstruelles Syndrom

Anis, Bergamotte, Estragon, Fenchel, Geranie, Deutsche Kamille, Lavendel, Muskatellersalbei, Patschuli, Salbei, Vitex, Zimtrinde

☼ Mehrmals täglich direkt einatmen.

💧 Mehrmals täglich einige Tropfen verdünnt auf Stirn, Scheitel, Fußsohlen sowie Unterbauch und unteren Rücken massieren.

♣ Mehrmals täglich 1 Tropfen auf die Zunge geben und die Zunge gegen den Gaumen drücken. (Oder man gibt 1 Tropfen auf den Daumen und drückt ihn gegen das Gaumendach. Dadurch reizt das Öl die Schleimhäute nicht.)

Mögliche Ursachen:

- Übersäuerung: PMS-Symptome lassen sich vermeiden, wenn man den Säure-Basen-Haushalt während des Monats ausgeglichen hält. Die Säuren werden bei Frauen zwischengelagert und bei der Monatsblutung effektiv ausgeschwemmt. PMS-Beschwerden treten dann vehement auf, wenn besonders viele Säuren vor der Regelblutung eingelagert sind (durch säurebildende Ernährung, Stress etc.). Dadurch kann die Menstruation auch länger andauern.
- Hormonungleichgewicht
- Lebensstil (Ernährung – Milchprodukte, Zucker)

Orthomolekulartherapie: Entsäuerung (siehe »Entgiftung, Entsäuerung, innere Reinigung«)

Remineralisierung: Ein hochwirksames Vitamin- und Mineralstoffpräparat einschließlich Vitamine C, E, B_6, D_3 + K, Calcium, Magnesium, Silicium (Kieselsäure), Zink, Gamma-Linolensäure, Omega-3-Fettsäuren, Granatapfel, Spirulina, basische Ernährung.

Aromatherapie:

- **Bergamotte** ist eine sonnenerfüllte Zitrusfrucht. Sie vertreibt Angst, Depression, Nervosität und Schlaflosigkeit und bringt Gelassenheit. Dieses Öl wirkt auch bei PMS und Wechseljahrbeschwerden. Es ist krampflösend, entzündungshemmend und beruhigend.
- Das **Fenchelöl**, mit seinem hohen Anteil an Phytohormonen, ist ein beliebtes PMS-Öl. Es ist entzündungshemmend, krampflösend, schmerzlösend und sein milder, süßlicher Duft ist zugleich tröstlich und nervenstärkend.
- Das Öl der **Zimtrinde** ist ein lieblich duftendes und wärmendes Öl, das Schutz vermittelt und weihnachtliche Erinnerungen erweckt. Es ist als das stärkste Antioxidans bekannt und verstärkt die Wirkung anderer Öle, wenn es über andere Öle aufgetragen oder in einer Mischung verwendet wird.
- **Muskatellersalbei:** Studien haben gezeigt, dass Muskatellersalbei ein Phytohormon ist, das natürliche Phytoöstrogene enthält. Muskatellersalbei hebt die Östrogen- und Progesteronwerte an und gleicht den Hormonspiegel aus.

Viele Anwendungen:

- Als Seelentröster 1 Tropfen Zimtöl in heiße Schokolade gerührt, schenkt das Getränk Wärme und Trost. Ein Fencheltee, mit 1 Tropfen Fenchelöl in warmem Wasser serviert, schenkt Lebensfreude, so wie auch Bergamotte in Tee oder Wasser das Herz erfreut.
- Basenbäder mit ätherischen Ölen helfen PMS-Symptome zu neutralisieren. Entzündungshemmende, hormonmodulierende und krampflösende ätherische Öle in Form von Wickeln, Massagen und Einreibungen, sind hilfreiche PMS Maßnahmen.
- Das Einatmen schmerzlindernder ätherischer Öle (Aroma-Diffuser, Roll-On-Ölfläschchen, Raumsprays) wirken ausgleichend auf den Körper.

PMS, Kopfschmerzen und Migräne

- 3 Tropfen Muskatellersalbei
- 2 Tropfen Majoran

Unverdünnt oder verdünnt auf Stirn, Schläfen, Nacken bzw. Bauch reiben und/oder als Kompresse verwenden.

PMS, Bauchkrämpfe und Entzündungen

- 6 Tropfen Bergamotte
- 4 Tropfen Vanille
- 2 Tropfen Zimtrinde
- 30 ml Jojobaöl

3–4 Tropfen dieser Ölmischung auf den Bauch auftragen und einmassieren.

Polyarthritis, chronische

Balsamtanne, Blauer Rainfarn, Elemi, Fichte, Gewürznelke, Immortelle, Deutsche Kamille, Muskatnuss, Oregano, Pfefferminze, Rosmarin *CT 1,8 cineol*, Weihrauch, Wintergrün

Verdünnt mit reinem Pflanzenöl 3 Tropfen täglich, wiederholt auf die betroffenen Stellen auftragen.

Dreimal täglich 3 Tropfen, verdünnt mit reinem Pflanzenöl, als Nahrungsergänzung in einer Kapsel einnehmen.

Mögliche Ursachen:

- Polyarthritis ist Folge einer Übersäuerung des Körpers. Es werden überschüssige Säuren in den Gelenken zwischengelagert und in Salze kristallisiert. Diese Salze scheinen die Entzündungen zu bewirken.
- Mineral- und Spurenmineralstoffmangel

Orthomolekulartherapie: Entsäuerung (siehe »Entgiftung, Entsäuerung, innere Reinigung«)
Remineralisierung: Ein hochwirksames Vitamin- und Mineralstoffpräparat einschließlich Antioxidantien (hochdosiertes Vitamin C, Obst und Gemüse, Kurkuma), essenzielle Aminosäuren, Omega-3-Fettsäuren, MSM, Vitamin D_3 + K, Vitamin E + Selen, Kupfer (Kupferarmband), Magnesium, Mangan, Zink, kolloidales Silber (1x täglich 1 TL oder 2x täglich ½ TL mit einem Glas Wasser einnehmen, Plastik- oder Holzlöffel verwenden!)

Aromatherapie:

- **Muskatnuss** enthält Myristicin, ein Phenylpropanoid, das für seine entzündungshemmenden Eigenschaften wissenschaftlich belegt ist. Die Wirkung beruht auf der Hemmung entzündungsfördernder Prostaglandine, wenn das Öl innerlich oder äußerlich angewendet wird.
- Die **Gewürznelke** hat ähnliche Wirkungen.

- Chamazulen, das blaue Sesquiterpen in der deutschen **Kamille**, der blauen **Schafgarbe** und dem blauen **Rainfarn**, zeigt ebenfalls eine starke entzündungshemmende Wirkung bei äußerlicher und oraler Anwendung.

Polypen, Nase, Darm

Polypen (Nase): Pfefferminze, Rosmarin, Teebaum, Weihrauch, Zitronella, Zitronengras

Verdünnen und vorsichtig mit einem Wattestäbchen 1 Tropfen auf die Innenseite der Nasenflügel auftragen.

Polypen (Darm): Fenchel, Ingwer, Pfefferminze, Wacholder, Zitronengras, Verdauungsöl

Verdauungsöl oder z. B. Pfefferminze als Nahrungsergänzung, verdünnt mit Speiseöl, in Kapseln einnehmen. Eine Darm- und Leberreinigung ist angeraten.

Im Aroma-Diffuser vernebeln und direkt einatmen.

Potenzstörungen —> Impotenz, Erektionsstörungen

Prellung —> Muskelprellung

Prostatabeschwerden

Balsamtanne, Geranie, Deutsche Kamille, Muskatnuss, Myrrhe, Orange, Oregano, Salbei, Weihrauch

1:4 stark verdünnt, 2–4 Tropfen zwischen Rektum und Hodensack auftragen (1:4 heißt 1 Tropfen ätherisches Öl und 4 Tropfen Massageöl).

4–6 Tropfen auf die Fußreflexzonen der Reproduktionsorgane massieren. (Siehe Reflexzonen-Tabelle im Anhang.)

Zäpfchen, nächtlich, 10 Nächte lang verwenden; 4 Tage aussetzen, dann wiederholen oder nach Anweisung des Gesundheitsexperten verfahren.

Empfehlung bei BPH (Benigne Prostatahyperplasie):

Die folgende Empfehlung kann den PSA-Wert (Prostata spezifisches Antigen) innerhalb von 2 Monaten um 70% reduzieren. (Es ist bei BPH typisch, dass der PSA ansteigt.) Bei erhöhten Werten ist eine regelmäßige urologische Kontrolle empfohlen.

BPH-Ölmischung:

- 10 Tropfen Weihrauch
- 5 Tropfen Myrrhe
- 3 Tropfen Salbei

Die genannte Mischung in den folgenden drei Anwendungen verwenden:

1. ⊙ Die Ölmischung mit 1 Teelöffel Olivenöl vermischen und dreimal wöchentlich nachts als Darmeinlauf einbehalten.
2. Täglich 1–3 Tropfen auf die Fußreflexzonen der Reproduktionsorgane beider Füße auftragen.
3. Stark verdünnen und täglich 2–4 Tropfen zwischen Rektum und Hodensack auftragen.

Natürliches Progesteron (Yamswurzel) auf die Innenseite der Unterarme auftragen und einmassieren.

Beruhigende Bademischung bei Prostatabeschwerden

- 2 Tropfen Weihrauch
- 2 Tropfen Zypresse
- 2 Tropfen Orange

Die Ölmischung, emulgiert in Salz oder Sahne, in das Vollbad geben und mindestens 20–30 Minuten darin baden.

Prüfungsangst

Mandarine, Orange, Pfefferminze, Rosmarin, Zitrone

Direkt aus dem Fläschchen einatmen.
Auf den Solarplexus und/oder die Fußsohlen reiben.

Psoriasis —> Schuppenflechte

Pubertätskrise

Basilikum, Ylang Ylang

Einatmen (Roll-On-Fläschchen) und vernebeln (Aroma-Diffuser).
Auf den Herzbereich und/oder die Fußsohlen reiben.
Ylang Ylang als Parfüm tragen.

Quetschung

Balsamtanne, Gewürznelke, Immortelle, Muskatnuss, Zypresse

Verdünnt oder unverdünnt 2–3 Tropfen auf die betroffene Stelle reiben.

Reisekrankheit —> Übelkeit

Reizbarkeit

Siehe auch Nerven

Balsamtanne, Lavendel, Mandarine, Majoran, Melisse, Muskatellersalbei, Vanille, Weihrauch, Ylang Ylang, Zypresse

Im Aroma-Diffuser vernebeln und/oder direkt einatmen.

Mögliche Ursachen:

- Übersäuerung des Körpers äußert sich auch in Reizbarkeit und Aggressivität. Biologische Prozesse, die das vegetative Nervensystem steuern, schütten als Antwort auf Stress Mengen an Adrenalin und Thyroxin aus, was zu einer starken Übersäuerung führt. Reizbarkeit kann durch Entsäuerung in kürzester Zeit behoben werden.
- Unzureichende Abgrenzung gegenüber äußeren Einflüssen
- Reizüberflutung
- Erhöhter Cortisolspiegel
- Unzureichende Schlafqualität (Schlafhygiene)

Orthomolekulartherapie: Entsäuerung (siehe »Entgiftung, Entsäuerung, innere Reinigung«)
Remineralisierung: Basische Ernährung, ein hochwirksames Vitamin- und Mineralstoffpräparat.

Aromatherapie: Atemübungen, mit ätherischen Ölen kombiniert, sind eine wirksame Entspannungstechnik. Stressreduzierende Aktivitäten wie Musikhören, meditieren, autogenes Training können alle mit beruhigenden ätherischen Ölen unterstützt werden. Man verwendet diese Öle und meidet Eukalyptus, Pfefferminze und schwarzen Pfeffer.

- Vanilleöl mit seinem warmen Duft besänftigt, beruhigt und lässt den stressvollen

Alltag vergessen. Basenbäder mit ätherischen Ölen von Vanille, Mandarine oder Ylang Ylang sowie das Schaffen einer friedvollen Raumatmosphäre (Aroma-Diffuser) entspannt Körper, Emotionen und Geist.

- Balsamtannenöl bringt den Duft von Weihnacht in den Raum mit seinen beruhigenden, berührenden, warmen Empfindungen. Das Öl ist stark antimikrobiell, schleimlösend und schmerzlindernd und zutiefst friedvoll.
- Ylang Ylang wird »die Blume der Blume« genannt und ist mit ihrem betörenden sinnlichen Duft zugleich erotisierend und beruhigend. Das weiche Öl entspannt.

Viele Anwendungen:
Ob als Parfüm getragen, als Massageöl verwendet, in Cremes, Balsam oder Gels oder in einem entspannenden Bad genossen, schenken die entspannenden, reizlösenden, entstressenden ätherischen Öle eine ganz besondere Lebensqualität.

Reizdarmsyndrom, IBS

Siehe auch Darm

Anis, Fenchel, Koriander, Kreuzkümmel, Pfefferminze, Zitronenmelisse

💧 Verdünnt oder unverdünnt auf den Bauchbereich auftragen und einreiben.

♣ Als Nahrungsergänzung Pfefferminze, verdünnt in einer Kapsel oder in Nahrung, zu sich nehmen; Probiotika mit ätherischen Ölen einnehmen.

Reizhusten

Eukalyptus, Gewürznelke, Rosmarin, Teebaum, Weihrauch, Zitrone, Zitronengras, Zypresse, Antimikrobielle Ölmischung, Atmungsöl

Hustenrezept

- 2 Tropfen Zitrone
- 3 Tropfen *Eucalyptus radiata*
- Mit 1 Teelöffel Agaven-, Ahornsirup oder Honig mischen

♣ Diese Hustenmischung vor dem Schlucken 1–2 Minuten im Mund zergehen lassen, nach Bedarf wiederholen.

♣ Flüssigkeit (Pflanzenmilch) erwärmen, die Hustenmischung einrühren und mehrmals täglich schluckweise trinken.

♣ Die Hustenmischung kann man auch zum Gurgeln verwenden.

💧 1–3 Tropfen Zitrone und Eukalyptus mehrmals täglich auf Hals, Brustkorb und Nacken sowie auf die Fußreflexzonen der Lunge reiben.

- Mit den ätherischen Ölen, in Massageöl verdünnt, eine antivirale Rückenmassage nehmen.
- Zitrone und Eukalyptus im Aroma-Diffuser vernebeln und direkt einatmen. Bei Bedarf zwei- bis dreimal täglich eine Dampfinhalation machen.

Restless-Legs-Syndrom

Baldrian, Basilikum, Lavendel, Kamille, Majoran, Oregano, Pfefferminze, Zypresse

- Im Aroma-Diffuser vernebeln und mehrmals täglich direkt einatmen.
- Zur besseren Durchblutung täglich vor dem Schlafengehen die Fußsohlen einreiben. Bei Bedarf kalte Wechselduschen oder Wickel anwenden.
- Wöchentlich eine antivirale Rückenmassage nehmen.

Ursachen können neben Stress, Nervenstörungen und körperlichen Erkrankungen übermäßiger Zuckerkonsum (Zucker und Kohlenhydrate) sowie B_1-, B_{12}-, Folsäure- und Eisen-, Magnesium- und Zinkmangel sein. Ausreichend Vitamin B_1 ist notwendig, um den Zucker zu verstoffwechseln.

Rheumatoide Arthritis

Siehe auch Arthritis

Balsamtanne, Basilikum, Bergbohnenkraut, Copaiba, Gewürznelke, Ingwer, Deutsche Kamille, Lavendel, Majoran, Muskatnuss, Oregano, Palo Santo, Pfefferminze, Rosmarin, Teebaum, Thymian, Wintergrün, Zitrone, Zypresse, Antimikrobielle Ölmischung

Schmerzreduzierend: Pfefferminze
Infektionsbedingt: Bergbohnenkraut, Oregano, Rosmarin, Teebaum
Entzündungshemmend: Copaiba

- 5–10 Tropfen mit 1 Teelöffel Massageöl vermischen und auf die Schmerzstellen auftragen, einmassieren und eine feuchtwarme Kompresse auflegen.

⚠ Für akut entzündete Gelenke kalte Kompressen auflegen, für chronische Gelenkentzündungen empfehlen sich Wärmeanwendungen.

- Hydrotherapie: Heiße Bäder, Wickel und Umschläge mit ätherischen Ölen sowie eine Kühlpackung nach heißen Anwendungen sind von Vorteil.

♣ Als Nahrungsergänzung in einer Kapsel einnehmen (Anleitung zur Herstellung von Kapseln, siehe Teil I).

☼ Emotional ausgleichende Öle (Geranie, Rose, Ylang Ylang und andere) für psychische Blockaden vernebeln und/oder einatmen.

Für rheumatische Gelenksbeschwerden: Man trinkt 2–3 Wochen lang morgens täglich 8 Tropfen Weihrauchöl in Wasser, Tee oder Saft.

Dass der Konsum von Weihrauchöl in der Europäischen Union noch nicht zugelassen ist, lässt die Tatsache nicht leugnen, dass in anderen Teilen der Welt diese Praxis seit Jahrtausenden geschätzt wird.

Mögliche Ursachen:

- Übersäuerung, Mangel an Mineralien und Nährstoffen
- Immunschwäche
- Mikroben und Toxine
- Mangelnde Wasserzufuhr
- Erhöhte Darmdurchlässigkeit
- Lebensstil (Ernährung, Lebensmittelallergien, Umweltfaktoren, oxidativer Stress)
- Mögliche psychische Ursachen: Aggression, Ärger, Bitterkeit
- Genetische Faktoren

Rheumatoide Arthritis ist eine Entzündung, die durch eine Autoimmunreaktion des Körpers die Gelenke zerstört.

Orthomolekulartherapie: Entsäuerung (siehe »Entgiftung, Entsäuerung, innere Reinigung«)
Remineralisierung: Ein hochwirksames Vitamin- und Mineralstoffpräparat einschließlich Sulfur, MSM, Calcium und Magnesium (zur Bildung der Gelenkflüssigkeit), Selen, Zink, Mangan, Vitamin C, E, B_6, D_3 + K, Kupfer, kolloidales Germanium (1x täglich 1 TL oder 2x täglich ½ TL zu den Mahlzeiten mit einem Glas Wasser zu den Mahlzeiten einnehmen; Plastik- oder Holzlöffel verwenden, kein Metall!), Omega-3-Fettsäuren, Probiotika, Curcumin, Bromelain (aus der Ananas), Ingwer, DMSO, basische Ernährung.

Aromatherapie: Basenbäder mit ätherischen Öl-Badezusätzen, regelmäßige Massagen für Durchblutung und Entgiftung, Einreibungen gegen Schmerzen und die Einreibung mit dem abschließenden Pfefferminzöl lindern die Beschwerden des rheumatischen Formenkreises.

- **Thymian** bedeutet »Mut«. Das Thymianöl kommt diesem Anspruch nach und stärkt Körper und Geist, verleiht Wärme und Stärke und tritt Angst und Erschöpfung entgegen. Schmerzlindernd bei rheumatischen Erkrankungen, wirkt es zudem krampflösend und durchblutungsfördernd, sowie antirheumatisch. Inhalation, Waschungen, Kompressen und Einreibungen mit Thymianöl sowie die Aufnahme als Nahrungsergänzung unterstützen das Immunsystem bei rheumatischen Beschwerden.
- Das **Zitronenöl** ist das »Sonnenöl«, das das Herz erfreut, den Geist erhebt und die Leber regeneriert. Ob es bei hohem Blutdruck hilft, die Gedächtniskraft und Konzentration stärkt, die Verdauung unterstützt oder Stress und Depressionen entgegenwirkt, das Zitronenöl ist ein ätherisches Öl, das man nicht missen will. Ob zur Stärkung und Remethylierung der Körperzellen auf die Fußsohlen gerieben, aus dem Fläschchen eingeatmet oder im Wasser getrunken, Zitronenöl sollte immer zur Hand sein.
- **Copaiba** ist das Geheimmittel der Amazonas-Indianer, die seinen Wert zur Heilung von Wunden und zur Harmonisierung der gestressten Körpersysteme früh erkannten. Seine entzündungshemmende Wirkung ist legendär, der weiche und samtige Duft zutiefst beruhigend und erfreulich.

Ringwurm —> Parasitenbefall, Pilzbefall

Röteln

Kamille, Lavendel, Teebaum

💧 Stark verdünnt auf die geröteten Hautstellen auftragen.
☼ Im Aroma-Diffuser vernebeln.
♣ Als Nahrungsergänzung 1 Tropfen unter die Nahrung mischen oder in Flüssigkeit trinken.

Rückenverspannung

Balsamtanne, Basilikum, Elemi, Immortelle, Majoran, Pfefferminze, Wintergrün

💧 Verdünnt 4–6 Tropfen auf die verspannte Stelle auftragen und einmassieren. Bei Bedarf eine warme Kompresse oder eine Wärmflasche auflegen.

Salmonellenvergiftung, Nahrungsmittelvergiftung

Estragon, Gewürznelke, Lavendel, Oregano, Rosmarin, Teebaum, Thymian, Zitronengras, Antimikrobielle Ölmischung

♣ Mehrmals täglich 2 Tropfen in Wasser oder Pflanzenmilch trinken.

Schadstoffbelastung, Toxizität

Gewürznelke, Mandarine, Orange, Zypresse

♣ Als Nahrungsergänzung in Kapselform oder in Flüssigkeit zu sich nehmen.

Schadstoffbelastung, Toxizität

Zellgifte verursachen Hormonstörungen, denn sie heften sich an Rezeptoren, die von den Schilddrüsenhormonen benötigt werden und machen krank. Die Freude im Leben schwindet, weil kein Serotonin und Dopamin zur Verfügung stehen. Man hat wenig Energie, denn Gifte beeinflussen die Mitochondrien, die Energiekraftwerke in den Zellen. Man glaubt sich gesund zu ernähren, während auf den Feldern Glyphosat versprüht wird. Die Mäuse sterben davon wie auch die Insekten und Pilze an den Pflanzen, aber als Nahrung für den Menschen soll es ungiftig sein?

Man kämpft mit Übergewicht. Die Giftstoffe im Körper zerstören das Mikrobiom und unterdrücken das Immunsystem. Neurologische Symptome (Sensitivität zu Lärm oder Gerüchen wie Parfüms) machen das Leben unerträglich. Man kann nicht mehr klar denken. Umweltgifte sind im täglichen Leben allgegenwärtig und verbergen sich in Luft, Wasser, Kosmetik und Schönheitsprodukten, Haushaltsreinigern, in der Nahrung, Kleidung und mehr.

Die **Entgiftung** ist für den Darm und die Gewichtsabnahme wichtiger als die Ernährung, denn ein vergifteter Darm kann die Nährstoffe nicht ordnungsgemäß aufnehmen. Umweltgifte sind der Auslöser für viele Krankheiten. Wir können sie ausschalten durch De- oder Remethylierung, Entgiftung und Ernährung.

Maßnahmen:

- Ätherische Öle sind reichhaltige Methylspender.
- Ein Aroma-Diffuser reinigt die Atemluft von Viren, Bakterien, Schimmelpilzen und giftigen Chemikalien, die von Möbeln, Teppichen usw. emittiert werden. Die meisten Menschen halten sich zu 90% in Innenräumen auf.
- Ein Wasserfilter, der Schwermetalle, Bakterien und Medikamentenrückstände ausfiltert, ist heute ein Muss, wenn man bedenkt, dass genverändernde Spike-Proteine (Impfstoffe) im Wasser und in der Luft freigesetzt werden.

- Die Nahrungsmittel sollten aus der Natur kommen, biologisch angebaut und nicht gentechnisch verändert sein.
- Man verwendet natürliche Kosmetika und basische Pflegeprodukte sowie gesunde, giftfreie Haushaltsreiniger.[29, 30, 31]

Scharlach

Ingwer, Lavendel, Pfefferminze, Zitrone

Im Aroma-Diffuser vernebeln.
Stark verdünnt auf die betroffenen Stellen auftragen.
Als Nahrungsergänzung in Essen oder Getränk zu sich nehmen.

Scheidenpilz, Vaginalpilz

Siehe auch Pilzinfektionen

Bergbohnenkraut, Geranie, Grüne Minze, Kamille, Lavendel, Lorbeer, Myrrhe, Oregano, Pfefferminze, Rosenholz, Rosmarin, Teebaum, Thymian, Verdauungsöl

Rezept bei Scheidenpilz

- 8 Tropfen Teebaumöl
- 8 Tropfen Zitronengras

3–4 Tropfen der Ölmischung mit Wasser in einer Glassprühflasche mischen und äußerlich aufsprühen. Vor Gebrauch gut schütteln. Kann auch als Scheidenspülung verwendet werden.

Zäpfchen mit 3–4 Tropfen der Ölmischung in Kokosfett verwenden.

Ein Bio-Tampon mit 3–4 Tropfen der Ölmischung, in reinem Pflanzenöl verdünnt, über Nacht verwenden.

Ausschließlich Bio-Tampons (ungebleicht) verwenden!

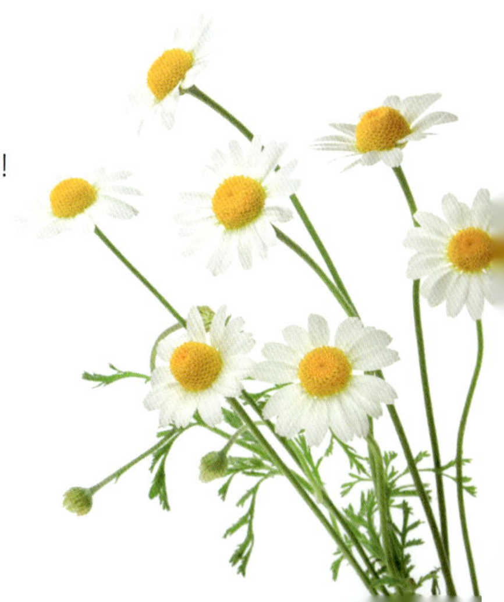

Ölmischung bei vaginaler Pilzinfektion

- 10 Tropfen Teebaum
- 6 Tropfen Rosmarin
- 6 Tropfen Zitronengras
- 12 Tropfen Wacholder

⊙ Ein Bio-Tampon mit 3–4 Tropfen der Ölmischung oder eines der genannten Öle, mit Pflanzenöl verdünnt, 5–10 Tage über Nacht verwenden, danach absetzen.

♣ Als Nahrungsergänzung in einer Kapsel 3–4 Tropfen, aufgefüllt mit Speiseöl, dreimal täglich einnehmen.

💧 Die Ölmischung mit Wasser verdünnen und äußerlich aufsprühen. Die Glassprühflasche vor Gebrauch gut schütteln.

Quelle: *Essential Oils Integrative Medical Guide*

Schilddrüsenbeschwerden

Normalisierung des hormonellen Ungleichgewichts der Schilddrüse: Myrte

Schilddrüsenüberfunktion, Hyperthyreose: Fichte, Geranie, Kamille, Grüne Minze, Myrte, Myrrhe, Rainfarn, Salbei, Zitronengras

Mögliche Ursachen der Schilddrüsenüberfunktion:

- Übersäuerung: Durch Übersäuerung verändert sich die Drüsensekretion, was zu einer Schilddrüsenüberfunktion führen kann.
- Stress
- Innere Erkrankungen
- Genetische Faktoren
- Lebensstil (Rauchen)
- Mögliche psychische Ursachen: Unterdrückung der Gefühle, stete Alarm- und Kampfbereitschaft

Orthomolekulartherapie: Entsäuerung (siehe »Entgiftung, Entsäuerung, innere Reinigung«)
Remineralisierung: Ein hochwirksames Vitamin- und Mineralstoffpräparat einschließlich Calcium, Chrom, Zink, Magnesium, Schwefel, Jod, Selen, Zink, Pantothensäure, Vitamin B_5, B_6, D_3, Vitamin C, A, Cholin, Carnitin, MSM, Meeresalgen, Omega-3-Fettsäuren.

Aromatherapie: Basenbäder mit ätherischen Ölen nehmen, Pflegeprodukte mit ätherischen Ölen (aus Kokosöl oder Sheabutter selbst gemacht, siehe Teil I) anwenden, Stress (Kampf- oder-Flucht-Modus) mit ätherischen Ölen bewältigen, zur Ruhe kommen, genügend Schlaf bekommen, einen Aroma-Diffuser über Nacht mit Kamille, Lavendel, Ylang Ylang oder Mischungen aus Orange und Zedernholzöl oder Kamille, Lavendel und Vetiver laufen lassen.

Schilddrüsenunterfunktion, Hypothyreose: Mangelversorgung mit Schilddrüsenhormonen (T3 und T4, thyreotroper Regelkreis)
Gewürznelke, Grüne Minze, Muskatnuss, Myrrhe, Myrte, Pfefferminze, Salbei, Zitronengras

- Verdünnt 3–5 Tropfen auf die Schilddrüse auftragen.
- 1–3 Tropfen auf Fußreflexzonen der Schilddrüse auftragen (Mulde unter der großen Zehe).
- Als Nahrungsergänzung in einer Kapsel einnehmen (siehe Teil I).

Mögliche Ursachen der Schilddrüsenunterfunktion:
- Ernährungsfehler (Jodmangel)
- Hormondysbalance

Orthomolekulartherapie: Entsäuerung (siehe »Entgiftung, Entsäuerung, innere Reinigung«)
Remineralisierung: Ein hochwirksames Vitamin- und Mineralstoffpräparat einschließlich Jod, Zink, Selen, Kupfer, Vitamin E, A, D_3 + K + Magnesium, DHEA, Omega-3-Fettsäuren.

Aromatherapie: Körperliche Aktivität (Sport) stimuliert die Schilddrüse und ist eine therapeutische Maßnahme bei einer Schilddrüsenunterfunktion. Beim Trainieren unterstützen ätherische Öle durch das tiefe Einatmen der Öle, Massagen (Ganzkörper- und Fußsohlenmassage) und das Trinken eines Tropfens ätherischen Öls in einem Glas Wasser, besonders nach körperlicher Tätigkeit.

Schimmelbefall

Eukalyptus, Gewürznelke, Rosmarin, Zimtrinde, Zitrone, Antimikrobielle Ölmischung

- Mittels eines Aroma-Diffusers – der ausschließlich mit ätherischen Ölen betrieben wird (nicht mit Wasser) – 24–48 Stunden im geschlossenen Raum durchgehend vernebeln. Danach den Schimmel (professionell) entfernen (lassen).

Schlafapnoe —> Apnoe

Schlafstörungen

Baldrian, Balsamtanne, *Jasmin absolue*, Römische Kamille, Lavendel, Majoran, Narde, Neroli, Rose, Rosmarin *CT verbenon*, Sandelholz, Vetiver, Weihrauch, Ylang Ylang, Zedernholz, Zitrusöle (Orange, Mandarine, etc.), Zypresse

Schlafmischung

- 5 Tropfen Lavendel
- 5 Tropfen Mandarine
- 5 Tropfen Majoran

☼ Vernebeln, 1–3 Tropfen auf einem Wattebausch zum Kopfpolster legen, die Ölmischung auf das Kissen tropfen oder einen Aroma-Diffuser im Schlafzimmer laufen lassen.

💧 Verdünnt 1–3 Tropfen auf Schultern, Magen und Fußsohlen auftragen.

💧 Ein abendliches Bad mit Badesalz und beruhigenden ätherischen Ölen nehmen.

♣ In einer Kapsel 3 Tropfen, aufgefüllt mit Speiseöl, oder 1 Tropfen in etwas Wasser zu sich nehmen.

Mögliche Ursachen:

- Übersäuerung, denn Säureablagerungen im Körper regen unentwegt das vegetative Nervensystem an. Übersäuerung und Schlafstörungen gehen Hand in Hand.
- Stress, Übermüdung, geistige Überaktivität
- Lebensstil (Kaffee, Alkohol)
- Das Abfallen des Blutzuckerspiegels während der Nacht (Adrenalin-, Cortisol-Ausschüttung)
- Psychische Hintergründe: Depressionen, Angst, nicht loslassen können
- Baubiologische Aspekte

Orthomolekulartherapie: Entsäuerung (siehe »Entgiftung, Entsäuerung, innere Reinigung«)

Remineralisierung: Ein hochwirksames Vitamin- und Mineralstoffpräparat einschließlich Magnesium, Kolloidales Gold, Silicium, Eisen, Vitamin C, D_3, B_6 + K, OPC, Vitamin, Melatonin, Niacin, Omega-3-Fettsäuren, Bromelain, Colostrum, Curcumin, CoQ10, 5-Hydroxytryptophan (5-HTP), Heilpilze.

Aromatherapie: Schlaf ist eines der am meisten übersehenen und wichtigsten Werkzeuge für Heilung. Will man einen guten Schlaf haben, muss man das Nervensystem in einen Zustand der Ruhe versetzen. Ätherische Öle sind dafür besonders prädestiniert.

- Für gesunden Schlaf: Lavendel, Neroli, Jasmin, Majoran, Römische Kamille.
- Entspannende Basenbäder mit schlaffördernden ätherischen Ölen nehmen.
- Eine beruhigende Aroma-Diffuser-Mischung vernebeln.
- Einen Tropfen ätherisches Öl auf das Kopfkissen tropfen.
- Einen Schlaftrunk vor dem Zubettgehen genießen, z. B. mit Baldrian oder Lavendel.
- Zur geistigen Entspannung einen Tropfen Weihrauch oder Sandelholz auf die Stirn und unter die Nase reiben.

Schlafkrankheit, Narkolepsie: Rosmarin, Schwarzer Pfeffer, Zimtrinde

Wiederholt eines der Öle direkt einatmen.

Verdünnt 1–2 Tropfen auf Schläfen, Stirn, Nacken, hinter die Ohren (Mastoiden) und unter die Nase reiben.

Schlafapnoe:

Das CPAP-Gerät (CPAP – *continuous positive airway pressure*) darf nicht mit ätherischen Ölen verwendet werden. Ätherische Öle beschädigen die Plastikteile des Geräts und sie gelangen mit dieser Maschine direkt in die Lungen und können eine Reizung hervorrufen. Daher gilt, man verwendet den Aroma-Diffuser nicht gleichzeitig mit der CPAP-Maschine.

Man könnte vor dem Zubettgehen den Raum lüften, sowie einen Aroma-Diffuser laufen lassen, um die Atemluft zu reinigen. Beim Schlafengehen und Einschalten des CPAP-Gerätes wird der Diffuser abgeschaltet.

Schlaganfall

Gewürznelke, Grapefruit, Immortelle, Majoran, Mandarine, Muskatnuss, Myrrhe, Pfefferminze, Sandelholz, Zitrone und andere Zitrusöle, Zypresse, Antimikrobielle Ölmischung, Kreislauföl

---

Thrombotischer Schlaganfall, Blutgerinnsel: Gewürznelke, Grapefruit, Immortelle, Mandarine, Pfefferminze, Sandelholz, Antimikrobielle Ölmischung, Kreislauföl

- Verdünnt 1–3 Tropfen auf Schläfen, Stirn, Halsansatz und Nacken reiben.
- 1–3 Tropfen auf die Fußreflexzonen des Gehirns massieren.
- Als Nahrungsergänzung in einer Kapsel oder in Flüssigkeit einnehmen.

Hämorrhagischer Schlaganfall, Aneurysma: Immortelle, Zypresse

- Als Nahrungsergänzung zweimal täglich in einer Kapsel oder in Flüssigkeit einnehmen.

Mögliche Ursachen:

- Mineralstoffmangel
- Übersäuerung: Der Körper nimmt die fehlenden Mineralien aus der Gefäßinnenwand. Es entstehen Mikrorisse.
- Arteriosklerose: Um die Mikrorisse zu kitten, produziert der Körper Cholesterin. Cholesterin verstopft die Gefäße. Es kommt zur Verengung der Herzkranzgefäße durch Ablagerungen.
- Durch die Behinderungen des Blutflusses und zusätzlich durch starre, unelastische Blutkörperchen, kommt es zu einem Blutgerinnsel oder einer geplatzten Hirnarterie.
- Mögliche psychische Ursachen: Emotionale Ablehnung, Unwilligkeit oder Unfähigkeit

Orthomolekulartherapie: Entsäuerung (siehe »Entgiftung, Entsäuerung, innere Reinigung«)

Remineralisierung: Ein hochwirksames Vitamin- und Mineralstoffpräparat einschließlich Vitamin B_6, Folsäure, B_{12}, Vitamin E, Vitamin D_3 + K + Magnesium, Omega-3-Fettsäuren, Beta-Glucane (Zunderschwamm, Faserstoffe), CoQ10, Ginkgo, Knoblauch.
Antioxidativ und blutdrucksenkend: Alpha-Liponsäure, Bromelain, Aroniabeeren/Chinesische Wolfsbeeren (Gojibeeren), Beta-Carotin, Curcumin, Papain, Vitamin C, Omega-3-Fettsäuren
Entsäuernd: Bromelain, Papain
Antithrombotisch: Bromelain, Aroniabeeren/Chinesische Wolfsbeeren (Gojibeeren), Vitamin C
Wiederherstellung der Elastizität der Blutgefäße: Vitamin C
Arteriosklerose abbauend: Alpha-Liponsäure, Bromelain, Aroniabeeren/Chinesische Wolfsbeeren (Gojibeeren), Beta-Carotin, Papain, Vitamin C
Cholesterinsenkend: Alpha-Liponsäure, Aroniabeeren/Chinesische Wolfsbeeren (Gojibeeren), Beta-Carotin, Curcumin, Papain, Vitamin C, grüner Tee

Quelle: *Codex Humanus*

Aromatherapie:

- Myrrhe, Zitrone, Zypresse zur Stärkung und Erweiterung der Kapillaren auf Stirn, Schläfen und Nacken auftragen.
- Immortelle, Gewürznelke und Zitrusöle sind natürliche Blutverdünner.
- Majoran entspannt die Muskeln und erweitert die Blutgefäße.
- Muskatnuss wirkt entzündungshemmend und stimulierend auf die Durchblutung.

Schleim, exzessiver

Dill, *Eucalyptus radiata*, Lavendel, Ledum, Majoran, Myrte, Pfefferminze, Rosmarin, Thymian, Weihrauch, Zitrone, Zypresse, Verdauungsöl, Atmungsöl

Ölmischung bei exzessivem Schleim

- 3 Tropfen Majoran
- 3 Tropfen Ledum
- 1 Tropfen Lavendel

☼ Direkt einatmen oder im Aroma-Diffuser vernebeln.

♣ Als Nahrungsergänzung 3–4 Tropfen in Kapseln, aufgefüllt mit Speiseöl, einnehmen.

💧 Verdünnt 2–4 Tropfen auf Hals und Schultern auftragen.

💧 Mehrmals täglich 2 Tropfen dieser ätherischen Ölmischung auf Hals, Brust und Stirn massieren.

- Erwachsene können Myrte als Nahrungsergänzung in Kapseln einnehmen.
- Bei Kindern wird das ätherische Myrtenöl auf die Brust gerieben.

Schleimbeutelentzündung

Balsamtanne, Basilikum, Fichte, Gewürznelke, Immortelle, Lavendel, Majoran, Pfefferminze, Wintergrün, Schmerzöl

💧 2–4 Tropfen mehrmals täglich unverdünnt oder verdünnt auf die betroffene Stelle auftragen, einmassieren und eine kalte Kompresse auflegen.

Mögliche Ursachen:

- Übersäuerung
- Entmineralisierung
- Überlastung, Prellung

Orthomolekulartherapie: Entsäuerung (siehe »Entgiftung, Entsäuerung, innere Reinigung«)
Remineralisierung: Ein hochwirksames Vitamin- und Mineralstoffpräparat einschließlich Silicium (Siehe »Entzündungen«), Magnesium, Vitamin D_3 + K.

Aromatherapie:
Das Fichtennadelöl mit seinem frischen balsamischen Waldduft wirkt entzündungshemmend, antibakteriell, entspannend und schmerzlindernd. Es beruhigt die Nerven und beglückt das Gemüt. Fichte unterstützt das Immunsystem und fördert die Durchblutung.
Es wird bevorzugt im Aroma-Diffuser sowie als Badezusatz für ein entspannendes Badeerlebnis verwendet. Für den Badezusatz nimmt man auf 1 Esslöffel Honig 8–10 Tropfen Fichtenöl, verrührt es sorgfältig und gibt es dem Badewasser zu. Natürlich kann statt Honig auch Sahne, Salz oder Speiseöl verwendet werden.
Ein Emulgator ist angeraten, sonst würde das ätherische Öl an der Oberfläche des Badewassers schwimmen und möglicherweise die Haut reizen. Auch ist zu beachten, dass in einer Plastikwanne keine ätherischen Öle genommen werden, denn die Öle würden das Plastik zersetzen, so wie sie ein Loch in einen Styroporbecher fressen. Genauso lösen ätherische Öle auch im Körper Mikroplastik-Bestandteile auf und transportieren sie ab, was höchst erwünscht ist.

Schleudertrauma

Balsamtanne, Copaiba, Eukalyptus, Fichte, Immortelle, Kamille, Kampfer, Lavendel, Wintergrün

- 2–4 Tropfen unverdünnt auf Hals und Nacken auftragen und bei Bedarf mit Massageöl einmassieren. Physiotherapeutische Maßnahmen mit ätherischen Ölen lindern die Verspannung und Schmerzen im Nacken.

Der Kampferbaum (*Cinnamomum camphora*), ein Lorbeergewächs, ragt bis zu 25 Meter hoch in den Himmel und bildet erst ab dem 50. Lebensjahr ein ätherisches Öl. Je älter der Baum ist, desto mehr ätherisches Öl enthält er. Aus Holz und Blättern dampfdestilliert, hat das Kampferöl einen strengen, scharfen Geruch und wird oft nur in kleinen Mengen in Ölmischungen integriert. Das Öl entwickelt beim Anwender eine geistige, emotionale sowie körperliche Kraft und Stärke, wenn es eingeatmet wird. Das kann in einer Traumasituation besonders hilfreich sein.

Kampferöl steigert die Durchblutung, beruhigt die Nerven und wirkt zudem antiseptisch und beruhigend auf das Herz-Kreislauf-System. Bei Prellungen und Verstauchungen lindert eine Waschung oder Kompresse aus warmem Wasser und bis zu 8–10 Tropfen des ätherischen Öls den Schmerz sowie auch den Schock. Das Vernebeln einer Ölmischung mit Kampfer regt die Atmung an und wird als befreiend empfunden.

Schluckauf

Estragon, Fenchel, Pfefferminze, Sandelholz, Zypresse

- ☼ Im Aroma-Diffuser vernebeln, direkt einatmen.
- 💧 Verdünnt 3–5 Tropfen auf Brustkorb, Zwerchfell/Magenregion und/oder die Fußreflexzonen auftragen.
- 💧 Bei Schluckauf, Pfefferminze auf den C7-Wirbel auftragen.
- ♣ Als Nahrungsergänzung, verdünnt mit Speiseöl, in Kapseln einnehmen, oder je 1 Tropfen in Flüssigkeit mehrmals täglich einnehmen.

Rezept bei Schluckauf

- 1 Tropfen Basilikum
- 10 ml Agavensirup
- ♣ Bei Bedarf einige Tropfen im Mund zergehen lassen.

Das Erste-Hilfe-Schluckauf-Rezept: 1 Tropfen Pfefferminzöl auf den Nacken reiben.

Schmerzen

Schmerzlindernde Öle:
Basilikum, Bergbohnenkraut, Gewürznelke, Kamille, Lavendel, Majoran, Myrthe, Wacholder, Weihrauch, Weißtanne, Wintergrün, Antischmerzöl

Schmerzen im Arm: Balsamtanne, Fichte, Immortelle, Kiefer, Wintergrün

- 💧 Unverdünnt 2–4 Tropfen zwei- bis fünfmal täglich auf die Stelle auftragen.
- ♣ Zur Schmerzhemmung, Schwefel (Nahrungsergänzung) einnehmen.

Schmerzen, Brustbein: Brennen oder Schmerzen hinter dem Brustbein: Pfefferminze, Verdauungsöl

- 💧 Verdünnt oder unverdünnt auf die Stelle auftragen.
- ☼ Tief einatmen.

Chronische Schmerzen: Basilikum, Fichte, Gewürznelke, Immortelle, Lavendel, Majoran, Pfefferminze, Weihrauch, Wintergrün, Schmerzöl

♣ Als Nahrungsergänzung über einen Zeitraum von 2 Wochen, einmal täglich 8 Tropfen Weihrauch verdünnt in einer Kapsel einnehmen.

♣ Nahrungsergänzung: Schwefel, MSM, Kolloidales Germanium zur Schmerzkontrolle einnehmen.

💧 Verdünnt 2–4 Tropfen so oft wie nötig auf die Stelle geben und warme Kompressen auflegen.

Weihrauch, Tanne, Wintergrün	Natürliches Cortison
Römische Kamille	Beruhigung von Schmerzen
Ingwer	Schmerzen im Verdauungstrakt
Jasmin absolue	Schmerzen bei der Monatsregel
Geranie	Schmerzhafte Hautprobleme
Gewürznelke	Schmerzstillende Wirkung
Zypresse	Unterstützung der Nerven
Balsamtanne	Arthritisschmerzen
Kümmel	Kopfschmerzen
Koriander	Muskel- und Nervenschmerzen

Schmerzen können viele mögliche Ursachen haben.
Orthomolekulartherapie: Entsäuerung (siehe »Entgiftung, Entsäuerung, innere Reinigung«)
Remineralisierung: Ein hochwirksames Vitamin- und Mineralstoffpräparat einschließlich Vitamin D_3 + K + Magnesium, B_1, B_6, B_{12}, B_{17}, L-Tryptophan, Ginkgo, Propolis, Organisches Germanium.

Aromatherapie:
Es gilt eine fachkundige ganzheitliche Naturheilpraxis zu finden, um umfassende Blutuntersuchungen für die Ursachen der Schmerzen machen zu lassen. Das gesunde Darm-Mikrobiom muss aufgebaut werden, denn das geschädigte Darm-Milieu ist die häufigste Ursache für chronische Erkrankungen. Auch sucht man nach zugrunde liegenden emotionalen Ursachen, die man mit ätherischen Ölen aufarbeiten kann.

- **Basilikum** – das Königskraut – hat mit seinem warm-krautigen Duft einen überaus beruhigenden Einfluss auf die Nerven. Das Öl entspannt Muskeln und schützt vor Krämpfen, ist entzündungshemmend, antiviral und antibakteriell und unterstützt das Immunsystem.

- **Myrte:** Der Myrtenkranz im Haar der Braut war einst Zeichen für Jungfräulichkeit und Reinheit. Das Myrtenöl, ein starkes Antiseptikum, steht heute für Klärung, Reinigung der Körpersysteme, Wundheilung und Schmerzbehandlung.
- **Pfefferminze** ist als das ätherische Öl bei Schmerzen bekannt. Mit seinem starken Mentholgehalt klärt es die Atemwege und bringt mehr Sauerstoff zum Gewebe und zu jeder Zelle. Das Pfefferminzöl ist zudem entzündungshemmend, schmerzstillend, kreislaufanregend, antibakteriell, antiviral, pilzhemmend und wirkt Übelkeit und Verdauungsproblemen entgegen.

Schmerztherapie **Pfefferminze** ist das effektivste ätherische Öl. Es blockiert Caciumkanäle. **Immortelle** (Helichrysum) und **Balsamtanne** haben einzigartige schmerzlindernde Eigenschaften.	**Chronische Schmerzen** Balsamtanne, Fichte, Gewürznelke, Helichrysum, Pfefferminze, Oregano, Rosmarin *Einnahme:* 1 Kapsel, zweimal täglich *Äußerlich:* Verdünnt, 2–4 Tropfen, Kompresse, warm, nach Bedarf.
Knochenschmerzen Balsamtanne, Fichte, Immortelle, Kiefer, Palo Santo, Pfefferminze, Wintergrün, Zypresse *Äußerlich:* 1:1 verdünnt, 2–4 Tropfen auf die Stelle und auf die Fußsohlen reiben.	**Muskelschmerzen** Balsamtanne, Basilikum, Fichte, Majoran, Oregano, Pfefferminze, Rosmarin *Äußerlich:* 1:1 verdünnt, 2–4 Tropfen auf die Stelle und auf die Fußsohlen reiben.
Entzündungen Fichte, Gewürznelke, Helichrysum, Kamille, Lavendel, Myrrhe, Pfefferminze, Thymian, Wintergrün, Zypresse *Äußerlich:* 1:1 verdünnt, 2–4 Tropfen auf die Stelle und auf die Fußsohlen reiben.	**Traumatische Schmerzen** Balsamtanne, Fichte, Geranie, Lavendel, Orange, Rose, Sandelholz, Weihrauch, Ylang Ylang, Zedernholz *Äußerlich:* 1:1 verdünnt, 2–4 Tropfen auf die Stelle reiben, Kompresse, warm, nach Bedarf.

⚠ Bei der Einnahme von Aspirin wird **kein** Wintergrünöl eingenommen. Wintergrünöl wurde 2022 aus der Europäischen Union verbannt. Es ist das wirksamste Antischmerzmittel der Natur.

Schnarchen

Baldrian, *Eucalyptus radiata*, Fenchel, Immortelle, Kiefer, Majoran, Pfefferminze, Salbei, Thymian, Zedernholz, Zitrone

- Verdünnt vor dem Schlafengehen 4–6 Tropfen eines der angegebenen Öle auf die Fußsohlen reiben.

Schnittwunde

Siehe auch Wundheilung

Zur Reinigung der Schnittwunde: Gewürznelke, Lavendel, Rosmarin, Teebaum, Zitronengras

Zur Heilung der Schnittwunde: Immortelle, Lavendel, Zistrose

- Die Wunde mit 1–2 Tropfen eines desinfizierenden Öls (z. B. Lavendel) reinigen.
- Lavendel, Immortelle und Zistrose zur Wund- und Narbenheilung verwenden.
- Bei kleineren, blutenden Wunden wird die Zistrose unverdünnt in die Wunde getropft, um Wunden schnell zu schließen. Doch zuvor muss die Wunde desinfiziert werden, um keine Verunreinigungen einzuschließen und dadurch Entzündungen auszulösen! Bei großen blutenden Wunden siehe Erste-Hilfe-Spray unter Wundheilung.

Schnupfen

Siehe auch Erkältungskrankheiten

Eukalyptus, Gewürznelke, Lavendel, Majoran, Ravensara, Rosmarin, Teebaum, Thymian, Zimtrinde, Zitrone, Zypresse, Antimikrobielle Ölmischung

- Im Aroma-Diffuser vernebeln und direkt einatmen. Die Nasengänge über Dampf, gemischt mit 1–2 Tropfen eines ätherischen Öls, öffnen.
- Wiederholt 1 Tropfen ätherisches Öl auf Nasenrücken, Nasenflügel und Stirnhöhlen reiben.

Das hilft bei verstopfter Nase

Das Atmungsöl aus Eukalyptusölen oder eines der oben genannten Öle an die eine Nasenöffnung halten, das andere Nasenloch zuhalten, und tief einatmen. Das öffnet die verstopften Nasengänge oft in kürzester Zeit. Ein Naseninhalator Stift oder Roll-On-Stift haben sich zum Inhalieren bewährt.

Schock

Basilikum, Geranie, Immortelle, Römische Kamille, Myrrhe, Rose, Rosmarin, Sandelholz, Weihrauch, Ylang Ylang

- 1–2 Tropfen so oft wie nötig direkt einatmen.
- Verdünnt 1–2 Tropfen auf Schläfen, Nacken und unter die Nase reiben.

Schreibaby

Baldrian, Balsamtanne, Lavendel, Mandarine, Sandelholz, Vetiver, Weihrauch

- Stark verdünnt 1 Tropfen in den Händen verreiben und sanft die Fußsohlen des Babys massieren. Oft genügt es bereits, die Aura des Kindes zu streicheln, denn Kinder sind sehr empfänglich und empfindsam.
- Wenn die Mutter ein mildes ätherisches Öl als Parfüm trägt (z. B. Grapefruit, Weihrauch, Myrrhe), wirkt das auf das Kind sehr beruhigend.

Schwangerschaftsbeschwerden

ACHTUNG: In der Schwangerschaft vor der Verwendung von ätherischen Ölen unbedingt den fachmännischen Rat der Heilungspraxis des Vertrauens einholen. Es gibt Öle, die Dehnungsstreifen mindern, Wehen einleiten, unterstützend bei der Geburt mitwirken etc. Eine naturärztliche Beratung ist imperativ.

Bei Schmerzen:

- Immortelle, Pfefferminze

Bei Übelkeit:

- **Pfefferminze** oder das Verdauungsöl einatmen. 1 Tropfen Pfefferminzöl auf den Magen reiben, um rasche Erleichterung zu finden.

Schwangerschaftsstreifen: Geranie, Lavendel, Myrrhe, Pfefferminze, Rose, Ylang Ylang

- Verdünnt morgens und abends 1 Tropfen ätherisches Öl, vermischt in einer guten Hautcreme, auftragen.

Schulter-Arm-Syndrom

Basilikum, Pfefferminze, Weißtanne, Weihrauch, Wintergrün, Zitronengras

- Verdünnt auf die Stelle sowie auf die Fußreflexzonen der Schulter auftragen und einarbeiten.

Schuppen

Balsamtanne, Copaiba, Lavendel, Muskatellersalbei, Rosmarin, Salbei, Teebaum, Thymian, Zedernholz, Zitrusöle

Ölmischung gegen Schuppen

- 5 Tropfen Zitrone
- 1 Tropfen Rosmarin oder Salbei
- 1 Tropfen Lavendel
- 4 Tropfen dieser Ölmischung in 1 Teelöffel Massageöl mischen und 2–3 Minuten lang fest in die Kopfhaut einmassieren. Das Öl 60–90 Minuten im Haar belassen. (Die beste Zeit dafür ist während einer körperlichen Tätigkeit.)
- 2–4 Tropfen ätherisches Öl mit 1–2 Teelöffel Natur-Shampoo vermischen und auftragen, 2–3 Minuten lang einwirken lassen und anschließend die Haare waschen.
- Bei Schuppen auch öfter einige Tropfen Lavendel oder Rosmarin in die Kopfhaut reiben.

Mögliche Ursachen:

- Zellen auf der Kopfhaut wachsen bis zu viermal schneller als normale Hautzellen und verursachen schuppige Hautstellen
- Stress, schwaches Immunsystem
- Mangelernährung und Entmineralisierung
- Chronische Entzündungen
- Psychische Themen

Orthomolekulartherapie: Entsäuerung (siehe »Entgiftung, Entsäuerung, innere Reinigung«)

Remineralisierung: Ein hochwirksames Vitamin- und Mineralstoffpräparat einschließlich Vitamin D_3 + K, Magnesium, Zink, Selen, kolloidales Silber (1x täglich 1 TL oder 2x täglich ½ TL mit einem Glas Wasser einnehmen, Plastik- oder Holzlöffel verwenden!), CoQ10, Omega-3-Fettsäuren, Bromelain, Colostrum, Curcumin, Grapefruitkernextrakt, Papain (aus der Papaya).

Aromatherapie:

- Ein Massageöl aus ausgewählten ätherischen Ölen, verdünnt mit reinem Pflanzenöl, wird auf die betroffene Stelle aufgetragen und sanft einmassiert.
- Ein Shampoo, Conditioner und Haarwasser einer basischen Haarpflegeserie, zusammen mit ätherischen Ölen, pflegt den Haarboden.
- Eine kühlende Haarmaske aus Aloe-Vera-Gel und ein paar Tropfen eines hautfreundlichen ätherischen Öls nähren und stärken den Körper bei Schuppen.

Schuppenflechte, Psoriasis

Siehe auch Hauterkrankungen

Geranie, Immortelle, Kamille, Lavendel, Narde, Palmarosa, Patschuli, Rose, Rosmarin, Teebaum, Leberöl

Ölmischung bei Schuppenflechte

- 2 Tropfen Patschuli
- 2 Tropfen Römische Kamille
- 2 Tropfen Lavendel
- 2 Tropfen Teebaum

💧 Zweimal täglich unverdünnt 2–4 Tropfen auf die Stelle auftragen, das Öl kann auch in 1 Teelöffel eines biologischen, vorzugsweise basischen Hautpflegeprodukts gemischt und aufgetragen werden. Bei Bedarf eine warme Kompresse auflegen.

💧 Auch ein kühler Umschlag aus Wasser mit Lavendelöl wird als angenehm empfunden. Einen kühlenden Effekt auf der Haut bewirkt auch ein Aloe-Vera-Gel, versetzt mit ein paar Tropfen eines hautfreundlichen ätherischen Öls.

♣ 3–4 Tropfen eines als Nahrungsergänzung zugelassenen ätherischen Öls in einer Kapsel, aufgefüllt mit Speiseöl, einnehmen.

Schwerhörigkeit

Basilikum, Geranie, Immortelle, Lavendel, Pfefferminze, Wacholder

💧 1 Tropfen eines ätherischen Öls unverdünnt auf einen Wattebausch geben und über Nacht ans Ohr legen. Nicht in den Ohrkanal bringen!

💧 1–2 Tropfen unverdünnt auf die Ohrläppchen, hinter die Ohren und entlang der Kieferpartie einmassieren.

💧 1–2 Tropfen Immortelle unverdünnt auf die Ohrläppchen reiben und anschließend zur Stimulation in kreisförmiger Bewegung zehnmal fest daran ziehen. Immortelle ist ein erprobtes Öl bei Schwerhörigkeit.

Stimmungsschwankungen

Bergamotte, Fenchel, Geranie, Lavendel, Muskatellersalbei, Salbei, Wacholder

Im Aroma-Diffuser vernebeln und direkt einatmen.
Nichts ist so erhebend wie das Einatmen eines duftenden ätherischen Öls.

Schweißausbrüche, übermäßiges Schwitzen

Geranie, Kamille, Lavendel, Muskatnuss, Myrrhe, Rosmarin, Salbei, Teebaum, Ysop, Zypresse, Zistrose, Antimikrobielle Ölmischung

Als Deodorant 1:4 mit Kokosöl stark verdünnen und 2–4 Tropfen täglich in die Achselhöhlen reiben. 1:4 heißt, man nimmt 1 Tropfen ätherisches Öl auf 4 Tropfen Massageöl.

Orthomolekulartherapie:
Ein hochwirksames Vitamin- und Mineralstoffpräparat einschließlich Kolloidales Silber (1x täglich 1 TL oder 2x täglich ½ TL mit einem Glas Wasser einnehmen, Plastik- oder Holzlöffel verwenden!); viel Wasser trinken, um Giftstoffe auszuschwemmen; auf gesunde Ernährung achten. Magnesium eliminiert Gerüche schnell und gründlich.

Aromatherapie: Für ein selbst gemachtes Deo ist das milde und doch stark geruchsbindende **Teebaumöl** beliebt. Es hat sich Kokosöl mit der Zugabe von ein paar Tropfen Teebaumöl bewährt. Soll das Kokosöl im Deostick bei warmen Temperaturen fest bleiben, wird es im Kühlschrank aufbewahrt. Oder man gibt das Deodorant in einen Behälter mit Schraubverschluss und entnimmt das flüssige Deo, das man in die Achseln reibt.

Natürliches Deo-Rezept – frei von Giftstoffen

Handelsübliche Deodorants enthalten unter anderem Aluminiumverbindungen, Parabene, Triclosan und künstliche Farbstoffe, die es zu vermeiden gilt.

- 2 ½ Teelöffel Sheabutter oder Kokosöl
- 2 ½ Esslöffel Jojobaöl
- 1 Esslöffel geriebenes Bienenwachs
- 1 Esslöffel Stärkemehl (Pfeilwurzelpulver oder Mais- oder Kartoffelstärke)
- 1 Teelöffel Backpulver (aluminiumfrei, optional)
- 5 Tropfen ätherisches Öl (Teebaum, Lavendel oder die Antimikrobielle Ölmischung)
- Leere Deodosen

Sheabutter, Öl und Bienenwachs in einem Doppelkessel schmelzen und abkühlen lassen. Das Pulver mit ätherischen Ölen gut unterrühren und die Mischung in die leeren Deodosen abfüllen. Vollständig abkühlen lassen, bevor man den Deobehälter verschließt. Es ist bis zu 4 Monate haltbar!

Schweißfüße

Balsamtanne, Weißtanne, Salbei, Zypresse

Mögliche Ursachen:

- Übersäuerung, denn Schweißfüße sind ein untrügliches Zeichen für Übersäuerung. Sie können auch auf eine eingeschränkte Nierentätigkeit oder auf Nierensteine hinweisen.

Orthomolekulartherapie: Entsäuerung (siehe »Entgiftung, Entsäuerung. innere Reinigung«)
Remineralisierung: Ein gutes Multivitamin- und Mineralstoffpräparat.

Aromatherapie: Häufige Basenbäder und Fußbäder mit ätherischen Ölen sind hilfreich. Die Füße werden danach gut abgetrocknet und mit einer Fußcreme gegen Schweißfüße einmassiert. (Ein Grundrezept für selbst gemachte Cremes und Gels sind im Teil I beschrieben.) Jedes antibakterielle und antimikrobielle ätherische Öl unterstützt den Körper bei der Entsäuerung und Geruchsbekämpfung.

Wohltuendes Fußbad bei Schweißfüßen

- 3 Tropfen Balsamtanne
- 3 Tropfen Zypresse

Ätherische Öle in Salz, Sahne oder Badegel emulgieren, ins Fußbad mischen und mindestens 20 Minuten die Füße darin baden. Danach die Füße gründlich trocknen. In das Schuhwerk 1 Tropfen eines ätherischen Öls tropfen. Das lässt nicht nur die Schuhe gut duften, sondern tut auch den Füßen gut.

Schwellungen, Rötungen —> Ödem

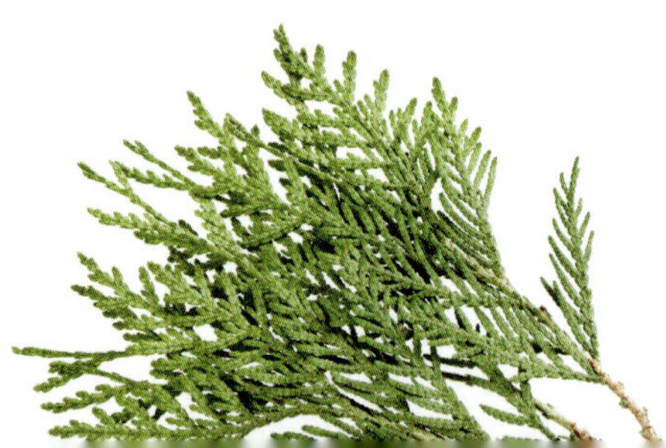

Schwermetallvergiftung, Ausleitung

Siehe auch »Entgiftung, Entsäuerung, innere Reinigung«, Impfschäden, Gefäßreinigung

Basilikum, Geranie, Gewürznelke, Immortelle, Kardamom, Ledum, Pfefferminze, Rosmarin, Vetiver, Wacholder

- Im Aroma-Diffuser im Raum vernebeln.
- Als Badesalz im Bad verwenden.
- Verdünnt oder unverdünnt auf Schläfen, Stirn und Nacken reiben.
- Auf die Fußreflexzonen des Gehirns massieren.

Aluminiumvergiftung: Gewürznelke, Immortelle, Ledum, Limette

- Als Nahrungsergänzung in einer Kapsel zweimal täglich einnehmen.
- Eine antivirale Rückenmassage nehmen.

Orthomolekulartherapie: Cholin, Betain, Methionin, Folsäure, B_{12}, Glutathion, kolloidales Silber (1x täglich 1 TL oder 2x täglich ½ TL mit einem Glas Wasser einnehmen, Plastik- oder Holzlöffel verwenden, kein Metall!).

Schwindel, Vertigo

Basilikum, Ingwer, Mandarine, Muskatnuss, Patschuli, Pfefferminze, Weihrauch, Zypresse, Antimikrobielle Ölmischung

- Ingwer äußerlich auf den Kieferknochen nahe dem Ohr reiben.
- Auf Stirn, Schläfen und Nacken sowie auf die Fußsohlen reiben.

Sehstörungen, Sehschwäche —> Augenleiden

Sehnenscheidenentzündung

Baldrian, *Eucalyptus radiata*, Gewürznelke, Immortelle, Pfefferminze, Rainfarn, Rosmarin, Vetiver, Wintergrün, Schmerzöl

Ölmischung bei Sehnenentzündung

- 10 Tropfen Rosmarin
- 10 Tropfen *Eucalyptus radiata*
- 10 Tropfen Pfefferminze

Unverdünnt oder falls nötig verdünnt 4–6 Tropfen sanft auf die gewünschte Stelle einmassieren. Bei Schwellungen zusätzlich umwickeln und Eispackungen oder kalte Kompressen auflegen.

Mögliche Ursachen:

- Übersäuerung
- Entmineralisierung
- Überlastung

Orthomolekulartherapie: Entsäuerung (siehe »Entgiftung, Entsäuerung, innere Reinigung«)
Remineralisierung: Ein hochwirksames Vitamin- und Mineralstoffpräparat einschließlich Silicium (siehe »Entzündungen«), Magnesium, Vitamin D_3 + K und andere.

Aromatherapie:

- **Rosmarin** ist entzündungshemmend, regt die Durchblutung an, ist antibakteriell, antiparasitär, pilzhemmend, krampflösend und schmerzlindernd sowie wundheilend. Ein paar Tropfen dieses Öls wird wiederholt verdünnt auf die betroffene Stelle aufgetragen. Manchmal ist zusätzliche Schonung bei Sehnenscheidenentzündung angebracht. Physiotherapeutische Massagen mit ätherischen Ölen und Bewegungsübungen können zusätzlich hilfreich sein.
- **Vetiver** mit seinem erdigen Duft ist ein hautregenerierendes Öl, das durchblutungsfördernd, immunstärkend und nervenstärkend wirkt. Es ist schmerzstillend, muskelentspannend und reguliert den Blutkreislauf.
- **Wintergrünöl** mit seiner cortisonähnlichen Wirkung wird für seine schmerzstillenden Eigenschaften auch bei Sehnenscheidenentzündungen genutzt. Es ist krampflösend, entzündungshemmend und durchblutungsfördernd und wird für Einreibungen und Umschläge immer stark verdünnt verwendet. Als Ersatz dienen Tanne und Weihrauch.

Sensibilitätsstörungen, Kribbeln, Taubheit

Basilikum, Geranie, Immortelle, Lavendel, Majoran, Pfefferminze, Zistrose, Zitrusöle, Zypresse

Rezept für geschwollene oder taube Hände/Füße

- 10 Tropfen Mandarine
- 10 Tropfen Zitrone oder 3 Tropfen Wacholder
- 5 Tropfen Zypresse

Unverdünnt oder verdünnt 4–6 Tropfen dieser Mischung sanft auf die betroffene Stelle massieren.

Sexueller Missbrauch

Geranium, Lavendel, Muskatellersalbei, Orange, Rainfarn, Rose, Ylang Ylang, Weihrauch, Zedernholz

Direkt einatmen.
Verdünnt auf Herz und Nabel massieren.

Ölmischung für die Heilung seelischer Wunden

- 5 Tropfen Ylang Ylang
- 4 Tropfen Myrrhe
- 3 Tropfen Schwarzer Pfeffer
- 30 ml Mandel-, Jojoba- oder Kokosöl

Ein paar Tropfen dieser Ölmischung wird einer pflegenden Gesichts- und Körperlotion beigefügt und angewendet, um Trauer, Schmerz, Traumata und negative Erinnerungen aus dem System zu massieren und Liebe und Schutz einzupflegen. Es kann auf das Herz aufgetragen werden, bevor man abends zu Bett geht, um Träume von Schutz und Liebe anzuziehen.
Diese Ölmischung wird auch tief eingeatmet, bevor man sich zu Meditation und Gebet zurückzieht, um Gedanken und Gefühle zu beruhigen und in den Frieden zu kommen.

Ylang Ylang – »die Blume der Blumen«

Mit seinem unvergleichlich süßen und sinnlichen Duft ist die Ylang-Ylang-Blüte und das Öl, das daraus destilliert wird, ein echtes Wundpflaster für das Herz. Es transformiert Angst, Wut, Eifersucht, Traurigkeit und Hilflosigkeit in Stärke. So wie dieser Baum bis zu 20 Meter hoch in den Himmel ragt und Stärke und Schutz symbolisiert, so kann das Ylang-Ylang-Öl unseren Sinnen diese stärkenden und tröstenden Eigenschaften vermitteln. Es wirkt aphrodisierend, ausgleichend, entkrampfend und entspannend.
Viele Anwendungen: Ob als Parfüm getragen, auf die Haare gerieben, einmassiert oder aus dem Fläschchen eingeatmet, im Bad verströmt, in die Gesichts- und Körperpflege integriert oder mit in die Meditation genommen – der blumige Duft des Ylang-Ylang-Öls schenkt einen energetischen Schutz und umhüllt den Menschen mit einer Aura der Stärke und Liebesfähigkeit. Es heilt die Wunden des Herzens von erlittenem Unrecht.

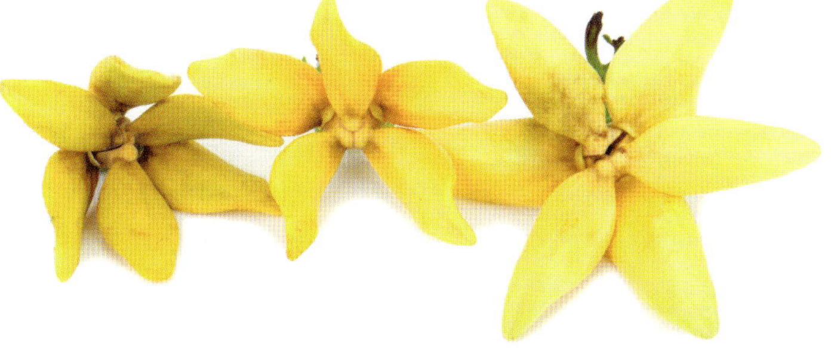

Skoliose, Kyphose

Basilikum, Gewürznelke, Immortelle, Lavendel, Majoran, Oregano, Pfefferminze, Thymian, Wintergrün, Zypresse, Schmerzöl

- Verdünnt täglich ein paar Tropfen auf die Wirbelsäule auftragen und einmassieren (lassen).
- Eine antivirale Rückenmassage nehmen.

Die Wissenschaft weiß heute, dass bestimmte Mikroorganismen sich nahe der Wirbelsäule festsetzen. Dadurch verkrampfen sich die Muskeln und so kann es zu Missbildungen der Wirbelsäule kommen. Auch Impfstoffe, die aus lebenden Viren hergestellt werden, stehen mit Wirbelsäulenproblemen in Verbindung.

Daher ist die Massage mit hochwirksamen antiviralen Ölen hier von besonderer Bedeutung und sollte nicht außer Acht gelassen werden. Denn diese Öle eliminieren Viren an der Wirbelsäule, die oft lange Zeit dort nisten, bevor sie virulent werden und die Wirbelsäule verformen.
Werden Viren aktiv, entstehen Entzündungen. Die Muskeln ziehen sich zusammen und verkrampfen. So wird der Rücken verformt. Sobald diese entzündungshemmenden, antiviralen Öle ihre Wirkung entfalten, löst sich die Verkrampfung und der Rücken stellt sich wieder gerade – manchmal sogar unmittelbar vor den erstaunten Augen des Massagepersonals.

Sodbrennen

Fenchel, Geranie, Grüne Minze, Ingwer, Kamille, Kardamom, Koriander, Rainfarn, Salbei, Sandelholz, Schwarzer Pfeffer, Wacholder, Zitrone, Verdauungsöl, Leberöl

Zitronensaft gehört zu den besten Heilmitteln bei Sodbrennen. Den Saft von ½ Zitrone mit 1 l Wasser vermischen und täglich morgens nach dem Aufstehen trinken.

Ölmischung bei Sodbrennen

- 2 Tropfen Kardamom
- 2 Tropfen Koriander
- 2 Tropfen Schwarzer Pfeffer

- Verdünnen, 6–10 Tropfen zweimal täglich auf den Bauch auftragen und eine warme Kompresse auflegen.
- 1–3 Tropfen auf die Fußreflexzonen des Magens massieren.
- Als Nahrungsergänzung in einer Kapsel oder in Flüssigkeit oder Speisen zu sich nehmen.

Sodbrennen oder saures Aufstoßen rührt von der Säure her, die der Magen produziert. Durch Übersäuerung unseres Körpers wird der Magen in Mitleidenschaft gezogen – mit Folgen wie unter anderem Magenschleimhautentzündung, Magengeschwüre oder Pilzerkrankungen.

Mögliche Ursachen:

- Übersäuerung: Sodbrennen ist die direkte Folge von Übersäuerung.
- Candida-Pilze
- Internistische Erkrankungen
- Unregelmäßige und hektische Mahlzeiten, spätes Essen (abends), kohlensäurehaltige Getränke
- Rauchen

Orthomolekulartherapie: Entsäuerung (siehe »Entgiftung, Entsäuerung, innere Reinigung«)
Remineralisierung: Ein hochwirksames Vitamin- und Mineralstoffpräparat einschließlich Silicium, Grüner Tee, Bromelain, Papain/Papaya, Heilpilze, u.a.

»Eine morgendliche Überflutung mit einem ½ Liter warmem Wasser und einem TL Natriumbikarbonat kann bereits dauerhafte Abhilfe schaffen.« (Basenpulver mindestens eine Stunde vor dem Frühstück einnehmen.)

Quelle: *Codex Humanus*

Aromatherapie:
Basenbäder mit ätherischen Ölen, Massagen und Wickel haben alle das eine Ziel: den Körper zu entsäuern. Das Essen von zum Verzehr zugelassenen ätherischen Ölen in Speisen oder die Einnahme von Kapseln unterstützen die Entsäuerung.

Sonnenbrand, Sonnenschutz

Balsamtanne, Gewürznelke, Immortelle, Karotte, Lavendel, Myrrhe, Rose, Rosmarin, Teebaum, Weihrauch, Ylang Ylang, Zistrose, Zypresse

- Bei **Sonnenbrand** unverdünnt oder nach Bedarf verdünnt 1–3 Tropfen zur Kühlung des Gewebes und zur Reduktion der Entzündung auf die Stelle auftragen oder aufsprühen.

- Einige Tropfen Öl mit ¼ l destilliertem Wasser in eine Sprühflasche füllen und auf die Haut sprühen. In den ersten zwei Stunden jede Stunde vier- bis fünfmal aufsprühen und anschließend die Verbrennung mit 2–3 Tropfen eines ätherischen Öls, z. B. Lavendel- oder Balsamtannenöl, bedecken und mit einer Salbe abdecken.

Zwar wird Myrrhe zu den photosensitiven ätherischen Ölen wie die Zitrusöle gezählt, doch stellt dieses Öl eine besondere Ausnahme dar. Myrrhe schädigt die Haut in der Sonne nicht, sondern gilt seit Jahrtausenden bis heute als das beste Sonnenschutzmittel.

⚠ Trotzdem gilt: Achtung vor Hautschäden bei längerer direkter Sonnenbestrahlung. Ätherische Öle haben keinen »Sonnenschutzfaktor«.

Lindernde Sonnenbrand-Ölmischung

- 5 Tropfen Lavendel
- 5 Tropfen Myrrhe
- 5 Tropfen Teebaum
- 100 ml Kokos- oder Mandelöl

Diese lindernde Sonnenbrand-Ölmischung sanft auf die betroffene Hautpartie auftragen und einwirken lassen. Statt Pflanzenöl kann auch Aloe-Vera-Gel verwendet werden, das eine zusätzliche kühlende Wirkung hat.

Ein Sonnenbrand-Spray kann mit denselben drei ätherischen Ölen in 150 ml Wasser hergestellt werden. Großzügig auf die Haut aufgesprüht, schenkt es Linderung und milde Kühlung. Aber auch schon das Lavendelöl allein, sanft auf die geschädigte Haut aufgetragen, kann bei Sonnenbrand Erleichterung bringen.

Soor, *Candida albicans*

Siehe auch Pilzinfektionen

Gewürznelke, Kamille, Lavendel, Orange, Pfefferminze, Rosmarin, Teebaum, Zimtrinde, Zitronengras, Antimikrobielle Ölmischung

- Stark verdünnt 2–3 Tropfen sanft auf die Thymusdrüse auftragen.
- Einige Tropfen auf die Brust- und Magengegend sowie auf die Fußsohlen reiben.
- ♣ Als Nahrungsergänzung in einer Kapsel oder in Flüssigkeit zwischen den Mahlzeiten einnehmen.

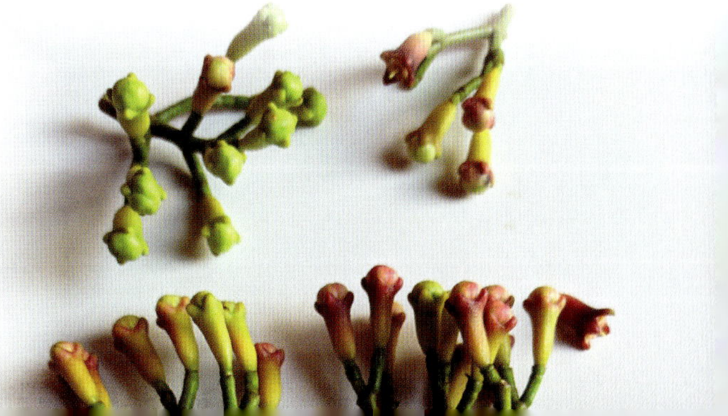

Staph/MRSA Infektion

MRSA – Methicillin Resistenter Staphylococcus aureus

Bergbohnenkraut, *Eucalyptus radiata*, Fichte, Gewürznelke, Koriander, Manuka, Oregano, Rosmarin, Salbei, Teebaum, Thymian, Ravensara, Rosmarin, Weihrauch, Zimtrinde, Zistrose, Zitrone, Zitronengras, Antimikrobielle Ölmischung

- Zwei- bis dreimal täglich stark verdünnt 4–6 Tropfen auf die Stelle auftragen.
- Ein- bis zweimal wöchentlich eine Rückenmassage mit antiviralen Ölen nehmen.
- Als Nahrungsergänzung 3–4 Tropfen eines der genannten Öle in einer Kapsel, aufgefüllt mit Speiseöl, zweimal täglich einnehmen.

MRSA und ätherische Öle

Bakterien, Viren und Pilze können in der Gegenwart von ätherischen Ölen nicht überleben, denn ätherische Öle bringen Sauerstoff zu den Zellen und schaffen dadurch eine unwirtliche, d. h. tödliche Umgebung für schädliche Mikroorganismen. So zeigt die Wissenschaft (www.pubmed.gov) die hohe Wirksamkeit von Zitronengras gegen den Methicillin-resistenten *Staphylococcus aureus* (dem im Krankenhaus erworbenen MRSA Bakterium) auf.

- Zitronengras wirkt MRSA (Methicillin-resistenter *Staphylococcus aureus* entgegen. Eine Studie untersuchte 91 ätherische Öle, darunter auch Zitronengras. Dieses war erstaunlicherweise das einzige Öl, das »das MRSA-Wachstum in der Testkultur komplett hemmen konnte« (Chao S., et al; 2008).

Zitronenfrisch duftend, ist Zitronengras mehr als Insektenschutzmittel bekannt als ein mächtiger Gegner dieses berüchtigten Krankenhauskeims. Das Öl wirkt aber nicht nur antibakteriell, antiviral und pilzhemmend, sondern ist zudem auch beruhigend, entspannend und entkrampfend. Im Raum vernebelt, reinigt das Zitronengrasöl die Atemluft und vertreibt Müdigkeit. Vor einem Krankenhausbesuch reibt man zum Schutz vor Keimen ein paar Tropfen auf Hände, Haare und/oder das Gewand. (Krankenschwestern werden sich wundern, warum es plötzlich so frisch und sauber duftet.)

- Forschungen zu Manuka zeigen auch bei diesem Öl Wirksamkeit im Umgang mit antibiotikaresistenten Keimen (MRSA).

Stimmungsschwankungen

Grapefruit, Mandarine, Orange, Patschuli, Zitrone

Zitrusöle im Aroma-Diffuser vernebeln oder direkt einatmen.

Mögliche Ursachen:

- Übersäuerung: Der Volksmund bringt es auf den Punkt: »Ich bin sauer.« Ein Ausgleich des Säure-Basen-Haushalts bringt raschen Erfolg.

Orthomolekulartherapie: Entsäuerung (siehe »Entgiftung, Entsäuerung, innere Reinigung«)

Remineralisierung: Ein hochwirksames Vitamin- und Mineralstoffpräparat einschließlich Magnesium, Aminosäuren, B-Vitamine, Vitamin D_3 + K, Omega-3-Fettsäuren.

Aromatherapie:

- **Orange** hat einen frisch-fruchtigen Duft, der das Herz öffnet, die Stimmung schlagartig heben und unbeschwerte Lebensfreude ins Leben zurückholen kann. Es ist ein Lieblingsöl der Kinder. Das Orangenöl unterstützt einen gesunden Schlaf, wenn es vor dem Zubettgehen auf die Fußsohlen einmassiert wird. Es lässt schon allein beim Einatmen Angst und emotionale Blockaden los und wirkt als Badezusatz entspannend, krampflösend und zutiefst beruhigend. Als köstliche Würze und Nahrungsergänzung in Getränken und Speisen eingerührt, erfreut Orangenöl den Gaumen. Und natürlich macht es, im Raum vernebelt, eine besonders warme und gemütliche Atmosphäre.
- **Patschuli** ist das Öl, das das Gemüt bewegt und die Stimmung zum Positiven wendet. Sein waldig-erdender Duft vermittelt Ruhe und Selbstsicherheit und verleiht mutige Entschlossenheit und Tatenkraft. Wie immer verwendet, wirkt dieses Öl tonisierend, entzündungshemmend, wundheilend und aphrodisierend. Als Parfüm, Zusatz zu natürlichen Hautpflegeprodukten, Badezusatz in Basenbädern, als Wäscheduft im Schrank oder zur Stimmungsaufhellung in dumpfen Räumen mittels eines Aroma-Diffusers, ist das Patschuliöl ein besonderer Freund in bedrückten Zeiten.

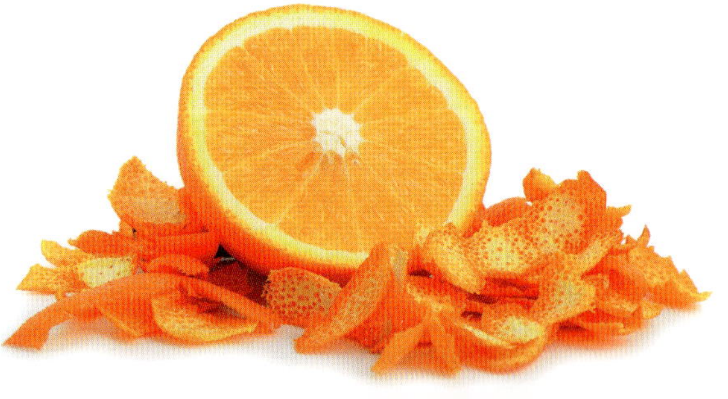

Stirnhöhlenentzündung —> Nasen-, Stirn-, Kiefer-, Nebenhöhlenentzündung

Stoffwechsel- und Verdauungsstörungen

Basilikum, Gewürznelke, Ingwer, Muskatnuss, Pfefferminze, Rosmarin, Sandelholz, Thymian, Wacholder, Zimtrinde, Zitrone, Zitronengras, Verdauungsöl, Antimikrobielle Ölmischung

♣ Als Nahrungsergänzung in Kapseln oder Pflanzenmilch einnehmen.
💧 3–4 Tropfen verdünnt oder unverdünnt im Uhrzeigersinn auf den Bauch massieren.

Eine mögliche Ursache für Stoffwechsel- und Verdauungsstörungen könnte ein Enzymmangel sein.

Stoffwechselanregende Massageölmischung

- 3 Tropfen Basilikum
- 3 Tropfen Rosmarin
- 3 Tropfen Thymian
- 3 Esslöffel Kokosöl

Diese Mischung als Ganzkörpermassage anwenden.

Stottern

Bergamotte, Geranie, Lavendel, Melisse, Muskatellersalbei, Rose, Vanille, Ylang Ylang

☼ Einatmen und im Aroma-Diffuser vernebeln.
💧 3–4 Tropfen verdünnt oder unverdünnt auf Stirn, Hirnstamm (Nacken), Pulsstellen (inneres Handgelenk) und auf die Fußsohlen auftragen und einreiben.

Strahlungsschäden —> Haut

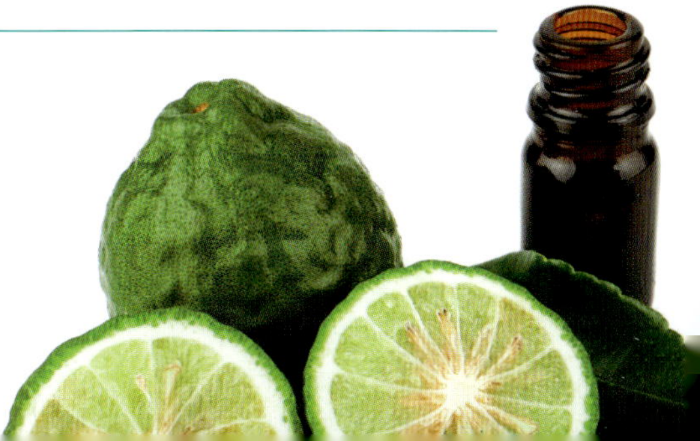

Streptokokken

Siehe auch Halsentzündung

***Eucalyptus radiata*, Gewürznelke, Lavendel, Kamille, Myrte, Oregano, Rosmarin, Teebaum, Thymian, Zimtrinde, Zitrone, Zitronella, Zitronengras, Antimikrobielle Ölmischung**

- ✡ Mehrmals direkt einatmen, im Aroma-Diffuser vernebeln und als Dampf inhalieren.
- ♣ Gurgeln und 1 Tropfen auf die Zunge geben.
- ♣ 3–4 Tropfen als Nahrungsergänzung in einer Kapsel, aufgefüllt mit Speiseöl, oder in Flüssigkeit einnehmen.
- 💧 Verdünnt 1–3 Tropfen auf Hals, Brust und auf den Nacken reiben, warme Kompresse auf die Brust auflegen.
- 💧 2–3 Tropfen auf die Fußreflexzonen der Lunge massieren.
- 💧 Eine antivirale Rückenmassage nehmen.

Stress, Überlastung

Baldrian, Bergamotte, Fenchel, Fichte, Geranie, Kamille, Lavendel, Majoran, Mandarine, Melisse, Muskatellersalbei, Neroli, Orange, Patschuli, Blauer Rainfarn, Rose, Sandelholz, Thymian, Ylang Ylang, Weihrauch, Zitrone, Zitronengras

- ✡ Im Aroma-Diffuser vernebeln und direkt einatmen.
- ♣ 3–4 Tropfen als Nahrungsergänzung in einer Kapsel, aufgefüllt mit Speiseöl, einnehmen.
- 💧 Verdünnt auf Schläfen, Nacken und Schultern reiben.
- 💧 In Badesalz täglich im Bad verwenden.

Zur Beruhigung gereizter und aufgebrachter Menschen

- 1–3 Tropfen Galbanum
- 1 Teelöffel Honig
- Teewasser (warm)

Das Öl in den Honig einrühren, den Honig in warmem Wasser oder Kräutertee auflösen und zweimal täglich schluckweise trinken.

Mögliche Ursachen:

- Übersäuerung: Stress ist eine permanente Überreizung des vegetativen Nervensystems, wobei Säuren in den Körper gepumpt werden.
- Mögliche psychische Ursachen: Stress, Hang zum Perfektionismus

Orthomolekulartherapie: Entsäuerung (siehe »Entgiftung, Entsäuerung, innere Reinigung«)
Remineralisierung: Ein hochwirksames Vitamin- und Mineralstoffpräparat einschließlich Calcium und Magnesium (zur Unterstützung des Energiestoffwechsels), Zink (für einen normalen Säure-Basen-Stoffwechsel), Vitamin C, OPC, DHEA, kolloidales Gold, L-Carnitin, Melatonin, Spirulinaalgen, u.a.

Aromatherapie: Hilfreich sind Massagen, Spa-Anwendungen, Basenbäder mit ätherischen Ölen und das Einatmen beruhigender ätherischer Öle. Sie bauen Stress und damit Säuren ab und helfen, wieder ins Gleichgewicht zu kommen.

Die Stresshormone Adrenalin, Noradrenalin und Cortisol werden im Körper sauer verstoffwechselt (Übersäuerung). Gleichzeitig verändern sie die Atmung, sodass weniger Sauerstoff für den Abtransport von Abfallprodukten aus dem Blut zur Verfügung steht. Stressreduzierende, beruhigende ätherische Öle haben die Eigenschaft, die Stresshormone wieder in Homöostase und gleichzeitig Sauerstoff in die Zellen zu bringen, um angefallene Säuren zu neutralisieren und auszuleiten.

Anti-Stress-Roll-On

- 4 Tropfen Lavendel
- 6 Tropfen Fichte
- 2 Tropfen Blauer Rainfarn
- 2 Tropfen Mandarine
- 2 Esslöffel Massageöl
- 10 ml dunkles Glasfläschchen mit Roll-On-Aufsatz

Alle Zutaten ins Glasfläschchen geben, Roll-On-Aufsatz aufsetzen, sorgfältig mischen und bei Bedarf auf Stirn, Schläfen, Nacken und das innere Handgelenk auftragen und sanft einmassieren. Das Beschriften der DIY-Ölmischungen nicht vergessen.

Anti-Stress-Naseninhalator

- 9 Tropfen Bergamotte
- 6 Tropfen Lavendel
- 5 Tropfen Muskatellersalbei
- 1 Naseninhalator mit Baumwolleinsatz

Ätherische Öle mischen und den Baumwolleinsatz damit tränken. Mit einer Pinzette den Einsatz in den Inhalator stecken und den Stift für den späteren Gebrauch gut verschießen. Der Duft hält sehr lange im geschlossenen Nasenstift und kann natürlich jederzeit mit mehr Öl intensiviert oder aufgefrischt werden.

Erste Hilfe bei Stress: Zitrusöle

Zitrusöle haben auch eine beruhigende Wirkung. Oft glättet schon ein einziger Atemzug aus dem Fläschchen die Nerven und lässt den Stress des Alltags vergessen.
Stress bringt Zellen in Aufruhr. Der Atem stockt oder man hyperventiliert, wenn man durch das Leben hetzt. Die Organe ziehen sich stressbedingt zusammen und werden mit Sauerstoff unterversorgt. Freie Radikale überschwemmen den Körper und werden schließlich im Gesicht und auf den Händen als braune Flecken (Altersflecken) sichtbar. Wir »rosten«. Es bilden sich Falten auf der Stirn und Ringe unter den Augen, wenn die Elastizität der Haut nachlässt. Stress lässt uns schneller altern.
Daher ist das erste Schönheitsgebot, für Ausgeglichenheit und Ruhe zu sorgen und Stress aus dem täglichen Alltag zu bannen. Ätherische Öle sind die Erste Hilfe bei Stress!

Die Soforthilfe bei Stress – ein ätherisches Öl einatmen!

In stressvollen Augenblicken bleibt oft keine Zeit, nach einem passenden Öl zu suchen. Man greift daher nach dem Öl, das am schnellsten zur Hand ist, und nimmt einen tiefen Atemzug aus dem Fläschchen. Das ätherische Öl bringt augenblicklich lebensspendenden Sauerstoff ins Gehirn. Man beginnt, klarer und lösungsorientiert zu denken. Der Herzschlag normalisiert sich wieder und das Gefühl sagt einem, dass alles gar nicht so schlimm ist. Es heißt, dass 80% aller Krankheiten durch Stress ausgelöst werden. Daher ist ein stressfreies Leben für Schönheit und Langlebigkeit, sowie für Gesundheit die Grundlage.

Die Raumatmosphäre verändern – der Aroma-Diffuser

Herrscht dicke Luft im Raum nach einer lautstarken Auseinandersetzung, kann ein Aroma-Diffuser die Luft nicht nur von Krankheitskeimen, sondern auch energetisch reinigen.

Energetische Reinigung

- 3 Tropfen Eukalyptus
- 3 Tropfen Pfefferminze
- 3 Tropfen Zitrone

Für emotionale Balance

- 3 Tropfen Geranie
- 3 Tropfen Lavendel
- 3 Tropfen Mandarine

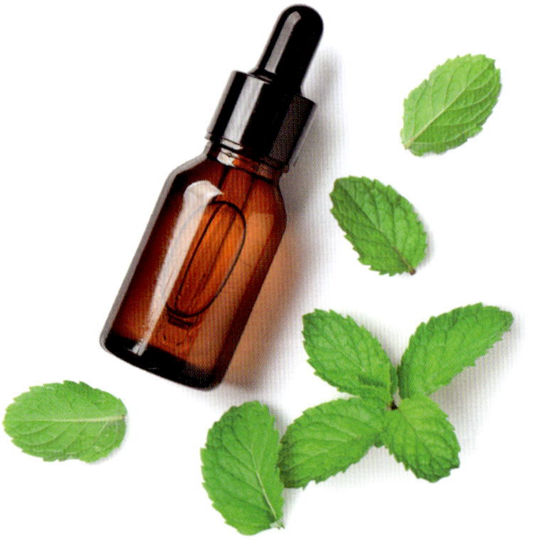

Für erholsamen Schlaf

- 3 Tropfen Weihrauch
- 3 Tropfen Sandelholz
- 3 Tropfen Copaiba

Den Stress einfach wegmassieren

Stirn-, Schläfen- und Nackenmassage

- 1–3 Tropfen einreiben, danach die duftenden Hände über die Nase legen und tief einatmen. Nicht in die Augen bringen!

Anti-Stress-Aroma-Roll-On

- 10 Tropfen Lavendel
- 10 Tropfen Pfefferminze
- 15 ml Roll-On-Fläschchen aus Glas
- Massageöl zum Auffüllen

Die 3-Punkte-Methode: In weniger als 30 Sekunden zu Gelassenheit

- 1 Tropfen ins Genick
- 1 Tropfen auf die Handgelenke (innen)
- 1 Tropfen auf die großen Zehen

Stress reduzieren mit einer Aromamassage

Nichts entspannt so wie eine liebevolle, duftende Aromamassage. Man wählt die Lieblingsöle, die Körper, Gemüt und Geist unterstützen können.

Ölmischungen bei Stress:

- **Eine beruhigende Massage** aus Balsamtanne, Zypresse, Zedernholz oder Fichte.
- **Eine Aromamassage-Ölmischung, die glücklich macht**, aus Lavendel, Geranie, Mandarine, Jasmin oder Vanille.
- **Eine meditative Ölmischung** aus Weihrauch, Myrrhe, Sandelholz oder Zedernholz.
- **Eine erfrischende Ölmischung** aus Eukalyptus, Pfefferminze, Grapefruit oder Muskatellersalbei.
- **Eine Ölmischung bei Mangel an Selbstvertrauen** (z. B. bei Arbeitslosigkeit) wird Galbanum in Massageöl im Uhrzeigersinn auf den Solarplexus gerieben.

Stress reduzieren mit einem Bad oder unter der Dusche

Öl und Wasser mischen sich nicht. Daher wird ein Emulgator benötigt, z. B. Salz, Badegel, Sahne oder Honig.

Anti-Stress-Badesalzmischung

- ¼ Tasse Bittersalz
- 1–2 Esslöffel Natron
- 10 Tropfen Balsamtanne

Gut mischen und dem Badewasser zusetzen.

Badegel-Mischung

- ¼ Tasse Badegel, unparfümiert
- 10 Tropfen Weihrauch

Unter dem einlaufenden Wasser dem Bad zufügen.

Sucht, Raucherentwöhnung, Drogenprobleme

Fenchel, Geranie, Gewürznelke, Kamille, Lavendel, Ledum, Mandarine, Orange, Rosmarin, Zistrose, Leberöle

☼ Im Aroma-Diffuser vernebeln und als Parfum/Cologne tragen.
💧 Auf die Fußsohlen, Handgelenke (innen) und um die Ohren reiben.
💧 Eine warme Kompresse mit ätherischen Ölen über die Leber auflegen.
💧 6–10 Tropfen eines der ätherischen Öle mit Salz, Sahne oder flüssiger Badeseife emulgieren und ins Badewasser geben.
♣ Als Nahrungsergänzung 1 Tropfen Gewürznelkenöl auf die Zunge geben (dann schmeckt die Zigarette abstoßend).

Tennisarm

Siehe auch Sehnenscheidenentzündung

***Eukalyptus radiata*, Gewürznelke, Immortelle, Pfefferminze, Rosmarin, Vetiver, Wintergrün, Schmerzöl**

💧 Sanft um das Gelenk einmassieren, dann Eispackung auflegen.

Mögliche Ursachen:

- Übersäuerung: Durch permanente Reizung der Sehnenscheiden und Muskeln werden die dort befindlichen basenreichen Substanzen rasch abgebaut und Säuren eingelagert. Das verursacht, dass die Sehnenscheiden rau werden und zu schmerzen beginnen.

Orthomolekulartherapie: Entsäuerung (siehe »Entgiftung, Entsäuerung, innere Reinigung«)

Remineralisierung: Ein hochwirksames Vitamin- und Mineralstoffpräparat einschließlich Calcium, Magnesium, Phosphor, Selen, Mangan, Zink, Selen, Mangan, Kupfer, Boron; Vitamin C, D_3 + K, A, C, E, Omega-3-Fettsäuren, Glucosamin, Chondroitin, Antioxidantien.

Aromatherapie: Aromamassage, Wickel, Bandage oder Basenbäder mit ätherischen Ölen helfen, die Übersäuerung zu neutralisieren und Giftstoffe, die Sehnen und Muskeln blockieren, auszuscheiden. Ätherische Öle helfen bei der Remineralisierung, um die Wirkstoffe gezielt in die Zellen zu bringen.

Thrombose —> Arteriosklerose

Tinnitus —> Ohrengeräusche

Tränenkanal, blockierter —> Augenleiden

Trauerbewältigung

Bergamotte, *Eucalyptus globulus*, Kamille, Lavendel, Muskatellersalbei, Wacholder

Die Öle verstehen sich als energetische Begleiter in diesen Zeiten der Neuorientierung.

☼ Vernebeln und direkt einatmen, als Parfum tragen.

Traumata

Fichte, Kamille, Lavendel, Limette, Rose, Weihrauch, Zedernholz, Zitrone, Zypresse

☼ Im Aroma-Diffuser vernebeln und direkt einatmen.

💧 Einige Tropfen auf Brust, Solarplexus und Wirbelsäule, hinters Ohr und auf die Fußsohlen auftragen und einreiben.

Traumata, Emotionen, Gedanken und Gifte beeinflussen die Energiezentren im Körper. Sie können Botenzellen verbinden, die Entzündungen im Körper verursachen. Dadurch wird das Immunsystem beeinträchtigt, was zu Krankheit führen kann.

»Menschen, die chronisch krank sind, haben in der Regel in ihrem Leben ein schweres emotionales Trauma erlebt«, sagt Dr. Todd Watts.

Ätherische Öle helfen bei der Traumabewältigung hervorragend, indem sie die Meridiane und Energiezentren (Chakras) ausgleichen. Es ist wichtig, zuerst die Emotionen zu klären. In der Leber und Gallenblase sitzen Wut, Hass, Bitterkeit und Groll fest.

- Rose ist das Öl für emotionale Krisen.
- Zitrusöle sind stimmungsaufhellend.
- Lavendel und Kamille wirken beruhigend.

Dr. Todd Watts Chakra-Protokoll:
- Kronen-Chakra: Jasmin und Weihrauch
- Stirn-Chakra: Geranie, Lavendel, Rosmarin, Grüne Minze
- Hals-Chakra: Lavendel, Patschuli
- Herz-Chakra: Zedernholz, Rose, Sandelholz
- Solarplexus-Chakra: Wacholder, Lavendel, Bergamotte, Rosmarin, Vetiver
- Sakral-Chakra: Rose, Rosmarin, Ylang Ylang, Wacholder, Sandelholz, Jasmin
- Wurzel-Chakra: Patschuli, Zedernholz, Sandelholz, Vetiver

Quelle: Dr. Todd Watts, *TotalBodyWellnessClinic.com*

Trommelfellperforation

Gewürznelke, Lavendel, Rosmarin, Teebaum

- Mit warmem Olivenöl verdünnen, 2 Tropfen um die Ohröffnung herum auftragen (nicht ins Ohr!)
- 2–3 Tropfen unverdünnt, oder nach Bedarf verdünnt, auf einen Wattebausch geben und vorsichtig über Nacht in die Ohröffnung legen, eine warme Kompresse auf das Ohr legen.

Trotzphase

Quengelige Kinder

Geranie, Lavendel, Mandarine, Sandelholz, Vanille, Weihrauch, Zedernholz

- Im Aroma-Diffuser vernebeln.
- 2 Tropfen eines verdünnten Öls auf die Fußsohlen reiben.

Tuberkulose

Balsamtanne, Bergbohnenkraut, Copaiba, *Eucalyptus radiata*, Gewürznelke, Grüne Minze, Myrte, Oregano, Pfefferminze, Ravensara, Rosmarin, Sandelholz, Thymian, Zitrone, Zimtrinde, Antimikrobielle Ölmischung, Atmungsöl

- Im Aroma-Diffuser vernebeln und direkt einatmen.
- Verdünnt 6–10 Tropfen ein- bis dreimal täglich auf Brust und den oberen Rücken auftragen und eine warme Kompresse auflegen.
- Als Nahrungsergänzung 1 Kapsel, dreimal täglich für 10 Tage, oder nach Anweisung der naturheiltherapeutischen Praxis, einnehmen.

Tumor —> Krebs

Typhus

Bergbohnenkraut, Gewürznelke, Pfefferminze, Schwarzer Pfeffer, Ravensara, Thymian, Zimtrinde

- 3 Tropfen eines der genannten Öle als Nahrungsergänzung 10 Tage lang zweimal täglich in einer Kapsel, aufgefüllt mit Speiseöl, einnehmen, dann absetzen. Der Wechsel ätherischer Öle ist erwünscht.

Übelkeit, Reisekrankheit

Ingwer, Patschuli, Pfefferminze

- Direkt einatmen.
- Als Nahrungsergänzung auf die Zunge geben.
- Verdünnt um den Nabel und/oder hinter die Ohren reiben.

Übergewicht —> Abnehmen

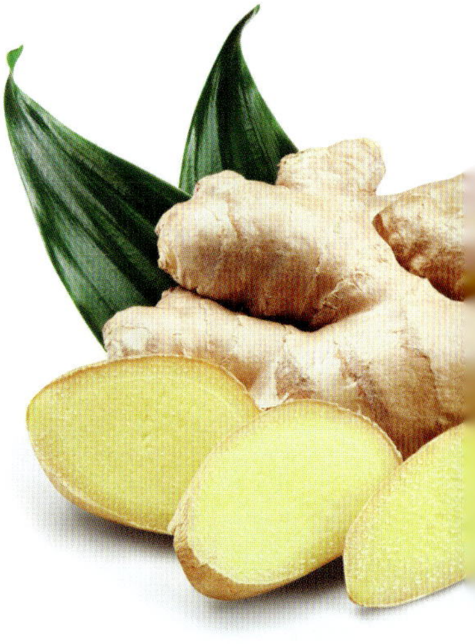

Übersäuerung, Azidose

Gewürznelke, Pfefferminze, Zitrone, Verdauungsöl, Antimikrobielle Ölmischung

♣ Als Nahrungsergänzung in einer Kapsel 3–5 Tropfen ätherisches Öl, aufgefüllt mit reinem Pflanzenöl einnehmen, vorzugsweise zwischen den Mahlzeiten, sonst mit der Mahlzeit. Oder 1 Tropfen in Flüssigkeit (z. B. Pflanzenmilch) trinken.

💧 Basenbäder, Einreibungen, Massagen mit entschlackenden ätherischen Ölen vornehmen.

»Die Übersäuerung des Körpers ist das Grundübel aller Krankheiten.«
– Paracelsus

Mögliche Ursachen:

- Übersäuerung durch Fehl- und Mangelernährung, übermäßigen Medikamentenkonsum (besonders Antibiotika)
- Stress, Leistungssport
- Umwelteinflüsse
- Lebensstil

Wenn der Darm und das Blut durch eine ungesunde Lebensweise (Nahrung, Stress etc.) übermäßig sauer werden, versucht der Körper über Mineralisierung den Säure-Basen-Haushalt auszugleichen. Findet der Körper keine ausreichende Menge an Mineralien vor, muss er dem Gewebe, den Knochen und schließlich den Organen Mineralien entziehen, um uns am Leben zu erhalten. Denn ein saures Blut führt zum sicheren Tod. Dieser Mineralienraub aus den Organen zeigt sich unweigerlich in unzähligen Krankheiten (von Asthma, Entzündungen, Arthritis, Bronchitis, Gastritis, Pilzinfektionen, bis zu Diabetes, Arteriosklerose (Bluthochdruck, Herzinfarkt, Schlaganfall), Krebs, Depressionen und mehr).

Orthomolekulartherapie: Entsäuerung (siehe »Entgiftung, Entsäuerung, innere Reinigung«), ein hochwirksames Vitamin- und Mineralstoffpräparat.

Säurebildende Lebensmittel wie Fleisch, Wurst, Geflügel, Fisch, Milch und Milchprodukte, Eier, Zucker und Alkohol sollten gemieden oder mäßig gegessen werden. Basische Lebensmittel wie Obst, Gemüse, Kräuter, Pilze, Wasser (mit Zitronensaft), Kräutertees und selbstgemachte Smoothies kann man reichlich zu sich nehmen.

Aromatherapie: Ätherische Öle sind pH-neutral. In Kapseln oder in Wasser eingenommen, helfen sie dabei, den Säuregehalt des Blutes zu regulieren, indem sie Sauerstoff zuführen. Da, etwa bei Sportlern, der Sauerstoff im Blut nicht ausreicht, um die Glukose zur Energiegewinnung abzubauen, bildet der Körper stattdessen das Stoffwechselprodukt Milchsäure (Laktat). Es kann nach einem anstrengenden Workout dann zu Muskelschmerzen (Muskelkater) kommen.
Daher helfen ätherische Öle bei der Übersäuerung durch das Einatmen des Öls, das Auftragen auf die Haut sowie das Einnehmen von mit ätherischen Ölen angereicherten Nahrungsergänzungen – und natürlich das Essen ätherischer Öle in Gemüse, Obst und Kräutern. Denn alles, was duftet und gut schmeckt, erhält seinen Duft und Geschmack von ätherischen Ölen.
Krankheiten benötigen ein saures Milieu, um zu gedeihen und zu wachsen. Der Körper kann nur im basischen Zustand heilen. Die Antimikrobielle Ölmischung etwa löst und verdaut Säuren im Darmgewebe. Dennoch ist es nötig alles zu tun, um dem Körper zu helfen, Säuren abzubauen, damit die ätherischen Öle in vollem Umfang wirken können.

Sollte die Entsäuerung und Entgiftung einmal zu leichtem Kopfschmerz oder Übelkeit führen, bietet das Pfefferminzöl stets eine schnelle Hilfe. Man gibt 1 Tropfen auf die Zunge und reibt Stirn, Schläfen und Nacken mit 1 Tropfen Pfefferminzöl ein.

Ulcus —> Magengeschwür

Unfruchtbarkeit, unerfüllter Kinderwunsch

Anis, Fenchel, *Jasmin absolue*, Geranie, Grüne Minze, Kamille, Majoran, Muskatellersalbei, Salbei, Zypresse, Natürliches Progesteron (Yamswurzel)

- ♣ Nach Anweisung der naturheilkundlichen Praxis als Nahrungsergänzung in einer Kapsel einnehmen.
- 💧 2–3 Tropfen auf die Fortpflanzungspunkte der Fußreflexzonen sowie auf den Unterbauch und die Pulsstellen (Innenseite der Unterarme) auftragen und einmassieren.
- ☼ Im Aroma-Diffuser vernebeln und direkt einatmen.

⚠ In einem übersäuerten Körper kann es zu keiner Schwangerschaft kommen. Siehe unbedingt »Entgiftung, Entsäuerung, innere Reinigung«.

Unfruchtbarkeit der Frau
Mögliche Ursachen:

- Übersäuerung, Verschlackung
- Hormonelle Dysbalance
- Lebensstil (Umweltfaktoren, Rauchen, Alkohol, Koffein, Mangelernährung)

Orthomolekulartherapie: Entsäuerung (siehe »Entgiftung, Entsäuerung, innere Reinigung«)
Remineralisierung: Ein hochwirksames Vitamin- und Mineralstoffpräparat einschließlich Vitamin D_3 + K + Magnesium, Omega-3-Fettsäuren, Antioxidantien (dunkles, farbiges Obst und Gemüse), L-Carnitin, Probiotika.

Aromatherapie:

- **Geranie** gleicht die weiblichen und männlichen Hormone aus, wirkt angst- und stresslösend und hebt die Stimmung.
- **Muskatellersalbei** hebt den Östrogen- sowie den Progesteronspiegel an, gleicht die Hormone zweckentsprechend aus und löst Verkrampfungen körperlicher wie seelischer Art.
- **Ylang Ylang** ist ein blumiger, weiblicher Duft, der anhebt, ausgleicht, entspannt und das andere Geschlecht magisch anzieht.
  Anwendung: Im Zyklus die ersten 14 Tage zweimal täglich den Unterbauch mit 3–5 Tropfen eines der Öle oder einer Mischung daraus, verdünnt mit reinem Pflanzenöl, einreiben. Hormonregulierende Öle auch auf die Innenseite der Unterarme, besonders die Pulsstellen, reiben. Die natürliche Yamswurzel ist zudem eine ausgezeichnete natürliche, hormonunterstützende Quelle.

Frau: Frigidität: Geranie, Ingwer, *Jasmin absolue*, Muskatellersalbei, Muskatnuss, Myrrhe, Rose, Weihrauch, Ylang Ylang

---

Mann: Impotenz: Fichte, Ingwer, Kiefer, Muskatellersalbei, Muskatnuss, Myrrhe, Schwarzer Pfeffer, Sandelholz, Ylang Ylang

☼ Vernebeln und mehrmals täglich direkt einatmen.
💧 Verdünnt 4–6 Tropfen auf Nacken, Schultern und Unterbauch, sowie die Innenseiten der Handgelenke reiben.

Nachlassende Spermienproduktion und Spermienqualität
Mögliche Ursachen:

- Prostataprobleme
- Stress, Trauma
- Hormonimbalance
- Übersäuerung, Verschlackung
- Umweltgifte (Strahlung, Lösungsmittel, Toxine, Metallöstrogene)
- Infektionen (Bakterien, Viren)
- Lebensstil (Rauchen, Alkohol, Drogen, Fehlernährung)

Orthomolekulartherapie: Entsäuerung (siehe »Entgiftung, Entsäuerung, innere Reinigung«)
Remineralisierung: Ein hochwirksames Vitamin- und Mineralstoffpräparat einschließlich kolloidales Zink (für mindestens 6 Wochen 1x täglich 1 TL oder 2x täglich ½ TL mit einem Glas Wasser zu Mahlzeiten einnehmen), L-Carnitin, Antioxidantien, Vitamin C, E, A, B_6, B_{12}, Folsäure, D_3 + K, Magnesium, Zink, Selen, Alpha-Liponsäure, L-Carnitin, L-Arginin, CoQ10, Omega-3-Fettsäuren.

Aromatherapie:

- **Geranie** gleicht die männlichen und weiblichen Hormone aus, wirkt mit seinem lieblichen Duft dem Leistungsdruck entgegen und hebt die Stimmung.
- **Sandelholz** ist das Fruchtbarkeitsöl für den Mann. Während es mit seinen tiefen, balsamischen Untertönen erdet, hebt es zugleich das Herz in himmlische Höhen und steigert die männliche Schöpferkraft. Dem männlichen Testosteron sehr ähnlich, sorgt das Sandelholzöl für eine rege Hormontätigkeit.
- **Ylang Ylang** ist ein blumiger, weiblicher Duft, der Männer magisch anzieht und zu einer trauten und glücklichen Beziehung beiträgt.

Anwendung: Zweimal täglich 3 Tropfen eines Öls oder einer Mischung aus den oben genannten Ölen, verdünnt mit reinem Pflanzenöl, auf den Unterbauch sowie die Innenseiten der Handgelenke reiben. Eines der Öle als Cologne tragen.

Unruhe

Bergamotte, Geranie, Lavendel, Majoran, Muskatellersalbei, Weihrauch, Zedernholz

☼ Vernebeln und direkt einatmen (z. B. mittels eines Roll-On-Stifts).
💧 Verdünnt oder unverdünnt auf die Fußsohlen auftragen und einmassieren.

Unsicherheit

Kiefer, Mandarine, Rosmarin, Sandelholz, Weihrauch, Zitrone

Vernebeln und direkt einatmen (z. B. mittels eines Roll-On-Stifts).

Verdünnt oder unverdünnt auf den Solarplexus und die Fußsohlen auftragen und einmassieren.

Urinieren, Probleme beim

Siehe auch Blase

Brennen, Jucken beim Wasserlassen: Basilikum, *Eucalyptus radiata*, Gewürznelke, Kamille, Grüne Minze, Rosmarin, Teebaum, Zimtrinde, Zitronengras, Antimikrobielle Ölmischung

Störungen bei der Blasenentleerung: Bergbohnenkraut, Fenchel, Gewürznelke, Ingwer, Oregano, Rosmarin, Salbei, Teebaum, Thymian, Wacholder, Zistrose, Verdauungsöl, Antimikrobielle Ölmischung

Verdünnt auf den Unterbauch massieren.

2 Tropfen eines Öls als Nahrungsergänzung in Flüssigkeit trinken.

Aromatherapie:

- Für ein Sitzbad mischt man 5 Tropfen eines der oben angeführten Öle oder einer Mischung daraus in Sahne, Öl oder Salz und vermischt es gut mit dem Badewasser. Die Badedauer sollte mindestens 20 Minuten betragen, vorzugsweise länger.
- Eine Einreibung oder Kompresse ist wohltuend. Dazu nimmt man einige Tropfen eines ätherischen Öls, z. B. 5 Tropfen, verdünnt mit reinem Pflanzenöl, reibt den Unterbauch damit ein und legt ein warm-feuchtes Tuch darauf, deckt mit Plastik ab, um die Wärme zu konservieren, und legt ein trockenes Handtuch und bei Bedarf eine Wärmflasche darauf. 20 Minuten einwirken lassen und gegebenenfalls wiederholen.
- Es ist angeraten, viel Wasser zu trinken, vorzüglich reines Wasser mit 2–3 Tropfen Zitronenöl.

Vaginale Infektion —> Pilzinfektionen

Venenentzündung

Gewürznelke, Goldrute, Immortelle, Lavendel, Orange, Rainfarn, Wacholder, Zistrose, Zitrone, Zypresse

- Nach Anweisung des Therapeuten, 3–4 Tropfen als Nahrungsergänzung täglich in einer Kapsel, aufgefüllt mit Speiseöl, einnehmen.
- Dreimal täglich verdünnt 5–7 Tropfen sanft auf die Stelle oder auf das Herz reiben.
- Wöchentlich eine antivirale Rückenmassage nehmen.
- Natürliches Progesteron auf die Innenseite der Unterarme (Pulsstellen) reiben.

Mögliche Ursachen:

- Übersäuerung
- Entmineralisierung

Orthomolekulartherapie: Entsäuerung (siehe »Entgiftung, Entsäuerung, innere Reinigung«)
Remineralisierung: Ein hochwirksames Vitamin- und Mineralstoffpräparat einschließlich Silicium (siehe »Entzündungen«), Magnesium, Vitamin C, D_3 + K, essenzielle Aminosäuren, L-Carnitin, Beta-Carotin, Alpha-Liponsäure, Bromelain (Ananas), Aroniabeere, Astragalus, Curcumin.

Aromatherapie:

- **Wacholder** wirkt blutreinigend, stärkend, entzündungshemmend und schmerzstillend.
- **Zypresse** wirkt abschwellend, krampflösend, entzündungshemmend und venenstärkend.
- **Zitronenöl** hat dieselben Eigenschaften und wirkt bei Venenentzündung und Venenstau besonders wirkungsvoll mit Wacholder und Zypresse zusammen.

Anwendung: Massage, Fußreflexzonenmassage, Stützstrümpfe oder Bandagen laut Anweisung der Therapeutenpraxis.

Verbrennungen —> Sonnenbrand

Verdauungsprobleme

Siehe auch Darmerkrankungen

Fenchel, Gewürznelke, Ingwer, Kiefer, Orange, Pfefferminze, Myrrhe, Myrte, Rosmarin, Salbei, Wacholder, Ylang Ylang, Zitrone, Verdauungsöl

Pilze, Bakterien, Parasiten: Grapefruit, Immortelle, Koriander, Mandarine, Patschuli, Petersilie, Pfefferminze, Rosmarin, Wacholder, Ysop, Zitrone

Verdauungsanregend: Anis, Baldrian, Dill, Fenchel, Ingwer, Koriander, Grüne Minze, Muskatellersalbei, Pfefferminze, Schwarzer Pfeffer, Zitronengras
Wärmt von innen: Ingwer
Stress und Krämpfe lindernd: Fenchel, Muskatellersalbei
Verstopfung lösend: Fenchel, Koriander
Verdauungssäfte regulierend: Fenchel, Dill, Verdauungsöl

♣ 3–4 Tropfen als Nahrungsergänzung in einer Kapsel, aufgefüllt mit Speiseöl, oder in Flüssigkeit einnehmen.
💧 Verdünnt oder unverdünnt im Uhrzeigersinn auf den Bauch massieren.

Vergesslichkeit

Siehe auch Alzheimer

Basilikum, Ingwer, Kamille, Schwarzer Pfeffer, Pfefferminze, Rosmarin *CT 1,8 cineol*, Sandelholz, Thymian, Vetiver, Weihrauch, Zedernholz, Zitrone

☼ Im Aroma-Diffuser vernebeln und direkt einatmen.
💧 Verdünnt auf Stirn, Schläfen und Nacken massieren.

Verrenkung

Balsamtanne, Basilikum, Fichte, Kiefer, Lavendel, Majoran, Pfefferminze, Wintergrün, Zitronengras, Zypresse, Schmerzöl

💧 Verdünnt auf die betroffene Stelle einmassieren.

Verschlackung

Siehe auch Übersäuerung

Gewürznelke, Pfefferminze, Rainfarn, Zitrone, Verdauungsöl

♣ Als Nahrungsergänzung ätherische Öle in Kräutertees oder Wasser trinken. Auf basische Ernährung achten.

💧 Ätherische Öle werden in basischen Vollbädern genutzt sowie in basische Körperpflegeprodukte gemischt und verwendet.

Ein ausgeglichener Säure-Basen-Haushalt verhindert die Verschlackung, die dann auftritt, wenn die Säuren überhandnehmen und durch Basen nicht mehr gebunden werden können. Zum Neutralisieren der Säuren braucht der Körper genügend Mineralstoffe. Der Körper verschlackt, wenn er nicht genügend Mineralstoffe über die Ernährung erhält, um die anfallenden Säuren zu binden und zu neutralisieren.

Mögliche Ursachen:

- Übersäuerung durch falsche Ernährung, Mineralstoffmangel, Stress, Umweltgifte, Leistungssport

Orthomolekulartherapie:

- Entsäuerung: Vor dem Zubettgehen 1 TL Natriumbikarbonat in einem großen Glas warmen Wasser trinken.

⚠ Niemals vor dem Essen diesen Entsäuerungsdrink zu sich nehmen, denn der Magen braucht die Säure für die Verdauung.

- Siehe »Entgiftung, Entsäuerung, innere Reinigung«
- Remineralisierung: Ein hochwirksames Vitamin- und Mineralstoffpräparat einschließlich Silicium.
- Genügend Wasserzufuhr

Ernährung: 80:20 Verhältnis

- 80% Basische Lebensmittel: Obst und Gemüse, Salate, Kräuter
- 20% Säurebildende Lebensmittel: Fleisch, Geflügel, Fisch, Milch und Milchprodukte, Eier, u.a.

Aromatherapie:

Basische Vollbäder, Fußbäder, Körperwickel mit ätherischen Ölen sowie Kräutertees mit ätherischen Ölen sind zur Entschlackung angeraten.

Verspannungen

Balsamtanne, Basilikum, Copaiba, Fichte, Gewürznelke, Immortelle, Lavendel, Majoran, Pfefferminze, Weihrauch, Wintergrün, Zitronengras, Schmerzöl

Ölmischung bei Verspannungen

- 5 Tropfen Basilikum
- 5 Tropfen Majoran
- 3 Tropfen Lavendel

Verdünnt 4–6 Tropfen auf die verspannten Muskeln auftragen und einmassieren. Eine Kompresse auflegen.

Chronische Nacken- und Schulterverspannung: Gewürznelke, Immortelle, Pfefferminze, Wintergrün, Schmerzöl

Auf die Basis der Großzehe auftragen.

Nackenschmerzen: Basilikum, Geranie, Immortelle, Muskatellersalbei, Orange, Wintergrün, Zitrone, Schmerzöl

Verdünnt 4–6 Tropfen auf den Nacken massieren und eine durchblutungsfördernde warme Kompresse auflegen.

Ölmischung bei seelischen Verspannungen und Kreativitätsverlust

- 7 Tropfen Limette
- 2 Tropfen Grapefruit
- 1 Tropfen Muskatellersalbei

Im Aroma-Diffuser vernebeln.

Mögliche Ursachen:

- Übersäuerung äußert sich in Krämpfen, Verspannungen und steifem Nacken.

Orthomolekulartherapie: Entsäuerung (siehe »Entgiftung, Entsäuerung, innere Reinigung«)

Remineralisierung: Ein hochwirksames Vitamin- und Mineralstoffpräparat einschließlich Calcium, Magnesium und andere.

Aromatherapie:
Basenbäder mit ätherischen Ölen nehmen. Die schmerzende Stelle mit Tannen-, Weihrauch- oder Wintergrünöl massieren. Um Wärme auf die Schmerzstelle zu bringen, reibt man Wintergrün, Oregano oder Ingwer, verdünnt mit reinem Pflanzenöl, ein.

Verstopfung

Anis, Estragon, Fenchel, Gewürznelke, Ingwer, Majoran, Pfefferminze, Zitrone, Verdauungsöl

- Als Nahrungsergänzung in einer Kapsel oder Flüssigkeit einnehmen, viel Wasser trinken. Hauptverursacher von Verstopfung sind geringer Flüssigkeitskonsum und mangelnder Ballaststoffverzehr (siehe Darmgesundheit[32])
- Verdünnt oder unverdünnt im Uhrzeigersinn auf den Bauch massieren.

Verwirrung

Fichte, Geranie, Ingwer, Pfefferminze, Wacholder, Weihrauch, Zedernholz, Zypresse

- Im Aroma-Diffuser vernebeln und direkt einatmen.

Verzweiflung

Fichte, Geranie, Lavendel, Muskatellersalbei, Weihrauch, Zedernholz, Zitrone

- Im Aroma-Diffuser vernebeln und direkt einatmen.

Virale Infektion —> Infektionskrankheiten

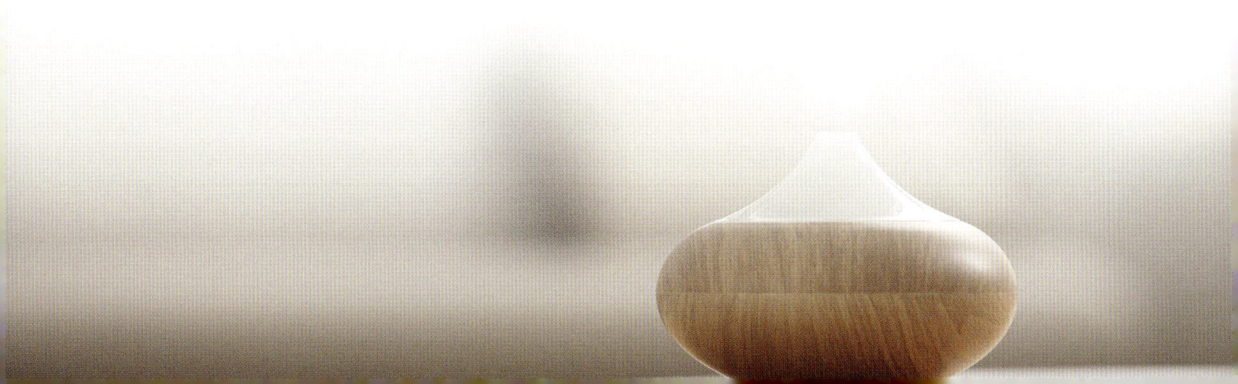

Virale, Bakterielle Erkrankungen

Bergbohnenkraut, Basilikum, Elemi, *Eucalyptus globulus, E. radiata, E. polybractea*, Gewürznelke, Ingwer, Koriander, Melisse, Myrrhe, Oregano, Ravensara, Rosmarin, Salbei, Teebaum, Thymian, Wacholder, Weißtanne, Ysop, Zimt, Zistrose

- Direkt einatmen, vernebeln, den Dampf einatmen.
- Zum Gurgeln Wasser mit 2–4 Tropfen ätherischem Öl mischen.
- Verdünnt je 1–3 Tropfen auf Stirn, Nase, Wangen, unteren Halsbereich, Brust und oberen Rückenbereich auftragen.
- 2–3 Tropfen auf die Fußsohlen massieren.
- Ein Bad mit Badesalz und ätherischen Ölen nehmen.

Vitalitätsverlust —> Energielosigkeit

Wadenkrämpfe

Siehe auch Krämpfe, Muskeln

Gewürznelke, Immortelle, Majoran, Pfefferminze, Rosmarin, Wintergrün, Zypresse, Schmerzöl

- Verdünnt 2–4 Tropfen auf die betroffene Stelle massieren.
- Nahrungsergänzung: Calcium, Magnesium.
  Calcium- und Magnesiummangel können bei Wadenkrämpfen eine entscheidende Rolle spielen.

Warzen

Gewürznelke, Lavendel, Oregano, Rosmarin, Salbei, Teebaumöl, Weihrauch, Zimtrinde, Zitrone, Zypresse, Antimikrobielle Ölmischung, Schmerzöl

Rezept bei Warzen

- 5 Tropfen Zypresse
- 10 Tropfen Zitrone
- 2 Esslöffel Apfelessig
- Zweimal täglich auftragen und bandagieren. Die Bandage bleibt, bis die Warze abgefallen ist.

Genitalwarze (HPV-Virus, Human Papillomavirus): Lavendel, Melisse, Myrrhe, Teebaum, Rosmarin, Thymian, Weihrauch, Zistrose, Antimikrobielle Ölmischung

- Verdünnt oder unverdünnt 1–3 Tropfen zweimal täglich für 10 Tage auftragen.
- Zäpfchen oder Tampon verwenden.

Warzen auf der Fußsohle

- Warze mit Weihrauch oder Zitrone oder mit verdünntem Oreganoöl 2 Wochen lang dreimal täglich behandeln.

Orthomolekulartherapie: Ein hochwirksames Vitamin- und Mineralstoffpräparat einschließlich:
Silicium: Innerlich täglich 1–3 EL Silicium-Gel zur Stärkung des Immunsystems und gegen warzenverursachende Parasiten einnehmen. Äußerlich unverdünnt auf die Warze auftragen, 10 Minuten einwirken lassen und danach mit lauwarmem Wasser abwaschen.
Kolloidales Silber (1x täglich 1 TL oder 2x täglich ½ TL mit einem Glas Wasser einnehmen, Plastik- oder Holzlöffel verwenden!)

Wechseljahrbeschwerden —> Menopause

Windpocken —> Feuchtblattern

Wirbelsäule, schmerzhafte

Balsamtanne, Basilikum, Elemi, Gewürznelke, Immortelle, Majoran, Oregano, Pfefferminze, Tanne, Thymian, Vetiver, Wintergrün, Zypresse, Antimikrobielle Ölmischung, Schmerzöl

Ölmischung bei Rückenschmerzen

- 5 Tropfen Muskatellersalbei
- 5 Tropfen Lavendel
- 5 Tropfen Kamille

- Unverdünnt 2–4 Tropfen nach Bedarf auf die Wirbelsäule auftragen, warme Kompresse auflegen (falls keine akute Entzündung vorhanden).
- 3 Wochen lang eine wöchentliche antivirale Rückenmassage nehmen.

Mögliche Ursachen:

- Übersäuerung ruft Muskelspasmen, Verspannungen und Schmerzen hervor, die durch den Ausgleich des Säure-Basen-Haushalts rasch behoben werden können.

Orthomolekulartherapie: Entsäuerung (siehe »Entgiftung, Entsäuerung, innere Reinigung«)
Remineralisierung: Ein hochwirksames Vitamin- und Mineralstoffpräparat.

Aromatherapie:
Spezielle antivirale Rückenmassagen mit ätherischen Ölen, sowie Basenbäder mit ätherischen Ölen entspannen, reinigen und wirken heilsam.

Wirbelfehlstellung —> Fehlstellung der Wirbelsäule

Wirbelsäulenveränderungen, degenerative

***Eucalyptus radiata*, Geranie, Majoran, Oregano, Pfefferminze, Ravensara, Rosmarin, Vetiver, Zypresse**

- Eine antivirale Rückenmassage mit den genannten ätherischen Ölen nehmen.

Witwenbuckel

Fenchel, Lavendel, Myrte, Pfefferminze, Salbei, Schafgarbe

- Auf Nacken und Schultern reiben.

Wundheilung

Siehe auch Schnittwunde

Blutende Wunde: Elemi, Geranie, Immortelle, Lavendel, Teebaum, Zistrose
Wenn eine Wunde schlecht verheilt, regt die Zistrose die Produktion weißer Blutkörperchen an. Elemi beschleunigt die Heilung.

- **Bei offenen Wunden** unverdünnt 1–2 Tropfen auf die Wunde geben. (Bei geschlossenen Wunden kann das Öl mit Wundsalbe oder Pflanzenöl gemischt aufgetragen werden.)

- Wunden sollen feucht gehalten werden (siehe Erste-Hilfe-Spray unten), um übermäßige Verkrustung und unschöne Vernarbung zu verhindern.

Wunden, Kratzer, Schnitte: Kamille, Lavendel, Rosmarin, Teebaum, Thymian, Wintergrün, Zypressen, Antimikrobielle Ölmischung

Wundöl

- 2 Tropfen Immortelle
- 2 Tropfen Lavendel
- Unverdünnt auf die Stelle tropfen, verdünnt bei verheilten Wunden auftragen.

Erste-Hilfe-Spray

- 5 Tropfen Lavendel
- 3 Tropfen Teebaum
- 2 Tropfen Zypresse
- ½ Teelöffel Salz
- 250 ml Wasser
- In eine Glassprühflasche füllen, kräftig schütteln und zwei- bis dreimal täglich auf die Wunde sprühen. Die Kochsalzlösung dient zur Säuberung und zum Spülen der Wunde.

Wundkompresse

- 5 Tropfen Geranie
- 5 Tropfen Zitrone
- 5 Tropfen Kamille
- Eine kühle Kompresse mit der Ölmischung auf die Wunde legen, bis die Blutung stoppt, bei Bedarf wiederholen.

Orthomolekulartherapie: Ein hochwirksames Vitamin- und Mineralstoffpräparat einschließlich kolloidales Silber einnehmen (1x täglich 1 TL oder 2x täglich ½ TL mit einem Glas Wasser einnehmen, Plastik- oder Holzlöffel verwenden!) oder auf die Wunde sprühen.

Aromatherapie:

- **Lavendel** hat einen mild-blumigen Duft und wirkt beruhigend und tröstlich auf Nerven und Gefühle in Verbindung mit Verletzungen, besonders bei blutenden Wunden. Entzündungshemmend, krampflösend und schmerzlindernd sind nur einige Eigenschaften des beliebten Lavendelöls.

- **Immortelle**, auch Katzenpfötchen oder Helichrysum genannt, vereint in sich die geballte Kraft der Sonne, um Nerven zu stärken, zu reinigen, entzündungshemmend und zellregenerierend einzugreifen. Dieses Öl ist ein ausgezeichnetes Hautöl.
- **Zistrose** wird »die therapeutische Naht» genannt, weil dieses Öl eine nahezu sofortige Regeneration einer Wunde bewerkstelligt und oft vor den Augen des Betrachters eine Blutung stoppt und die Wundheilung einleitet. Daher wird vor dem Auftragen dieses Öls die Wunde immer zuerst sorgfältig gereinigt, beispielsweise mit Lavendelöl, um nicht Fremdkörper, die zu Entzündungen führen können, einzuschließen.
- **Teebaumöl:** Im Zweiten Weltkrieg wurde das antibakterielle Teebaumöl auf offene Wunden getropft, um Infektionen zu verhindern.

Wundliegen, Wundreiben

Elemi, Geranie, Lavendel, Weihrauch

Verdünnt auf die geschlossene Wunde geben. Das milde Weihrauchöl (reines *Boswellia carterii)* kann pur in die offene Wunde gegeben werden.

Rezept bei Wundliegen

- 2 Tropfen Elemi
- 2 Tropfen Weihrauch
- 2 Tropfen Lavendel

Auf die Stelle auftragen und eine Kompresse auflegen.

Wurmbefall —> Parasitenbefall

Zähne

Copaiba, Eukalyptus, Gewürznelke, Grüne Minze, Pfefferminze, Thymian, Zimt

Mögliche Ursachen:

- Übersäuerung: Zähne sind ein Mineralstoffspeicher, der dem Körper im Notfall zur Verfügung steht, um Mineralien zum Binden und Neutralisieren von Säuren zu entziehen. Die Folge dieser Entmineralisierung sind Karies, Parodontose und Zahnfleischbluten.

Orthomolekulartherapie: Entsäuerung (siehe »Entgiftung, Entsäuerung, innere Reinigung«)
Remineralisierung: Ein hochwirksames Vitamin- und Mineralstoffpräparat einschließlich Vitamin D_3 + K, Calcium, Magnesium, essenzielle Aminosäuren und mehr.

Aromatherapie:
Ein basisches Milieu im Mundraum wird aufrechterhalten durch das Zähneputzen mit basischer Zahnpasta sowie durch basische Mundspülungen mit ätherischen Ölen. Karies kann man auf natürliche Weise überwinden durch die Remineralisierung der Zähne mittels einer remineralisierenden Zahnpasta, eines Zahnpulvers, des Ölziehens mit Kokosöl und Copaiba, Myrrhe oder Pfefferminze und einer konsequenten Zahnhygiene.
Zur allgemeinen Entsäuerung sind Basenbäder und Fußbäder mit ätherischen Ölen angeraten.

Die wirksame Mundspülung am Morgen

Zur Kariesprophylaxe und zur Reduzierung des Belags an Zähnen und auf der Zunge spielt der Speichel eine wichtige Rolle. Ist er sauer (pH-Wert 0–<7), sind Karies, Zahnfleischschwund und Demineralisierung die Folge. Je basischer der Speichel ist, desto mineralstoffreicher ist er und kann die Zähne schützen und reparieren.
Um den Speichelfluss in Gang zu bringen, hat sich über die Jahrhunderte das Kauen von Kräutern (Minze, Zitronenmelisse, Salbei) und Harzen (Weihrauch, Copal, Kolanuss) bewährt. Der Speichelfluss wird besonders von Medikamenten eingeschränkt (Mundtrockenheit). Das Wassertrinken fördert die Speichelbildung.
Eine Mundspülung aus ½ Teelöffel Birkenzucker (Xylitol – gentechnikfrei!) in 1 Glas Wasser aufgelöst, erhöht den Mineralstoffgehalt im Speichel, verbessert die Remineralisierung, reduziert Kariesbakterien und reinigt das Blut. Zusammen mit ätherischen Ölen ist die Wirkung noch intensiver. Dazu eignen sich unter anderem Eukalyptus, Gewürznelke, Lavendel, Pfefferminze, Salbei, Rosmarin, Thymian, Zimtrinde oder Zitronenmelisse.

Ein Biofilm dient den Mikroorganismen als Schutzschild

Mikroorganismen (Bakterien, Viren, Pilze) erzeugen einen Biofilm, der sie vor der Immunantwort des Körpers schützt. Ätherische Öle, reich an Eugenol (Gewürznelke – 75–80%, Zimtrinde – 20–30%, Basilikum – 2–10%), reduzieren die Biofilmbildung. Ein Mundwasser, z. B. mit Gewürznelken- und Zimtöl, ist daher imstande, die *Streptococcus-mutans*-Bakterien zu reduzieren, die für die Kariesbildung verantwortlich sind.

Mundwasser

- 250 ml Wasser
- 3 Tropfen Gewürznelke
- 3 Tropfen Zimt
- 3 Tropfen Basilikum
- 1 Glasflasche

Vor Gebrauch gut schütteln.

Wie das Ölziehen dem ganzen Körper hilft

Das Ölziehen, eine uralte Tradition, wird morgens gleich nach dem Aufwachen idealerweise für 20 Minuten gemacht. Aber auch schon 1 oder 2 Minuten Ölziehen ist besser als nichts. Das Öl wird kräftig durch die Zahnzwischenräume hin- und herbewegt und danach in den Müll gespuckt, denn es ist voller Gifte. Um Krankheitskeime aus dem Körper zu ziehen, eignen sich besonders Kokosöl und Olivenöl, aber auch Sonnenblumenöl.

⚠ Vorsicht vor Rapsöl, das oft genmanipuliert und daher gesundheitsschädigend ist!

Neben strahlend weißen Zähnen und einem frischen Atem, werden durch das Ölziehen lockere Zähne wieder fester und allerlei Krankheiten verlassen den Körper. Denn auf der Zunge sind korrespondierende Organverbindungen zu all unseren Organen, die durch das Ölziehen angeregt werden.

Das Zähneputzen mit ätherischen Ölen wie Copaiba oder Gewürznelke ist zusätzlich eine effektive Maßnahme gegen Mikroorganismen im Mund. Ein Tropfen auf die Zahnbürste getropft genügt! Nimmt man zusätzlich zur Zahnpasta noch Olivenöl dazu oder reibt Olivenöl auf Gaumen oder Zunge, werden Bakterien, Zahnbelag und Zungenbelag effektiv reduziert.

Rezept zum Ölziehen

(ohne Fluorid, synthetischen Farben, künstlichen Aromen und Konservierungsstoffen)

- ½ Tasse (75 ml) Bio-Kokosöl, flüssig
- 10 Tropfen ätherische Öle insgesamt, z. B. Zitrone, Orange, Grapefruit, Copaiba, Pfefferminze, Gewürznelke, Weihrauch
- Glas mit Schraubverschluss

Anleitung: Im Mixer oder im Schüttelbecher werden alle Inhaltsstoffe zu einer homogenen Masse gemischt und in einem Glas mit Schraubverschluss für den Gebrauch aufbewahrt. Mit 1 Teelöffel dieser Mischung wird das Ölziehen durchgeführt. Muss nicht, kann aber im Kühlschrank gelagert sein.

Spray für gesunde Zähne

- 15 Tropfen antivirale Ölmischung
- 1 Glasflasche, 100 ml, mit Sprühaufsatz
- Destilliertes Wasser zum Auffüllen

Vor Gebrauch gut schütteln, in den Mund oder zum Zähneputzen auf die Zahnbürste sprühen.

Zahnen, Schmerzen beim

Copaiba, Deutsche Kamille

Eines der ätherischen Öle stark verdünnen und den Gaumen damit einreiben.

Zähneknirschen

Siehe auch Stress

Baldrian, Lavendel

Im Aroma-Diffuser vernebeln (bei Bedarf auch nachts).
Vor dem Zubettgehen die Fußsohlen mit einem ätherischen Öl einreiben.

Zahnfleischentzündungen

Copaiba, Gewürznelke, Immortelle, Myrrhe, Salbei, Sandelholz, Teebaum, Zimtrinde, Antimikrobielle Ölmischung

Verdünnt 1–2 Tropfen täglich auf das Zahnfleisch auftragen.
Zum Gurgeln ein Glas Wasser mit 2–4 Tropfen eines ätherischen Öls mischen.

Mögliche Ursachen:

- Übersäuerung (Ernährung, Stress, Umweltgifte)
- Entmineralisierung

Orthomolekulartherapie: Entsäuerung (siehe »Entgiftung, Entsäuerung, innere Reinigung«)
Remineralisierung: Ein hochwirksames Vitamin- und Mineralstoffpräparat einschließlich Silicium (siehe »Entzündungen«), Kolloidales Silber (1x täglich 1 TL oder 2x täglich ½ TL mit einem Glas Wasser einnehmen, Plastik- oder Holzlöffel verwenden!), Magnesium, Vitamin D_3 + K.

Aromatherapie: Mit Mundwasser, etwa ein Wasser mit ätherischen Ölen, spülen und gurgeln. Man kann dem Mundwasser auch ein Basenpulver beifügen und achtet auf die Verwendung einer gesunden Zahnpasta, bevorzugt mit ätherischen Ölen.

Zahninfektion

Copaiba, Gewürznelke, Immortelle, Myrrhe, Teebaum, Weihrauch, Antimikrobielle Ölmischung

- Verdünnt 1–2 Tropfen täglich auf das Zahnfleisch auftragen.
- Zum Gurgeln, Wasser mit ätherischen Ölen verwenden.

Zahnschmerzen

Siehe auch Mundgeruch

Copaiba, Deutsche Kamille, Gewürznelke, Pfefferminze, Teebaum, Wintergrün, Antimikrobielle Ölmischung

- Verdünnt wiederholt 1–2 Tropfen auf den betroffenen Zahn und das Zahnfleisch auftragen.
- Öfter am Tag mit Wasser und 2–4 Tropfen eines ätherischen Öls gurgeln.

Zellregeneration

Lavendel, Myrrhe, Salbei

- Verdünnt 1–2 Tropfen auf die Stelle auftragen.

Zentralnervensystem

Baldrian, Balsamtanne, Lavendel, Orange, Rose, Sandelholz, Weihrauch

- Direkt einatmen.
- Verdünnt 1–2 Tropfen auf Herz, Nacken und Füße auftragen.
- 1–2 Tropfen Baldrian, Lavendel oder Orange in Nahrungsmittelqualität in etwas Wasser geben und vor dem Schlafengehen trinken.

⚠ Baldrian und andere beruhigende Öle sollten nicht beim Autofahren verwendet werden!

Zirbeldrüsenverkalkung

Galbanum, Ingwer, Deutsche Kamille, Myrrhe, Narde, Patschuli, Schwarzer Pfeffer, Sandelholz, Vetiver, Weihrauch, Zedernholz

☼ Direkt einatmen. Bereits das Einatmen erhöht die Sauerstoffproduktion an der Zirbeldrüse und Hirnanhangdrüse.
💧 1–2 Tropfen auf Stirn, Schläfen, Herz, Nacken oder Füße auftragen.

- Sandelholz und Weihrauch steigern die Sauerstoffzufuhr und stimulieren die Zirbeldrüse. Öle reich an Sesquiterpenen sind besonders wirksam, die Zirbeldrüse und Hirnanhangdrüse mit Sauerstoff anzureichern.
- Man meidet Fluor strikt.
- Hilfsmittel wie Knoblauch (½ Zehe täglich genießen und bei Bedarf zum Desodorieren in Zitrone oder Apfelessig legen), roher Bio-Apfelessig mit basischem Wasser und Honig als Getränk sowie Stille und Kontemplation, reinigen und aktivieren die Zirbeldrüse.

Zwanghaftigkeit

Geranie, Immortelle, Lavendel, Majoran, Muskatellersalbei, Salbei, Sandelholz, Zypresse

☼ Im Aroma-Diffuser vernebeln und direkt einatmen.
💧 Verdünnt 2–3 Tropfen auf die Fußsohlen auftragen.

Zwerchfellkrampf

Siehe auch Krämpfe

Majoran, Pfefferminze

💧 Unverdünnt oder verdünnt 2–3 Tropfen auf das Zwerchfell auftragen.

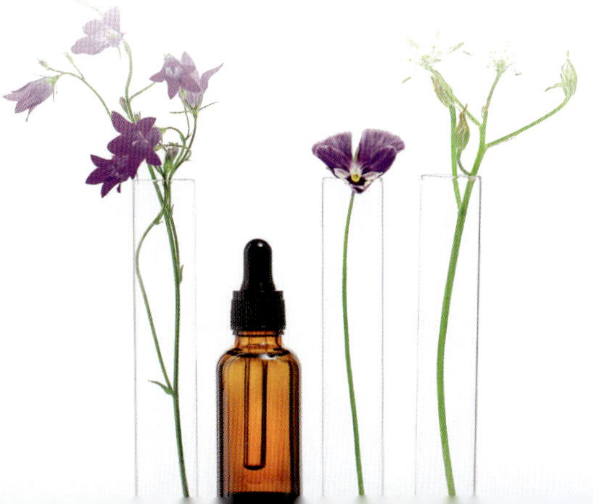

Zysten, Gebärmutter

Geranie, Lavendel, Myrrhe, Teebaum, Weihrauch, Zypresse, Natürliches Progesteron (Yamswurzel)

Zystenmischungen für Frauen

- 9 Tropfen Weihrauch
- 5 Tropfen Basilikum

oder:

- 8 Tropfen Weihrauch
- 8 Tropfen Geranie
- 8 Tropfen Zypresse

- Verdünnen, einen Bio-Tampon tränken und 4 Nächte lang verwenden. (Bei einer Reizung 3 Tage aussetzen, dann wieder beginnen.)
- So oft wie nötig eine warme Kompresse auf den Unterbauch auflegen.
- 1–3 Tropfen auf Fußreflexzonen der Fortpflanzungsorgane (auf beiden Seiten des Knöchels) auftragen und vom Sprungbein bis zum Fußgewölbe einarbeiten.
- Natürliches Progesteron (Yamswurzel) auf die Innenseite der Unterarme (Pulsstellen) auftragen.

Quelle: *Essential Oils Integrative Medical Guide*

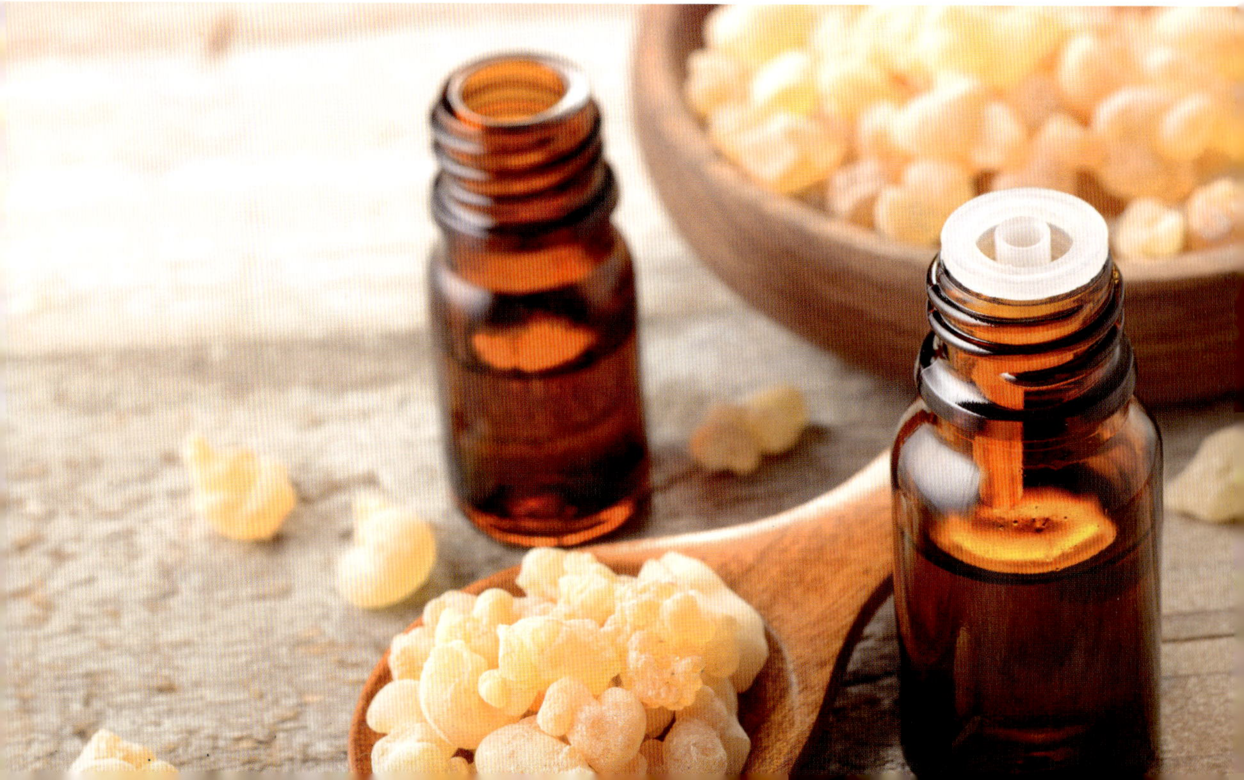

Teil III
Ätherische Öle von A bis Z

»Es gibt zwei Arten, sein Leben zu leben:
Entweder so, als wäre nichts ein Wunder,
oder so, als wäre alles eines.«
– Albert Einstein

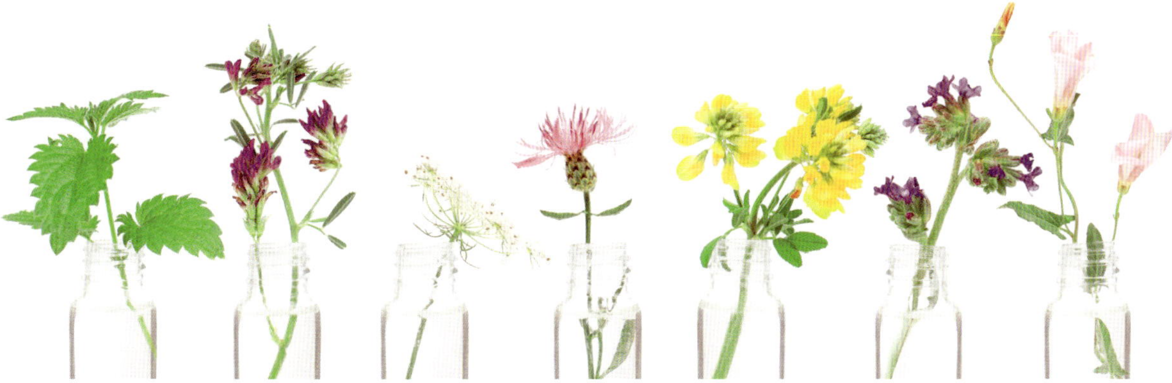

Ätherische Öle im Dienst des Lebens

So wie der Mensch mit seinen besonderen individuellen Fähigkeiten ausgestattet ist, um der Menschheit zu dienen, so weisen auch die Pflanzen ihre einzigartigen Eigenschaften auf, um uns nützlich zu sein. Abhängig von der Höhenlage, der Witterung und Sonneneinstrahlung entwickeln die Pflanzen ihre besondere Eigenart und Fähigkeiten. So haben bestimmte Pflanzen stärkere Kräfte entwickelt, Bakterien und Viren zu neutralisieren, und ihr Öl gilt als stark antibakteriell und antiviral. Andere haben sich auf die Abwehr von Parasiten spezialisiert und werden als antiparasitär bezeichnet. Wieder andere besitzen chemische Substanzen, die über ihren Duft unsere Erinnerungen wachrufen und Traumata transformieren, das Herz anheben, trübe Gedanken vertreiben und uns glücklich machen wollen.

Hier ist eine Auswahl der wohl wichtigsten und am häufigsten verwendeten Pflanzen, die mit ihren ätherischen Ölen die Hausapotheke der Natur repräsentieren.

⚠ Es werden ausschließlich ätherische Öle als Nahrungsergänzung verwendet, die am Fläschchen als Nahrungsergänzung und zum Verzehr geeignet ausgewiesen sind!

Die Wirkung ätherischer Öle auf einen Blick

Antimikrobielle Öle	Antibakterielle Öle	Antivirale Öle	Antiparasitäre Öle
Eukalyptus Geranie Gewürznelke Manuka Melisse Oregano Teebaum Thymian Zimtrinde Zitrone Zitronengras	Basilikum Bergbohnenkraut Dill Elemi Geranie Koriander Ledum Majoran Rosmarin Sandelholz Zitrone	Estragon Gewürznelke Immortelle Limette Manuka Oregano Ravensara Sandelholz Teebaum Thymian Zimtrinde	Anis Fenchel Fichte Geranie Ingwer Muskatnuss Oregano Pfefferminze Thymian Wacholder Zimtrinde

Antimykotische Öle	Beruhigende Öle	Entzündungshemmende Öle	Gefäßerweiternde Öle
Blaue Kamille Cassiazimt Lavendel Geranie Gewürznelke Narde Pfefferminze Rosmarin Sandelholz Teebaum Thymian Wacholder Zimtrinde Zitronengras	Baldrian Balsamtanne Basilikum Bergamotte Estragon Koriander Lavendel Mandarine Majoran Melisse Grüne Minze Palo Santo Rosenholz Weihrauch	Balsamtanne Basilikum Copaiba Eukalyptus Kamille Koriander Melisse Oregano schwarzer Pfeffer Pfefferminze Rosmarin Thymian Wacholder Weihrauch	Geranie Gewürznelke Grapefruit Immortelle Majoran Myrte Orange Pfefferminze Muskatnuss Wintergrün Ylang Ylang Zistrose Alle Zitrusöle Zypresse

Hormonregulierende Öle	Immunstärkende Öle	Krampflösende Öle	Nervenstärkende Öle
Bergamotte Fenchel Geranie *Jasmin absolue* Kiefer Lavendel Majoran Melisse Myrrhe Muskatellersalbei Salbei Ylang Ylang	Geranie Lavendel Ledum Oregano Palo Santo Rainfarn Ravensara Teebaum Thymian Weißtanne Zitrone Zitronengras	Basilikum Gewürznelke Lavendel Majoran Melisse Muskatellersalbei Narde Patschuli Rose Wacholder Zistrose Zypresse	Baldrian Balsamtanne Fichte Lavendel Pfefferminze Rose Rosenholz Salbei Thymian Wacholder Zedernholz Zitrusöle

Schleimlösende Öle	Schmerzlindernde Öle	Stimmungs-aufhellende Öle	Verdauungs-fördernde Öle
Anis Basilikum Dill Eukalyptus Immortelle Kiefer Majoran Pfefferminze Rosmarin Thymian Weihrauch Zypresse	Balsamtanne Basilikum Bergbohnenkraut Gewürznelke Immortelle Majoran Myrte Oregano Pfefferminze Wacholder Weißtanne Wintergrün	Bergamotte Grapefruit *Jasmin absolue* Lavendel Limette Mandarine Neroli Orange Patschuli Rose Ylang Ylang Zitrone	Anis, Dill Estragon Fenchel Ingwer Kardamom Koriander Kümmel Muskatnuss Pfefferminze Rainfarn Rosmarin Zitrone

---

ANIS (*Pimpinella anisum*)

Das Öl der Entspannung

Familie:	Gewinnung:	Hauptbestandteil:	Duftnote:	Anwendung:
Doldenblütler *(Apiaceae)*	Dampfdestilliert aus den Samen	82–95% Ester	Warm, würzig, fenchelähnlich, doch süßer	☼ ♣ 💧

Heilwirkung: Antibakteriell • Blähungstreibend (Magen, Darm) • Durchblutungsfördernd • Entkrampfend, entspannend, beruhigend • Den Gallenfluss anregend • Den Magen-Darm-Trakt anregend • Milchflussfördernd • Schleimlösend und auswurffördernd (Hustentee) • Verdauungsfördernd

Anwendungsgebiete: Erkältungskrankheiten und Reizhusten, Nervosität und Albträume, Parasitenkur, Verdauungsstörungen (Blähungen, Koliken, Krämpfe, Verstopfung), Menstruationsbeschwerden, verminderte Milchproduktion

---

ANGELIKA (*Angelica archangelica*, Engelwurz)

Angst-, Kraft- und Schutzöl

Familie:	Gewinnung:	Hauptbestandteil:	Duftnote:	Anwendung:
Doldenblütler (*Apiaceae*)	Dampfdestilliert aus Samen und Wurzeln	65–90% Monoterpene	Aromatisch, würzig, balsamisch	☼ 💧

Heilwirkung: Antimikrobiell • Stark antiseptisch • Durchblutungsfördernd • Entspannend, entkrampfend • Entzündungshemmend • Befreit von negativen Gefühlen

(Angst, Trauma) • Magenstärkend, verdauungsfördernd • Nervenberuhigend, anhebend • Luftreinigung von Pathogenen (Pest, 1660)
Anwendungsgebiete: Ängste, Demenz, depressive Verstimmung (Winterdepression), Erkältungskrankheiten (Rachen- und Lungeninfektionen), Magen-Darm-Beschwerden und Verdauungsstörungen, Menstruationsbeschwerden (PMS)

⚠ Photosensitiv (24–48 Stunden nach Auftragen des Öls direktes Sonnenlicht und UV-Strahlung meiden.)

BALDRIAN (*Valeriana officinalis*)
Das Öl für tiefe Ruhe und Entspannung

Familie:	Gewinnung:	Hauptbestandteil:	Duftnote:	Anwendung:
Baldriangewächse (*Valerianaceae*)	Dampfdestillation der Wurzeln	34–50% Ester, 30–41% Monoterpene	Bitter, süßlich, würzig	☼ ♣ 💧

Heilwirkung: Beruhigend (Zentralnervensystem) • Emotional ausgleichend • Entspannend • Entkrampfend • Erdend
Anwendungsgebiete: Unruhezustände, Nervosität, Schlaflosigkeit, Angstzustände, Krämpfe, Koliken, Epilepsie

---

BALSAMTANNE (*Abies balsamea*)
Atmung, Muskeltonikum, Erdung, Entspannung

Familie:	Gewinnung:	Hauptbestandteil:	Duftnote:	Anwendung:
Kieferngewächse (*Pinaceae*)	Dampfdestillation aus Nadeln und Zweigen	75–90% Monoterpene	Weihnachtlicher Tannenduft	☼ 💧

Heilwirkung: Antibakteriell • Antitumoral • Entzündungshemmend • Gerinnungshemmend
Anwendungsgebiete: Lungen-, Rachen- und Nebenhöhleninfektionen, Arthritis und Rheumatismus, Harnwegsinfektionen, Skoliose, Hexenschuss, Ischias, Erschöpfung

BASILIKUM *(Ocimum basilicum, Basilienkraut, Königskraut)*

Das »Königskraut« gegen Entzündung und Erschöpfung

Familie:	Gewinnung:	Hauptbestandteil:	Duftnote:	Anwendung:
Lippenblütler (*Lamiaceae*)	Dampfdestilliert aus Blättern, Stängeln und Blüten	52–90% Phenole	Frisch, balsamisch, warm	☼ ♣ 💧

Der Name Basilikum entstammt dem griechischen Wort *basileum* – König.

Heilwirkung: Antibakteriell • Antiparasitär • Antiviral • Stark krampflösend • Stark entzündungshemmend • Muskelentspannend und schmerzlindernd • Nervenstärkend und beruhigend

Anwendungsgebiete: Virale Hepatitis, virale Enzephalitis (Gehirnhautentzündung), Rachen- und Lungenprobleme, Magen-Darmprobleme, Menstruationsbeschwerden, Migräne, Nervenentzündung, Erschöpfung, Schlafstörungen, Selbstbehauptung und Befreiung aus der Isolation

⚠ Bei Epilepsie und in der Schwangerschaft meiden.

BERGAMOTTE *(Citrus bergamia)*

Das Öl der Freude und Wärme

Familie:	Gewinnung:	Hauptbestandteil:	Duftnote:	Anwendung:
Rautengewächse (*Rutaceae*)	Kaltgepresst aus der Schale	40–70% Monoterpene, 25–50% Ester, 5–32% Alkohole	Frisch, fruchtig, zitronig	☼ ♣ 💧

Heilwirkung: Antibakteriell • Antidepressiv • Antiparasitär • Appetitanregend • Beruhigend und entkrampfend • Hormonunterstützend • Stimmungsaufhellend • Verdauungsanregend

Anwendungsgebiete: Angstzustände, Depression, Stress, Unruhe und nervöse Anspannungen, Entzündungen (Mundschleimhaut, Hals-, Blasenentzündung), Hautprobleme (Akne, Ekzeme, fette Haut, Psoriasis), Magen-Darm-Parasiten, Schlaflosigkeit, virale Infektionen (Herpes, Scheidenpilz, Ausfluss)

⚠ Photosensitiv (48 Stunden), Bergamotte hat eine sehr hohe Lichtempfindlichkeit.

BERGBOHNENKRAUT (*Satureja montana*)

Ein Öl für Energie und Motivation

Familie:	Gewinnung:	Hauptbestandteil:	Duftnote:	Anwendung:
Lippenblütler (*Lamiaceae*)	Dampfdestilliert von der blühenden Pflanze	40–58% Phenole, 15–32% Monoterpene, 14–25% Alkohole	Krautig, würzig, aromatisch	☼ 💧

Heilwirkung: Antibakteriell • Antimykotisch • Antiparasitär • Antiviral • Entzündungshemmend • Immunstimulierend • Das Nervensystem stärkend und anregend • Schmerzlindernd

Anwendungsgebiete: Bronchitis, Husten, chronische Infekte, Depression, Erschöpfung, Gedächtnisstörungen, virale Infektionen (Herpes, HIV etc.), Skoliose, Hexenschuss und Rückenprobleme

⚠ Hautreizend, starke Verdünnung empfohlen

Durch den hohen Gehalt des Phenols Carvacrol (22–35%), wird Bergbohnenkraut erfolgreich sowohl gegen Bakterien als auch Viren, Parasiten und Pilze eingesetzt.

BLAUER EUKALYPTUS (*Eucalyptus bicostata*)

Das Atmungsöl, das beruhigt

Familie:	Gewinnung:	Hauptbestandteil:	Duftnote:	Anwendung:
Myrtengewächs (*Myrtaceae*)	Dampfdestilliert von den Blättern	60–75% Oxide	Frisch, zitronig, krautig, blumig	☼ 💧

Heilwirkung: Antibakteriell • Antimykotisch • Antiviral • Hormonunterstützend (Östrogen nachahmend) • Schleimlösend • Schweißtreibend

Anwendungsgebiete: Unterstützt die Atmung- und Lungenfunktion, Muskelkater, beruhigend sowie belebend

BLAUER RAINFARN (*Tanacetum annuum*)

Ein Öl, das die Nerven schützt

Familie:	Gewinnung:	Hauptbestandteil:	Duftnote:	Anwendung:
Korbblütler (*Asteraceae*)	Dampfdestilliert aus der blühenden Pflanze	35–65% Monoterpene	Sanft, warm, leicht fruchtig	☼ 💧

Heilwirkung: Antimykotisch • Entspannend • Entzündungshemmend • Hormonähnlich • Juckreizlindernd • Schmerzlindernd

Anwendungsgebiete: Unterstützt die Nerven, hebt den niedrigen Blutdruck, ist ein Antihistaminikum

BLAUE ZYPRESSE (*Callitris intratropica*)

Ein Anti-Herpes-Öl

Familie:	Gewinnung:	Hauptbestandteil:	Duftnote:	Anwendung:
Zypressengewächs	Dampfdestilliert aus Blättern und Baumholz	45–70% Sesquiterpenole	Rauchig, holzig	☼ 💧

Heilwirkung: Antiviral • Entzündungshemmend

Anwendungsgebiete: Virale Infektionen (Herpes, Humaner Papillomavirus etc.)

BLAUFICHTE (*Picea pungens*)

Das Baumöl für Ausgeglichenheit und Erdung

Familie:	Gewinnung:	Hauptbestandteil:	Duftnote:	Anwendung:
Kieferngewächs (*Pinaceae*)	Dampfdestilliert aus Zweigen, Nadeln, Holz	10–40% Monoterpene, 10–20% Ester	Rauchig, holzig	☼ 💧

Heilwirkung: Antibakteriell • Antimikrobiell • Antioxidativ • Entspannend • Schleimlösend • Schmerzbetäubend

Anwendungsgebiete: Entspannung, Schleimlösung, Schmerzlinderung, für Erdung und Ausgeglichenheit

CBD (*Cannabis sativa*)

Eine universale Heilpflanze

Familie:	Gewinnung:	Hauptbestandteil:	Duftnote:	Anwendung:
Hanfgewächse (*Cannabaceae*)	Absolue oder Extrakt	Cannabinoide	Krautig mit nussiger Note	💧 ♣

Heilwirkung: Antitumoral • Den Augendruck senkend (Glaukom) • Blutdrucksenkend • Entkrampfend (Muskelkrämpfe) • Linderung von Asthma, Depression, Epilepsie, Schlaflosigkeit und Verstopfung • Linderung von Schmerzen und Nebenwirkungen der Chemotherapie
Anwendungsgebiete: Universell

Das CBD-Öl ist kein ätherisches Öl, sondern ein Absolue oder Extrakt, wird aber wegen seiner heilsamen Bedeutung hier explizit erwähnt. Früher wurde Hanf nicht nur als Hausmittel für alle möglichen Leiden verwendet. Die Karosserie der ersten Autos wurde einst aus Hanf gemacht! Sie war fester und widerstandsfähiger als das heutige Blech. Doch damals kam zur gleichen Zeit das Plastik auf den Markt und die Erzeugerfirma verdrängte den beliebten und billigen Hanf. Und weil er so vielfach anzuwenden und dazu noch heilsam war, wurde Hanf kurzerhand als gefährlich verboten.

Die Cannabis-Pflanze, die als Marihuana bekannt ist, besteht großteils aus dem chemischen Wirkstoff Tetrahydrocannabinol (THC), der in den Knospen konzentriert ist und eine psychotrope Wirkung hat. Diese Pflanze wird nicht zur Herstellung von CBD-Öl verwendet. Das CBD-Öl für therapeutische Zwecke hingegen ist reich an Cannabidiol (CBD) mit einem geringen THC-Gehalt von weniger als 0,3%. Es heißt, dass niedrige THC-Werte und hohe CBD-Werte in Hanfpflanzen jegliche psychoaktive Wirkung negieren.

Es gibt zwar ein dampfdestilliertes Öl, aber das meiste von dem, was im Einzelhandel angeboten wird und Cannabisöl genannt wird, ist kein ätherisches Öl.

Hanföl (nicht zu verwechseln mit dem CBD-Öl) wird im Bioladen als Lebensmittel verkauft und hat das Verhältnis von 1:1 Omega-3- zu Omega-6-Fettsäuren.

COPAIBA (*Copaifera reticulata*, Kopal)

Das stärkste, doch mild duftende Öl gegen Entzündungen

Familie:	Gewinnung:	Hauptbestandteil:	Duftnote:	Anwendung:
Hülsenfrüchtler *Fabaceae*	Dampfdestilliert aus dem Harz	70–85% Sesquiterpene	Warm und holzig	☼ 💧

Heilwirkung: Angstlösend • Antimikrobiell • Antiseptisch • Stark entzündungshemmend • Geschwüre verhindernd • Nervenschützend • Nierensteine vorbeugend • Schleimlösend

Anwendungsgebiete: Arthritis, Hautprobleme (Schuppenflechte), Harnwegsbeschwerden, Halskratzen, Herz-Kreislauf-System, Immunsystem, Verdauungsystem, Nervensystem, Insektenstiche, Magenbeschwerden, Rheumatismus, Schmerzbewältigung

DILL (*Anethum graveolens*, Dille, Gurkenkraut)

Das Öl zur Beruhigung, ein beliebtes Küchengewürz

Familie:	Gewinnung:	Hauptbestandteil:	Duftnote:	Anwendung:
Doldenblütler (*Apiaceae*)	Dampfdestilliert aus der ganzen Pflanze	5–65% Monoterpene, 30–45% Ketone	Anregend, würzig, frisch	☼ ♣ 💧

Heilwirkung: Appetitanregend • Antibakteriell • Antidiabetisch • Antimykotisch • Krampflösend, blähungstreibend • Die Pankreas stimulierend, blutzuckerregulierend • Schleimlösend

Anwendungsgebiete: Blähungen, Diabetes (regt die Bauchspeicheldrüse an, reguliert den Blutzucker), Leberprobleme, Verdauungsprobleme

DORADO AZUL (*Hyptis suaveolens*)

Ein revitalisierendes, ausgleichendes, beruhigendes Öl

Familie:	Gewinnung:	Hauptbestandteil:	Duftnote:	Anwendung:
Lippenblütler (*Lamiaceae*)	Dampfdestilliert aus Blüte, Blättern und Stängeln	Monoterpene	Krautig, minzig, erfrischend	☼ 💧

Heilwirkung: Antihyperglykämisch • Antimikrobiell • Antioxidativ • Antiseptisch • Atemwege anregend • Blutgefäßerweiternd, durchblutungsfördernd • Entzündungshemmend • Magen-, darm- und leberschützend

Anwendungsgebiete: Asthma, Bronchitis, Atemnot, Diabetes, Hormonausgleich, Magen-, Darm-, Verdauungsprobleme, Mundhygiene

---

DOUGLASIE (*Pseudotsuga menziesii*)

Der Duft des Waldes für Atmung und Tiefenentspannung

Familie:	Gewinnung:	Hauptbestandteil:	Duftnote:	Anwendung:
Kieferngewächs (*Pinaceae*)	Dampfdestilliert aus Nadeln, Zweigen, Rinde und Holz	60–80% Monoterpene	Klar, balsamisch, sanfter Waldduft	☼ 💧

Heilwirkung: Antimykotisch • Antioxidativ • Antitumoral • Schmerzlindernd
Anwendungsgebiete: Atemwegs- und Nebenhöhleninfektionen

ELEMI (*Canarium luzonicum*)

Das Öl mit dem Blick nach Innen

Familie:	Gewinnung:	Hauptbestandteil:	Duftnote:	Anwendung:
Balsambaum-gewächse (*Burseraceae*)	Dampfdestilliert aus dem Harz der Bäume	55–90% Monoterpene	Waldig-zitronig mit einem Hauch Fenchel	☼ 💧

Heilwirkung: Adstringierend • Antimikrobiell • Antiseptisch • Antitumoral • Antiviral • Entzündungshemmend • Gewebsbildend und wundheilend • Immunstimulierend • Krampflösend • Konzentrationsfördernd • Stimmungsaufhellend
Anwendungsgebiete: Angstzustände, Hautprobleme (Akne, Falten, schlecht heilende Wunden, Narben), Muskel- und Nervenschmerzen

---

ESTRAGON (*Artemisia dracunculus*)

Das Küchengewürz, das ein trauriges Gemüt erhellt

Familie:	Gewinnung:	Hauptbestandteil:	Duftnote:	Anwendung:
Korbblütler (*Asteraceae*)	Dampfdestilliert aus den Blättern	65–85% Phenolether, 14–30% Monoterpene	Würzig, süß, krautig	☼ ♣ 💧

Heilwirkung: Antibakteriell • Antiparasitär • Antiviral • Entzündungshemmend • Krampflösend • Schmerzlösend • Verdauungsfördernd

Anwendungsgebiete: Depression, Harnwegsinfektionen, Magen-Darm-Beschwerden, Übelkeit, Menstruationsbeschwerden, das Herz wärmend

---

EUCALYPTUS GLOBULUS

Ein Öl für Gesundheit, Reinigung und Heilung

Familie:	Gewinnung:	Hauptbestandteil:	Duftnote:	Anwendung:
Myrtengewächse (*Myrtaceae*)	Dampfdestilliert von Blättern	60–75% Oxide, 12–35% Monoterpene	Minzig, holzig, frisch	☼ ♣ 💧

Heilwirkung: Antibakteriell • Antidiabetisch • Antimikrobiell • Antiviral • Pilzhemmend

Anwendungsgebiete: Atemwegs- und Nebenhöhleninfektionen, Arthritis, Rheumatismus, Muskelkater, Hautgeschwüre

---

EUCALYPTUS RADIATA (Pfefferminz-Eukalyptus)

Das Öl als Hilfe bei Atemwegserkrankungen

Familie:	Gewinnung:	Hauptbestandteil:	Duftnote:	Anwendung:
Myrtengewächse (*Myrtaceae*)	Dampfdestilliert von den Blättern	61–77% Oxide, 13–24% Monoterpene	Mild, krautig, frisch	☼ ♣ 💧

Heilwirkung: Antibakteriell • Antiviral • Entzündungshemmend • Schleimlösend
Anwendungsgebiete: Atemwegs- und Nasenhöhleninfektionen, virale Infektionen

---

FENCHEL (*Foeniculum vulgare*)

Das Öl, das sicher und glücklich macht

Familie:	Gewinnung:	Hauptbestandteil:	Duftnote:	Anwendung:
Doldenblütler (*Apiaceae*)	Dampfdestilliert von den zerstoßenen Fenchelsamen (Frucht)	52–80% Phenolether, 27–50% Monoterpene	Warm, würzig, süß	☼ ♣ 💧

Heilwirkung: Antiparasitär (Würmer) • Antiseptisch • Antitumoral • Beruhigend, entspannend, stimmungsaufhellend • Entzündungshemmend • Hormonähnlich (Östrogen) • Krampflösend • Schmerzlindernd • Stoffwechselanregend

Anwendungsgebiete: Arthritis und Rheumatismus, Diabetes, Fettleibigkeit, Harnwegsinfektionen, Krebs, Magen-Darm-Parasiten, Menstruationsbeschwerden, PMS, Verdauungsprobleme, Wassereinlagerung, Stress und Nervosität

GALBANUM (*Ferula gummosa*)

Ein harmonisierendes, ausgleichendes und erdendes Öl

Familie:	Gewinnung:	Hauptbestandteil:	Duftnote:	Anwendung:
Doldenblütler (*Apiaceae*)	Dampfdestilliert aus dem Harz	50–95% Monoterpene	Grün, erdig, würzig	☼ ♣ 💧

Heilwirkung: Antiseptisch • Durchblutungsfördernd • Entzündungshemmend • Harmonisierend und ausgleichend • Krampflösend • Kreislaufstimulierend • Schmerzlindernd • Spirituell anhebend (besonders mit Weihrauch und Sandelholz)

Anwendungsgebiete: Nervöse Anspannungen, Hautprobleme (Akne, Abszess, Furunkel, Narben, Falten), Rheumatismus, Verdauungsprobleme (Durchfall)

⚠ Nicht in der Schwangerschaft verwenden!
(Vaginalzäpfchen mit Galbanum wirken austreibend.)

GERANIE (*Pelargonium graveolens*)

Das Öl für Frieden, Wohlbefinden und Hoffnung

Familie:	Gewinnung:	Hauptbestandteil:	Duftnote:	Anwendung:
Storchenschnabelgewächse (*Geraniaceae*)	Dampfdestilliert aus Blüten und Blättern	50–70% Alkohole, 15–30% Ester	Blumig, zart, rosig	☼ ♣ 💧

Heilwirkung: Antibakteriell • Antimykotisch • Antioxidativ • Antitumoral • Blutstillend (stoppt Blutungen) • Durchblutungsfördernd • Entzündungshemmend • Hautregenerierend • Krampflösend • Leber und Bauchspeicheldrüse anregend • Gallengang, zur Leberentgiftung erweiternd

Anwendungsgebiete: Durchblutungsstörungen, Hautprobleme (Akne, Dermatitis, Ekzeme, Schuppenflechte, Weißfleckenkrankheit), Hepatitis, Fettleber, Hormonungleichgewicht, Menstruationsbeschwerden, Pilzinfektionen, virale Infektionen (Herpes, Gürtelrose)

GEWÜRZNELKE (*Syzygium aromaticum*)

Ein Öl für Mut und Schutz

Familie:	Gewinnung:	Hauptbestandteil:	Duftnote:	Anwendung:
Myrtengewächse (*Myrtaceae*)	Dampfdestilliert aus Knospen und Stängeln	70–85% Phenole	Süß, würzig, erdend	☼ ♣ 💧

Heilwirkung: Antiaging • Antimikrobiell • Antimykotisch • Antioxidativ • Antiparasitär • Entzündungshemmend • Gerinnungshemmend • Krampflösend • Knochenerhaltend • Schlaffördernd • Schmerzlindernd, betäubend

Anwendungsgebiete: Akne, Antiaging, Arthritis, Rheumatismus, Diabetes, Geschwüre, Herz-Kreislauf-Erkrankungen, Infektionen (Hals, Nebenhöhlen, Lunge), Katarakt, Leberprobleme (Hepatitis), Magen-Darmbeschwerden (Infektionen, Parasiten), Schmerzmanagement

⚠ Die gerinnungshemmenden Eigenschaften des Gewürznelkenöls können sich in Kombination mit Warfarin, Aspirin und anderen verstärken.

GOLDRUTE (*Solidago canadensis*)

Ein Stimulans und Tonikum

Familie:	Gewinnung:	Hauptbestandteil:	Duftnote:	Anwendung:
Korbblütler (*Asteraceae*)	Dampfdestilliert von den Blütenspitzen	30–55% Monoterpene, 24–35% Sesquiterpene	Lebhaft, erdig, krautig	☼ ♣ 💧

Heilwirkung: Antihypertensiv (blutdrucksenkend) • Entzündungshemmend • Harntreibend • Leberanregend

Anwendungsgebiete: Bluthochdruck, Kreislaufstörungen, Harnwegsinfektionen, Nieren- und Blasenleiden, Hepatitis (Fettleber), Leberstau

GRAPEFRUIT (*Citrus paradisi*)

Das Öl der sprühenden Lebensfreude

Familie:	Gewinnung:	Hauptbestandteil:	Duftnote:	Anwendung:
Rautengewächse (*Rutaceae*)	Kaltgepresst aus der Schale	90–95% Monoterpene (davon 86–92% d-Limonene)	Fruchtig, würzig, frisch	☼ ♣ 💧

Heilwirkung: Antidepressiv • Antiseptisch • Antitumoral • Appetitregulierend • Endorphinausschüttung fördernd • Entgiftend • Fettlösend • Fiebersenkend • Harntreibend • Immunstimulierend • Lufreinigend • Reinigend (Lymph-, Gefäßsystem, Nieren) • Stoffwechselanregend

Anwendungsgebiete: Alzheimer, Angstzustände, Atemwegserkrankungen (Husten, Bronchitis, Keuchhusten), Cellulitis, Depression, Fettleibigkeit, Krampfadern, Leberstörungen, Pubertätskrise, Suchterkrankungen, Übelkeit während der Schwangerschaft, Wassereinlagerung

⚠ Photosensitiv (24 Stunden)
Wechselwirkung mit Arzneimitteln.

GRÜNE MINZE (*Mentha spicata*, Krauseminze)

Ein minzig duftendes Küchenöl

Familie:	Gewinnung:	Hauptbestandteil:	Duftnote:	Anwendung:
Lippenblütler (*Lamiaceae*)	Dampfdestilliert aus den Blättern	51–70% Ketone, 17–30% Monoterpene	Weich, minzig, leicht fruchtig	☼ ♣ 💧

Heilwirkung: Antibakteriell • Antiseptisch • Antitumoral • Entzündungshemmend • Krampflösend und beruhigend • Gallenblase anregend • Schleimlösend • Stoffwechselanregend • Verdauungsanregend

Anwendungsgebiete: Fettleibigkeit, Hepatitis, Magen-, Darm-, Verdauungsstörungen, Übelkeit

⚠ Aufgrund der Monoterpenketone ist Vorsicht
bei Babys und Schwangeren geboten.

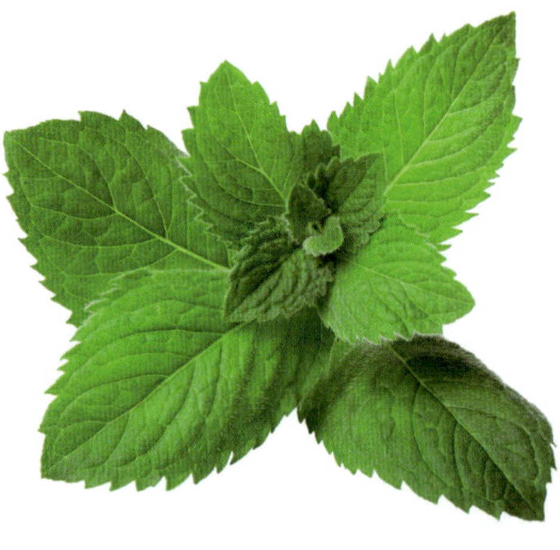

IMMORTELLE (*Helicrysum italicum*, Strohblume)

Das Nerven- und Hautöl

Familie:	Gewinnung:	Hauptbestandteil:	Duftnote:	Anwendung:
Korbblütler (*Asteraceae*)	Dampfdestilliert von der Blüte	28–60% Ester	Frisch, erdig, krautartig	

Heilwirkung: Antiviral • Betäubend • Gerinnungshemmend • Giftstoffe, Chemikalien herauslösend • Krampflösend • Leberschützend, entgiftend, anregend • Nerven regenerierend

Anwendungsgebiete: Arteriosklerose, Bluthochdruck, Blutgerinnsel, Hautprobleme (Ekzeme, Schuppenflechte, Narben, Krampfadern), Herpes, Kreislaufprobleme, Leberstörungen

Die gerinnungshemmenden Eigenschaften der Immortelle können eine Wechselwirkung mit Medikamenten (Warfarin, Aspirin etc.) eingehen und die Wirkung verstärken.

INGWER (*Zingiber officinale*)

Ein Öl, das wärmt

Familie:	Gewinnung:	Hauptbestandteil:	Duftnote:	Anwendung:
Ingwergewächse (*Zingiberaceae*)	Dampfdestilliert aus der Wurzel	50–90% Sesquiterpene	Aromatisch, warm, würzig	

Heilwirkung: Appetitanregend • Entzündungshemmend • Gerinnungshemmend • Nervenberuhigend • Pilzhemmend • Schleimlösend • Verdauungsfördernd

Anwendungsgebiete: Arthritis, Rheumatismus, Atemwegsinfektionen, Verschleimung, Muskelschmerzen, Übelkeit

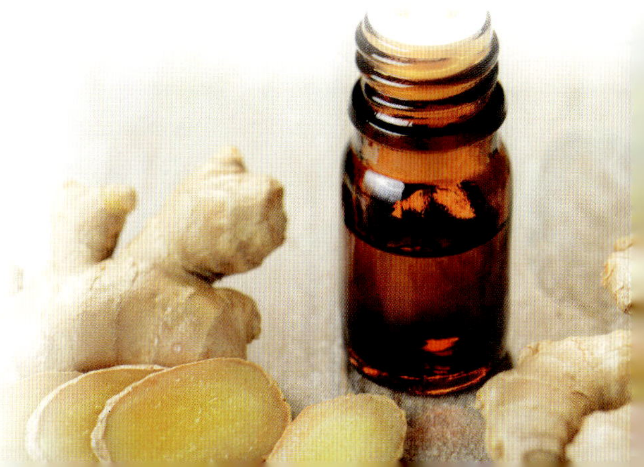

JASMIN (*Jasminum officinale*)

Die »Königin der Nacht«, ein verführerischer Duft

Familie:	Gewinnung:	Hauptbestandteil:	Duftnote:	Anwendung:
Ölbaumgewächse (*Oleaceae*)	Absolue-Extraktion aus der Blüte (Lösungsmittelextraktion; Jasmin ist kein ätherisches Öl, sondern eine Essenz)	33–53% Ester	Warm, exotisch, blumig	☼ 💧

Heilwirkung: Anregend • Antidepressiv • Antibakteriell • Antiviral • Aufbauend
Anwendungsgebiete: Angstzustände, Depression, Nervliche Erschöpfung, Frigidität, Hautprobleme (Ekzeme, Falten, fettige Haut)

500 kg Jasmin ergibt 500 g Jasminöl.
500 kg Jasmin sind an die 3,6 Millionen frische Blüten!
Es braucht mehr als 1 Tonne Jasminblüten, um weniger als ½ Liter Öl zu erzeugen.
(Das erklärt, warum Jasminöl so teuer ist.)
Jasmin wird nachts gepflückt, um das volle Aroma zu erhalten, das tagsüber verfliegt.

KAMILLE, Deutsche (*Matricaria recutita*, Echte Kamille)

Das Öl für Beruhigung und Klarheit des Geistes

Familie:	Gewinnung:	Hauptbestandteil:	Duftnote:	Anwendung:
Korbblütler (*Asteraceae*)	Dampfdestilliert aus den Blüten	34–60% Sesquiterpene, 33–57% Oxide	Frisch, kühlend	☼ ♣ 💧

Heilwirkung: Stark antioxidativ • Antitumoral • Entspannend, betäubend • Entzündungshemmend • Leber und Gallenblase unterstützend • Verdauungsfördernd
Anwendungsgebiete: Nervliche Anspannung, Arteriosklerose, Arthritis, Entzündungen, Hautprobleme (Akne, Ekzeme, Narben), Hepatitis (Fettleber), Karpaltunnelsyndrom, Krampflösung, Magen-Darm-Beschwerden (Gastritis, Colitis, Blähungen), Menstruationsbeschwerden, Schlaflosigkeit

Die blaue Farbe des Chamazulen ist für die Kamille charakteristisch.

KAMILLE, RÖMISCHE (*Chamaemelum nobile*, Gartenkamille)

Heilpflanze, Küchenkraut und ein beruhigendes Öl

Familie:	Gewinnung:	Hauptbestandteil:	Duftnote:	Anwendung:
Korbblütler (*Asteraceae*)	Dampfdestilliert aus den Blüten	55–75% Ester, 18–35% Monoterpene	Warm, süß, kräftig	☼ ♣ 💧

Heilwirkung: Antibakteriell • Antiparasitär (Würmer) • Betäubend • Entspannend • Entzündungshemmend • Krampflösend

Anwendungsgebiete: ADHS, Angstzustände, Depressionen, Hautprobleme, Nervosität, Ruhelosigkeit, Schlaflosigkeit, Schwächezustand

KARDAMOM (*Elettaria cardamomum*)

Ein himmlisches Küchengewürz, als »Paradieskörner« bekannt

Familie:	Gewinnung:	Hauptbestandteil:	Duftnote:	Anwendung:
Ingwergewächse (*Zingiberaceae*)	Dampfdestilliert aus Samen	43–56% Ester, 28–35% Oxide	Exotisch würzig, wärmend balsamisch	☼ ♣ 💧

Heilwirkung: Antimikrobiell (Reinigungsspray, antimikrobielle Mundspülung) • Antioxidativ • Antiparasitär • Krampflösend (neuromuskulär, Magenkrämpfe, Atemwegsbeschwerden) • Magenschutz, Übelkeit • Speichel-, Magen- und Gallensaftsekretion fördernd • Schleimlösend • Wundheilend

Anwendungsgebiete: Asthma (Aroma-Diffuser, Dampfinhalation, persönlicher Inhalator), Lungen- und Nebenhöhleninfektionen, Kopfschmerzen, Bauchspeicheldrüse, Krebsprävention, Insektenabwehr (Mückenspray), Senilität, Übelkeit (mit Ingwer und Pfefferminze), Verdauungsstörungen

KAROTTENSAMEN (*Daucus carota*)

Ein sanftes Hautöl (aus Karottensamen)

Familie:	Gewinnung:	Hauptbestandteil:	Duftnote:	Anwendung:
Doldenblütler (*Apiaceae*)	Dampfdestilliert von den Samen	29–47% Alkohole, 20–24% Monoterpene, 20–24% Sesquiterpene	Erdig, waldig	☼ ♣ 💧

Heilwirkung: Abführend • Antimykotisch • Antiparasitär • Antiseptisch • Harntreibend • Gefäßerweiternd

Anwendungsgebiete: Hautprobleme (Ekzeme, fettige Haut, Schuppenflechte, Falten), Leberprobleme, Wassereinlagerungen

---

KIEFER (*Pinus sylvestris*, Waldkiefer)

Ein waldig duftendes Anti-Entzündungsöl

Familie:	Gewinnung:	Hauptbestandteil:	Duftnote:	Anwendung:
Kieferngewächse (*Pinaceae*)	Dampfdestilliert aus den Nadeln	43–80% Monoterpene	Stärkend, erdend, waldig	☼ 💧

Heilwirkung: Antiseptisch • Antidiabetisch • Cortisonähnlich • Hormonähnlich • Lymphe anregend

Anwendungsgebiete: Angstzustände, Arthritis und Rheumatismus, Diabetes, Rachen-, Lungen- und Nebenhöhleninfektion, Harnwegsinfektion, Hautparasiten

---

KORIANDER (*Coriandrum sativum*)

Das wohltuend beruhigende Öl

Familie:	Gewinnung:	Hauptbestandteil:	Duftnote:	Anwendung:
Doldenblütler (*Apiaceae*)	Dampfdestilliert aus den Samen	67–84% Alkohole, 10–24% Monoterpene	Erfrischend, zitronig, belebend	☼ ♣ 💧

Heilwirkung: Stark antibakteriell • Antimikrobiell • Antimykotisch • Antioxidativ • Appetitanregend • Beruhigend • Entzündungshemmend • Hormonähnlich (Östrogen) • Krampflösend und blähungstreibend • Leberschützend • Verdauungsfördernd (Verstopfung) • Schmerzlindernd

Anwendungsgebiete: Angina, Arthritis, Arthrose, Bauchspeicheldrüse, Blähungen und Bauchkrämpfe, Bronchitis, Diabetes, Hautprobleme, Magen-Darm-Probleme, Nervenprobleme (Gehirn), Pilzerkrankung, Schwäche und Müdigkeit

KÜMMEL (*Cuminum cyminum*, Kreuzkümmel, Mutterkümmel)

Das Öl, das Sicherheit und Geborgenheit schenkt

Familie:	Gewinnung:	Hauptbestandteil:	Duftnote:	Anwendung:
Doldenblütler (*Apiaceae*)	Dampfdestilliert aus den Samen	43–75% Monoterpene, 41–57% Aldehyde	Warm, würzig	☼ ♣ 💧

Heilwirkung: Angstlösend • Antimykotisch • Antioxidativ • Antiseptisch • Antitumoral • Antiviral • Aphrodisierend, belebend, ausgleichend • Entkrampfend, entspannend • Entzündungshemmend • Immunstimulierend • Leberschützend • Stimmungsaufhellend (Gefühlskälte) • Verdauung unterstützend, entblähend

Anwendungsgebiete: Infektionskrankheiten, Krebs, Muskelverspannungen, prämenstruelles und klimakterisches Syndrom, Verdauungsstörungen (Bauchkrämpfe, Blähungen)

⚠ Verdünnt auf die Haut auftragen. Nach dem Auftragen des Öls 12 Stunden lang direktes Sonnenlicht und UV-Strahlung meiden.

LAVANDIN (*Lavandula x hybrida*, Hybridlavendel)

Das Öl der Reinigung

Familie:	Gewinnung:	Hauptbestandteil:	Duftnote:	Anwendung:
Lippenblütler (*Lamiaceae*)	Dampfdestillation der Blüten	31–60% Alkohole, 32–55% Ester, 7–24% Monoterpene	Frisch, krautartig, mit einer leichten Kampfernote	☼ 💧

Heilwirkung: Antibakteriell • Antimykotisch • Stark antiseptisch • Antiviral • Entzündungshemmend • Immunstimulierend • Muskelentspannend und schmerzlindernd • Vitalisierend und zellregenerierend

Anwendungsgebiete: Atemwegserkrankungen, niederer Blutdruck, Durchblutungsstörungen, Herz-Kreislauf-Schwäche, Insektenabwehr, Muskelverspannungen, Nervosität

⚠ Aufgrund seines Kampfergehalts wird Lavandin nicht für Wunden (offene Wunden, Brandwunden, Verbrennungen) verwendet (Kampfer brennt).

LAVENDEL (*Lavandula angustifolia*, Echter Lavendel)

Das wundheilende Öl

Familie:	Gewinnung:	Hauptbestandteil:	Duftnote:	Anwendung:
Lippenblütler (*Lamiaceae*)	Dampfdestillation der Blüten	30–58% Alkohole, 26–52% Ester, 7–24% Monoterpene	Frisch, süß, blumig, krautig	

Heilwirkung: Antimikrobiell • Antimykotisch • Antiseptisch • Antitumoral • Blutdrucksenkend • Blutfettanteil (Cholesterin) verringernd • Entspannend, besänftigend, krampflösend • Entzündungshemmend • Gallentreibend und Gallenfluss fördernd • Gefäßerweiternd • Harntreibend • Krampflösend • Schmerzstillend • Wundheilend
Anwendungsgebiete: Angstzustände, Atemwegsinfektionen, Arteriosklerose, Bluthochdruck, Depression, chronische Erschöpfung, Haarausfall, Hautprobleme (inkl. Sonnenbrand), Kopfschmerzen, Menstruationsbeschwerden (PMS), Nervenentzündung, Schlaflosigkeit, Schmerzen (inkl. Ohrenschmerzen), Stress, Unruhezustände, Verbrennungen

⚠ Echter Lavendel wird unter anderem oft mit billigem Hybridlavendel (Lavandin) und synthetischem Linalool und Linalylacetat gestreckt.

LEDUM (*Ledum groenlandicum*, Grönländischer Porst)

Das Leberöl

Familie:	Gewinnung:	Hauptbestandteil:	Duftnote:	Anwendung:
Heidekrautgewächse (*Ericaceae*)	Dampfdestilliert von den Blüten	30–50% Monoterpene	Fruchtig süßer Kräuterduft	

Heilwirkung: Antibakteriell • Antitumoral • Entzündungshemmend • Harntreibend • Leberschützend
Anwendungsgebiete: Leberprobleme, Hepatitis, Fettleber, Fettleibigkeit, Wassereinlagerungen

LIMETTE (*Citrus aurantifolia*)

Das frische Öl, das wachrüttelt

Familie:	Gewinnung:	Hauptbestandteil:	Duftnote:	Anwendung:
Rautengewächse (*Rutaceae*)	Kaltgepresst aus der grünen Schale	45–80% Monoterpene	Frisch, fruchtig, süß	☼ ♣ 💧

Heilwirkung: Antibakteriell • Antirheumatisch • Antiviral • Durchblutungsfördernd • Entzündungshemmend • Fiebersenkend • Stimmungsaufhellend • Stoffwechselanregend

Anwendungsgebiete: Atemwegsprobleme, niedriger Blutdruck, Cellulite, Erkältungskrankheiten (Bronchitis, Fieber), geschwächtes Immunsystem, Hautprobleme, Gewichtskontrolle, Insektenstiche/-bisse, Konzentrationsschwäche, Antriebsschwäche und Depression

⚠ Photosensitiv (48 Stunden direktes Sonnenlicht oder UV-Strahlung meiden.)

LORBEER (*Laurus nobilis*)

Das Öl der Klarheit

Familie:	Gewinnung:	Hauptbestandteil:	Duftnote:	Anwendung:
Lorbeergewächse (*Lauraceae*)	Dampfdestilliert aus den Blättern	35–50% Oxide, 15–30% Alkohole, 22–28% Monoterpene	Würzig, warm, herb	☼ ♣ 💧

Heilwirkung: Antibakteriell (Staphylokokken, Streptokokken, E. coli) • Antimykotisch (Pilze, Candida) • Antimikrobiell • Gerinnungshemmend • Hautregenerierend • Krampflösend • Nervenregenerierend • Schleimlösend • Stimmungsaufhellend, stärkend, vitalisierend

Anwendungsgebiete: Ängste (Prüfungsangst), Arthritis (rheumatoide Arthritis), Atemwegserkrankungen, Burnout Syndrom, Hauterkrankungen, orale Infektionen (Zahnfleischentzündung), virale Infektionen, Lymphdrüsenschwellungen

MAJORAN (*Origanum majorana*)

»Die Pflanze der Glückseligkeit« (Römer)

Familie:	**Gewinnung:**	**Hauptbestandteil:**	**Duftnote:**	**Anwendung:**
Lippenblütler (*Lamiaceae*)	Dampfdestilliert von den Blättern	28–60% Monoterpene, 9–30% Alkohole	Krautig, würzig, süß	☼ ♣ 💧

Heilwirkung: Abschwellend • Antibakteriell • Antimykotisch • Antiseptisch • Beruhigend für Muskeln, Verdauungstrakt • Blutdrucksenkend • Gefäßerweiternd • Nerventonisierend und beruhigend • Schleimlösend • Schmerzstillend • Verdauungsfördernd (Peristaltik)

Anwendungsgebiete: Angstzustände und Nervosität, Arthritis und Rheumatismus, Atemwegsinfektionen, Gürtelrose, Kopfschmerzen, Krämpfe, Kreislaufprobleme, Muskel- und Nervenschmerzen, Menstruationsbeschwerden (PMS), Pilzinfektionen, Wassereinlagerungen

MANDARINE (*Citrus reticulata*)

Das besänftigende, milde Öl, das Freude schenkt

Familie:	**Gewinnung:**	**Hauptbestandteil:**	**Duftnote:**	**Anwendung:**
Rautengewächse (*Rutaceae*)	Kaltgepresst von der Schale	85–95% Monoterpene	Fruchtig, herb	☼ ♣ 💧

Heilwirkung: Antimykotisch • Antitumoral • Entspannend, beruhigend, krampflösend • Gallenblase anregend • Immunstimulierend • Stimmungsaufhellend, angstlösend • Verdauungsfördernd

Anwendungsgebiete: Angstzustände, Erkältungskrankheiten, Hautprobleme (inkl. Schwangerschaftsstreifen), Lymphstau, Magen-Darm-Probleme, rheumatische Beschwerden, Schlaflosigkeit, Verdauungsprobleme, Wassereinlagerungen

⚠ Photosensitiv (48 Stunden direktes Sonnenlicht und UV-Strahlung meiden.)

Zur Gewinnung von 1 Liter Mandarinenöl werden die Schalen von 50–60 Kilogramm Bio-Früchten benötigt.
Das Mandarinenöl ist ein beliebtes Kinderöl. Es gehört zu den am stärksten beruhigenden ätherischen Öle in der Aromatherapie.

MANUKA (*Leptospermum scoparium*)

Ein Öl, das das Immunsystem unterstützt

Familie:	Gewinnung:	Hauptbestandteil:	Duftnote:	Anwendung:
Myrtengewächse (*Myrtaceae*)	Dampfdestilliert von Blättern und Stängeln	Bis zu 60% Sesquiterpene	Erdig, würzig, warm	☼ ♣ 💧

Heilwirkung: Antibakteriell • Antimykotisch • Entzündungshemmend
Anwendungsgebiete: Hautprobleme (Akne, Infektionen, Sonnenbrand, Juckreiz), Muskel- und Gelenkschmerzen, Nasenschleimhautentzündung, Mandelentzündung, Pilzinfektionen (Fußpilz), Schlafprobleme, Stress

MELALEUCA ALTERNIFOLIA (Teebaum)

Das starke Öl der Reinigung, das trotzdem mild ist

Familie:	Gewinnung:	Hauptbestandteil:	Duftnote:	Anwendung:
Myrtengewächse (*Myrtaceae*)	Dampfdestilliert von Blättern	35–70% Monoterpene, 25–40% Phenolalkohole, 8–20% Sesquiterpene	Frisch, krautig, würzig	☼ ♣ 💧

Heilwirkung: Stark antibakteriell • Stark antimykotisch • Stark antiparasitär • Stark antiviral • Entzündungshemmend
Anwendungsgebiete: Bluthochdruck (Wassereinlagerungen), Hautprobleme, Lungen- und Nebenhöhleninfektion, Pilzinfektionen, Zahn- und Zahnfleischerkrankungen

MELALEUCA QUINQUENERVIA (Niaouli)

Der Duft der Klarheit und Konzentration

Familie:	Gewinnung:	Hauptbestandteil:	Duftnote:	Anwendung:
Myrtengewächse (*Myrtaceae*)	Dampfdestilliert aus Blättern und Zweigen des Niaouli-Baumes	35–65% Oxide, 14–29% Monoterpene	Mild, süß, krautig	☼ 💧

Heilwirkung: Antibakteriell • Antiparasitär (Amöben und Parasiten im Blut) • Antiviral • Entzündungshemmend • Gefäßerweiternd • Hormonähnlich (Testosteron)
Anwendungsgebiete: Allergien, Bluthochdruck, Harnwegs- und Blaseninfektion, Infektion der Atemwege und Nebenhöhlen

MELISSE (*Melissa officinalis*)

»Das Öl, das die Lebensgeister stärkt« (Avicenna)

Familie:	Gewinnung:	Hauptbestandteil:	Duftnote:	Anwendung:
Lippenblütler (*Lamiaceae*)	Dampfdestilliert von der Grünpflanze (vor der Blüte)	45–65% Aldehyde, 20–35% Sesquiterpene	Frisch, hell, zitronig	☼ 💧

Heilwirkung: Antioxidativ • Antitumoral • Antiviral • Blutdruck harmonisierend • Entspannend und krampflösend • Entzündungshemmend • Hormonell ausgleichend • Leber und Galle unterstützend
Anwendungsgebiete: Angstzustände, Depression, nervöse Anspannungen und Schlafstörungen, Feuchtblattern, Hautprobleme, Herzbeschwerden, Virale Infektionen (Herpes, Gürtelrose), Leber- und Gallenerkrankungen, Migräne, Schilddrüsenerkrankung, Schwindel, Übelkeit

MUSKATELLERSALBEI (*Salvia sclarea*)

Das Öl der Offenheit

Familie:	Gewinnung:	Hauptbestandteil:	Duftnote:	Anwendung:
Lippenblütler (*Lamiaceae*)	Dampfdestilliert aus der blühenden Pflanze	50–78% Ester, 7–27% Alkohole	Weich, warm, entspannend, belebend	☼ ♣ 💧

Heilwirkung: Antidiabetisch • Antioxidativ • Antimykotisch • Antitumoral • Betäubend • Cholesterinsenkend • Entspannend, krampflösend, inspirierend • Gerinnungshemmend • Hormonähnlich (Östrogen)
Anwendungsgebiete: Hautprobleme (Akne, Geschwüre, Entzündungen der Haut) und Haarprobleme (Schuppen, Haarausfall), Hohes Cholesterin, Hormonungleichgewicht, Insektenabwehr, Kreislaufprobleme, Leukämie, Menstruationsbeschwerden (PMS), Migräne, Stress und Schlaflosigkeit

---

MUSKATNUSS (*Myristica fragrans*)

Das Küchenöl, das heilt

Familie:	Gewinnung:	Hauptbestandteil:	Duftnote:	Anwendung:
Muskatnussgewächse (*Myristicaceae*)	Dampfdestilliert von Früchten und Samen	55–80% Monoterpene	Würzig	☼ ♣ 💧

Heilwirkung: Antiparasitär • Antiseptisch • Durchblutungsanregend • Entzündungshemmend • Gerinnungshemmend • Leberschützend • Magenschützend (Geschwüre) • Muskelentspannend • Nebennieren anregend • Schmerzstillend • Wachstumshormon und Melatonin steigernd
Anwendungsgebiete: Arthritis, Rheumatismus, Bluthochdruck, Erschöpfung, Geschwüre, Herz-Kreislauferkrankungen, Hepatitis, Nervenschmerzen, Neuropathie, Verdauungsstörungen

---

MYRRHE (*Commiphora myrrha*, Stakte)

Das uralte Hautöl der Könige

Familie:	Gewinnung:	Hauptbestandteil:	Duftnote:	Anwendung:
Balsambaumgewächse (*Burseraceae*)	Dampfdestilliert vom Harz des Baumes	55–75% Sesquiterpene	Balsamisch, rauchig, belebend	☼ ♣ 💧

Heilwirkung: Stark antibakteriell • Antioxidativ • Antiparasitär • Antitumoral • Antiviral • Betäubend und schmerzlindernd • Drüsen stimulierend, Vitalhormone produzierend • Entzündungshemmend • Nervensystem stabilisierend • Stabilisierend und seelische Wunden heilend • Zellregenerierend
Anwendungsgebiete: Bronchitis, Darmentzündungen, Diabetes, Hautprobleme (inkl. empfindliche und alternde Haut), Hepatitis, Hormonimbalance, Krebs, Pilzinfektionen, nervöse Anspannung und Unruhe, Zahn- und Zahnfleischinfektionen

MYRTE (*Myrtus communis*)
Das Öl der Reinheit

Familie:	Gewinnung:	Hauptbestandteil:	Duftnote:	Anwendung:
Myrtengewächse (*Myrtaceae*)	Dampfdestilliert aus den Blättern	31–48% Oxide, 30–45% Monoterpene, 8–22% Ester	Weich, frisch, eukalyptusartig	☼ 💧

Heilwirkung: Antihyperglykämisch • Antimutagen • Immunsystem unterstützend • Krampflösend • Leber, Prostata und Schilddrüse stimulierend • Lungen und Nebenhöhlen abschwellend • Schmerzstillend
Anwendungsgebiete: Hautprobleme, Infektionskrankheiten, Muskelkrämpfe, Prostataprobleme, Rachen-, Lungen- und Nebenhöhleninfektionen, Schilddrüsenprobleme

NARDE (*Nardostachys jatamansi*, Spikenard, Indische Narde)
Das emotional beruhigende Öl

Familie:	Gewinnung:	Hauptbestandteil:	Duftnote:	Anwendung:
Baldriangewächse (*Valerianaceae*)	Dampfdestilliert von den Wurzeln	36–50% Sesquiterpene, 27–45% Monoterpene	Erdig, exotisch, baldrianähnlich, sinnlich, harzig, süß	☼ 💧

Heilwirkung: Antibakteriell • Antimykotisch • Antioxidativ • Entspannend • Entzündungshemmend • Immunsteigernd
Anwendungsgebiete: Herzrhythmusstörungen, Menstruationsbeschwerden (PMS), Nervenanspannung, Schlaflosigkeit
Die Narde wächst wild im Himalaya bis auf 5500 Meter Seehöhe.

NEROLI (*Citrus aurantium*, Bitterorangenblüte)
Das natürliche Antidepressivum

Familie:	Gewinnung:	Hauptbestandteil:	Duftnote:	Anwendung:
Rautengewächse (*Rutaceae*)	Absolue-Extraktion der Blüten des Bitterorangenbaums	35–60% Alkohole, 21–40% Monoterpene, 7–30% Esters	Romantisch, süß, frisch, würzig, herb	☼ 💧

Heilwirkung: Antidepressiv • Antiparasitär • Blutdrucksenkend (hypotensiv) • Verdauungsfördernd

Anwendungsgebiete: Angstzustände, Bluthochdruck, Depression, Hautprobleme, Hysterie, Schlaflosigkeit

⚠ Neroli Absolue wirkt nicht photosensitiv. Sollte aber ein dampfdestilliertes Neroliöl verwendet werden, gilt die Warnung: Photosensitiv (24 Stunden)

OCOTEA (*Ocotea quixos*)

Das beruhigende, schützende Öl

Familie:	Gewinnung:	Hauptbestandteil:	Duftnote:	Anwendung:
Lorbeergewächse	Dampfdestilliert aus den Blättern	17–22% Alpha-Humulene, 6–33% Beta-Caryophyllene	Frisch, zimtähnlich, beruhigend	☼ ♣ 💧

Heilwirkung: Antimykotisch • Desinfizierend • Entzündungshemmend • Beruhigend

Anwendungsgebiete: Angstzustände, Bluthochdruck, kann bei Diabetikern den Insulinbedarf senken und Schwankungen im Blutzucker regulieren, Infektionen, Verdauungsstörungen

---

ORANGE (*Citrus sinensis*, Süßorange)

Das Öl für Frieden und Glück

Familie:	Gewinnung:	Hauptbestandteil:	Duftnote:	Anwendung:
Rautengewächse (*Rutaceae*)	Kaltgepresst aus der Schale	85–95% Monoterpene	Süß, fruchtig, warm	☼ ♣ 💧

Heilwirkung: Antidepressiv • Antitumoral • Blase, Nieren anregend • Durchblutungsfördernd • Entspannend • Galle und Verdauung anregend • Herzstärkend • Gerinnungshemmend • Stimmungsaufhellend, beruhigend, aufbauend

Anwendungsgebiete: Arteriosklerose, Bluthochdruck, Hautfalten, Krebs, Schlaflosigkeit, Wassereinlagerungen

⚠ Photosensitiv (48 Stunden direktes Sonnenlicht und UV-Strahlung meiden.)

OREGANO (*Origanum compactum*)

Das Öl der Sicherheit und Stärke

Familie:	Gewinnung:	Hauptbestandteil:	Duftnote:	Anwendung:
Lippenblütler (*Lamiaceae*)	Dampfdestilliert aus den Blättern	60–80% Phenole, 10–25% Monoterpene	Würzig, krautig, scharf	☼ ♣ 💧

Heilwirkung: Antiaging • Antibakteriell • Antimykotisch • Antiparasitär • Stark antiviral • Entzündungshemmend • Immunstärkend • Leberschützend • Schmerzstillend • Vor Strahlung schützend

Anwendungsgebiete: Arthritis und Rheumatismus, Infektionskrankheiten der Atemwege, TBC, Verdauungsprobleme

⚠ Oregano hat einen hohen Phenolgehalt, der die Nasenschleimhäute oder Haut reizen kann, wenn es direkt eingeatmet oder unverdünnt auf die Haut aufgetragen wird.

Nicht während der Schwangerschaft sowie an Babys und Kleinkindern verwenden.

PALMAROSA (*Cymbopogon martinii*)

Das Öl für heitere Gelassenheit

Familie:	Gewinnung:	Hauptbestandteil:	Duftnote:	Anwendung:
Süßgräser (*Gramineae*)	Dampfdestilliert von den Blättern	74–90% Alkohole, 12–30% Ester	Zart, rosenähnlich	☼ 💧

Heilwirkung: Antibakteriell • Antimykotisch • Antiviral • Blutzuckerschwankungen verringernd • Hautregenerierend und besonders hautpflegend • Herz, Kreislauf und Nervensystem unterstützend • Immunstimulierend • Insektenabweisend • Tröstend, emotional ausgleichend • Stressabbauend • Wachstum neuer Hautzellen anregend

Anwendungsgebiete: Herz-, Kreislauf und Durchblutungsstörungen, Hautprobleme (Wundreiben, Wundliegen, Windeldermatitis), Insektenabwehr, Pilzinfektionen (Fußpilz, Soor, Vaginalpilz), nervliche Erschöpfung und Stress, Trauer, depressive Verstimmung und Kummer

Palmarosa ist ein kinderfreundliches Öl.

PALO SANTO (*Bursera graveolens*)

Das Anti-Stress-Öl, das die Knochen regeneriert

Familie:	Gewinnung:	Hauptbestandteil	Duftnote:	Anwendung:
Balsambaumgewächse (*Valerianaceae*)	Dampfdestilliert von Rinde, Holz und Ästen abgestorbener Bäume	Monoterpene, Phenole, Terpenalkohol	Warm und samtig, holzig, süß	☼ 💧

Heilwirkung: Antibakteriell • Antimykotisch • Antitumoral • Antiviral • Durchblutungsfördernd • Entzündungshemmend • Schmerzlindernd

Anwendungsgebiete: Arthritis, Rheumatismus, Entzündungen, Gelenksbeschwerden, Gicht, Muskelkater und Verspannungen, Wiederaufbau der Knieknorpel, Knochenregeneration

PATSCHULI (*Pogostemon cablin*)

Das Öl, das in die eigene Mitte führt

Familie:	Gewinnung:	Hauptbestandteil:	Duftnote:	Anwendung:
Lippenblütler (*Lamiaceae*)	Dampfdestilliert aus den Blüten	44–63% Sesquiterpene	Sinnlich	☼ 💧

Heilwirkung: Antimikrobiell • Antimykotisch • Antitumoral • Antiviral (Grippe) • Entspannend und krampflösend • Entzündungshemmend • Hautschützend (Falten, Juckreiz) • Insekten- und parasitenabweisend • Verdauungsfördernd

Anwendungsgebiete: Bluthochdruck, Demenz, entzündliche Darmerkrankung, Grippe (Lungenentzündung), Hautprobleme (Akne, gereizte, ältere, müde Haut, Neurodermitis), Insektenschutzmittel, Wassereinlagerung, Stress und Nervosität

PETITGRAIN (*Citrus aurantium*, Bitterorange)

»Das Neroliöl der Armen«

Familie:	Gewinnung:	Hauptbestandteil:	Duftnote:	Anwendung:
Rautengewächse (*Rutaceae*)	Dampfdestilliert aus den Blättern und Zweigen	85–95% Monoterpene	Exotisch, zitronig, floral	☼ 💧

Heilwirkung: Antibakteriell • Antimykotisch • Antitumoral • Entspannend, Blutdruck regulierend • Entzündungshemmend • Krampflösend, schmerzstillend • Nervensystem unterstützend • Schlaffördernd

Anwendungsgebiete: Angstzustände, Bluthochdruck, Bronchitis bei Kleinkindern, Depression, Hautprobleme (empfindliche und entzündete Haut, Altershaut, geplatzte Äderchen, Falten, Narben), Herzbeschwerden (inkl. Herzrhythmusstörungen), Pilzerkrankungen, Muskel- und Bauchkrämpfe, PMS, Nervosität und Reizbarkeit, Kopfschmerzen und Stimmungsschwankungen, Schlafstörungen, Schock

Petitgrain enthält keine photosensitiven Furanocumarine.

PFEFFERMINZE (*Mentha piperita*)

Das Frischeöl, das die Lebensgeister weckt

Familie:	Gewinnung:	Hauptbestandteil:	Duftnote:	Anwendung:
Lippenblütler (*Lamiaceae*)	Dampfdestilliert von Blättern und Stängeln	34–44% Phenolalkohole, 15–25% Ketone, 6–15% Monoterpene	Frisch, minzig, leicht fruchtig	☼ ♣ 💧

Heilwirkung: Antibakteriell • Antimykotisch (Pilze) • Antiparasitär (Würmer) • Antitumoral • Antiviral • Appetit reduzierend • Entzündungshemmend • Erfrischend und klärend • Fiebersenkend (Fußsohlen) • Gallenfluss und Verdauung anregend • Immunstimulierend • Konzentration und Denkkraft steigernd • Krampflösend • Verdauungsfördernd • Reinigend und entgiftend • Schmerzstillend

Anwendungsgebiete: Arthritis und Rheumatismus, Atemwegsinfektionen (Lungenentzündung, TBC), Erschöpfung und Müdigkeit, Fettleibigkeit, Virale Infektionen (*Herpes simplex, Herpes zoster*, Fieberbläschen, menschlicher Papillomavirus), Pilzinfektionen (Candida), Hautprobleme (Dermatitis, Ekzeme, Juckreiz, Krampfadern, Schuppenflechte), Kopf-, Migräne- und Nervenschmerzen, Magen- und Darmprobleme, Rückenprobleme (Skoliose, Lumbago), Schlaflosigkeit, Übelkeit, Verdauungsprobleme

⚠ Kontakt mit Augen, Schleimhäuten, empfindlicher Haut oder frischen Wunden, Brandwunden vermeiden. Nicht für die Anwendung bei Kindern unter 18 Monaten (im Brustbereich) geeignet.

Die erste Jahresernte findet kurz vor der Blüte (Juni bis August) statt und erbringt eine höhere Qualität als die zweite Ernte im Herbst. Man sollte seinen Pfefferminzöl-Verkäufer fragen, aus welcher Ernte sein Pfefferminzöl stammt.

RAINFARN (*Tanacetum vulgare*)

Das kräftigende Öl

Familie:	Gewinnung:	Hauptbestandteil:	Duftnote:	Anwendung:
Korbblütler (*Asteraceae*)	Dampfdestilliert aus Blättern und Stängel	66–80% Ketone	Süß, apfelähnlich	☼ 💧

Heilwirkung: Antioxidativ • Antimikrobiell • Durchblutungsfördernd • Gerinnungshemmend • Immunsystem stärkend

Anwendungsgebiete: Arteriosklerose, Arthritis, Rheumatismus, Bluthochdruck, Insektenschutzmittel

- Rainfarn wurde auf den Kartoffelfeldern angepflanzt, um Kartoffelkäfer zu vertreiben, was nach einer Studie dem Kartoffelkäferbefall um 60–100% reduzierte.
- Getrockneter Rainfarn wird in der Imkerei als Rauchmittel verwendet.
- Für einen wunderschönen Gelbton wird Rainfarn zusammen mit Alaun verwendet. Man braucht etwa 400 g frische Blüten für 100 g Wolle.

RAVENSARA (*Ravensara aromatica*, Nelkennussbaum)

»Das Öl, das heilt.«

Familie:	Gewinnung:	Hauptbestandteil:	Duftnote:	Anwendung:
Lorbeergewächse (*Lauraceae*)	Dampfdestilliert von Blättern und Zweigen	48–61% Oxide, 16–32% Monoterpene	Frisch, scharf und erdig	☼ 💧

Heilwirkung: Abschwellend • Antibakteriell • Antiseptisch • Antiviral • Antitumoral • Immunstimulierend

Anwendungsgebiete: Hepatitis, virale Infektionen (inkl. *Herpes zoster* oder Gürtelrose), Rachen- und Lungeninfektionen, Lungenentzündung, Krebs

⚠ Starke Verdünnung ist angeraten.
Wegen seines hohen Gehalts an ***1,8 cineol*** (48–61%) ist dieses Öl nicht für kleine Kinder oder ältere Menschen empfehlenswert.

RAVINTSARA (*Cinnamomum camphora*)

Das antimikrobielle Öl, das »heilige Öl«

Familie:	Gewinnung:	Hauptbestandteil:	Duftnote:	Anwendung:
Lorbeergewächse (*Lauraceae*)	Dampfdestilliert von Blättern und Zweigen	40–55% Ketone, 26–38% Oxide	Frisch, scharf und erdig	

Heilwirkung: Antibakteriell • Antitumoral • Antiviral • Atmung und Nervensystem unterstützend • Immunstimulierend

Anwendungsgebiete: Virale Infektionen (Atemwege, Hals, Lunge, Erkältung, Herpesviren inkl. Gürtelrose)

⚠ Wegen seines hohen Gehalts an **1,8 *cineol*** (25–35%) ist dieses Öl nicht für kleine Kinder oder ältere Menschen empfehlenswert.

Die Bewohner Madagaskars nennen Ravintsara »das heilige Öl«.
Der Kampferbaum wächst 20–30 Meter hoch, und es gibt in Japan Kampferbäume, die einen Umfang von 20 Metern messen!

ROSE (*Rosa damascena*, Damaszener-Rose)

Das Öl der Liebe

Familie:	Gewinnung:	Hauptbestandteil:	Duftnote:	Anwendung:
Rosengewächse (*Rosaceae*)	Dampfdestilliert aus den Blüten (in 2 Phasen für höchste Qualität)	50–70% Alkohole, 19–15% Monoterpene	Schwerer, betörender Duft	

Heilwirkung: Aphrodisisch • Entspannend und krampflösend • Entzündungshemmend • Fiebersenkend • Herzstärkend

Anwendungsgebiete: Angstzustände, Bluthochdruck, Geschwüre, Hautprobleme (Akne, Falten, Narben), Herzprobleme, virale Infektionen

In der Antike wurde das Öl durch Enfleurage gewonnen, einem Prozess, bei dem die Blütenblätter mit einem Pflanzenöl ausgepresst werden, um die Essenz zu extrahieren. Heute gewinnt man fast alle Rosenöle durch Lösungsmittelextraktion.

ROSENHOLZ (*Aniba rosaeodora*, Palisander)

Das Harmonieöl

Familie:	Gewinnung:	Hauptbestandteil:	Duftnote:	Anwendung:
Lorbeergewächse (*Lauraceae*)	Dampfdestilliert aus dem Holz	70–95% Alkohole	Exquisit, aphrodisierend	☼ 💧

Heilwirkung: Angstlösend • Antibakteriell • Antimutagen • Antimykotisch • Antiparasitär • Antiviral • Hautstraffend • Nerven und Herz stärkend

Anwendungsgebiete: Ängste (Prüfungsangst), Entzündungen (Nasennebenhöhlen, Mittelohr), Hauptprobleme, Pilzinfektionen (Candida), Vorbereitung auf die Geburt

Rosenholz ist eine geschützte Baumart. Der Rosenholzbaum (Palisander) muss mindestens 40 Jahre alt werden, bevor sich das ätherische Öl bildet.

ROSMARIN (*Rosmarinus officinalis CT 1,8 cineol*)

»Symbol für die Liebe«, »Symbol des Todes«

Familie:	Gewinnung:	Hauptbestandteil:	Duftnote:	Anwendung:
Lippenblütler (*Lamiaceae*)	Dampfdestilliert aus den Blättern	39–55% Oxide, 18–35% Monoterpene, 8–32% Ketone, 4–20% Alkohole	Intensiv aromatischer Duft (ähnlich Weihrauch), heiß und feurig	☼ ♣ 💧

Heilwirkung: Antibakteriell • Antidepressiv • Antimykotisch (Hefe, Schimmelpilze) • Antiseptisch • Antitumoral • Blutdruck regulierend • Entzündungshemmend • Krampflösend • Kreislaufanregend (niedriger Blutdruck) • Leberschützend • Konzentration und geistige Klarheit fördernd

Anwendungsgebiete: Abnehmen, Blutdruckbeschwerden, Haarausfall (*Alopecia areata*), Erinnerungsverlust (Alzheimer), Infektionskrankheiten (Rachen- und Lungeninfektionen), Kreislaufschwäche und Durchblutungsstörungen, Leberprobleme (Hepatitis)

⚠ Nicht bei Kindern unter 4 Jahren anwenden. Bei hohem Blutdruck Rosmarinöl meiden. Bei Epilepsie nur stark verdünnt anwenden.

Der Name Rosmarin kommt vom Lateinischen *ros marinus*, »Tau des Meeres« und dem Griechischen *rhops myrinos*, »Balsamischer Strauch«.

ROSMARIN (*Rosmarinus officinalis CT verbenon*)
Das Öl der Frische und Tatenkraft

Familie:	Gewinnung:	Hauptbestandteil:	Duftnote:	Anwendung:
Lippenblütler (*Lamiaceae*)	Dampfdestilliert aus den Blättern	16–50% Ketone, 22–45% Monoterpene	Frisch, krautartig, süß	

Heilwirkung: Antibakteriell • Antiviral • Entgiftend • Krampflösend • Gallensekretion und Verdauung fördernd • Schleimlösend
Anwendungsgebiete: Bronchitis, Koliken (Gallenblase, Bauchkrämpfe), Leberprobleme, Migräne, Müdigkeit

SALBEI (*Salvia officinalis*, Echter Salbei, Küchensalbei)
Das Öl der Lebenskraft

Familie:	Gewinnung:	Hauptbestandteil:	Duftnote:	Anwendung:
Lippenblütler (*Lamiaceae*)	Destilliert aus den Blüten und Blättern	18–64% Ketone, 10–30% Monoterpene, 5–28% Alkohole	Kräftig, würzig, süß, floral	

Heilwirkung: Adstringierend • Angstlösend • Antibakteriell • Antimykotisch • Antioxidativ • Antitumoral • Antiviral • Durchblutungsfördernd • Entspannend, klärend und gedächtnisstärkend • Entzündungshemmend • Gallenfluss fördernd • Hormonregulierend (Östrogen ähnlich) • Schleimlösend • Wundheilend und zellregenerierend
Anwendungsgebiete: Entzündungen des Mund- und Rachenraums, Herpes (Gürtelrose), Haut (Warzen), Hormonprobleme (Östrogen-, Progesteron- und Testosteronmangel), Husten und Bronchitis, Leberprobleme, Menstruationsbeschwerden (PMS), mentale Erschöpfung, übermäßiges Schwitzen, Wundbehandlung

⚠ Nicht zu verwenden bei Epilepsie und Bluthochdruck!

Salbei (lat. *salvia*) bedeutet »Rettung« und wurde bei den alten Römern auch als *herba sacra*, heiliges Kraut, bezeichnet.

SANDELHOLZ (*Santalum album*)

Das Öl der Ruhe und Gelassenheit

Familie:	Gewinnung:	Hauptbestandteil:	Duftnote:	Anwendung:
Sandelholzgewächse (*Santalaceae*)	Dampfdestilliert aus dem Holz	66–80% Sesquiterpenole	Balsamisch, süß, warm und holzig	

Heilwirkung: Antibakteriell • Antitumoral • Antiviral • Erdend und stabilisierend • Immunsteigernd

Anwendungsgebiete: Hautprobleme, geschwächtes Immunsystem, Virale Infektionen (Herpes simplex, Herpes zoster, Fieberbläschen, menschlicher Papillomavirus), Krebs, Schlafstörungen (Freisetzung von Melatonin)

SCHAFGARBE (*Achillea millefolium*, Gewöhnliche oder Gemeine Schafgarbe)

Das heilige Öl für den Ausgleich von Yin und Yang

Familie:	Gewinnung:	Hauptbestandteil:	Duftnote:	Anwendung:
Korbblütler (*Asteraceae*)	Dampfdestilliert aus Blüten, Blättern und Stängeln	20–65% Monoterpene, 25–55% Sesquiterpene	Mild, floral, krautig	

Heilwirkung: Antibakteriell • Adstringierend • Entzündungshemmend • Gemüt ausgleichend • Hormonähnlich • Inspirierend, beflügelnd und zugleich erdend • Prostata unterstützend • Wundheilend (bleibende Narbenbildung verhindernd)

Anwendungsgebiete: Blasen- und Nierenerkrankungen, Krampfadern, Magen-Darm-Probleme (Krämpfe, Völlegefühl), Menstruationsprobleme (PMS), Prostataprobleme

SCHWARZER PFEFFER (*Piper nigrum*, Pfeffer, Echter Pfeffer)

Das feurige Öl, das Wärme und Stärke verleiht

Familie:	Gewinnung:	Hauptbestandteil:	Duftnote:	Anwendung:
Pfeffergewächse (*Piperaceae*)	Dampfdestilliert aus den Pfefferbeeren (Früchten)	30–70% Monoterpene, 33–60% Sesquiterpene	Pfefferig, warm, belebend, kräftig	

Heilwirkung: Antimykotisch (Hefe, Pilze) • Appetitanregend und verdauungsfördernd • Energetisierend und stärkend • Schmerzlindernd • Stoffwechselanregend
Anwendungsgebiete: Arthritis, Erschöpfung, Fettleibigkeit, Pilzinfektionen, Nerven- und Muskelschmerzen, Nikotinentwöhnung, Verdauungsprobleme

Weltweit werden jährlich etwa 200.000 Tonnen Pfeffer produziert. Der Wert beläuft sich auf etwa 300–600 Millionen US-Dollar.

SCHWARZFICHTE (*Picea mariana*)
»Der Wohlstandsbaum«

Familie:	Gewinnung:	Hauptbestandteil:	Duftnote:	Anwendung:
Kieferngewächse (*Pinaceae*)	Dampfdestilliert aus Ästen, Zweigen und Nadeln	45–55% Monoterpene, 30–37% Ester	Erdig, waldiger Duft	☼ 💧

Heilwirkung: Antiparasitär (Würmer) • Antiseptisch • Cortison ähnlich • Diabetes verhindernd • Entzündungshemmend • Hormonähnlich • Immunstimulierend • Krampflösend
Anwendungsgebiete: Arthritis und Rheumatismus, Ischias, Lumbago, Nebenhöhlen- und Atemwegsinfektionen, Pilzinfektionen

---

SELLERIESAMEN (*Apium graveolens*)
Das Küchenöl, das die Nerven stärkt

Familie:	Gewinnung:	Hauptbestandteil:	Duftnote:	Anwendung:
Doldenblütler (*Apiaceae*)	Dampfdestilliert aus den getrockneten Samen	70–85% Monoterpene, 3–23% Ester	Fruchtig, süß, krautig	☼ ♣ 💧

Heilwirkung: Antibakteriell • Antioxidativ • Antirheumatisch • Harntreibend • Leberschützend • Verdauungsfördernd
Anwendungsgebiete: Arthritis und Rheumatismus, Blutreinigung, Erschöpfung, Harnblasen- und Nierenerkrankung, Leberprobleme (Hepatitis), Verdauungsprobleme

---

Teebaum – siehe *Melaleuca alternifolia*

THYMIAN (*Thymus vulgaris CT linalool,* echter Thymian, Römischer Quendel, Gartenthymian)

Das Öl für Mut auf der Zielgeraden

Familie:	Gewinnung:	Hauptbestandteil:	Duftnote:	Anwendung:
Lippenblütler (*Lamiaceae*)	Dampfdestilliert aus den Blüten, Blättern und Stängeln	59–90% Alkohole, 12–21% Monoterpene	Krautartig, warm, würzig	☼ ♣ 💧

Heilwirkung: Antiaging • Antibakteriell • Stark antimikrobiell • Antimykotisch • Antioxidativ • Antiparasitär • Antiviral • Energiespendend • Entzündungshemmend • Herz- und Kreislauf stärkend • Konzentrationsfördernd • Krampflösend • Reinigend • Stimmungsaufhellend, vitalisierend

Anwendungsgebiete: Alzheimer, Herz-Kreislauferkrankungen, geschwächtes Immunsystem, Infektionskrankheiten, Leber- und Verdauungsprobleme, Müdigkeit und Erschöpfung

⚠ Mit Thymianöl kann es zu Reizungen der Schleimhäute (Nase) oder empfindlicher Haut kommen, wenn das Öl direkt aus dem Fläschchen oder Diffuser eingeatmet wird.

Je nach Klima, Bodenbeschaffenheit und Höhenlage entwickelt Thymian seine spezifischen Chemotypen:

- *Thymus vulgaris CT linalool* (wie beschrieben)
- *Thymus vulgaris CT thujanol* (stark antibakteriell und antiviral)
- *Thymus vulgaris CT thymol* (keimtötende Wirkung noch in tausendfacher Verdünnung nachweisbar (Pellecuer 1976)

VETIVER (*Vetiveria zizanoides*)

Das Öl der Erdung

Familie:	Gewinnung:	Hauptbestandteil:	Duftnote:	Anwendung:
Süßgräser (*Gramineae*)	Dampfdestilliert aus den Wurzeln	30–42% Sesquiterpenole, 14–22% Sesquiterpenone	Exotisch, erdig, schwer	☼ ♣ 💧

Heilwirkung: Antiallergisch • Antibakteriell • Antimykotisch • Antiseptisch • Durchblutungsfördernd • Entspannend, beruhigend • Entzündungshemmend • Erdend, stabilisierend, regenerierend • Immunstimulierend • Krampflösend • Venentonisierend
Anwendungsgebiete: ADHS, Angstzustände, Arthritis und Rheumatismus, Depression, Erschöpfung, Hautpflege (alternde und fettige Haut, Akne, Falten), Konzentrationsprobleme, Nervosität, Schlaflosigkeit, Stress, Suchterkrankung

---

WACHOLDER (*Juniperus osteosperma* und *Juniperus scopulorum*)
Das Öl der Zuversicht und Stärke

Familie:	Gewinnung:	Hauptbestandteil:	Duftnote:	Anwendung:
Zypressengewächse (*Cupressaceae*)	Dampfdestilliert aus Blüten, Blättern und Stängeln	38–70% Monoterpene, 12–20% Ester, 11–19% Ketone	Sanft durchdringend, holzig	☼ ♣ 💧

Heilwirkung: Antiseptisch • Entgiftend und entschlackend • Harntreibend, Giftstoffe ausscheidend • Nervenregeneration fördernd • Nierendurchblutung fördernd • Verdauung stimulierend
Anwendungsgebiete: Angstzustände, Antriebsschwäche, Harnwegs- und Blaseninfektionen, Hautprobleme, Leberprobleme

Vor nicht allzu langer Zeit wurden in französischen Krankenhäusern noch Wacholder- und Rosmarinzweige verbrannt, um vor Infektionen zu schützen.

WEIHRAUCH (*Boswellia carterii*, Olibanum, Öl von Libanon)
Das heilige Salböl, der »wahre Duft«

Familie:	Gewinnung:	Hauptbestandteil:	Duftnote:	Anwendung:
Balsambaumgewächse (*Burseraceae*)	Dampfdestilliert aus dem Harz	64–90% Monoterpene	Süß, warm, balsamähnlich	☼ ♣ 💧

Heilwirkung: Anhebend, inspirierend, angstlösend • Antidepressiv • Antitumoral • Durchblutungsfördernd • Entzündungshemmend • Immunstimulierend • Muskelentspannend, entkrampfend, schmerzlindernd
Anwendungsgebiete: Atemwegsinfektionen (Asthma, Bronchitis), Arthritis und chronische Gelenksentzündung, Depression, Verstimmung und Ängste, *Colitis ulcerosa*, Durchfall und Reizdarm, Entzündungen, Hautprobleme, Morbus Crohn, Multiple Sklerose, Krebs, Stärkung des Immunsystems

Im Mittelalter nannte man Weihrauch »den wahren Duft«.
In der Antike wurde Weihrauch auf der Weihrauchstraße (Oman, Jemen, Hedschas, Gaza, Damaskus) in fast alle Teile der Welt gebracht.
Weihrauchöl ist mild für die Schleimhäute und wird als Vaginalzäpfchen oder Tampon verwendet. Es wird für die Hautregeneration geschätzt und zur Augenregeneration (Palmieren) verwendet.

WEIHRAUCH, HEILIGER (*Boswellia sacra*) Somalia, Oman und Jemen
Das Öl zur spirituellen Anhebung

Familie:	Gewinnung:	Hauptbestandteil:	Duftnote:	Anwendung:
Balsambaumgewächse (*Burseraceae*)	Dampfdestilliert aus dem Harz	Beta-Boswelliasäure	Warm, rauchig, ausgleichend	☼ ♣ 💧

Heilwirkung: Antitumoral • Entzündungshemmend • Spirituell aufbauend
Anwendungsgebiete: Blutkrankheiten, Haut, Geschwüre, Infektionen, Krebs, Magenprobleme, Stress, geistige Störungen, Zahn- und Zahnfleischerkrankungen, Spiritualität

---

WINTERGRÜN (*Gaultheria procumbens*, Niedere Scheinbeere)
Das Anti-Schmerz-Öl

Familie:	Gewinnung:	Hauptbestandteil:	Duftnote:	Anwendung:
Heidekrautgewächse (*Ericaceae*)	Dampfdestilliert aus Blättern und Rinde	95–99% Phenolester	Süß, minzig, warm	☼ 💧

Heilwirkung: Adstringierend • Blutdrucksenkend • Durchblutungsfördernd • Extrem entzündungshemmend • Gefäßerweiternd • Gerinnungshemmend • Krampflösend • Schmerzlindernd und betäubend, cortisonähnlich
Anwendungsgebiete: Arteriosklerose, Arthritis und Rheumatismus, Bluthochdruck, Muskel- und Nervenschmerzen

⚠ Nicht bei Epilepsie verwenden! Die gerinnungshemmenden Eigenschaften (Antikoagulation) können sich in Kombination mit Warfarin, Aspirin und anderen verstärken.

YLANG YLANG (*Cananga odorata*)

»Die Blume aller Blumen«, die Vertrauen und Frieden schafft

Familie:	Gewinnung:	Hauptbestandteil:	Duftnote:	Anwendung:
Annonengewächse (*Annonaceae*)	Dampfdestilliert aus den Blüten	39–55% Sesquiterpene, 20–50% Ester, 15–45% Alkohole	Süß, weich und blumig	☼ ♣ 💧

Heilwirkung: Antiparasitär • Diabetes verhindernd • Entzündungshemmend • Herzschlag regulierend • Konzentrationsfördernd • Krampflösend • Männliche und weibliche Energien ausgleichend

Anwendungsgebiete: Angstzustände, Bluthochdruck, Depression, Haarausfall, Herzprobleme, Herzrhythmusstörungen, Magen-Darmprobleme

Für den maximalen Ölertrag werden die Blüten frühmorgens gepflückt. Ein Ylang-Ylang-Öl höchster Qualität wird aus der ersten Destillation gewonnen und wird auch als Ylang Ylang Complete bezeichnet.

YSOP (*Hyssopus officinalis*)

Das Öl der Gedankenklarheit und Inspiration

Familie:	Gewinnung:	Hauptbestandteil:	Duftnote:	Anwendung:
Lippenblütler (*Lamiaceae*)	Dampfdestilliert aus Blättern und Stängeln	39–65% Ketone, 20–40% Monoterpene	Krautig, würzig	☼ ♣ 💧

Heilwirkung: Abschwellend • Antibakteriell • Antiparasitär • Antiseptisch • Antiviral • Entzündungshemmend • Konzentrationsfördernd • Lipidstoffwechsel regulierend • Schleimlösend • Wärmend und belebend für die Nerven

Anwendungsgebiete: Infektionen und Verschleimung der Atemwege, virale Infektionen, Konzentrationsschwäche, Kreislaufprobleme, Wurmbefall

⚠ Nicht bei Epilepsie, bei Bluthochdruck und in der Schwangerschaft verwenden. Nicht hochdosiert verwenden, sondern gut verdünnen.

ZEDERNHOLZ (*Cedrus atlantica*)

Das Öl der Stärke und Erdung

Familie:	Gewinnung:	Hauptbestandteil:	Duftnote:	Anwendung:
Kieferngewächse (*Pinaceae*)	Dampfdestilliert aus der Rinde	55–90% Sesquiterpene	Warm, frisch, balsamisch	☼ 💧

Heilwirkung: Antibakteriell • Haarausfall entgegenwirkend • Lymphsystem anregend
Anwendungsgebiete: ADHS, Arteriosklerose, Haarausfall, Hautprobleme

ZIMTKASSIA (*Cinnamomum cassia*)

Das stärkende Öl, das Halt gibt

Familie:	Gewinnung:	Hauptbestandteil:	Duftnote:	Anwendung:
Lorbeergewächse (*Lauraceae*)	Dampfdestilliert aus Blättern, Zweigen und Blättern	75–85% Aldehyde	Würzig, warm	☼ 💧

Heilwirkung: Antibakteriell • Antimykotisch • Antiviral • Entzündungshemmend (COX-2-Hemmer) • Gerinnungshemmend
Anwendungsgebiete: Angstzustände, Atherosklerose, Arteriosklerose, Diabetes, Katarakte, Pilzinfektionen

⚠ Bei direkter Inhalation kann es zur Reizung der Nasenschleimhäute kommen. Die gerinnungshemmenden Eigenschaften (Antikoagulation) können sich in Kombination mit Warfarin, Aspirin und anderen verstärken.

ZIMTRINDE (*Cinnamomum verum*)

Das Öl der Wärme und Geborgenheit

Familie:	Gewinnung:	Hauptbestandteil:	Duftnote:	Anwendung:
Lorbeergewächse (*Lauraceae*)	Dampfdestilliert aus der Rinde	41–52% Aldehyde, 20–30% Phenole	Beruhigend warm und würzig	☼ ♣ 💧

Heilwirkung: Stark antibakteriell • Antidiabetisch (Senkung des Nüchternblutzuckerspiegels) • Antikarzinogen (kontrollierter Krebszellentod) • Antimykotisch (Pilz-

infektion, Mischung aus Lavendel und Zimt) • Antiparasitär • Antiviral • Durchblutungsfördernd und kreislaufstimulierend • Entzündungshemmend (COX-2-Hemmer) • Gerinnungshemmend • Magenschützend
Anwendungsgebiete: Geschwüre und Warzen, Herz-Kreislauf-Erkrankungen, Infektionskrankheiten (vernebeln), virale Infektionen, Stress und Frösteln, Verdauungsbeschwerden; Mundwasser, Handdesinfektionsmittel, Haushaltsreiniger, etc.

⚠ Bei direkter Inhalation kann es zur Reizung der Nasenschleimhäute kommen. Die gerinnungshemmenden Eigenschaften (Antikoagulation) können sich in Kombination mit Warfarin, Aspirin und anderen verstärken.

Zimt ist eines der ältesten Gewürze, das bereits 3000 v. Chr. in China verwendet wurde. Das Zimtöl, das aus der inneren Rinde dieses tropischen immergrünen Baumes gewonnen wird, hat einen besonders angenehmen Duft.
Eine Studie aus dem Jahr 2013 hat die Wirkung von Synergien bei Pilzinfektionen nachgewiesen, wobei die Mischung aus Lavendel und Zimt am besten abschnitt. Lavendel lindert, was Zimt reizen kann!

ZISTROSE (*Cistus ladanifer*, Labdanum, Felsrose)

»Die therapeutische Naht«

Familie:	Gewinnung:	Hauptbestandteil:	Duftnote:	Anwendung:
Zistrosengewächs (*Cistaceae*)	Dampfdestilliert aus Blättern und Zweigen	42–65% Monoterpene	Weich, sanft honigartig	☼ 💧

Heilwirkung: Antibakteriell • Antiviral • Antihämorrhagisch • Entzündungshemmend • Immunsystem anregend • Nervensystem unterstützend
Anwendungsgebiete: Blutungen, Arthritis, Zellregeneration

ZITRONE (*Citrus limon*)

Das Öl für Klarheit und Reinheit

Familie:	Gewinnung:	Hauptbestandteil:	Duftnote:	Anwendung:
Rautengewächse (*Rutaceae*)	Kaltgepresst aus der Schale	70–90% Monoterpene	Frisch, süß, floral	☼ ♣ 💧

Heilwirkung: Antiseptisch • Antitumoral • Blutdrucksenkend, durchblutungsfördernd • Entspannend, klärend, stimmungsaufhellend • Fiebersenkend • Gedächtnis-

steigernd, anregend • Gefäß- und herzstärkend • Immunsteigernd (Bildung weißer Blutkörperchen) • Säure neutralisierend
Anwendungsgebiete: Angstzustände, Arteriosklerose, Blutarmut, Bluthochdruck, Depression, Fettleibigkeit, Harnwegsinfektionen, Hautprobleme (Akne, fette Haut und Haare, geplatzte Äderchen, brüchige Nägel, Schuppen), geschwächtes Immunsystem, Infektiöse Erkrankungen (Erkältung, Fieber, Halsentzündung), Insektenstiche, Konzentrationsschwäche und Müdigkeit, Kreislaufprobleme, Krampfadern und Stärkung der Venen, Verdauungsstörungen

Photosensitiv (48 Stunden direktes Sonnenlicht und UV-Strahlung meiden.)
Für das Badewasser immer in Salz, Natron oder Sahne emulgieren (hautreizend)
Das Haltbarkeitsdatum beachten (Zitrusöle sind keine ätherischen Öle, sondern kaltgepresst und haben daher nach dem Öffnen des Fläschchens eine begrenzte Haltbarkeit.)

ZITRONELLA (*Cymbopogon nardus*)

Das kräftige Frischeöl

Familie:	Gewinnung:	Hauptbestandteil:	Duftnote:	Anwendung:
Süßgräser (*Gramineae*)	Dampfdestilliert aus Gräsern	33–57% Alkohole, 19–27% Phenole	Erfrischend, belebend	

Heilwirkung: Antibakteriell • Antimykotisch • Stark antioxidativ • Antiparasitär • Entspannend • Entzündungshemmend • Krampflösend
Anwendungsgebiete: Angstzustände, Atemwegsinfektionen, Hautprobleme, Insektenschutzmittel, Muskel- und Nervenschmerzen, Magen-, Darm- und Verdauungsprobleme

Zitronella ist ein sehr günstiges Öl und ist als »das Fälscheröl« bekannt.
Es wird als Melissenöl verkauft, mit Sandelholzöl gestreckt und als Geranienersatz gehandelt, und es wird sogar zur Fälschung von Rosenöl verwendet.

ZITRONENGRAS (*Cymbopogon flexuosus*)

Das Öl, das den Lebensfluss fließen lässt

Familie:	Gewinnung:	Hauptbestandteil:	Duftnote:	Anwendung:
Süßgräser (*Gramineae*)	Dampfdestilliert aus den Gräsern	55–80% Aldehyde	Zitronig, frisch, süß, herb	☼ ♣ 💧

Heilwirkung: Antibakteriell • Antimykotisch • Antiparasitär • Belebend, erfrischend, zugleich beruhigend • Bindegewebe und Bänder regenerierend • Blutgefäße erweiternd • Blutgerinnsel auflösend • Entzündungshemmend • Durchblutungsfördernd • Konzentrationsfördernd • Kreislauf stabilisierend • Lymphflussfördernd • Verdauungsfördernd

Anwendungsgebiete: Atemwegsinfektionen (Nebenhöhlen), Blaseninfektionen, gerissene Bänder und Muskeln, *Candida albicans*, MRSA (Krankenhauskeime), Konzentrationsstörungen, chronische Erschöpfung und Antriebsschwäche, Krampfadern, Parasitenbefall, Salmonellen, Verdauungsprobleme, Wassereinlagerung

ZYPRESSE (*Cupressus sempervirens*)

Das Öl der Standfestigkeit zwischen Himmel und Erde

Familie:	Gewinnung:	Hauptbestandteil:	Duftnote:	Anwendung:
Zypressengewächse (*Cupressaceae*)	Destilliert von den Zweigen	58–95% Monoterpene	Frisch, krautartig	☼ 💧

Heilwirkung: Antiinfektiös – infektionshemmend • Antioxidativ • Atmungsverbessernd • Erdend, stabilisierend • Krampflösend • Kreislaufstimulierend • Lungengesundheit fördernd

Anwendungsgebiete: Diabetes, Kreislauf- und Durchblutungsstörungen

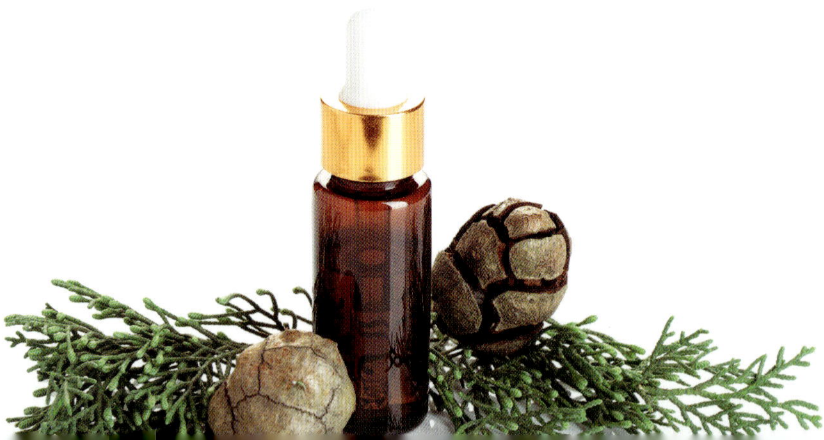

TEIL IV Anhang

Richtlinien zur sicheren Anwendung ätherischer Öle

Ätherische Öle und die Haut

Bei der Verwendung ätherischer Öle sollte immer eine Flasche mit reinem Pflanzenöl griffbereit sein. Bei Hautirritationen können sofort die ätherischen Öle mit Pflanzenöl verdünnt und gemildert werden. Im Notfall verwendet man Speiseöl aus der Küche.

Es genügen ein bis zwei Tropfen eines ätherischen Öls für eine Anwendung. Je mehr es verdünnt wird, desto milder und für die empfindliche Haut verträglicher ist es. Man vermeidet das direkte Auftragen sogenannter »heißer« Öle wie Oregano, Zimt und Nelke auf die Haut oder verdünnt diese Öle besonders stark.

Richtlinien zur Verdünnung ätherischer Öle für Babys, Kinder und empfindliche Personen			
Milliliter		Esslöffel	
0,5%	3 Tropfen ÄÖ per 30 ml Pflanzenöl	0,5%	1 ½ Tropfen ÄÖ per Esslöffel Pflanzenöl
1%	6 Tropfen ÄÖ per 30 ml Pflanzenöl	1%	3 Tropfen ÄÖ per Esslöffel Pflanzenöl

Wie bekommt man ½ Tropfen ätherisches Öl? Man steckt einen Zahnstocher in das Ölfläschchen und rührt ihn in das reine Pflanzenöl oder in Speisen ein.

Augen und Ohren schützen

Man vermeidet den Kontakt mit Augen oder empfindlichen Hautstellen. Wenn ein ätherisches Öl in die Augen gelangt, sollte es **nicht** mit Wasser, sondern mit reinem Pflanzenöl behandelt werden. Ätherische Öle werden **nicht** direkt in den Ohrkanal gegeben.

Auf Allergieanfälligkeit testen

Bei Neigung zu allergischen Reaktionen sollte man immer zuerst eine geringe Menge eines ätherischen Öls an der Innenseite des Unterarms oder in der Armbeuge austesten, bevor die Öle auf andere Körperstellen großflächig aufgetragen werden.

Die sicherste Anwendung: Fußsohlen

Die Fußsohlen sind eine der sichersten und effektivsten Körperstellen, an denen Öle aufgetragen werden können. Wenn man nicht weiß, wo ein ätherisches Öl angewandt werden soll, bieten sich immer die Fußsohlen an. Das Öl, auf die Fußsohlen aufgetragen, geht direkt über die Blutbahn zu der Stelle im Körper, wo es gebraucht wird.

Direkte Sonnenbestrahlung und Zitrusöle

Zitrone, Bergamotte, Limette und andere Zitrusöle können eine Hautreaktion oder Pigmentierung hervorrufen, wenn die Haut nach dem Auftragen dieser ätherischen Öle dem Sonnenlicht oder UV-Bestrahlung ausgesetzt wird. Daher sollte man die Haut mindestens 24 Stunden lang nach dem Auftragen eines Zitrusöls vor direkter Bestrahlung schützen. Um Zitrusöle dennoch zu nützen, könnte man sie auf die Fußsohlen auftragen.

Photosensitive ätherische Öle		
Angelika	Bergamotte	Bitterorange
Grapefruit	Kümmel	Limette
Petitgrain	Raute	Zitrone

Kinder und ätherische Öle

Man bewahrt ätherische Öle außerhalb der Reichweite von Kindern auf. Obwohl und weil Kinder ätherische Öle lieben, sollten wir bei der Anwendung besondere Aufmerksamkeit walten lassen. Für Kinder sollten ätherische Öle immer mit reinem Pflanzenöl stark verdünnt werden. Öle, die einen hohen Mentholgehalt aufweisen, wie etwa Pfefferminze, dürfen bei Kindern unter sieben Jahren nicht im Halsbereich angewendet werden, damit es nicht zu Atemnot kommt. Besonders milde Öle für Kinder sind Teebaum und Elemi. Mandarine ist ein Öl, das Kinder absolut lieben.

In der Schwangerschaft

Frauen, die ätherische Öle gerade erst kennenlernen, sollten während der Schwangerschaft keine Experimente mit ätherischen Öle machen. **Ätherische Öle wirken mitunter stark reinigend, eine Eigenschaft, die man während einer Schwangerschaft nicht unbedingt wünscht.** Außerdem besitzen sie eine hormonähnliche Wirkung, wie unter anderem Muskatellersalbei, Salbei, Rainfarn, Wacholder und Fenchel.

In der Schwangerschaft sollte man prinzipiell immer vor der Anwendung ätherischer Öle mit dem behandelnden Arzt sprechen.

Körperliche Beschwerden

Bei Krampfanfällen, Epilepsie und hohem Blutdruck sollte man vor der Anwendung ätherischer Öle immer mit dem behandelnden Arzt sprechen. **Ysop**, **Fenchel**, **Rainfarn** oder **Salbei** sollten dann **nicht** verwendet werden. Wenn Medikamente eingenommen werden, sollte die Anwendung ätherischer Öle immer mit dem Arzt abgeklärt werden, denn sie könnten die Medikamente potenzieren.

Ein Emulgator für ätherische Öle

Ätherische Öle sollten nicht unverdünnt direkt ins Badewasser gegeben, sondern immer vorher mit einem natürlichen Badegel, mit Salz, Honig oder Sahne zum Emulgieren vermischt und so verwendet werden. Dabei setzt man das ätherische Öl erst kurz vor dem Baden dem Wasser zu, damit durch die Wärme das ätherische Öl seine volle Wirkung entfalten kann und nicht vorzeitig verdampft. Das Emulgieren ist deshalb notwendig, weil sich die ätherischen Öle mit Wasser nicht verbinden und deshalb an der Oberfläche schwimmen.

Ätherische Öle und Haustiere

Mensch, Tier und Pflanze sind »aus demselben Stoff« gemacht. Daher profitieren auch Haustiere von ätherischen Ölen. Weil Tiere einen viel ausgeprägteren Geruchssinn haben, müssen ätherische Öle je nach Größe des Tieres extrem stark verdünnt werden. Synthetisches Teebaumöl kann für Katzen tödlich sein. Daher achtet man unbedingt auf die Qualität der verwendeten Öle.

Aufbewahrung ätherischer Öle

Die Öle werden immer fest verschlossen und lichtgeschützt in dunklen Glasfläschchen bei Zimmertemperatur aufbewahrt. So können ätherische Öle ihre Kraft über viele Jahre bewahren. Wurde ein Ölfläschchen einmal im heißen Auto vergessen, sollte es nicht geöffnet werden. Die kostbaren Lebensessenzen würden sich dadurch verflüchtigen. Man lässt es vor dem Öffnen auf Raumtemperatur abkühlen.

Während dampfdestillierte Öle nahezu unbegrenzt haltbar sind, haben Ölmischungen mit einem Pflanzenölanteil eine kürzere Lebensdauer, obwohl die ätherischen Öle die Lebensdauer des Pflanzenöls stark verlängern. Kaltgepresste Zitrusöle sind nach dem Öffnen des Fläschchens etwa ein Jahr lang haltbar und werden dann ranzig.

Das A und O ist die Qualität ätherischer Öle

ACHTUNG: Es gibt viele ätherische Öle auf dem Markt. Manche sind gesundheitsschädigend, weil sie mit synthetischen Zusätzen verfälscht oder gar 100% synthetisch hergestellt werden. Manche sind wohlmeinend destilliert, man operiert aber ohne den

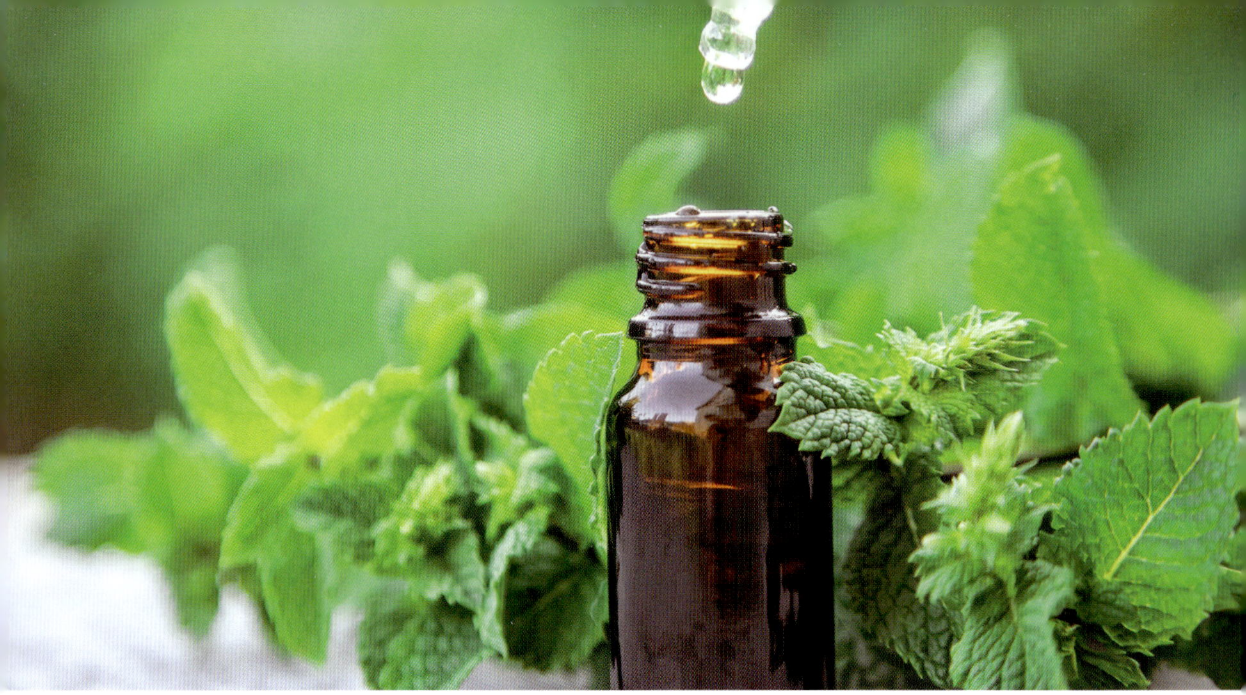

wissenschaftlichen Hintergrund und die notwendigen Analysen, die chemische Rückstände im fertigen Öl aufdecken würden. Daher sind diese ätherischen Öle für den bewussten Öle-Anwender wertlos. Man verwendet ausschließlich ätherische Öle, die **nach dem höchsten Standard** hergestellt und die **Natur pur** sind! Im Zweifelsfall fragt man nach.

Körpersysteme und ätherische Öle im Überblick

Körpersystem	Ätherische Öle
Atmungssystem	Anis, Eukalyptus, Fichte, Gewürznelke, Kiefer, Myrte, Pfefferminze, Ravensara, Rosmarin *CT verbenon*, Tanne, Teebaum, Thymian *CT linalool*, Ysop, Zitrone
Herz-Kreislauf-System	Anis, Basilikum, Copaiba, Gewürznelke, Grapefruit, Immortelle, Karottensamen, Lavendel, Majoran, Onycha, Rosmarin, Ylang Ylang, Ysop, Zypresse
Hormonsystem	Anis, Fenchel, Goldrute, Jasmin, Muskatnuss, Myrrhe, Myrte, Koriander, Muskatellersalbei, Salbei, Schafgarbe, Vetiver, Ylang Ylang
Immunsystem	Galbanum, Gewürznelke, Kümmel, Ledum, Limette, Lorbeer, Muskatnuss, Myrrhe, Orange, Salbei, Teebaum, Weihrauch, Zistrose, Zitrone, Zitronengras
Nervensystem	Angelika, Balsamtanne, Fichte, Kamille, Karottensamen, Lavendel, Muskatnuss, Myrrhe, Schwarzer Pfeffer, Pfefferminze, Sandelholz, Sellerie, Wacholder, Weihrauch, Vetiver, Ysop, Zedernholz
Verdauungssystem	Anis, Estragon, Fenchel, Gewürznelke, Ingwer, Kardamom, Koriander, Kümmel, Lorbeer, Mandarine, Myrte, Orange, Pfefferminze, Rosmarin, Wacholder, Selleriesamen, Zitrone

Emotionale Auswirkungen ätherischer Öle auf Organe

Blase	Dickdarm	Dünndarm	Galle
Im Fluss sein, Wachheit, fruchtbar sein, loyal sein	**Vergebung, Loslassen, Würde, Schutz, Hingabe, Akzeptanz**	**Nähe, Annehmen, eine Wahl treffen, versorgt sein**	**Aufrichtigkeit, Reichtum, Durchsetzungskraft, genug haben**
Muskatellersalbei Rosmarin, Teebaum Thymian, Wacholder Weihrauch	Estragon, Fenchel Kümmel, Oregano	Grapefruit, Zitrone Zypresse	Melisse, Orange Rosmarin, Salbei Wacholder
Gehirn	**Herz**	**Leber**	**Lunge**
Friede, Klarheit, freier Wille, Lösungen finden	**PHYSISCH: Freude, Mut, Herzenswärme**	**Lebenswille, Achtsamkeit, Ruhe, Selbstachtung, versorgt sein**	**Sich Raum nehmen, Lebensfreude, Reinheit, Erfolg**
Balsamtanne Kardamom Lavendel Pfefferminze Zitronengras	Gewürznelke Lavendel Muskatnuss Zypresse **EMOTIONAL: Verbunden sein, Selbstliebe, Selbstausdruck, Glückseligkeit** Geranie, Mandarine Ylang Ylang	Deutsche Kamille Karottensamen Ledum Majoran Wacholder	Eukalyptus Myrte Weihrauch
Magen	**Milz/Pankreas**	**Niere**	**Schilddrüse**
Im Hier und Jetzt, zu Hause sein, Lebensaufgabe, Wille	**Selbstwert, Gottvertrauen, Fülle, sich nähren**	**Dankbarkeit, Frieden, Vertrauen, Begabung**	**Wertschätzung, sich treu bleiben, gesehen werden**
Basilikum Pfefferminze Thymian	Fenchel Geranie Ingwer Myrrhe Oregano Vetiver	Bergamotte Mandarine Orange Patschuli Thymian	Geranie Jasmin Kamille Grüne Minze Salbei Weihrauch

Die Notfallapotheke – ätherische Öle

Angst	Blut fließt	Entzündung	Haut
Baldrian	Geranie	Basilikum	Immortelle
Bergamotte	Immortelle	Immortelle	Lavendel
Majoran	Lavendel	Kamille	Ledum
Mandarine	Pfefferminze	Majoran	Myrrhe
Muskatellersalbei	Zistrose	Oregano	Narde
Wacholder	Zitrone	Wintergrün	Teebaum
Sandelholz	Zypresse	Zypresse	Weihrauch

Hormone	Knochen	Krämpfe	Schleim
Anis	Fichte	Basilikum	Fenchel
Bergamotte	Gewürznelke	Gewürznelke	Immortelle
Fenchel	Immortelle	Jasmin	Ingwer
Geranie	Pfefferminze	Lavendel	Kamille
Lavendel	Palo Santo	Majoran	Lavendel
Muskatellersalbei	Wintergrün	Muskatellersalbei	Teebaum
Salbei	Zitronengras	Zypresse	Zypresse

Schmerz	Schock	Stress	Übelkeit
Gewürznelke	Basilikum	Baldrian	Ingwer
Immortelle	Immortelle	Röm. Kamille	Krauseminze
Ingwer	Röm. Kamille	Lavendel	Muskatnuss
Kümmel	Lavendel	Majoran	Patschuli
Pfefferminze	Pfefferminze	Mandarine	Pfefferminze
Wintergrün	Rosmarin	Weihrauch	Rainfarn
Zypresse	Sandelholz	Zedernholz	Zitrone

»Wir haben das größte Geschenk, das es gibt: das Geschenk des Lebens. Was wir damit anfangen, liegt an uns.«
– Harald Klemp – *The Slow Burning Love of God*

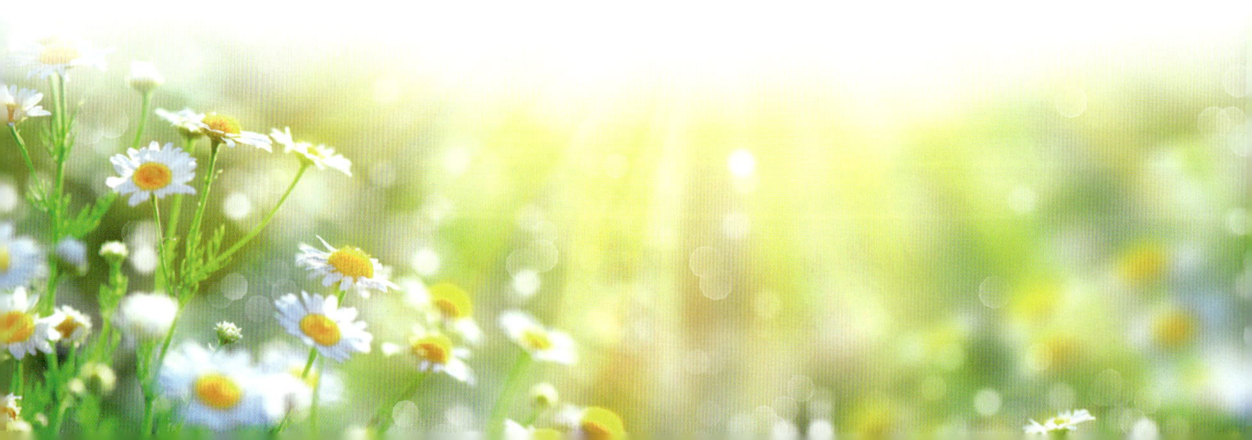

Die Fußreflexzonen

rechts links

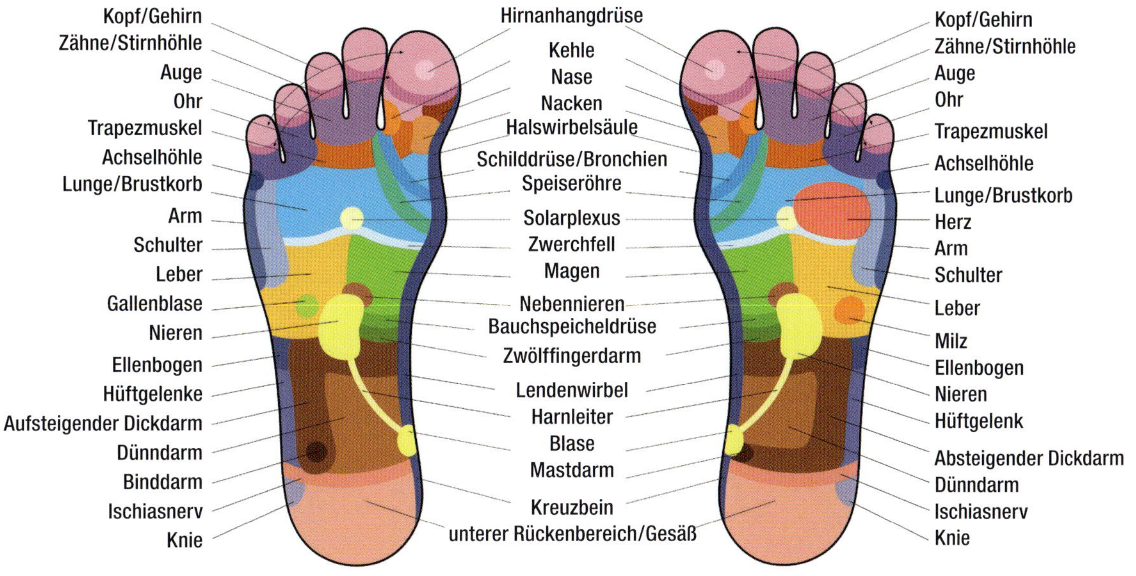

Die Handreflexzonen

rechts links

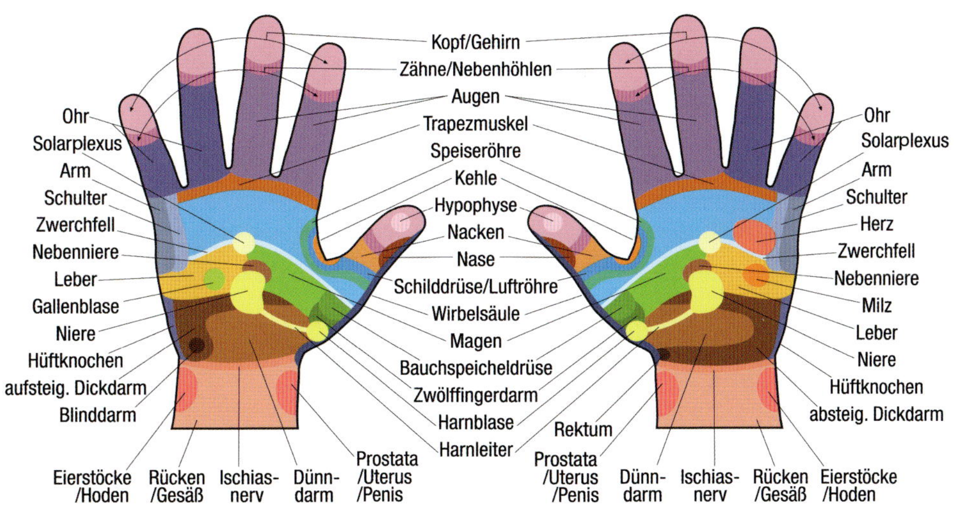

Literaturhinweise

4000 Jahre Naturheilkunde – Erfolg mit der sanften Medizin, Kurt Allgeier, Kopp Verlag, 4. Auflage 2020.

Codex Humanus – Das Buch der Menschlichkeit, 3 Bände

Das große Edgar Cayce-Gesundheitsbuch, Harold R. Reilly, Ruth Hagy Brod, Hermann Bauer Verlag, 1977.

Das große Detox-Buch, Bruce Fife, Kopp Verlag 2016.

Die Oxy Wunder Medizin – Die neue HF-Therapie: Anwendungen von A–Z im Bereich Gesundheit, Schönheit und Wellness, Vanessa Halen, 2014.

Essential Oils Integrative Medical Guide, D. Gary Young, N. D., Essential Science Publishing, 2. Auflage 2003.

Freedom through Health, Terry Shepherd Friedmann, M.D., Harvest Publishing, 1998.

Gesund für immer, Prof. Kurt Tepperwein, Verlagsgruppe Random House, 2005.

Goodbye Autoimmun Disease, Brooke Goldner, M.D., Express Results, 2019.

Healing Intelligence of Essential Oils: The Science of Advanced Aromatherapy, Dr. Kurt Schnaubelt, Ph. D., Healing Arts Press, 2011.

Heilende Mundspülungen, Dr. med. dent. Nicole Wagner, Hans-Nietsch-Verlag, 2019.

Herbs: The Magic Healers, Paul Twitchell, ECKANKAR, Erstauflage 1971.

Mediale Medizin, Anthony Williams, Arkana Verlag, Deutsche Erstausgabe 2016.

Medizinskandal-Serie: https://www.secretsofnature.org/heilung

Alterung – Der ultimative Leitfaden zur biologischen Verjüngung, 1000 Seiten

Allergien – Allergie-Therapie, die zu Ihrer Heilung führt, 589 Seiten

Alzheimer und Demenz, 700 Seiten

Arteriosklerose, 700 Seiten

Arthritis – Die revolutionäre Heilung von Arthritis, der ultimative Leitfaden, 900 Seiten

Asthma/Bronchitis – Asthma und chronische Bronchitis sicher heilen, 800 Seiten

Bluthochdruck – Bluthochdruck als Todesursache Nr. 1 nachhaltig senken, 975 Seiten

Depressionen – Sanfte Heilung von Depressionen, Ängsten und Burnout

Herzinfarkt – Herz natürlich stärken, Herzinfarkt vermeiden, 950 Seiten

Impotenz – Der sichere Weg aus der Impotenz, 500 Seiten

Krebs – Der brisante Leitfaden zu Ihrer Krebsheilung, 978 Seiten

Schlaganfall – Schlaganfall vorbeugen und die Folgen mindern, 1039 Seiten

Übersäuerung – Erfolgreich Entsäuern und Entschlacken, 150 Seiten

Quantenheilung leicht gemacht, Fei Long, Goldmann Verlag, 2013.

Radikal ganzheitlich entgiften – Körper, Geist und Umfeld reinigen mit ätherischen Ölen, Karin Opitz-Kreher.

Reference Guide for Essential Oils, Connie and Alan Higley, 2012.

Reinigen und Entgiften mit Ayurveda, Birgit Frohn, Mankau Verlag, 2014.

Schlafstörungen – Besser schlafen und erholt aufwachen mit Duftmedizin, Maria L. Schasteen, Crotona Verlag, 2020.

Spirituelle Weisheit zu Gesundheit und Heilung, Harold Klemp, ECKANKAR, 2007.

Spontane Evolution, Bruce H. Lipton, Steve Bhaerman, KOHA-Verlag, 2009.

The Chemistry of Essential Oils Made Simple, David Stewart, Ph.D., D.N.M., Care Publications, 2006.

Über die Autorin

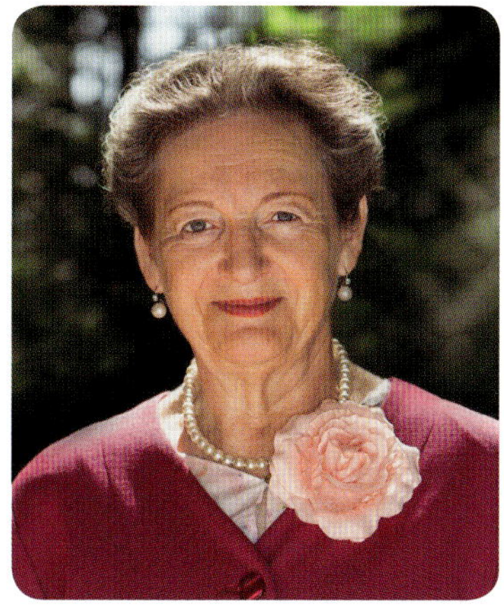

Maria L. Schasteen ist ärztlich geprüfte Aromapraktikerin, Gründerin der Firma *Secrets of Nature* und Autorin der Bestseller-Trilogie *Duftmedizin* und weiterer Bücher und Publikationen. Sie schaut auf eine über 25-jährige Erfahrung mit ätherischen Ölen zurück. Die duftenden Essenzen zum Wohle der Menschheit einzusetzen und das Wissen von der Heilkraft ätherischer Öle weiterzugeben, ist ihr ein besonderes Anliegen.

KONTAKT: **www.mariaschasteen.com**

Ressourcen

Ich habe eine umfangreiche Liste von Ressourcen, die helfen, mehr über eine Vielzahl von Themen zu erfahren, die in diesem Buch behandelt werden. Da ich jedoch ständig hilfreiche neue Informationen und Erkenntnisse finde, war es sinnvoll, diese Liste online zu stellen, wo ich sie regelmäßig aktualisieren kann.
Besuchen Sie die Webseite jederzeit unter
https://www.secretsofnature.org und
https://www.secretsofnature.org/zellregeneration

Anmerkungen

1 Waldbaden: https://pubmed.ncbi.nlm.nih.gov/33546397/ https://pubmed.ncbi.nlm.nih.gov/?term=forest+bathing
2 The Chemistry of Essential Oils Made Simple – God's Love Manifest in Molekules, Dr. David Stewart
3 https://pubmed.ncbi.nlm.nih.gov/11332011/
4 Duftmedizin der Liebe, Maria Schasteen, S. 83
5 Das 9-Punkte Programm nach Helmuth Matzner, Maria Schasteen
6 Quantenheilung leicht gemacht, Fei Long, Goldmann Verlag
7 The Chemistry of Essential Oils Made Simple, Dr. David Stewart
8 Healing Intelligence of Essential Oil: The Science of Advanced Aromatherapy. Dr. Kurt Schnaubelt
9 Depressionen, Hilfe zur Selbsthilfe mit Duftmedizin, Maria Schasteen
10 Abnehmen – Mit Duftmedizin zum Idealgewicht, Maria Schasteen
11 https://www.secretsofnature.org/wasser/
12 www.secretsofnature.org/lifestyle/dispersionsbad/
13 www.secretsofnature.org/lifestyle/ultraschall-thermoeffekt/
14 Zellregeneration: https://www.secretsofnature.org/zellregeneration/
15 www.pubmed.gov
16 Dr. Eric Berg, https://youtu.be/vMZfyEy_jpI
17 Healing for the Age of Enlightenment, Stanley Burrough, Snowballpublishing, 2014
18 https://www.ecolepenoel.com/en/
19 Ätherische Öle gegen Umweltgifte, Maria Schasteen
20 https://ehp.niehs.nih.gov/doi/10.1289/ehp.1509934
21 https://www.praxis-dr-voelker.com/2019/07/08/was-bedeutet-der-begriff-chelat-bzw-chelat-therapie/
22 Natürliche Haarpflege mit Ätherischen Ölen, Maria Schasteen, www.mariaschasteen.com
23 The Chemistry of Essential Oils Made Simple, Dr. David Stewart
24 Essenzielle Aminosäuren: https://www.secretsofnature.org/nahrung/aminosaeuren/
25 Journal Archives of Biochemistry and Biophysics.
26 Neurolymphatische Zonen: https://zurbalance.ch/?page_id=643
27 Gesund für immer, Kurt Tepperwein
28 Natürliches Cortison: https://jnnp.bmj.com/content/89/4/330
29 https://doi.org/10.1016/j.reprotox.2010.09.004
30 https://cen.acs.org/environment/persistent-pollutants/Linking-pollution-infectious-disease/97/i11
31 http://www.sciencedirect.com/science/article/pii/S1387181104004482
32 https://www.secretsofnature.org/nahrung/darmgesundheit/

Index

Bücher von Maria L. Schasteen

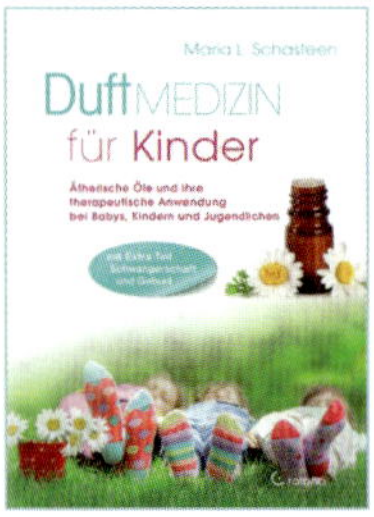

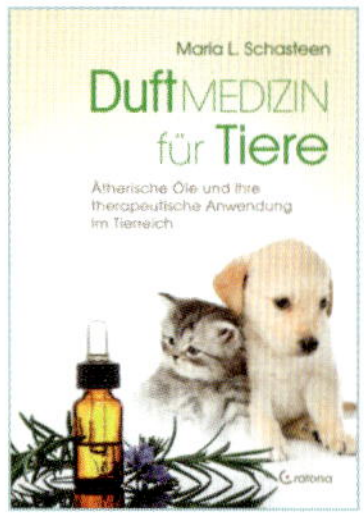

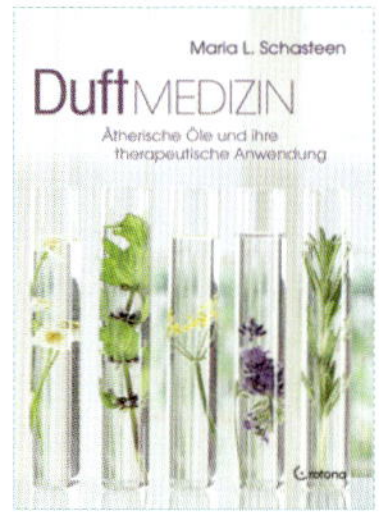

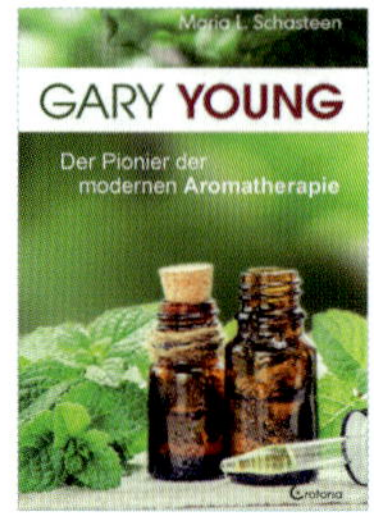

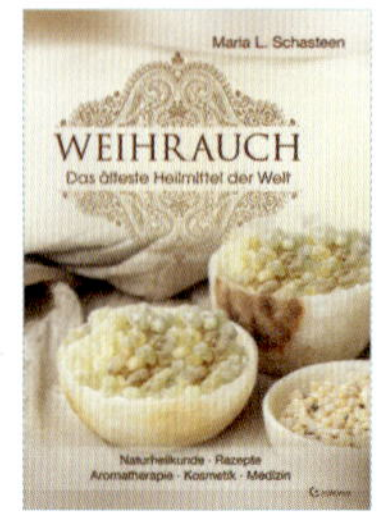

Duftmedizin für Kinder
Ätherische Öle und ihre therapeutische Anwendung bei Babys, Kindern und Jugendlichen
ISBN 978-3-86191-085-5

Duftmedizin für Tiere
Ätherische Öle und ihre Anwendung im Tierreich
ISBN 978-3-86191-079-4

Duftmedizin
ISBN 978-3-86191-074-9

Gary Young
Der Pionier der modernen Aromatherapie
ISBN 978-3-86191-109-8

Weihrauch
Das älteste Heilmittel der Welt
ISBN 978-3-86191-107-4

Erkältung – Mit Duftmedizin vorbeugen und schützen
ISBN 978-3-86191-114-2

Abnehmen – Mit Duftmedizin zum Wohlfühlgewicht
ISBN 978-3-86191-115-9

Schlafstörungen – Besser schlafen und erholt aufwachen mit Duftmedizin
ISBN 978-3-86191-135-7

Krebs-Therapien – Mit Duftmedizin unterstützen und begleiten ISBN 978-3-86191-217-0

Schmerzen – Mit Duftmedizin auf sanfte Weise lindern
ISBN 978-3-86191-226-2

Depressionen – Hilfe zur Selbsthilfe
ISBN 978-3-86191-231-6

Duftmedizin der Liebe – 33 Seelenöle auf dem Weg zum Glück
ISBN 978-3-86191-216-3

Duftmedizin und Traditionelles Feng Shui
ISBN 978-3-86191-121-0

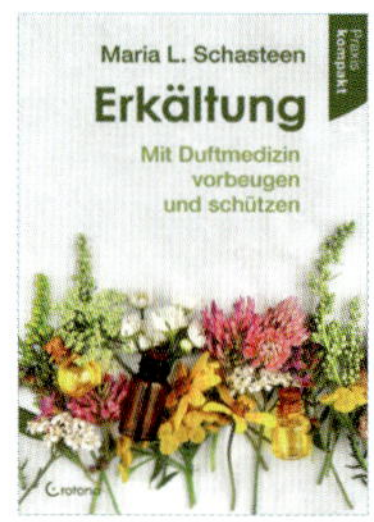

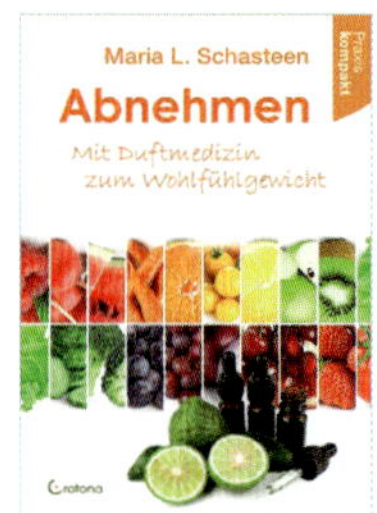

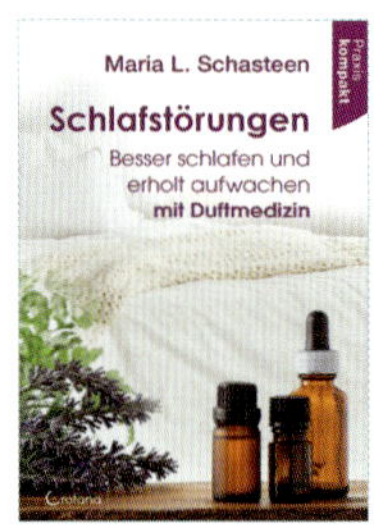

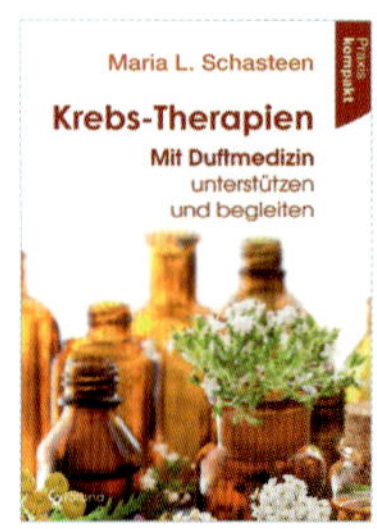

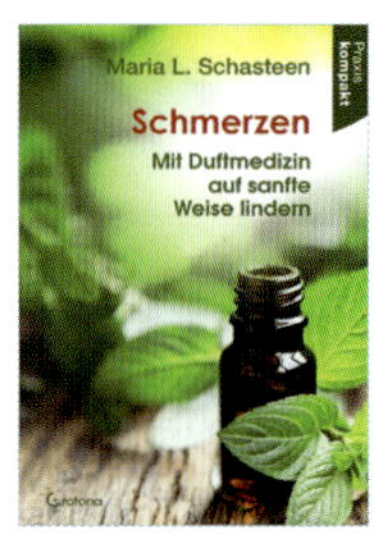

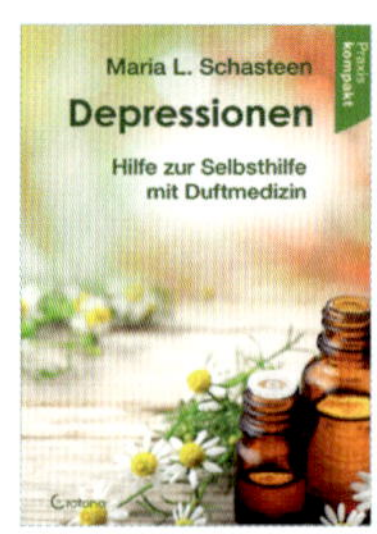

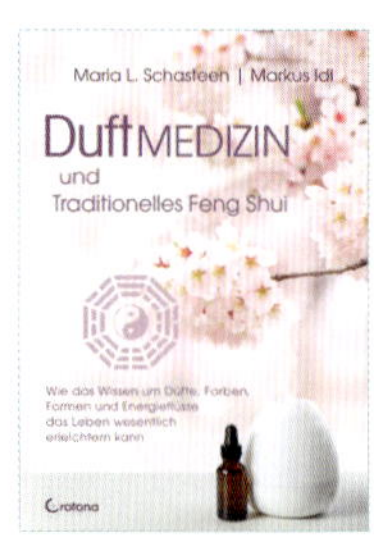

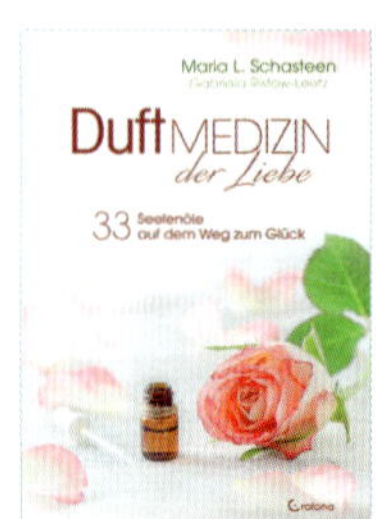

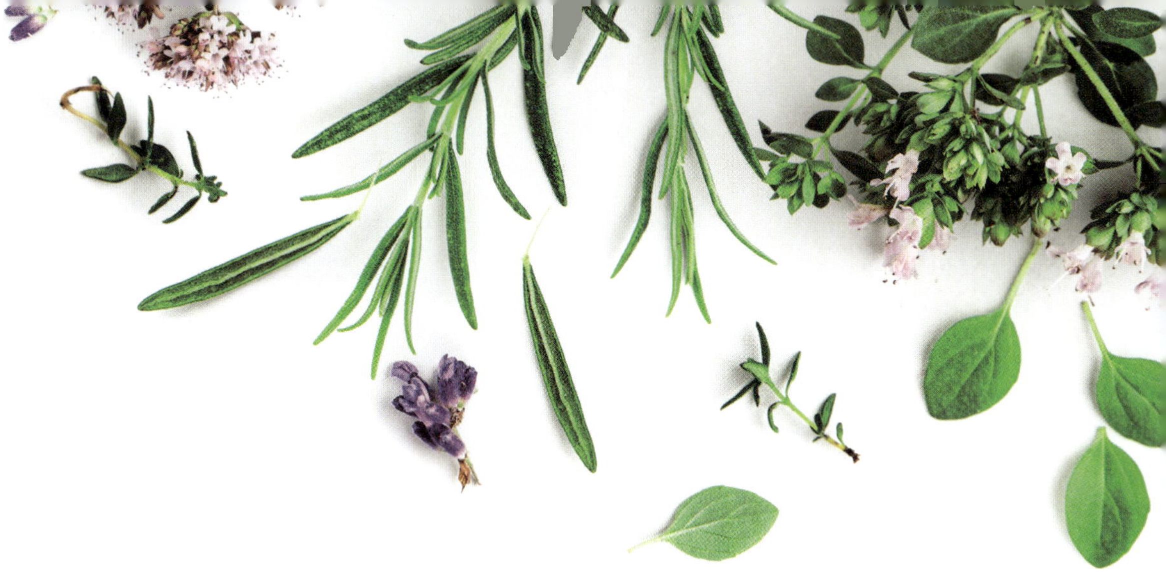

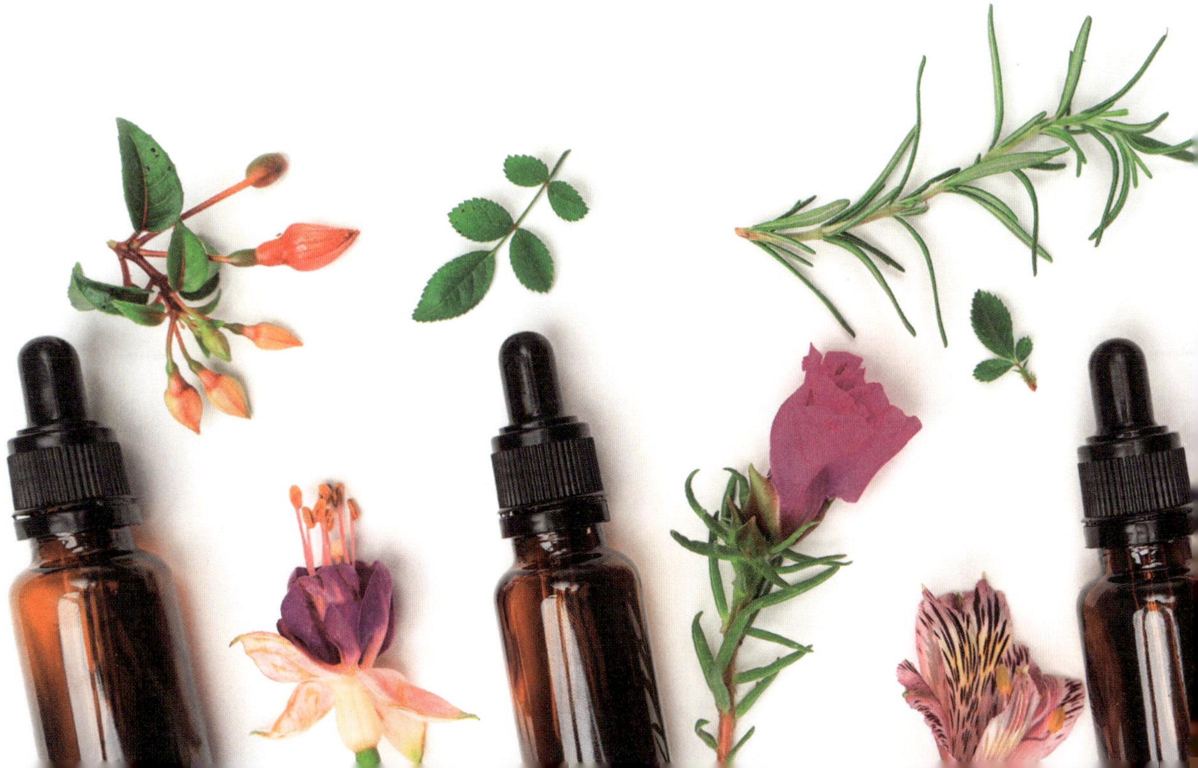

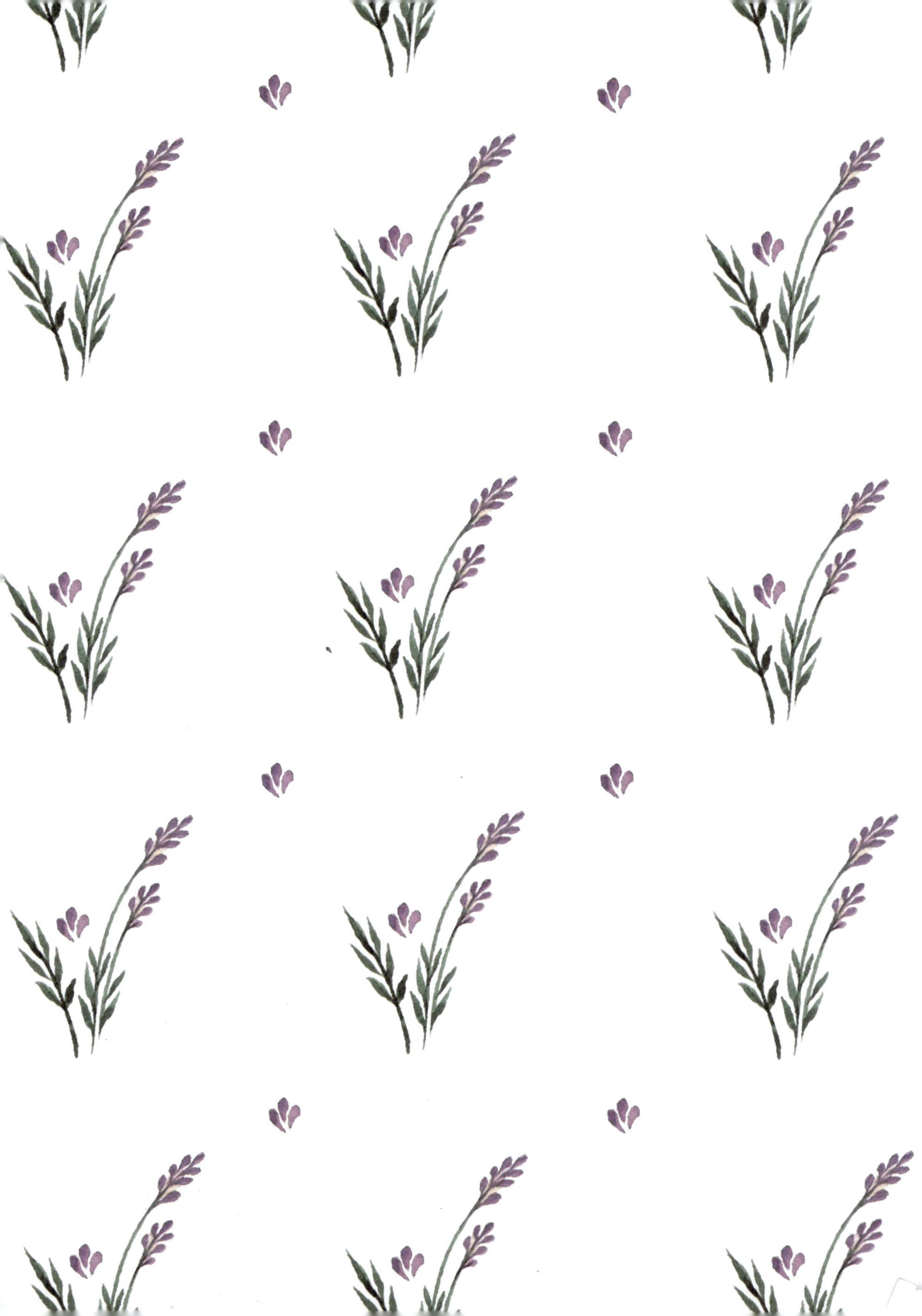